이 책에 쏟아진 찬사들

유전체 의학 전문가이자 기능의학 진료를 하는 임상의사로서, 제프리 블랜드 박사의 질병에 대한 접근 방식에 대해 크게 동의하며 이 책 『질병은 없다』의 출간을 매우 환영한다. 당뇨, 비만, 파킨슨병과 치매 그리고 암 등의 질병들은 의사들의 일률적인 분류에 의해 한 질병으로 묶여 있지만, 각 질환을 일으키는 원인이 사람마다 다르기에 환자에 따라 진단과 치료는 모두 달라야 한다. 이런 개인맞춤 의학 그리고 기능의학적 통합 치료가 이 책을 통해 보다 많은 의사들에게도 널리 전파가 되길 기대한다.

김경철 웰케어클리닉 대표원장

제프리 블랜드 박사의 지식과 경험은 나에게 보석과도 같았다. 이 책에 나오는 세븐 코어, 즉 7개의 핵심 생리 과정과 4R 프로그램은 대한민국 기능의학 진료 현장에서도 일상적으로 사용되고 있으며, 그간의 경험과 연구를 통해 우리는 좀 더 진보를 이룰 수 있었다. 치료 방법이 없어 전국을 떠돌던 환자 중에 기능의학적 치료를 통해 기적과 같은 회복을 이룬 분들을 많이 보았다. 기존 의학의 접근 방식으로는 절대로 회복될 수 없는 환자들이었고, 남은 생을 장애와 함께 살 수밖에 없는 분들이었다. 기능의학 의사로서 나는 제프리 블랜드 박사에게 빚을 졌다고 말할 수밖에 없다. 이 책을 통해 제프리 블랜드 박사의 날카로운 통찰과 지혜를 얻어 가기 바란다.

박춘묵 더맑은클리닉 원장

기능의학의 아버지가 말하는 기능의학은 무엇일까? 기능의학의 아버지 제프리 블랜드 박사의 책이 번역서로 출간되었고 나는 이 흥분을 감출 수가 없다. 20세기 초, 급성 감염성 질환 환자들을 치료해내면서 탁월함을 빛냈던 현대의학은 21세기에 만연한 만성질환까지도 똑같은 패러다임으로 접근하면서 처참한 기록들을 세워나가고 있다. 원인에는 관심도 없고, 중요하게 여기지도 않으면서 증상만 없애려는 접근법을 고수하고 있다. 물론 그 과정에서 동원되는 것은 약물과 수술뿐이다. 이 책은 의학과 과학의 발전 속에서 기능의학이 탄생하게 된 배경과 기능의학의 핵심 원리인 세븐 코어에 대해 잘 설명하고 있다. 책 『환자 혁명』의 배후가 누구인지 궁금하다면, 기능의학의 창시자 제프리 블랜드 박사의 통찰을 얻고 싶다면 꼭 읽어봐야 할 책이다.

조한경 『환자 혁명』 저자

"기능의학이란, 진단이라는 이름의 횡포를 파괴하는 것이다." 기능의학에 입문하던 시절, 나는 이 문장을 듣고 큰 충격을 받았었다. 의사로서 환자를 바라보는 시각을 완전히 바꿔버린 이 한마디는 바로 이 책 『질병은 없다』의 저자이자 기능의학의 아버지인 제프리 블랜드 박사의 말이었다. 제프리 블랜드 박사의 역작 『질병은 없다』(원제: The Disease Delusion)가 드디어 한국 땅을 밟게 되다니 정말 감격스럽다. 이 책은 기능의학의 교과서이자 진정한 건강을 위해 노력하는 모든 이들의 필독서이다.

황미진 하나유외과 대표원장

산부인과 전문의인 나는 기능의학을 접하기 전까지 자궁선근증, 자궁근종, 자궁내막증, 다낭성난소증후군, 난임, 만성골반통, 생리통 등의 수많은 부인과 질환들을 완치될 수 없다 생각하고 오직 증상만을 치료하기에 급급해 왔다. 그러나 10년 전 우연히 마주한 기능의학 덕분에 이젠 그 악마들 앞에서 큰 소리로 호통치고 내칠 수 있는 수준까지 이르게 되었다. 바로 그 기능의학의 기본 개념이 이 책 『질병은 없다』의 저자인 제프리 블랜드 박사의 노력으로 만들어진 결과이다. 지금 나는 아직도 생소하게 들릴지 모르는 기능의학의 씨앗을 후배들에게 심어주고자 학회 학술이사로서 최선을 다하고 있는 중이다. 이 아름답고 사랑스러운 책을 나의 모든 환자와 가족 그리고 동료 의사들에게 적극 추천한다.

안창훈 대한기능의학회·대한산부인과의사회 학술이사, 안창훈산부인과 원장

이 책에서 기능의학의 대부 제프리 블랜드는 현대사회에 만연한 만성질환을 극복하는 핵심 도구를 우아하게 설명한다.

메멧 오즈, MD 컬럼비아대학교 외과학부 교수 및 부의장, 다수의 뉴욕타임스 베스트셀러 저자

과학, 의학에 관한 탄탄하고 멋진 탐구 이야기와 실제적 조언으로 가득한 이 강력한 책으로 당신의 삶을 구할 수 있다. 당신은 당신의 유전자의 희생자가 아니다. 당신 스스로 내린 좋지 않은 선택의 희생자일 뿐이다. 좋은 소식은, 이제부터 당신의 선택을 바꿀 수 있다는 것, 나아가 당신의 유전자가 발현하는 방식을 바꿀 수 있다는 사실이다. 나는 제프리 블랜드의 팬으로서 에이멘 클리닉의 모든 의사와 환자들에게 이 책을 강력히 추천한다.

다니엘 에이멘 에이멘 클리닉 설립자, 다수의 뉴욕타임스 베스트셀러 저자

제프리 블랜드는 21세기 의료와 건강 혁명의 최전선에 선 척후병으로 현대 의료의 거대한 흐름을 보다 포괄적이고 사랑에 찬 건강관리라는 목적지로 이끌고 있다. 그의 책은 이 여정에서 그가 배운 것을 이해하고 적용하는 데 필요한 모든 것을 한데

섞은 풍성한 스튜와 같다.
데이비드 존스, MD 기능의학연구소 회장

우리는 지금 각 개인의 고유한 생화학, 생리학, 시스템생물학 그리고 대사 시스템 내의 모든 역동적 상호작용에 기초한 진단과 치료에 있어 혁명의 정점에 서 있다. 이것은 현재 우리의 역기능적 의료 방식과는 다른 기능의학의 접근 방식을 말한다. 블랜드 박사는 자신의 오랜 연구와 지도 경험을 통해 '철을 가지고 금으로 된' 걸작을 벼려냈다. 이 책은 기꺼이 귀 기울여 변화하려는 사람들을 위해 의학 분야에 커다란 깨달음을 줄 것이다. 현실이 가능성을 증명한다.
마크 C. 휴스턴, MD, MS, MSc, ABAARM, FACP, FAHA, FASH, FACN, FAARM 밴더빌트대학교 의과대학 임상 조교수, 『고혈압에 관하여 당신의 의사가 당신에게 말해주지 않는 것』, 『심장병에 관하여 당신의 의사가 당신에게 말해주지 않는 것』 저자

블랜드 박사는 유전자와 환경의 복잡한 상호작용을 통해 인간 생명의 가장 큰 잠재력을 통찰하는 뛰어난 선지자다. 그의 말은 지금의 망가진 건강관리 모형과 더할 나위 없는 절망의 시대에 사람들에게 힘과 변화를 위한 영감을 선사할 것이다. 그는 건강에 관한 우리의 사고방식에 있어 혁명의 광란에서 진화의 네트워크에 이르기까지 우리 모두가 기다려온 의학으로 우리를 인내한다.
디아니 미니치, Ph.D., FACN, CNS 영양학자, 작가

전 세계 영양의학을 개선하는 데 제프리 블랜드 박사보다 더 크게 공헌한 사람은 없다. 그는 질병 진단과 치료의 낡은 의료 모형이 대부분의 환자에게 적용되지 않는다는 사실을 깨달은 수많은 의사들의 교사로서 그들에게 커다란 영감을 주었다. 이 훌륭한 책에서 독자들은 지혜와 희망을 발견할 것이다.
조셉 피조르노 바스티어대학교 설립자, 『자연의학백과사전』 공저자, 『통합의학: 임상의 저널』 주 편집자

우리 세대의 가장 중요한 의료 교육자인 제프리 블랜드 박사가 건강과 질병에 관해 최근 10년 내 나온 도서 중 가장 중요한 책을 저술했다. 이 책을 나의 모든 환자와 가족, 동료에게 적극 권한다. 블랜드 박사가 이 책에 담은 혁신적 제안은 과학 연구에 의해 뒷받침되고 있으며, 우리가 만성질환과 벌이는 전쟁에서 우리에게 승리를 가져다줄 것이다.
스콧 릭든, MD 개인 개업의, 미국 가정의학회 전문의 및 회원, 미국 비만의학회 전문의 및 회원

제프리 블랜드 박사는 지난 30년 동안 더 나은 건강관리 방법을 의사들에게 가르쳐 왔으며 지금은 자신의 탁월함과 지혜를 일반 대중과 나누고 있다. 건강에 관심을 가진 모든 사람을 위한 필독서이다.

프랭크 립만, MD 일레븐-일레븐 웰니스센터 창립자 및 이사

선견지명이 있는 과학자만이 쓸 수 있는 역작. 이 책 『질병은 없다』는 '질병'과 인간의 건강에 관한 당신의 사고방식뿐 아니라 우리 사회가 건강에 관해 생각하는 방식, 그리고 우리의 건강관리 시스템이 건강에 접근하는 방식을 완전히 바꿔놓을 것이다.

마이클 스트로카, JD, MS, CNS, LDN 영양전문가 인증위원회 실행이사

의대생, 의사, 건강관리 전문가, 환자 등 모두가 읽어야 할 책. 이 책은 수많은 사람이 건강을 되찾도록 깨달음과 영감을 준 기능의학의 아버지가 쓴 건강에 관한 대헌장이다.

케이시 마돈나 스위프트, MS, RDN 『내장: 좋은 소화 건강을 위한 당신의 장 가이드』 저자

제프리 블랜드 박사는 기능의학이라는 떠오르는 혁명의 최전선에 서 있다. 이 책에서 그는 만성질환의 모호한 원인을 명료하게 설명하면서 건강한 장수를 위한 핵심 요소로 생활 습관의 관리를 제안하고 있다.

조셉 C. 피스카텔라 피트니스건강연구소 소장

제프리 블랜드 박사는 우리 사회 전체를 위한, 그리고 만성질환에 대한 패러다임의 변화에 대응하는 21세기의 의료 방식에 대해 알고 싶은 사람을 위한 단 한 권의 기능의학 안내서를 집필했다. 이 책은 환자를 위한 치료 프로그램인 동시에 의사와 건강 전문가를 위한 교육 매뉴얼이기도 하다.

수잔 S. 블룸, MD, MPH 블룸건강센터 창립자 및 이사, 『면역계 회복 플랜: 자가면역 질환 치료를 위한 의사의 4단계 프로그램』 저자

제프리 블랜드는 이 책에서 현대의학의 근본 오류를 짚어낸다. '우리가 아픈 이유는 질병에 걸렸기 때문'이라는 단순한 믿음이 그것이다. 그는 질병에 대해 이와는 완전히 다른 설명을 내놓는다. 그의 설명으로 건강을 회복하고 유지하는 개인맞춤형 처방을 얻을 수 있다. 영양, 환경, 스트레스가 우리의 유전자 발현 방식에 미치는 영향을 설명하는 후성유전학은 질병의 원인에 관한 의학 연구의 첨단에 서 있다. 제프리 블랜드는 후성유전학의 영향력을 가장 쉽게 설명하는 사람이다.

레오 갤런드, MD 통합의학재단 이사, 『파워 힐링』, 『지방저항 다이어트』 저자

인간 신체의 과학과 인간 존재의 철학적 이해를 제프리 블랜드만큼 멋지게 엮어내는 사람은 없다. 그는 건강에 대한 현재 우리의 약물 중심적 접근 방식이 건강에 해로울 뿐 아니라 우리가 목표한 바를 달성하지 못하는 이유를 콕 집어 알려준다. 그는 이런 부정적 영향의 흐름을 역전하기 위해 우리의 유전자를 바꿀 필요는 없다는 것을 설득력 있는 이야기와 함께 들려준다. 이를 위해서는 우리의 생활 습관과 지난 세기(혹은 지난 반세기) 동안 환경이 우리의 생물학에 주었던 영향에 변화를 일으켜야 한다.

베서니 헤이스, MD, FACOG 트루노스 부인과의학/여성건강관리 이사

'낡은 의학'을 훈련받아 '새 의학'에 관심을 가진 의사로서 나는, 건강관리에 몸담고 있으면서 동시에 우리 환자들이 예방과 회복이 가능한 질병으로 고생하고 죽어가야 하는 이유를 고민하는 모든 이가 읽어야 할 필독서로 이 책 『질병은 없다』를 추천한다. 당황스럽게도 현대의학은 그 이유에 귀를 막고 있다.

스테이시 J. 마카리, DC, CNS 미국 암치료센터 기능의학 의장

현재 새로운 패러다임 전환이 뿌리를 내리고 있다. 기능의학의 패러다임으로 더 많은 사람이 건강을 되찾고 있는 것이다. 과학과 통계, 증거로 뒷받침하는 이 훌륭한 책에서 설명하는 것처럼 건강에 있어 자가 관리는 여느 때보다 가장 중요한 요인으로 부상하고 있다.

그레이엄 리디, MD 스포츠의학 창립자, 개인 개업의

이 책 『질병은 없다』에서는 오늘날 우리가 만성질환이라는 유행병을 다루는 방식을 어떻게 변화시킬 수 있는지에 관하여 기능의학의 창시자이자 권위자인 제프리 블랜드 박사가 멋진 청사진을 제시한다.

우드슨 머렐, MD, ScD(HC) 건강치유통합의학 컨소시엄센터 이사

이 책은 제프리 블랜드 박사의 선구적 연구를 통해 기능의학에 관한 실제적이며 증거 기반의 기초를 놓은 책이다. 나에게 블랜드 박사의 통찰과 진정한 천재성은 언제나 커다란 존경의 원천이었다. 이 책은 최적의 건강과 안녕을 추구하는 건강 전문가와 일반인 모두를 위한 필독서이다.

케네스 R. 팰러티어, Ph.D., MD(HC) 애리조나대학교 임상의학 교수, 공중보건 교수

이 책 『질병은 없다』는 질병의 기원에 관한 우리의 이해에 중요한 통찰을 제공할 뿐 아니라 21세기 인간의 병리적 증상을 예방하고 치료하는 완전히 새로운 접근 방식을 제시한다고 약속한다.

랜디 저틀, Ph.D. 영국 베드퍼드 베드퍼드셔대학교 스포츠운동과학부 후성유전학 교수, 위스콘신대학교 맥아들 암연구실험실 선임과학자

블랜드 박사는 만성질환의 증상을 치료하는 약품 환원주의적 접근 방식의 오류를 드러내는 한편, 만성질환의 원인을 치료하는 실행 가능한 영양 및 생활 습관 전략을 제시한다.

로저 S. 뉴턴, Ph.D. 에스페리온 테라퓨틱스 Inc., 리피토정 공동 발견자

우리는 최고의 시대에 살고 있으며, 동시에 최악의 시대에 살고 있다. 더 오래 살게 되었지만 건강하게 살고 있지는 못하기 때문이다. 블랜드 박사는 현재 우리의 건강관리 시스템을 무력화시키는 만성질환의 증가를 바라보는, 독특하면서도 매우 필요한 새로운 렌즈를 우리에게 제시하고 있다. 그러나 그의 책은 이것을 넘어 질병의 홍수를 막고, 활력 넘치는 건강한 삶을 살게 하는 우아한 시스템을 제안하고 있다.

브라이언 버먼, MD 통합건강연구소 회장

개인맞춤형 생활 습관 의학의 세계적 선지자이자 전사로서 모든 전문가 중의 전문가이며 건강과 만성질환에 관한 세계적 권위자인 제프리 블랜드 박사가 궁극의 책을 썼다. 그는 이 책에서 생물학의 획기적 비밀을 함께 공유하고 최신의 과학 증거에 관한 자신의 지식을 종합하면서 오늘날 만성질환의 관리 방식을 크게 바꿔놓고 있다. 이 책은 만성질환과의 전쟁에서 승리하고 싶은 사람, 만성질환을 정복하여 진정한 건강을 얻는 법에 관심이 있는 모든 사람이 읽어야 할 책이다.

셰일라 딘, DSc, RD, LD, CCN, CDE 통합의학 영양학자, 작가

블랜드 박사는 자신의 모든 경력 기간을 의학의 기능적 성격에 기초한 해결책을 찾는 데 보냈다. 이 책 『질병은 없다』에서 그는 새로운 해법을 위한 기초를 멋지게 놓고 있다. 그 해법은 인간이 처한 상황의 복잡성과 우리 유전자 네트워크의 정밀성 그리고 각 개인의 개별적 경험의 중요성을 이해하는 새로운 해법이다.

로버트 보나크다, MD, FAAFP 통합의학 스크립스센터 통증관리 이사

제프리 블랜드는 큰 그림으로 생각할 줄 아는 전설적인 존재다. 그는 복잡한 질병 과정을 쉽게 풀어내고 시대를 앞선 혁명적 접근법을 개발하는 데 탁월한 재능을 지녔다. 그는 30년 전부터 만성질환이 팬데믹처럼 유행할 것을 경고하는 한편, 통합적인 시스템생물학적 접근 방식의 필요성을 역설했다. 이 책에서 그는 기능의학이 어떻게 우리가 더 건강하게 오래 살 수 있는 기회를 제공할 수 있는지 보여준다. 기존의 질병을 관리하는 것뿐 아니라 건강을 회복하고 미래의 질병을 예방하는 방법을 보여준다. 마침내 우리는 만성질환 시대인 오늘날 활력과 건강을 달성하는 효과적이고 과학적으로 증명된 접근 방식을 갖게 되었다.

루스 디버스크, Ph.D., RD 가정의학 프로그램, 탤러하시 메모리얼 헬스케어

제프리 블랜드는 의학이 박테리아를 죽이는 항생제와 증상을 치료하는 약물에 초점을 맞추던 데서 만성질환에서 벗어난 건강한 삶을 사는 데로 초점을 이동하는 과정을 설명한다. 나에게 특별히 인상 깊었던 것은 제프리가 과학이 아닌 비즈니스 세계에서 온 사람도 명확하게 이해할 수 있는 언어로 이 일을 해냈다는 점이다.

브루크 웨이드 벤처캐피털 개인자산 회장, 웨이드캐피털코퍼레이션

블랜드 박사는 오늘날 세계가 직면한 건강관리의 도전에 대한 놀라운 통찰을 제공한다. 의료에 있어 환원적 사고의 한계를 인식한 그는 건강과 만성질환에 접근하는 방식의 혁명을 요청하고 있다. '질병 이름 붙이기'라는 좁은 틀에서 벗어나 시스템의학의 관점에서 건강에 초점을 맞춤으로써 블랜드 박사는 개인과 전 세계가 직면한 도전에 대한 해법을 제시하고 있다. 이 해법은 개인뿐 아니라 지구에도 도움을 줄 것이다.

미미 구아네리 MD, FACC 미국 통합홀리스틱의학 이사회 의장

유전체학의 발달은 시스템생물학을, 그다음에는 시스템의학을 탄생시켰다. 그러나 유전체학의 진정한 가치는 '시스템 건강', 즉 신체 계통의 건강에 있다. 제프리 블랜드는 신체 계통 건강의 가장 중요한 창조자다. 이 책을 읽고 의학이 21세기에 마침내 어떻게 진입했는지 확인하라.

웨인 B. 조나스, MD 사무엘리연구소 회장 및 CEO

질병은
없다

현대의학의 한계를 넘어
더 건강하게 오래 사는 만성질환 정복법

질병은 없다

THE DISEASE DELUSION

제프리 블랜드 지음 | 이재석 옮김 | 박춘묵 감수

정말중요한

이 책은 정보 제공용으로 집필되었다. 이 책에 담긴 정보를 자격 있는 의료 전문가의 조언을 대체하는 것으로 간주해서는 안 된다. 이전과 다른 새로운 식단, 운동, 기타 건강 프로그램을 시작하기 전에는 반드시 의료 전문가와 상담해야 한다.

출간 시점에 이 책에 담긴 정보의 정확성을 보증하기 위한 모든 노력을 기울였다. 저자와 출판사는 이 책에 담긴 정보를 사용하거나 적용하는 데서 생길 수 있는 모든 부작용과 역효과에 대한 책임을 지지 않음을 밝힌다.

일러두기

1. 약품, 성분명 표기는 약학정보원의 표기에 따랐다. 약학정보원에 등록되지 않은 약품은 국립국어원의 외래어 표기법에 따라 표기했다.
2. 인명은 국립국어원의 외래어 표기법에 따라 표기했으나, 이미 널리 통용되는 표기가 있는 경우 그에 따랐다.
3. 국내에 출간되지 않은 책은 원서의 제목을 병기했다.
4. 본문에 표시된 숫자는 추가 정보를 활용할 수 있도록 주석의 번호를 매겨둔 것이다.
5. 옮긴이 주와 감수자 주는 따로 표기했다.

아내 수잔 블랜드와 우리 가족에게 이 책을 바친다.

아내는 최고 수준의 헌신과 탁월함으로 나를 이끌어주었고

가족들은 이 책이 세상에 나오기까지 필요한 모든 지원을 아끼지 않았다.

한국어판 서문

『질병은 없다』는 지난 10년간 영감과 동기 그리고 많은 복잡한 건강상 문제에 대한 해결책을 구하는 사람들에게 기능의학 운동이 가진 힘과 더불어 개인맞춤형 건강이 주는 희망을 전하는 유용한 도구로 쓰였습니다. 그리고 그것은 지금까지도 변함이 없습니다. 그동안 너무도 많은 일들이 있었음에도 말입니다.

지난 10년간 기능의학에 대한 인식이 미디어와 건강 소비자들 사이에서 꾸준히 증가해왔습니다. 이 책이 출간된 해에 클리블랜드 기능의학센터가 문을 열었습니다. 환자 커뮤니티가 빠르게 확산되어 진료 약속을 잡기 어려울 정도가 되었고 확장이 필요해졌습니다. 그리고 같은 시기에 개인용 웨어러블 건강 디바이스가 시장에 출시되었습니다. 이 건강 장비의 시작은 연휴 선물의 새로운 아이템 정도였지만, 기술의 발전은 모든 이의 예상을 뛰어넘었습니다. 지금은 많은 사람들이 이 유용한 장비를 일상생활에서 사용하고 있습니다. 실시간 측정을 통해 전에는 가능하지 않았던 수준에서 자신의 건강을 관리하고 있습니다.

이렇게 건강에 대한 수요가 높은 상황에서 기능의학 제공자 네트워크도 그 영역과 연구 범위를 또한 확장하였습니다. 질병의 증상에만 초점을 맞추기보다 그 근본 원인을 다스린다는 기능의학적 접근 방식은 건강 서비스 제공자의 자원과 도구를 한 단계 높여주는 시스템이라 할 수 있습니다. 유전자, 환경, 식단, 생활 습관 요인들의 통합과 관련되어 새로이 부상하는 과학이 그런 것처럼 말입니다. 이에 기능의학의 훈련 과정과 자격 프로그램이 미국을 넘어 유럽, 아시아, 중미, 남미, 아프리카에까지 성공적으로 퍼져나갔습니다.

그러다 코로나19가 터졌습니다. 전 세계가 코로나에 기습을 당했습니다. 이것은 우리가 얼마나 서로 밀접히 연결되어 있고, 또한 취약한지를 다시 한 번 상기시키는 사건이었습니다. 건강에 관한 새로운 교훈을 배워야 할 때가 되었던 것입니다. 우리는 실제로 새로운 교훈을 배웠고, 앞으로도 수십 년은 더 배워야 할 것입니다. 코로나 사건으로 드러난 한 가지 사실은, 증상의 심각성이 사람마다 다르다는 점이었습니다(어떤 사람은 가볍게 지나갔고, 어떤 이는 매우 아팠습니다. 죽는 사람도 많았습니다). 연구자들은 오래지 않아 고혈압, 심장병, 전당뇨병, 흡연, 만성 스트레스, 환경독소 노출, 과체중 등이 가장 심각한 코로나19 사례들과 상관관계가 있다고 밝혔습니다. 이들 요인을 한 가지 이상 가질 경우, 면역 회복력의 감소가 초래될 수 있습니다. 면역계가 손상을 입으면 개인은 바이러스나 박테리아 감염뿐 아니라 알레르기, 천식, 관절염, 심지어 치매 등 다른 모든 만성적인 건강상 문제에도 취약해집니다. 팬데믹 기간 동안 기능의학 수련의들이 가진 고유한 지식과 훈련은 다른 어느 때보다 큰 적합성을 발휘했습니다. 왜냐하면 기능의학 수련의들은 시스템 생물학, 질병의 근본 원인에 대한 사고, 각 개인의 생화학적 고유성에 근거한 치료 모형에 대한 이해를 이미 갖추고 있었기 때문입니다.

감사하게도 팬데믹의 급박한 위기는 이제 우리들 대부분에게 지난 일이 되었습니다. 하지만 사라지지 않는 여러 가지 힘든 증상으로 여전히 고통 받는 수천 명(아니 수백만 명)의 사람에게는 해당되는 이야기가 아닙니다. 의료계는 이 새로운 증상에 대해 '코로나19 장기 후유증Long COVID'이라는 별명을 붙였습니다. 수십 년간 기능의학에 몸담아온 우리가 볼 때 만성피로증후군CFS, 섬유근육통, 라임병, 엡스타인-바 바이러스, 화학물질 과민증 등 오늘날까지도 여전히 해결되지 않은 다른 다多요인 증상들과 공통되는 패턴이 보입니다. 이런 유형의 장애들은 사람들의 삶과 활기를 저해하며 건강관리 시스템에 엄청난 비용을 치르게 합니다. 수많은 연구를 통해 약물 치료는 이들 장애의 해결에 크게 효과적이지 않다는 사실이 드러났습니다. 『알츠하이머의 종말』이라는 책을 쓴 나의 친구 데일 브레드슨은 인지적 퇴행에 관한 강연을 할 때 내가 좋아하는 이런 비유를 자주 사용합니다. "구멍이 36개나 난 지붕을 수리하는 것과 같습니다." 그가 전하는 요점은 이들 장애에 대한 해답이 (문제 자체와 마찬가지로) 복잡하다는 것입니다.

내 삶의 새로운 시기에 들어선 지금, 새로운 눈으로 『질병은 없다』를 읽어보았는데, 여전히 이 책에 제시된 정보에 나는 자부심을 느낍니다. 이 책을 쓴 목적은 복잡한 건강 증상을 관리하는 데 있어 개인맞춤형 접근 방식을 사용해야 한다는 개념을 소개하는 것이었습니다. 이 책에 제시된 자료들은 시간의 시험을 견뎌냈을 뿐 아니라, 오늘날 우리는 그 어느 때보다 그것을 필요로 하고 있으며, 앞으로도 이 접근 방식을 더욱 발전시켜나갈 것입니다. (저에게 있어) 앞에 놓인 목표는 기능의학의 접근성에 관한 문제입니다. 기능의학의 전문 지식이 지역, 성별, 연령, 민족, 사회경제적 위치에 상관없이 모든 사람들에게 건강관리의 표준으로 자리 잡는 것이 무엇보다 중요합니다. 제 꿈이요? 전 세계 수백만 명의 사람들이 건강, 회복력 및 활력을 성취하는 것입니다. 우리가 함께하면 분명 이루어낼 수 있습니다.

제프리 S. 블랜드, Ph.D.

2023년 10월 24일

차례

서문

질병은 허상이다

불치성 급성 감염으로 사람들이 사망하고 고통 받던 과거를 상상해보라. 항생제 이전 시대에는 산모가 단순 산욕열로 사망하고 흉부 감염이 악화해 죽음에 이르는 일이 비일비재했다. 패혈성 인두염으로 심부전을 일으키거나 상처 감염으로 사지를 절단하는 일도 많았다. 그토록 흔했던 이런 일들이 지금은 상상하기 어려울 정도로 드문 일이 되었다.

그런데 오늘날 의료의 현주소는 완전히 다른 모양새다. 쓰나미처럼 밀려드는 만성질환이 바로 그것이다. 오늘날 만성질환은 향후 20년간 세계경제에 47조 달러의 손실을 입힐 것으로 예상되며, 만성질환으로 사망하는 사람의 수가 감염병으로 인한 사망자 수의 2배에 달할 것으로 예측된다.

오늘날 우리는 건강관리에 점점 더 많은 비용을 지출하면서도 얻는 것은 점점 줄고 있다. 미국은 다른 어떤 선진국보다 의료 서비스의 결과가 떨어지고 기대수명도 낮다. 심장병, 당뇨병, 암, 자가면역 질환, 소화기 질환, 치매, 알레르기, 천식, 관절염, 우울증, 주의력결핍장애, 자폐증, 파킨슨병, 조기 사춘기와 불임 같은 호르몬 이상이 사람들에게 끝없는 고통을 안기고 있으며 재정 자원을 고갈시키고 있다. 현재 미국인 2명 중 1명이 앓고 있는 만성질환은 의료 비용의 무려 80퍼센트를 차지하고 있다. 수많은 신약과 시술에도 불구하고 만성질환의 발병률은 전 세계적으로 계속 증가하고 있으며, 이런 사정은 미국의 음식과 문화를 점점 더 많이 받아들이고 있는 개발도상국도 다르지 않다.

이런 역설적 상황이 무엇을 말하는지 모든 사람이 알고 있다. 지금 우리가 하고 있는 일이 효과가 없다는 것이다. 현재의 의료 모형은 급성질환을 치료하기 위해 만들어진 것이다. 그리고 현재 우리는 대부분의 급성질환을 정복했다. 우리는 질병의 단일 원인인 미생물과 이것을 치료하는 단일 약제인 항생제를 발견했으며, 그 이후로 의학은 모든 질병에 대한 치료제를 찾는다는 목표를 추구해왔다. 그러나 그 탐구는 실패했다. 만성질환이라는 새로운 유행병에 대한 진단과 치료를 위해서는 이와는 다른 패러다임, 다른 의료 모형이 필요하다.

이 책 『질병은 없다』는 현재 우리의 건강 위기를 해결하지 못한 의학의 실패를 고발하면서 질병의 이해와 치료에 있어 기능의학이라는 새로운 지도를 제시한다. 기능의학은 증상별 의학에서 원인별 의학으로, 질병별 의학에서 시스템별 의학으로, 장기별 의학에서 유기체별 의학으로의 근본적인 패러다임 전환이다. 기능의학은 우리 몸을 생태학적으로 바라보는 관점으로, 신체의 네트워크가 균형을 잃으면 병이 생기고 균형을 이루면 건강해지는 역동적 과정 속에서 우리 몸이 상호작용한다고 본다. 기능의학은 과학의 모든 요소와 퍼즐 조각을 한데 짜맞춘다. 병에 걸리는 과정과 건강 요인에 관한 모든 데이터를 취합해 타당한 이야기로 재구성한다. 그 이야기를 두루 적용한다면 하룻밤 사이에 우리의 의료 위기를 해결할 수 있을 것이다.

의학은 젊은 과학이다. 의학 이론 같은 것은 존재하지 않는다. 만성 질환이라는 영역을 탐색하는 데 도움이 되는 조직화된 원칙도 없다. 기능의학은 미생물과 항생제의 발견 이후 의학에서 일어난 가장 획기적인 아이디어이자 이론이다.

이는 생물학에 대한 우리의 관점에 일어난 대변혁이라고 할 수 있다. 지구가 평평하지 않고 둥글다는 것을 증명한 콜럼버스, 지구가 우주의 중심이 아니라는 것을 보인 갈릴레이, 종種은 현재의 형태로 고정된 것이 아니라 진화한다고 설명한 다윈, 시간과 공간에 대한 우리의 개념을 깨뜨린 아인슈타인이 그랬던 것처럼, 과학에는 점진적이지 않은 변혁적인 깨달음의 순간들이 존재한다. 기능의학은 그 규모와 중요성에서 그런 것들과 맞먹는 패러다임의 변화이다.

지구는 평평해 보이며 시간과 공간은 선형적이고 견고해 보인다. 이와 마찬가지로 질병도 실재하는 고정적인 것으로 보인다. 그러나 지난 30년간 연구 현장에서 누구보다 많은 의학 정보를 종합한 기능의학의 아버지 제프리 블랜드 박사는 이 책 『질병은 없다』에서 질병에 관한 우리의 이런 견해를 산산이 부서뜨린다. 우리가 알고 있는 질병이란 가공의 허상에 불과하다. 질병은 우리가 생각하는 방식대로 존재하지 않는다. 우리가 질병에 붙이는 이름은 올바른 약을 찾는 데는 유용하지만 질병의 근본 원인을 찾아내거나 치료 전략을 마련하는 데는 적절하지 않다.

슬픔과 무력감 증상을 보이는 환자가 있다고 하자. 잠을 못 자고 일상 활동과 음식, 성관계에 흥미를 잃은 그 환자에게 '우울증에 걸렸다'고 말해주는 것은 아무런 도움이 되지 않는다. 우울증은 그가 당하는 비참의 '원인'이 아니라 일군의 증상에 우리가 붙인 이름에 불과하다. 우리는 항우울제로 이 증상을 치료하려고 하지만 이것은 우연보다 조금 더 나은 효과를 보일 뿐이다.

우울의 실제 원인은 환자마다 크게 다르다. 면역계가 갑상선을 상대로 항체를 만들도록 자극하는 글루텐에 의한 장 누수 때문일 수도 있는데, 이 경우 갑상선 기능 저하와 우울증이 생긴다. 또 위식도역류를 막는 위산 억제제를 장기 복용할 때 생기는 비타민B12 결핍 때문일 수도 있고, 아니면 MTFHR이라는 유전자에 의해 생기는 엽산(비타민B9) 부족 때문일 수도 있다. 또는 햇볕 부족으로 생기는 비타민D 결핍이 원인일 수도 있다. 참치가 너무 많이 든 식단으로 인한 수은 중독 때문일 수도 있고, 생선 지방이 너무 적게 든 식단으로 인한 오메가-3 결핍 때문일 수도 있다. 설탕이 많이 든 식단으로 생기는 당뇨병 전증 때문일 수도 있다. 삶의 트라우마(정신적 외상)나 스트레스로 인한 뇌의 화학적 변화 때문에 우울 증상이 생길 수도 있고, 항생제 사용으로 인한 장내 미생물의 변화 때문에 우울 증상이 생길 수도 있다. 이들 식단, 환경, 생활 습관 등 각각의 요인은 서로 다른 종류의 불균형을 일으키지만 모두가 우울증의 원인이 된다. 질병의 이름을 아는 것은 질병의 진짜 원인에 대해 우리에게 아무것도 말해주지 않는다. 게다가 그것은 올바른 치료법으로 이어지지도 않는다. 이것이 바로 우리가 가진 질병이라는 허상이다.

나는 지난 20년간 기능의학을 공부해온 학생으로서, 그리고 현재 우리의 의료 모형의 실패를 매일 마주하는 동시에 기능의학이라는 새로운 의료 패러다임으로 병이 치료되는 기적을 매일 목격하는 의사로서 우리가 의학의 진정한 변곡점에 서 있다고 강하게 느낀다.

기능의학은 식단을 개선하고 운동을 더 많이 하며 스트레스를 관리하고 환경독소에 대한 노출을 줄이는 일에 관한 것만은 아니다. 물론 이 모든 것은 사람이 건강하기 위해 반드시 필요한 요건이지만 기능의학은 무엇보다 건강을 창조하는 과학이다. 건강을 창조하면 그 부수 효과로 질병은 사라지게 되어 있다.

기능의학은 증상의 뿌리에 가닿고 신체의 균형을 회복하기 위한 개인맞춤형 접근 방식이다. 생후 6개월부터 온몸의 피부가 붉어지고 벗겨지면서 진물이 흐르는 난치성 건선을 앓았던 어린 소녀 엘리스의 이야기가 그런 사례이다. 그녀의 부모는 엘리스를 최고의 의과대학 병원에 데려갔다. 병원에서는 강력한 면역억제제와 염증을 차단하는 화학요법 등 최첨단 약물을 투여했다. 내가 엘리스를 처음 봤을 때 그녀는 네 살이었다. 당시 엘리스는 엔브렐이란 면역억제제를 쓰다 생긴 치명적인 포도상구균 감염과 싸우느라 중환자실을 나오는 데 한 달이나 걸렸다. 의사들은 엘리스의 피부에 염증이 생긴 근본 원인을 찾기보다 증상을 억제하는 약물을 투여하는 데 집중했다. 그러나 엘리스의 증상은 낫지 않았다. 누구도 아이가 먹는 음식에 대해 묻지 않았고, 누구도 아이가 아기 때 복용한 항생제가 장내 세균총에 영향을 주어 염증을 유발했을 가능성에 대해서 생각하지 않았다.

기능의학은 나에게 그와는 다른 일련의 질문을 던지게 했다. 나는 증상을 치료하기 위해 어떤 약물을 사용해야 하는지가 아니라 애당초 무엇이 염증을 일으켰는지 물었다. 이것은 아주 단순한 아이디어지만 우리의 의료 교육에서는 무척 낯선 생각이다. 염증을 일으키는 원인은 미생물, 알레르겐, 독소, 잘못된 식단, 스트레스 등 몇 가지가 되지 않는다. 나는 엘리스의 면역계가 균형을 되찾기 위해 무엇이 필요한지 물은 다음 그 원칙을 적용했다. 구체적으로는, 건선을 일으킨다고 알려진 글루텐 등 일반적인 염증 원인을 식단에서 없앴고 수년간의 항생제와 스테로이드 사용으로 생긴 장내 나쁜 미생물(효모)을 제거했다. 그리고 적절한 면역기능에 필요한 몇 가지 성분(오메가-3 지방, 아연, 비타민D, 프로바이오틱스)을 추가해 장내 세균의 균형을 맞췄다.

3년 넘게 벗겨지고 진물이 흐르던 엘리스의 피부는 2주 만에 깨끗해졌다. 이것은 기적이 아니다. 우리가 가진 질병이라는 허상을 깨트릴 때, 그리고 만성질환이라는 유행병을 해결하는 새로운 프레임을 적용할 때 반복해서 일어날 수 있는 자연스러운 결과이다.

패러다임의 전환은 쉽게 일어나지 않는다. 그 가치를 폄하하는 사람도 차고 넘친다. 그러나 증거는 확실하다. 그리고 현재 우리의 의료 방식이 가져온 실패한 결과는 건강관리에 종사하는 모든 학생에게 명약관화하다. 이제 건강관리의 급진적 변혁이 일어나야 할 때가 되었다. 수백만 명의 사람이 불필요하게 겪는 고통을 이 변혁으로 끝낼 수 있다. 이 책 『질병은 없다』는 새로운 의학을 위한 선언문이다. 모든 의과대학 학생, 의료 분야의 모든 이해관계자, 보건 정책에 관여하는 모든 정부 지도자가 이 책을 읽어야 한다. 우리 모두에게 있어 이 책은 진정한 건강과 치유로 나아가는 로드맵이다.

마크 하이먼, MD

기능의학연구소 의장

들어가며

만성적 걱정

나와 함께 미국 시민전쟁 직후의 19세기 말 미국으로 시간 여행을 떠나보자. 불완전했지만 평화가 깃든 그 시절로 돌아가보자. 그 시대 사람들은 무엇을 걱정했을까?

만약 당신이 부모라면 자식들이 여러 가지 감염병에 걸리면 어쩌나 걱정했을 것이다. 당시는 디프테리아, 백일해, 폐렴 등의 전염병이 주기적으로 영유아의 목숨을 대량으로 앗아 가던 시절이었다. 또 당신이 산모로서 첫 번째, 세 번째, 다섯 번째 또는 마지막 출산을 앞두고 있다면 당시 출산 직후 수많은 여성을 죽음으로 내몰아 아픈 아기에게 젖을 먹일 수 없게 했던 산후 패혈증이나 혈액 감염을 걱정했을 것이다. 그리고 당신 역시 당신의 부모나 조부모, 또 그분들의 부모와 조부모처럼 독감이나 흑사병 같은 유행병이 번져 가족과 공동체를 대량 살상하고 당신이 살고 있는 세상을 전멸시킬까 걱정했을 것이다.

이런 걱정은 몇 세대 전만 해도 매우 현실적인 것이었다. 그때는 충분히 그럴 만했다. 수백 년에 걸쳐 수억 명의 사람이 감염병으로 지구상에서 흔적도 없이 사라졌다. 사람들은 감염병의 원인이 썩은 물질에서 나온 유독한 수증기가 공기를 타고 이동하거나 신체 접촉으로 번져

나갔기 때문이라고 믿었다. 공기에 의한 것이라고 믿었던 질병에 대한 당시의 의료적 대응은 환자를 오염된 공기가 없는 장소로 이동시키는 것이었다. 그러나 그것은 전형적으로 효과가 없는 치료법이었다.

그러나 19세기가 끝나기 전에 조지프 리스터Joseph Lister(영국의 외과 의사. 1865년 페놀에 의한 무균수술법을 고안하고 실제 응용에 성공해 외과 치료에 획기적 발전을 가져왔다-옮긴이), 로베르트 코흐Robert Koch, 루이 파스퇴르Louis Pasteur 같은 과학자들이 질병을 인식하는 방식을 혁명적으로 변화시킴으로써 의료 시술의 방식도 크게 바뀌었다. 이들 과학자들이 밝힌 세균이론은 감염병의 원인이 수증기가 아니라 미생물이라는 생각을 촉진시켰다. 특정 질병을 일으키는 특정 미생물을 지목하자 신체는 그 미생물에 대해 면역을 형성할 수 있었다.

세균이론은 건강관리 세계에서 오늘날 '패러다임의 전환'이라고 부르는 변화를 일으켰다. 그것은 '세균 혁명'이라고 할 만한 변화였다. 의학 수련, 외과술, 위생 및 공중보건의 표준 등 모든 것이 바뀌었다. 그리고 완전히 새로운 산업이 탄생했다. 제약 산업이 바로 그것이다. 예방접종에 필요한 백신이 꾸준히 개발되었으며 20세기에 걸쳐 항생제 개발이 지속적으로 이어졌다. 예방접종이 어려운 감염병에 대해서는 치료 약이 개발되었다.

이것은 놀라운 성공 스토리였다. 미국에서만 기대수명이 1910년의 47세에서 내가 이 글을 쓰는 현재 74세로 상승했다. 모두가 세균이론과 그것이 가져온 패러다임 전환 덕분이었다. 이것은 19세기의 우리 조상이나 그 이전의 모든 조상과 달리 당신은 그동안 재앙으로 다가왔던 치명적인 감염병을 지나치게 걱정할 필요가 없다는 뜻이다. 그리고 천연두처럼 완전히 박멸되지 않은 질병도 그에 대한 치료법이 존재하고 있다.

그러나 안타깝게도 당신이 '전혀' 걱정하지 않아도 된다는 의미는 아니다. 면역과 항생제 치료가 감염병 확산을 줄이고 감염병에 대한 사람들의 두려움을 줄였지만, 만성질환이라는 또 다른 질병군이 그 중요성과 영향력에서 세력을 키우고 있기 때문이다.

여기서 말하는 만성질환이란 당신을 아프게 만드는, 그러나 잘 사라지지 않는 모든 증상과 질병을 통틀어 말한다. 증상이 사라지는 것은 만성질환의 특성이 아니다. 증상이 지속되며 계속해서 다시 찾아온다는 것이 만성질환의 특성이다. 우리는 만성질환이 미치는 영향을 관리하거나 일시적으로 완화할 수는 있어도 감염병을 제압하듯이 만성질환을 즉각 제압할 수는 없다. 이런 식으로 만성질환은 우리를 쇠약하고 무력하게 만든다. 그것은 우리로부터 생명을 빼내 간다.

그렇다면 만성질환에는 어떤 것들이 있을까? 우리 모두에게 익숙한 이름으로, 온갖 비참과 위험을 몰고 다니는 만성질환에는 다음과 같은 것들이 있다.

- 제2형 당뇨병, 통풍, 고혈압, 치매 등의 심장 및 혈관 질환
- 관절염 등의 자가면역 염증성 질환
- 우울증, 주의력결핍장애, 자폐증 등의 신경 장애
- 소화기장애: 위역류, 십이지장궤양, 염증성 장腸질환
- 골다공증 등의 뼈 손실 질환
- 폐쇄성폐질환과 천식

- 만성피로증후군에 의한 근육 통증과 근육 약화, 섬유근통
- 신장 및 간 질환
- 황반변성과 망막증 등의 시력장애
- 암

이런 질병들을 '만성질환' 항목으로 분류하게 만드는 공통 요인은 무엇일까? 이 질병들을 만성질환으로 분류하는 네 가지 특징은 다음과 같다.

첫째, 만성질환은 저절로 낫지 않는다. 전문용어로 말하면 만성질환은 자기제한적self-limiting이지 않다. 한편 감기는 자기제한적이다. 감기는 저절로 낫고 시간이 지나면 사라진다. 그렇지만 만성질환은 그렇지 않다.

둘째, 만성질환은 시간이 지날수록 더 악화된다. 적어도 현재까지는 만성질환을 완화할 수 있을 뿐 완전히 없앨 수는 없다. 따라서 건강 상태로 다시 돌아갈 방법이 없으며 반복되는 발병 사례를 지속적으로 관리할 수 있을 뿐이다.

셋째, 만성질환을 일으키는 단일 원인을 지목할 수 없다. 여러 가지 요인이 복합적으로 작용해 만성질환을 일으킨다.

넷째, 만성질환은 복합적인 증상을 보이는 경향이 있다. 다시 말해 만성질환을 앓는 사람은 다양한 불평을 호소하며 질환을 나타내는 지표도 무척 다양하다.

이제 우리는 복합적인 증상을 보이며 자주 발병하는, 그리고 특정하기 어려운 여러 원인을 가진 만성질환과 함께 살아가야 하는 처지가 되었다. 점점 더 많은 사람이 만성질환과 함께 살아가는 과정에서 값비

싼 비용을 치르고 있다. 실제로, 우리가 지금 적극적인 변화를 일으키지 않는다면 만성질환과 관련된 수치로 보아 우리는 병든 노년기를 향해 빠른 속도로 다가가게 될 것이다. 우리는 점점 더 많은 시간을 의사를 찾고 약을 구하는 데 보내야 할 것이다.

그러나 반드시 그렇게 되어야 하는 것은 아니다. 이 책에서 보겠지만 드라마틱한 과학 발견 덕택에 우리는 노쇠와 질병에 맞닥뜨리는 것을 피할 수 있는 힘을 갖게 되었다. 건강관리 분야에서 그야말로 '혁명'이라 부를 만한 상황이 마련된 것이다. 우리는 이제 한 개인의 만성질환의 원인을 찾아낼 수 있고, 이 책에 설명한 방법으로 그 질환을 끝낼 수 있다. 더 좋은 것은, 만성질환으로 발전하기 전에 발병 원인을 찾아내 조기 개입을 통해 만성질환을 피할 수 있다는 점이다. 이것은 커다란 변화를 불러올 것이다. 이는 감염병 관리를 위한 예방접종과 항생제 발견이라는 의료 분야의 패러다임 전환과 맞먹는 변화라고 할 수 있다. 나는 이것을 '기능의학 혁명'이라고 부르겠다. 그리고 지난 40년간 나는 생물학 및 임상과학 연구자이자 의학 교육자로서 기능의학 혁명을 실현하는 노력의 최전선에 서 있었다.

그렇다면 여기서 '기능의학'이란 무엇을 말할까? 당신도 알듯이 우리 몸은 여러 시스템(계통)이 함께 작동하는 네트워크이다. 순환계, 소화계, 신경계, 면역계, 내분비계, 생식계, 호흡계 등 각각의 계통은 신체의 기능을 함께 수행하는 기관들로 구성된다. 가령 순환계를 구성하는 심장과 혈관은 신체 각 부위로 혈액을 보낸다. 신경계를 구성하는 뇌와 척수, 신경은 우리 몸이 여러 가지 일을 하도록 지시하는 정보를 받아 처리한다. 한편 호흡계를 구성하는 폐와 기관지, 후두는 전신에 산소를 보내 우리의 몸이 지속적으로 작동하도록 한다. 이들 각각의 계통이 원활하게 최상의 작동을 유지하기 위해서는 많은 것이 필요하다. 게다가 이 계통들은 복잡한 네트워크를 통해 상호작용하기 때문에 이 모든 생물학적 기능이 지속되기 위한 역학은 더욱 복잡해진다. 따라서 우리의 몸이 어떻게 작동하는지 생각할 때(대개 제대로 작동하지 않을 때)는 이들 각 계통의 구성 요소가 서로서로, 그리고 다른 계통과 어떻게 연결되어 있는지 생각해야 한다.

그럼에도 현재 우리가 사용하는 의료 모형, 즉 의료 전문가들이 훈련받은 방식과 그들이 사용하는 치료 전략은 이러한 시스템적 사고에 기초해 있지 않다. 현재 우리가 가진 의료 모형은 세균 원인설germ theory에서 유래한다(모든 질병의 원인이 세균 감염이라는 설-옮긴이). 바로 이 이유로 우리의 의료 모형은 환원론적 사고에 기초해 있다. 즉 질병의 원인이 되는 세균을 찾아 그것을 공격하는 목적의 약으로 질병을 공격하는 것이다. 아주 간단하다. 그런데 이 모형은 급성질환 환자의 치료에는 더없이 효과적이지만 기능적 계통과 그것을 연결하는 네트워크의 균형을 회복하고 유지하는 데는 아무런 효과가 없다.

기능의학은 바로 이것을 하기 위한 것이다. 기능의학은 우리 삶의 면면에 그림자를 드리우는 만성질환의 근저에 놓인 역기능의 패턴을 살펴보면서 그 질환을 예방하거나 되돌릴 수 있는 치료 모형을 제공한다. 그렇다면 이 치료 모형은 어떻게 작동하는가? 이 책의 이어지는 장에서 당신은 그에 대해 알게 될 것이다. 다만 여기서는 이 치료 모형이 우리의 유전자가 우리 주변에서 일어나는 일과 우리의 행동에 자극받아 반응하는 방식에 근거하고 있다는 정도만 말하고자 한다. 기본적으로, 우리의 주변 환경과 우리의 행동을 바꿀 수 있다면 우리의 유전자가 그에 자극받고 반응하는 방식도 변화시킬 수 있다. 다시 말해 우리는 우리의 유전자가 자극받고 반응하는 방식을 변화시킬 수 있으며, 유전자는 우리의 생물학적 기능을 조절하고 인도한다는 점에서, 이를 통해 우리의 건강 패턴도 변화시킬 수 있는 것이다.

기능의학은 새로운 과학이다. 기능의학이라는 신과학은, 우리의 유전자가 어떤 과정을 거쳐 우리의 개성을 형성하는지에 관한 이해를 다시 쓰고 있는 유전자 혁명으로부터 유래한 과학이다. 또 기능의학은 유전자형genotype에서 표현형phenotype으로 옮겨 가는 과정, 즉 우리가 타고난 잠재적 유전자 가능성으로부터 고유한 개인이 되어가는 과정에 관한 우리의 이해를 다시 쓰고 있는 유전자 혁명으로부터 유래했다(유전인자에 의해 생물 내부적으로 결정되는 숨겨진 형질이 유전자형이라면, 그것이 겉으로 드러나는 것이 표현형이다-옮긴이). 이 신과학에 따르면 우리는 엄마 배 속에 수태되는 순간에 유전자에 새겨진 계획표대로 살아야 하는 것이 아니다. 그보다 우리의 유전자형이 환경과 상호작용하면서 평생토록 우리의 핵심 생리 과정에서 반응을 일으키는 방식에 따라 살 수 있다.

만성질환의 이해에 일어난 이 심대한 변화는 분명코 새로운 의료 관리 모형을 요청하고 있다. 이 모형은 우리의 유전자형과 우리가 처한 환경의 상호작용에 초점을 맞춘 의료 모형이다. 그리고 신체의 핵심 생리 과정이 어떤 식으로 기능하는지, 얼마나 잘 기능하는지에 초점을 맞춘 의료 모형이다.

이것이 기능의학에서 하는 일이다. 기존의 표준적인 의료 모형은 질병의 증상을 다루고 진단을 내놓는 데에 초점을 맞춘다. 또 통합 의료 모형과 대안 의료 모형은 건강 문제에 대한 과거의 치료 방법들을 여러 가지 목록으로 제시한다. 한편 기능의학은 최신 과학의 생물의학적 발견을 활용해 개인의 건강 문제를 일으키는 근본 원인에 더 초점을 맞춘다.

기능의학은 우리 시대의 '가장 중요한' 건강 문제인 만성질환에 대처하는 발견과 기술에 해당한다. 기능의학은 각 개인의 유전적 고유성과 식생활 습관, 환경의 상호작용에 놓인 근본 원인을 탐색한다. 기능의학은 환자맞춤형 건강관리 프로그램을 설계하는 데 있어 환자와 의료진의 참여를 요구한다. 그리고 이 프로그램은 필요하다면 제약 과학과 환자의 환경, 식생활 습관 변화와 결합해 환자 개인의 증상 완화뿐 아니라 활력과 장수에 필요한 유전적 잠재력을 최대한 실현하게 한다.

무엇보다 기능의학은 효과가 있다. 나는 지난 40년간 기능의학이 실제로 효과가 있음을 거듭 확인했다. 기능의학으로 효과를 본 사람에게 이것은 기적과도 같은 일이다. 나는 그들의 말이 진실임을 안다. 나의 아들 저스틴이 그런 기적 사례에 해당한다.

1982년에 미숙아로 태어난 저스틴은 두 살 위의 형들보다 출생 시 체중이 절반밖에 나가지 않았다. 그래서 신생아 중환자실에서 특별관리를 받은 뒤에야 집으로 올 수 있는 상황이었다. 그런데 집에 오고 나서도 저스틴은 문제가 있었다. 3개월 되던 때에 뇌가 부어오르고 물이 차는 뇌수종에 걸린 게 분명했다. 뇌압을 낮추기 위해 뇌 속에 션트(수술 때 피나 체액이 흐를 수 있도록 몸속에 끼워 넣는 작은 관-옮긴이)를 심는 수술을 받고 나서도 저스틴은 상태가 어떻게 될지 불분명했다. 그리고 이후 몇 년에 걸쳐 실력 있고 친절한 의료 전문가들로부터 최상의 진료를 받았지만 저스틴은 인지와 학습에 계속 문제가 있었다. 아무리 우수한 의료도 저스틴에게 해주지 못하는 부분이 있는 것 같았다.

그러던 중 나는 우연히 필라델피아에 있는 인간잠재력성취연구소IAHP의 창립자인 글렌 도먼Glenn Doman을 만났다. 이 연구소는 뇌 손상을 입은 아이들이 IAHP에서 개발한 맞춤형 프로그램으로 정상 기능을 회복하도록 돕는 기관이었다. 그리고 프로그램을 적용하는 기본적인 책임은 아이의 부모에게 있다고 했다.

그때 이후로 우리 가족과 저스틴에게 일어난 일은 우리의 삶을 완전히 뒤바꾼 경험이었다. 저스틴은 명문 고등학교를 졸업한 뒤 명문 대학에서 정치학을 전공하고 졸업까지 무사히 마쳤다. 내 삶의 가장 놀라운 경험 중 하나는 저스틴이 IAHP 직원들에게 강연하는 모습을 보는 것이었다. 강연에서 저스틴은 자신이 지나온 각각의 발달 단계에서 어떻게 느꼈는지 이야기했다. 저스틴은 자신이 가진 정신적 문제를 감안할 때 과연 제대로 자랄 수 있을지 의심스러웠던 어린 시절부터 시작해 자신의 개성을 알아보는 제대로 된 어른이 되기까지 겪은 힘들었던 도전에 대해 이야기했다. 이제 저스틴은 스스로 삶을 개척해가는 데 필요한 여러 기술을 갖추었다. 당신이 이것을 무엇이라고 부르건 간에 아빠로서 나는 이것을 '기적'이라 부르고 싶다.

이 프로그램으로 유익함을 얻은 우리 가족은 저스틴만이 아니다. 자폐스펙트럼장애 진단을 받은 우리 조카딸도 이후 장애아를 위한 특수교육을 받을 것으로 예상했지만 실제로는 일반 고등학교를 졸업한 뒤 대학에서 성공적인 경험을 쌓았다.

이런 사정을 보면 내가 이 연구소의 과학자문위원이 된 것도 이상한 일이 아니다. 매년 봄 필라델피아에 벚꽃이 만발할 때면 나는 IAHP의 '삶으로 나아가는 졸업식'에 참가해 '뇌 손상을 입은' 아이들이 놀라운 기량을 발휘하는 장면을 직접 목격한다. 아이들은 단체 체조를 하고, 악보를 외워 바이올린을 합주하며, 대사를 외우고 의상을 제대로 갖추어 셰익스피어 연극 공연을 한다. 나는 '삶으로 나아가는 졸업식'에 참석해 아이들이 부모와 가족, 친구들의 헌신과 사랑의 도움을 받아 맞춤형 프로그램으로 그간 불가능했던 일이 가능해지는 장면을 매년 직접 목격하고 있다. 그럴 때면 언제나 눈물이 흐른다.

어떻게 이런 일이 가능한 걸까? 그것은 특정한 신체 훈련과 조건화, 정신 훈련과 패턴 형성 그리고 구조화된 영양과 식사를 통합한 집중적인 개인맞춤형 건강관리 플랜을 통해 가능하다. 이 프로그램은 규칙성과 반복을 엄격히 준수하면서도 아이의 건강 상태, 환경, 유전적 특성에 따른 특별한 필요에 맞춤화시키는 유연성도 함께 지닌 프로그램이다. 본질적으로 이것은 아이들의 인지, 감정, 신체 기능을 증진시키는데 초점을 둔 기능의학의 소아과 프로그램이다. 기본적으로 아이들은 자신의 유전자가 환경과 상호작용하는 새로운 방식을 만들어가는 중이다. 그리고 시간이 지나면 아이들의 신체적, 정신적 기능의 과정이 변화한다. 이 프로그램에서 아이들은 자연식품이 풍부하며 설탕과 가공 지방이 적게 든 식사를 하고 뇌 손상을 예방하는 특수한 영양보조제를 복용하며 근력과 지구력, 유연성을 기르는 신체적, 정신적 훈련에 참여한다. 아이들의 몸이 뇌 손상을 입은 뇌성마비 불구의 상태에서 튼튼하고 운동신경이 뛰어난 십대로 변화하는 과정에서 아이들의 인지 기능도 향상해 회복 불가능해 보였던 질병이 건강 상태로 바뀐다. 이것은 만성질환에 대한 기능의학의 접근 방식이 가진 힘을 입증하는 사례이다.

또 그 일은 건강과 질병에 담긴 변화의 가능성을 내게 가르쳐주었다. 우리의 유전자에는 수많은 이야기가 담겨 있다. 그중 어떤 이야기는 건강의 비극에 관한 이야기이며, 어떤 이야기는 건강의 기적에 관한 것이다. 기능의학 프로그램은 마치 레이저처럼 각 개인의 유전자에 담긴 이야기를 풀어내 그의 신체 기능을 개선하는 열쇠를 찾는 데 초점을 둔다. 한 개인의 기능 개선은 다시 다른 사람의 기능 개선으로 이어지는 교훈이 된다. 의학은 지금껏 이런 방식으로 향상되어왔다. 당신이 특정 질병을 이전과 다른 방식으로 인지하면 그 질병을 대하는 방식이 바뀐다. 이것이 건강관리에서 혁명이 일어나는 방식이다. 일단 혁명이 일어나면 우리가 지금껏 그와는 다른 방식으로 그 질병을 인지하고 치료해왔던 데 의구심을 갖지 않을 수 없다.

앞에서 나는 우리 증조부 대에서 수많은 여성들에게 매우 치명적이었던 산후 패혈증이라는 질병에 대해 이야기했다. 죽음의 시점에서 페니실린을 처음으로 투여받게 될 인류 최초의 중환자는 이 질병을 앓고 있는 어느 젊은 여성이었다. 과연 누구를 최초의 페니실린 투여자로 정할 것인가는 페니실린을 개발한 의학 연구 팀에게 매우 중대한 문제였다. 그것은 인간을 대상으로 한 최초의 항생제 실험이었다. 연구 팀 멤버들은 만약 1호 투여자에게서 안 좋은 결과가 나온다면 페니실린의 미래가 어둡다는 사실을 잘 알고 있었다. 반면에 좋은 결과가 나온다면 그것은 어디에나 활용할 수 있는 매우 극적인 발견이 될 것이었다. 역사를 통틀어 수백만 명의 산모를 죽음으로 내몬 이 질병에 걸린 그 산모에게는 다른 선택이 없었다. 페니실린이 그녀의 목숨을 구하든가, 아니면 아침 즈음에 그녀는 죽게 될 것이었다. 결정이 내려졌다. 그녀는 죽어가는 인간을 대상으로 한 최초의 페니실린을 투여받았다. 바로 다음 날 그녀는 감염에서 벗어났다.

이 일이 있은 지 80년도 되지 않았다. 당시 기적이라고 여겼던 일이 이제는 표준적인 건강관리 지침이 되었다. 적어도 선진국에 사는 오늘날의 여성이 산후 패혈증으로 사망하는 일은 거의 없다. 그것은 혁명과도 같은 사건이었다. 우리가 질병에 관해 생각하는 방식이 바뀌었고, 그에 따라 건강관리를 시행하는 방식에도 변화가 일어난 것이다.

또 한 가지 다루어야 할 사례가 있다. 얼마 전까지만 해도 심장병을 앓는 사람은 무조건 쉬어야 한다고 생각했다. 조금의 운동도 다시 심장 발작을 일으킬 수 있다고 생각했기 때문이다. 그런데 몇몇 선구적 의사들이 개인맞춤형 운동 프로그램이 심장 기능을 회복하는 데 도움이 되지 않을까 질문을 던졌고 그 과정에서 심장학에 혁명이 일어났다. 오늘날에는 심장병 환자가 두 번째 심장발작을 '예방하기' 위해 자리에서 일어나 몸을 움직이며 가능한 한 빠른 시일 내에 심장 재활 프로그램을 받는 것이 표준적인 절차가 되었다. 환자 개인의 생활 습관에 맞춤한 심장 재활 프로그램은 심장 내 유전자를 바꾸는 것이 아니다. 바뀌는 것은 환자의 행동과 생활 습관이다. 행동과 생활 습관의 변화는 심장 유전자에 메시지를 보내는 환경을 다시 만들며, 이로써 심장 유전자가 그 메시지에 반응하는 방식, 즉 심장 유전자가 심장병 환자의 생물학적 기능을 이끄는 방식에도 변화가 일어난다. 그 결과, 심장과 순환계의 기능이 향상된다. 이것은 두 번째 심장발작을 예방할 뿐 아니라 실제로 그 밖의 건강 문제도 개선시킨다. 과거 한 시대에 기적으로 여겼던 일이 다음 시대에는 표준적인 절차가 된 것이다.

나는 기능의학이 결코 기적이라고 생각하지 않는다. 이 책에서 알게 되겠지만 기능의학은 검증된 과학이다. 기능의학은 우리가 매일같이 마주하는 질병, 즉 우리의 삶에 부담을 안기며 우리를 더 빨리 죽음에 이르게 하는 만성질환에 대처하는 건강관리의 한 가지 방식이다.

나는 기능의학을 만성질환에 대한 우리의 접근 방식을 변화시키는 운영 체계로 더욱 발전시키기 위해 2012년에 개인맞춤형 생활 습관 의학연구소Personalized Lifestyle Medicine Institute를 설립했다. 이곳 시애틀에 본부를 둔 이 연구소는 비영리 교육기관으로 건강 전문가와 연구자, 건강 교육자, 건강과 관련한 의식 있는 의료 소비자들이 어떻게 하면 기능의학을 더 많은 사람에게 전할 수 있을지 함께 모여 생각을 나누고 대화하자는 취지로 설립했다. 연구소 홈페이지 www.plminstitute.org에 들어가면 연구자와 의사, 환자들이 올린 포스트, 연구소 스태프에게 던지는 질문과 그에 대한 대답, 개인맞춤형 생활 습관 건강관리에 있어서의 최신 업데이트 사항, 자신만의 개인맞춤형 건강 프로그램을 적용하는 사람들이 꾸준히 올리는 정보들로 가득하다. 이곳은 오늘날 건강관리 혁명에 동참할 수 있는 장소로서 나는 독자 여러분이 이곳에서 함께하도록 초대하고 싶다.

기능의학을 일상적 의료 관리의 표준 지침으로 만드는 작업은 혁명적인 일이다. 하지만 당신은 자기만의 건강관리 프로그램을 만들어 만성질환을 역전시키고 피하면서 자신의 수명을 최대한으로 누리며 사는 데 그 프로그램을 활용할 수 있다. 그것은 당신이 바로 지금 이 혁명을 시작하는 길이다. 건강에 관한 아래 자기평가 질문지에 답해보면서 당신만의 건강관리 플랜을 세우는 첫걸음을 떼보자.

건강 자가진단 질문지

1. 지난 2년간 당신의 건강이 더 나빠졌다고 느끼는가?
2. 지난 5년간 의도적으로 식사량을 조절하지 않았는데도 체중이 10퍼센트 이상 줄거나 늘었는가?
3. 잠에 들고 잠에서 깨는 데 어려움을 느끼는가?
4. 관절과 근육 통증으로 신체 활동과 이동에 제약을 받는가?
5. 평소 뚜렷한 이유 없이 피로를 자주 느끼는가?
6. 자주 우울하거나 불안한가?
7. 기억력에 문제가 있는가?
8. 귀에서 계속 울리는 소리가 들리는가?
9. 근력이 떨어지고 있다고 느끼는가?
10. 처방약을 복용하고 있는가? 두 가지 이상의 처방약을 복용 중인가?
11. 다음의 비非처방전 약(일반의약품)을 자주 복용하는가?
    a. 소염제
    b. 제산제
    c. 진통제
    d. 수면제
12. 알레르기로 고생하는가?

13. 집중력이 떨어지거나 정신이 혼란스러운 때가 종종 있는가?

14. 평소 호흡이 가쁘거나 숨이 차는 것 때문에 자주 고생하는가?

15. 지난 몇 년간 미각이나 후각을 상실한 적이 있는가?

16. 지난 몇 년간 상당량의 근육량을 잃었다고 느끼는가?

17. 의사에게 다음 증상이 있다는 말을 들은 적이 있는가?

    a. 고혈압

    b. 고콜레스테롤혈증

    c. 고혈당

18. 잇몸 질환이나 치주 질환이 있다는 말을 치과의사에게 들었는가?

19. 변비와 설사를 자주 반복하는가? 소화기관에 통증이나 불편감을 자주 느끼는가?

20. 입냄새가 난다는 말을 자주 듣는가?

21. 이전보다 키가 줄었는가? 칼슘 침착의 증거가 있는가?

22. 때만 되면 감기나 독감에 걸리는가?

이것은 이 책이 여러분에게 요구하는 8가지 자기평가 중 첫 번째 것이다. 이 질문들을 통해 당신의 건강 상태에 관한 전체적인 그림을 그릴 수 있다. 이후 2부에서는 당신의 핵심 생리 과정이 각각 어떻게 기능하는지 상세히 알아볼 것이다. 그리고 3부에서는 당신이 작성한 자가진단을 토대로 하여 당신만의 맞춤형 건강관리 프로그램을 만들어볼 것이다.

우선 건강과 질병에 관한 보다 넓은 맥락을 살펴보는 데서부터 시작하자.

1부

건강과 질병에 관한 맥락

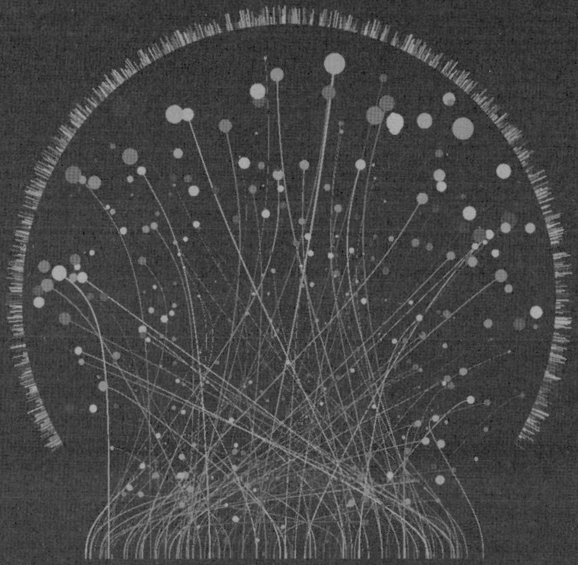

THE DISEASE DELUSION

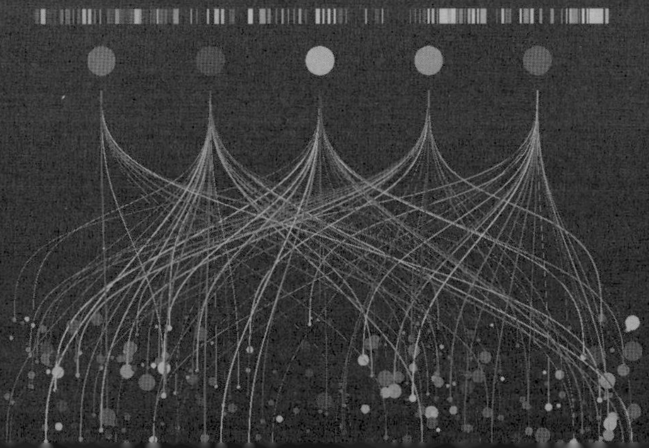

질병은 허상이다. 질병이라는 허상은 지금도 계속 발전하고 있는 유전체학에 의해 깨뜨려졌다. 20세기의 마지막 10년과 21세기의 첫 10여 년간 일어난 획기적인 발견으로 당신의 심장병과 나의 심장병이 '같지 않다'는 사실이 드러났다. 또 제2형 당뇨병을 앓는 사람이라고 해서 모두 똑같지 않다는 것, 류머티즘성관절염과 알츠하이머병을 앓는 모든 사람이 동일 진단을 받은 그 밖의 사람과 같지 않다는 사실도 드러났다. 이른바 이들 '질병'은 각 개인의 생리적 기능이 제대로 작동하지 않은 결과로서 다양한 원인에 의해 일어나며, 그렇기에 각 개인에 따라 다른 치료법이 요구된다.

몸에서 나타나는 공통된 신호와 증상을 한데 묶어 '질병'으로 분류하면 편리하긴 하다. 하지만 그것은 우리를 아프게 하는 근본 원인을 제대로 다루는 방법이 아니다. 그것은, 우리가 더 오래 살게 되긴 하지만, 건강 악화로 점점 더 큰 제약과 부담을 안으며 살게 되는 과정에서 계속 변화하는 건강 문제에 적절히 대응하는 의료적 사고방식이라고 할 수 없다. 개인의 특정 유전적 구성, 환경, 생활 방식 및 식단에 맞춰 치료를 맞춤화할 수 있는 새로운 의료 관리 모델이 필요하다. 이것이 바로 기능의학이 하는 일이다.

신체가 기능하는 방식을 신체 계통에 토대를 두고 이해하는 기능의학은 우리의 유전자가 수신하는 메시지를 변화시켜 환자 자신의 건강 패턴을 만들어가는 데 필요한 도구를 제공한다. 기능의학은 만성질환이라는 우리 시대의 가장 큰 건강 문제를 다루는 데 환자가 주도적인 역할을 하게 함으로써 우리의 의료 행위를 혁신시키고 건강관리의 면면을 변화시키고 있다.

1장

질병이라는 허상과 만성질환이라는 난제

피터는 누구나 호감을 갖는 사람이다. 36세인 그는 완벽한 삶을 살고 있다. 평생의 연인과 결혼해 여섯 살과 여덟 살의 두 아들을 두었다. 누구나 부러워하는 교외의 멋진 집도 갖고 있다. 성공한 소프트웨어 엔지니어인 그는 직업 생활의 최전성기를 구가하고 있다. 이렇게 팔방미인이 아니었다면 사람들은 그를 좋아하지 않았을 것이다. 그런데 그는 실제로 팔방미인이다. 밝은 성격에 배려심도 있고 늘 품위를 지키며 주변에 관대하다. 어느 모로 보나 피터는 행복한 삶, 번창하는 삶을 살고 있다.

그러나 반드시 그렇지만은 않다. 겉으로 보이는 그의 모습은 이야기의 일부에 불과하다. 말끔하고 건강해 보이는 겉모습 이면에서 피터는 고혈압과 두통, 피로감으로 고생하고 있다. 주말에 아들과 활동적인 놀이를 하고 아내와 시내에 가고 싶어도 그동안 밀린 잠을 자야 한다. 피터의 말에 따르면 매일 오후가 되면 어김없이 두통이 찾아오고, 하루를 마치고 집에 귀가할 즈음이면 완전히 녹초가 되고 만다.

물론 의사를 찾아가봤다. 검사 결과 의사는 피터의 혈압이 상당히 높아 혈압강하제를 처방하겠다고 했다. 처음의 약으로 혈압이 충분히 내려가지 않자 의사는 두 번째 약을 처방하며 이렇게 말했다. "어떻게든 혈압 수치를 내려야 해요."

두 번째 약을 처방하자 혈압 수치가 내려갔다. 하지만 두 번째 약은 (혹은 첫 번째와 두 번째 약의 배합이) 발기부전을 일으켰다. 피터는 한동안, 자신의 말에 따르면 '아슬아슬한 미끄럼길'을 걸어야 했다. 혈압을 조절하는 동시에 아내와의 잠자리도 원활하게 유지할 수 있는 최적의 약의 배합을 찾으려 애썼다. 그러나 잘 되지 않았다. 피터의 대학 동기인 의사는 "최적의 약 배합을 찾을 수 있다."고 했지만 피터의 두통과 피로감, 성기능장애는 계속되었다. 게다가 이제 우울증이라는 먹구름까지 몰려왔다.

의학적으로는 피터에게 아무 문제가 없었다. 혈압을 제외하고(중책을 맡은 야망인에게 고혈압은 드문 증상이 아니다. 하지만 관리는 해야 한다) 건강상 아무 문제가 없었다. 언제 마지막으로 감기에 걸렸는지 기억나지 않을 정도였다. 대학 때 육상 선수였던 피터는 아직도 100미터를 15초에 주파할 정도로 날쌔다. 부하 심전도 스트레스 테스트도 가볍게 통과했다. 두통을 제외하고 그때까지 피터에게 신체의 통증과 불편감은 남의 일이었다. 그의 말에 따르면 피터는 '축복받은' 사람이었다. 그렇다면 그는 왜 그토록 몸이 안 좋다고 느끼는 걸까? 왜 그렇게 활력이 없고 잠만 자고 싶은 걸까?

캐서린은 64세 여성으로 그녀 역시 누구나 호감을 갖는 스타일이다. 활달하고 재미있으며 대담한 성격의 그녀는 얼마 전에 두 자녀와 그들의 배우자, 친구와 친척, 다섯 손자가 준비한 성대한 파티에서 40주년 결혼기념식을 치렀다. 캐서린은 시내 중심가에 있는 대기업 자금부장의 사무실에서 20년 넘게 일했다. 근무 환경도 좋고 보수도 괜찮았다. 얼마 전 캐서린은 민간 의료보험인 POS Point-of-Service(관리의료기구: 미국의 민간 의료보험 제도 중 하나로 환자가 일정한 본인 부담금을 지불한다-옮긴이)에 가입했다. 회사가 보험료의 20퍼센트를 내고 나머지는 그녀가 두 달에 한 번씩 받는 급여에서 지불한다. 그런데 이 의료보험은 캐서린 본인의 필요만 충당하며, 네 살 연상 남편인 테드는 메디케어(노인 의료보험)에 가입해 있다.

그런데 캐서린은 의사를 자주 만난다. 손과 발에 관절염이 있고 혈압도 약간 높다. 어머니처럼 자신도 조기에 폐경을 겪었다. 골다공증으로 고생한 어머니와 마찬가지로 캐서린 역시 주치의의 말에 따르면 골밀도가 '그리 좋지' 않다. 캐서린은 골다공증 관리 프로그램에 의해 보살핌을 받고 있다.

캐서린은 현재 관절염, 고혈압, 골다공증이라는 세 가지 증상 때문에 여섯 종류의 약을 복용하고 있다. 그리고 1차 진료 의사 외에 류머티즘내과 의사, 순환기내과 의사, 산부인과 의사에게 정기적으로 진료를 받는다. 내분비내과 의사는 그녀의 골다공증 관리 프로그램에 대해 산부인과 의사와 협의하고 있다.

캐서린은 자기 몸이 쪼그라드는 것처럼 느낀다. 어떤 때는 의자에서 일어나는 것조차 힘들다. 계단을 내려갈 때면 조심해야 한다. 관절염으로 날카로운 통증이 일어날 때면 그녀의 삶은 거의 멈춘 듯하다. 직장에서 갑자기 통증이 일어나면 하던 일을 멈추는 수밖에 없다. 남편

테드와 또래 친구들에게 자신의 고통을 노래하듯 읊어대면 그들도 불평을 돌려준다. 그녀는 이 늙고 아픈 이들이 자신이 알던 사람들이 아닌 것 같다.

하지만 캐서린은 피터와 마찬가지로 특별한 병에 걸리지 않았다. 약물로 제압하거나 간단히 제거할 수 있는 병에 걸린 것이 아니다. 피터보다 나이는 두 배나 많지만 캐서린은 노인이 아니다. 그녀의 의사는 그녀가 보이는 여러 증상들이 '노화의 일부'라고 자주 말하면서 '체중을 좀 줄이라고' 권한다. 캐서린은 무릎이 아파 걷는 속도가 조금 느리긴 해도 언제든 테드와 산책을 나갈 수 있다. 이제 그녀가 걱정하는 것은 무릎이 더 나빠지지 않을까 하는 것이다. 수술을 받아야 하는 건 아닐까? 어머니처럼 그녀도 뼈가 부러지지 않을까? 고혈압이 어느 날 뇌졸중으로 바뀌는 건 아닐까? 통증이 점점 심해지진 않을까? 통증이 더 자주 찾아오지 않을까? 통증이 아예 가시지 않으면 어쩌지? 어떤 의사는 계속 몸을 움직이라고 하고 어떤 의사는 쉬라고 한다.

캐서린은 2년 후면 은퇴해 사회보장제도(미연방 정부의 생명보험 및 양로연금 계획)의 혜택을 받는다. 테드도 그때쯤 은퇴할 계획인데 70세가 되면 연금 수령액이 최고액에 이를 예정이다. 두 사람 모두 직장에서 연금을 받고 은행 예금도 얼마간 있다. 대단한 금액은 아니지만 두 사람이 제3의 인생을 즐기는 데 필요하다고 생각했던 정도는 되었다. 그런데 이제 그것도 확신할 수 없다. 캐서린은 자신의 제3의 인생을 병원과 약국에서 보내야 하는 게 아닌지, 또 이제껏 모은 돈을 메디케어 외에 추가 보험과 본인 부담금에 충당해야 하는 건 아닌지 걱정하고 있다. 무엇보다 의자에 앉아 통증과 노쇠, 두려움에 파묻힌 채 노년을 보내야 하는 건 아닌지 불안하다.

물론 당신은 사람들이 호감을 갖는 이 두 사람을 개인적으로 알지 못할 것이다. 하지만 그들이 처한 상황에는 어느 정도 공감할 것이다. 두 사람 모두 병상에 누워 지내지 않는다. 두 사람 모두 이렇다 할 질병이 있는 것도 아니다. 두 사람 모두 약간의 활동 제약이 있기는 해도 살면서 해야 할 일을 하지 못하거나 삶의 기쁨을 누리지 못하는 사람이 아니다. 그렇다, 그들은 다만 약간의 제약을 받고 있을 뿐이다. 그런데도 정말로 끝이 보이지 않는다. 무슨 일이 일어나고 있는 걸까?

우리는 우리가 예전보다 오래 산다는 사실을 안다. 이건 분명히 좋은 소식이다. 그런데 나쁜 소식이 있다. 이렇게 오래 살게 된 삶을 그다지 건강하게 살지 못하고 있다는 점이다. 많은 사람이 길어진 수명의 대부분을 피터와 캐서린처럼 살고 있다. 크게 아픈 것도 아니지만 그다지 건강한 삶도 아니다. 우리는 모든 게 문제없던 좋은 시절과 모든 게 문제였던 나쁜 시절 사이에 어정쩡하게 끼어 있다. 이 둘을 명확하게 구분하기 어렵다. 제약은 언제든 우리에게 닥칠 수 있다. 늘 우리를 따라붙는 제약이 신체적, 정신적, 정서적으로 우리를 쇠약하게 만들고 있는 것이다.

만성질환은 사라지지 않고 조금씩 더 악화되는 지속성, 재발성 질환이나 증상이다. 이것 때문에 우리는 길어진 수명을 충분히 즐기지 못하고 있다. 만성질환 때문에 제 수명을 다하지 못하고 당장 죽는 것은 아니지만 우리의 삶은 만성질환에 따르는 통증과 불편, 제약으로 커다란 부담을 안는다. 이렇게 만성질환은 우리의 삶의 질을 떨어뜨린다.

게다가 만성질환의 발병은 계속 상승하는 추세에 있다. 주변을 둘

러보라. 피터처럼 약물 치료를 받고 있거나 캐서린처럼 해야 하는 활동을 제대로 하지 못하는 사람을 주변에서 얼마든지 볼 수 있다. 그들은 관절염, 천식, 고혈압, 위산 역류, 통풍, 섬유근육통, 만성피로증후군으로 끊임없이 불편을 겪고 있다.

실제로 만성질환은 전에 없이 빠른 속도로 확산하는 추세다. 1985년에서 2010년에 이르는 25년 동안 당뇨병, 심혈관질환, 만성폐쇄성폐질환으로 진단받은 사람의 수가 급격히 증가했다. 전에 없이 많은 사람이 뇌졸중과 우울증을 겪고 있다. 점점 더 많은 사람이 골다공증으로 인한 뼈 손실, 근력 손실, 신장 및 간 질환, 노화에 따른 시력 감퇴를 겪고 있다. 아동의 자폐증과 노인의 치매 발병도 놀랄 만큼 증가했다. 오늘날 미국 성인 인구의 거의 절반에 해당하는 1억 3,300만 명이 최소 한 가지 이상의 만성질환으로 고생하고 있다.[1] 65세 이상을 대상으로 하는 메디케어 수익자들의 통계도 점점 악화하고 있다(메디케어Medicare: 미국 정부의 의료보장 프로그램으로 1965년 사회보장관련법이 개정되면서 시작됐다. 수입에 상관없이 원칙적으로 65세 이상 노인을 위한 의료보장 제도이다-옮긴이). 수익자 중 절반 이상이 동시에 여러 가지 만성질환 치료를 받고 있다. 가령 당뇨병에다 고혈압, 심장병을 함께 앓는 식이다.[2]

그리고 이 모든 상황은 커다란 비용을 치르고 있다. 미국 질병통제예방센터CDC는 만성질환 관리에 미국 전체 건강 지출 비용의 78퍼센트가량이 투입되는 것으로 추정하고 있다. 한 가지 만성질환을 가진 사람에게 투입되는 건강관리 비용은 만성질환이 없는 사람에게 투입되는 비용의 거의 3배에 달한다. 다섯 가지 이상의 만성질환을 가진 환자에게 투입되는 비용은 만성질환이 없는 사람에게 투입되는 비용의 무려

17배에 달한다고 한다. 세계경제포럼의 2011년 연구에 따르면 2030년이 되면 전 세계적으로 만성질환 치료에 투입되는 비용이 47조 달러를 넘어설 것이라고 한다.[3] 몇 개 국가를 넘어뜨릴 만한 경제적 충격이라고 할 수 있다.

비용 외에도 우리가 잃는 것이 있다. 만성질환은 직장의 결근과 업무 생산성 저하의 주된 원인이 되고 있다. 질병통제예방센터는 미국인 10명 중 7명이 만성질환으로 사망하고 있다고 추정한다. 심장병, 암, 뇌졸중이 매년 전체 사망자의 절반 이상을 차지한다. 전 세계적 유행병인 만성질환은 사하라사막 이남의 아프리카를 제외하고는 전염병이 앗아가는 것보다 더 긴 수명을 우리에게서 앗아가고 있다.

물론, 개인적으로 고통 받는 환자들이 치러야 하는 대가는 헤아릴 수 없을 정도다. 통증, 불편감, 점점 심해지는 장애와 기능부전, 주변에 부담을 안기는 존재라는 수치심, 삶의 질 저하에 따른 슬픔 등의 부담감을 어떻게 양으로 측정할 수 있을까?

실제로 2012년 말에 발표된 어느 연구에서는 67개 위험인자(특정 병의 원인이 되는 인자, 폐암에 대한 흡연 등)를 가졌다고 추정되는 질병들을 조사해 질병의 전 세계적 부담이 어느 정도 되는지 측정하는 시도를 했다.[4] 1990~2010년 기간을 대상으로 한 이 연구에서는 이른바 장애조정 생명년disability-adjusted life year, DALY이라는 지표를 사용했는데 장애조정 생명년이란 이들 위험인자로 인한 조기 사망에 따르는 수명 손실과 건강 악화 상태로 사는 기간의 수명 손실을 합한 것이다. 이 연구는 전 세계적으로 질병에 관한 완전히 새로운 그림을 그리는 결과로 이어졌다.

세계 역사의 대부분 시간 동안 질병이 인류에게 안긴 부담은, 걷잡을 수 없이 치솟는 유아와 아동의 조기 사망의 원인이었던 아동의 감염병 위험에 있었다. 그러던 것이 그 연구에 따르면 이제 그러한 위험은 삶의 나머지 한쪽, 즉 '만성질환을 달고 사는 수명'에 있게 되었다. 만성질환은 우리의 삶에 브레이크를 걸고 활력을 빼앗아 조기 사망에 이르게 한다. 실제로 6세 이하 유아 및 아동 사망률의 급격한 감소는 축하하고 감사할 일이지만 만성질환으로 인한 급격한 사망률 증가로 상쇄되고 말았다. 만약 당신이 우리 시대의 건강과 관련한 헤드라인을 찾고 있다면 만성질환이 바로 그것이다.

이 연구는 우리가 미처 알지 못했던 만성질환 발병의 급격한 증가 원인도 말해주었다. 그것은 바로 우리의 생활 습관이다. 그 연구가 다룬 1990년부터 2010년의 20년 동안에 우리 삶을 제약하는 장애가 가장 크게 증가한 영역은 심장병, 뇌졸중, 우울증 그리고 당뇨병 등의 대사질환에 원인이 있었다. 그리고 이 질환들은 모두 환경, 식사, 운동 등의 생활 습관과 직접적인 관련이 있었다. 가령 동맥경화로 심장에 공급되는 혈류가 감소해 생기는 허혈심장질환은 1990년에 장애 중 4위를 차지했지만 2010년에는 무려 29퍼센트나 증가해 1위 자리를 차지했다. 그리고 뇌졸중은 19퍼센트, 우울증은 37퍼센트나 치솟았다. 한편 당뇨병은 전 세계적인 유행병이 되어 중국과 인도가 이제 당뇨병 증가의 진원지가 되었다.[5] 우리 시대에 만연한 이 만성질환들은 우리를 서서히 죽이고 있다.

우리 조상들은 감염 때문에 고통 받으며 살았다. 그런데 감염은 과학으로 거의 종식되었다. 한편 오늘날 우리는 끊임없이 맞서 싸워야 하는 만성질환으로 고통 받고 있다. 이것은 건강이나 안녕과 관련하여 우리가 완전히 새로운 사태에 직면했음을 의미한다. 우리는 완전히 새로운 도전에 직면해 있다. 이것이 만성질환이 우리에게 안기는 난제이다.

이것은 여러 가지 문제를 지닌 딜레마이다. 우리가 직면한 도전은 건강관리 인프라와 의료 서비스 공급 체계, 만성질환 치료를 위한 현재의 의료 전략 그리고 그 전략을 수행하는 의료진의 훈련과 교육, 만성질환의 원인에 대한 우리의 이해, 만성질환 대처에 있어 환자 개인이 수행해야 하는 역할 등 다양한 문제를 고려해야 한다. 다뤄야 하는 문제가 매우 많다.

세계의 보건 시스템

만성질환이 안기는 부담이 이처럼 증가하자 세계의 의료 시스템도 곧바로 도전을 떠안게 되었다. 문제는 우리의 의료 시스템이 이 도전에 전혀 준비가 안 되어 있다는 점이다.

물론 현재 우리는 감염병 치료와 급성 치료에 필요한 고도로 정교한 의료 인프라를 갖추고 있다. 이 인프라는 정밀 무기에 버금가는 정밀함을 지니고 있다. 아프거나 부상을 입은 채로 병원과 클리닉을 들어선 당신은 나갈 때는 치료를 받고 나간다. 몸의 상처 부위를 봉합하고 문제가 있는 곳에 진단을 받으며 손에 처방전을 든 채로 말이다. 의사와 건강 전문가의 훈련, 치료 과정과 조치들, 병원 및 클리닉의 조직, 보험과 보상 등 이 인프라를 구성하는 모든 것이 단일 원인에서 유래하는 감염병을 치료하고 급성 부상과 심장병, 뇌졸중 등의 의료 사건을 복구하는 데 맞춰져 있다. 그러나 불행히도 질병에 대한 이러한 임기응변식 대응 방식은 오늘날의 건강 이슈인 만성질환에 대처하는 데는 전혀 적합하지 않다.

또 치료와 돌봄을 제공하고 관리하는 책임이 있는 의사와 그 밖의 의료 전문가에 대한 임상 교육 역시 만성질환에 대처하는 데 적합하지 않다. 미국과 세계 각국의 의학 교육은 의사들이 위기관리 전문가가 되는 데는 최상의 역량을 발휘하게 하지만 만성질환을 다루는 법에 관해서는 많이 교육하지 않는다. 그 단절은 매우 심각하다. 만성질환 관리에 들어가는 비용이 우리의 의료비 지출액의 80퍼센트에 이름에도 의사들을 여기에 훈련시키는 데 쏟는 시간은 거의 제로에 가깝다.

더욱이 증상이 발현할 때마다 완화시키는, 만성질환에 대한 지금의 접근 방식은 위기 시 급성 치료를 제공하는 목적으로 개발된 현재의 의료 제공 방식과는 다른 패러다임을 요구한다. 단일하고 쉽게 식별할 수 있는 시작과 끝이 없기 때문에 현재 우리가 다루고 있는 만성질환은 장기적인 관리가 필요하다. 실제로는 환자 자신이 스스로 관리해야 한다. 그런데 감염병과 응급 시 급성 치료에 초점을 맞춘 오늘날의 의료 인프라는 환자 본인의 장기적 관리가 필요한 만성질환에는 적합하지 않다. 오늘날 의료 인프라는 성공의 절대적 전제 조건인 장기적 자기 관리에 필요한 도구를 갖고 있지 않다. 물론 많은 의과대학이 실제로 의사 훈련에 관한 새로운 사고방식으로 실습 과목에 변화를 주기 시작했다. 워싱턴주 시애틀에 있는 바스티어대학교Bastyr University를 비롯한 몇몇 의과대학이 만성질환 관리에 임상적으로 적용할 수 있는 의술을 훈련하고 있다(사실, 나는 이 대학의 창립이사이자 교수였다). 이런 변화는 매우 환영

할 만한 일이지만 이런 상황은 현재 우리가 시행하고 있는 의료 서비스와 우리에게 필요한 의료 서비스가 단절되어 있는 현상을 더 두드러지게 만든다.

두 의료 모형의 단절

이 단절의 중심에는 감염병을 일으키는 단일한 원인 또는 단일한 작용 인자를 찾을 수 있다는 근본적인 의학적 사실이 존재한다. 이 사실은 확인 가능한 발병 원인과 작용 인자를 찾아 질병의 치료 약물을 개발하는 명확히 규정된 과정의 토대가 되었고, 그 과정을 수행하는 거대 제약 산업을 탄생시켰다.

우리 몸에서 일어나는 대사 과정에 관하여 고등학교 생물 시간에 배운 내용을 기억하는가? 우리 세포 안에서는 매 순간 단계별로 수없이 많은 생화학 반응이 일어나고 있다. 간단히 말하면 질병은 우리 몸에서 일어나는 대사 과정 중 과하게 활성화된 작용 때문에 일어난다고 할 수 있다. 이렇게 과하게 활성화된 작용을 저지하는, 즉 그 작용을 막고 방해하며 어떤 식으로든 변화시키는 약물을 찾거나 만들 수 있다면 그 질병이 미치는 영향을 다소간 변화시켜 증상을 줄일 수 있다. 이것이 약물이 하는 일이다.

과거에는 약물을 약초 등의 천연 물질로 만들었다(항생제를 치료 약물로 사용하기 시작한 것은 그리 오래지 않은 1940년의 일이다). 자연적으로 생기는 푸른곰팡이에서 추출한 페니실린 같은 항생제의 경우, 박테리아나 곰팡이의 대사 작용으로 생긴 물질이었다. 이 자연 유래 화합물은 감염성 질환을 일으키는 박테리아의 고유한 과정인 세포벽 합성cell wall synthesis이라는 대사 과정을 억제하는데, 세포벽 합성은 동물 세포에서는 발견되지 않는 과정이다. 박테리아 세포의 대사와 인간 세포의 대사가 이처럼 운 좋게도 서로 구분되는 특징을 보임으로써 항생제는 사용하기에 안전하면서도 매우 선택적인 작용력을 가질 수 있었다. 의사들이 원했던 바로 그것이었다. 항생제는 질병의 원인을 변화시켜 질병을 어느 정도 사라지게 만들었다.

제2차 세계대전에서 수많은 생명을 구한 항생제의 성공에 우쭐해진 제약 산업은 이제 감염병을 넘어 만성질환 진단을 받은 환자들이 겪는 질병으로 눈을 돌렸다. 만성질환에 대해 과학자들은 자신들이 특정 감염을 일으키는 병균을 찾을 수 없다는 사실을 알고 있었다. 대신에 과학자들은 특정 만성질환의 '주요 증상'과 연관이 있는 생물학적 과정(통증이나 염증, 그 질병과 관련된 대사 활동의 오작동 등)을 알아내 이 과정이 미치는 영향을 변화시키는 약물을 개발하고자 했다. 그럼으로써 복잡한 대사 과정에서 일어나는 오작동을 막거나 변화시키는 것이 과학자들이 목표한 바였다.

이 약물을 개발하기 위해 완전히 다른 개발 과정이 만들어졌고 그것은 제약 산업을 크게 변화시켰다. 그 과정은 고처리량 스크리닝high-throughput screening이라는 과정에서 시작한다. 이 과정에서 화학자들은 실험실에서 합성한 수만 개의 화학물질이 목표한 대사 작용에 정확히 어떤 식으로 영향을 미치는지 평가한다. 대사 과정의 특정 단계를 억제하는 데 필요한 양이 적을수록 그 화학물질은 더 큰 활성을 가진 것으로 간주되며, 그 약물은 더 효과적이라고 판단된다. 이 스크리닝 과정에서 높은 활성과 안전성을 보이는 약물은 인간을 대상으로 실험을 진행하며 실험을 통과한 약물은 시장에 출시된다. 다시 말해 당신의 의사는 당신에게 특정 대사 과정의 오작동으로 발생한 급성 질병에 대한 단기적 치료법으로 그 약물을 처방할 수 있다.

그런데 만성질환과 관련해서는 다른 문제점이 있다. 오늘날 증가하는 만성질환의 부담은 복잡한 대사망의 특정 단계에 일어나는 문제에서 그 원인을 찾을 수 없다는 점이다. 우리가 '만성'이라고 부르는 질병과 증상은 다양한 원인에서 발생하며 그 원인들 각각은 자신만의 증상으로 표현된다. 그리고 그 질병에 대한 약은 병의 근본 원인이 아니라 주요하게 드러나는 증상만을 치료하기 때문에 아무리 자주 많은 종류의 약물을 투여한다 해도 만성질환을 제대로 극복할 수 없다. 오히려 만성질환은 지속되며 반복해서 발병한다. 시간이 지나면서 더 악화되기도 한다. 이런 식의 치료는 건강한 상태를 회복하는 것이 아니라 장애의 정도를 오히려 키우며 삶의 질을 떨어뜨리는 결과로 이어진다.

당신이 몸에서 문제를 발견했다고 하자. 몸이 피곤하며 여기저기가 아프다고 의사에게 말한다. 의사가 자세히 묻자 당신은 잠을 잘 못 잤고 집중이 안 되며 몸에 활력이 없고 몸이 녹초가 된 것 같다고 대답한다. 한 가지 질병에 대한 한 가지 원인을 찾는 제약 전략을 훈련받은 의사는 난처한 상황에 처한다. 어떻게 하면 이렇게 고생하는 환자를 도울 수 있을까?

당신이 호소하는 다중 증상을 완화하기 위해 의사는 여러 가지 약물을 처방한다. 의사가 이것 말고 무엇을 할 수 있겠는가? 그러나 환자가 호소하는 증상의 특정 원인을 치료하는 약물은 존재하지 않는다. 복잡하고 다중적인 원인은 단일 약물로 치료되지 않는다. 그런데도 제약 산업의 성장 덕에 다양한 증상에 대한 수많은 약물이 존재한다. 가령 제2형 당뇨병 환자라면 의사는 환자가 느끼는 피로감에 한 가지 약물을 처방한다. 그 밖에 식욕을 억제하는 약물, 두통을 다스리는 약물, 시력 저하에 대한 약물을 각각 처방하는 식이다. 관절염 환자라면 다양한 항염증 약물 외에도 불편감을 덜기 위한 진통제를 함께 투여받는다. 특정 감염병의 원인을 치료하는 항생제와 달리, 이들 만성질환자에게 처방하는 치료는 질환의 다중적 원인이 아닌 그것이 미치는 영향을 다스리는 것이 목적이다.

이것을 다중약물요법polypharmacy이라고 한다. 질병으로 인한 다양한 증상에 여러 가지 약물을 동시에 복용하는 것을 말한다. 만약 당신이 한 가지 이상의 질병으로 고생하고 있다면(가령 당뇨병에 관절염까지 겪고 있다면) 다중약물요법은 몇 배로 불어난다. 이것이 캐서린이 그녀가 느끼는 세 가지 불편에 대해 여섯 가지 약물을 복용하는 이유이다. 의사는 캐서린의 관절염과 허약한 심혈관, 골다공증이 미치는 영향을 임시로 차단하고 있을 뿐이다. 물론 의사는 조금도 악의가 없다. 그렇지만 이 증상들의 근본 원인에 닿지 못한 채 캐서린이 그럭저럭 살아갈 수 있다며 눈가림하고 있다.

이로 인한 결과는 무엇일까? 한 가지 결과는 그 질병(들)이 시간이 지나면서 점점 더 진행된다는 점이다. 증상이 더 심해지고 그 증상을 완화하기 위해 더 많은 약물이 필요해진다. 실제로 이 환자들은 삶을 살아가기 위해 한시적으로 사용하는 목적으로 개발되고 관계 당국에서 승인한 이 약물들을 평생 사용하는 처지가 되고 만다.

그러나 이 환자들은 삶을 그럭저럭 살기는커녕 약물을 계속해서 복용하며 실제로는 자신의 삶을 갉아먹는 중이다. 약물이상반응adverse drug reaction에 점점 더 취약해지기 때문이다. '이상반응'은 사소한 불편처럼 보여도 실제로는 미국에서 주요 사망 원인이다. 수만 명의 사망 원인으로 지목된 항관절염 약물인 바이옥스Vioxx가 시장에서 퇴출된 사실을 기억하는가?* 또 아반디아Avandia라는 당뇨병 치료제는 심장발작을 일으킨다는 이유로 엄격한 규제 속에 시장에서 퇴출되었다.[6]**

그중 가장 충격적인 사례는 폐경 부작용 치료를 위한 호르몬 보충요법HRT, Hormone Replacement Therapy 사용에 관해 1991년 미국 국립보건원(NIH)에서 수행한 여성건강이니셔티브Women's Health Initiative 연구에서 발견된 사례이다. 50년 넘게 에스트로겐(여성 호르몬의 하나)과 합성 프로게스테론(황체 호르몬) 투약 요법이 폐경기 여성의 뼈와 유방 건강, 심장, 뇌에 이로우며 폐경기 시작과 함께 흔히 나타나는 식은땀과 전신 열감, 급격한 기분 변화, 우울 증상을 누그러뜨릴 수 있다고 생각했다. 수백

---

* 미국의 머크사가 개발한 소염진통제. 심각한 부작용 때문에 미국 일리노이주 주민들이 집단소송을 제기한 가운데, 약 2만 7천 명이 바이옥스 복용으로 심장질환을 일으켜 사망한 것으로 추정된다. 2004년 9월 바이옥스 판매사인 머크사는 바이옥스의 전 세계적인 취하 및 자진 회수를 발표했다. 국내에서도 바이옥스의 허가가 취하되었고 자진 회수가 진행 중이다(옮긴이, 출처: 두산백과).

** 영국의 글락소스미스클라인사가 개발하였다. 1997년부터 시판된 레줄린에 이어 제2형 당뇨병 치료제로는 두 번째로 나온 내복약으로 1999년 6월에 FDA(미국 식품의약국)의 승인을 얻었으며, 2000년 7월 EU(유럽연합)로부터 유럽 15개국에 대한 판매 승인을 얻었다. 2010년 10월 심장발작과 뇌졸중 위험을 높인다는 이유로 EMA(유럽의약청)에 의해 판매 금지되었고, 2011년 11월 FDA도 일반 소매 약국 판매를 금지시켰다. 이에 따라 한국 식품의약품안전처도 2010년 11월 아반디아의 원칙적 처방과 조제를 금지하고, 대안이 없는 환자들에게만 제한적으로 사용을 허용하였다(옮긴이, 출처: 두산백과).

만 명의 여성이 이 복합 약제가 철저한 검사를 통과해 장기간 복용해도 안전하다고 생각하며 수십 년간 이 약을 복용했다.

그러나 여성들의 생각은 틀린 것이었다. 사실, 여성건강이니셔티브 연구 이전에 호르몬 보충요법에 관한 장기 연구를 수행한 적은 한 번도 없었다. 여성건강이니셔티브 연구의 결과가 너무 충격적이어서 연구 수행자들은 모든 데이터를 수집하지 않았음에도 피해가 더 커지기 전에 연구 결과를 발표해야 한다는 도덕적 책임감을 느꼈다. 연구는 많은 여성에게 있어 특정 에스트로겐 합성물(임신한 암말에서 추출한 프레마린)이 심장과 뇌 기능 개선에 효과가 없을 뿐 아니라 실제로 심장병과 치매 위험을 높였다는 사실을 발견했다.[7,8]

어떻게 이런 일이 일어날 수 있었을까? 바이옥스, 아반디아, 프레마린-프로게스테론 합성물은 모두 사람을 상대로 이중 맹검법과 위약 통제 실험을 거쳐 FDA의 승인을 받은 것은 물론 여러 분석 평가와 동물 모델에서 엄격한 안전 검사를 통과한 약인데도 말이다(동물모델: 질병의 원인과 병적 상태를 탐구하는 데에 쓰이며, 인간에게 새로운 치료법을 시도하기 전에 그 치료법을 검증하는 데 사용된다-옮긴이). 가장 엄격한 안전 검사를 통과한 약물이 어떻게 이런 비극적 결과를 낳았을까?

앞서 한 가지 이유를 넌지시 언급했다. 그것은 안전 검사에서는 이 약물들을 한 사람의 평생이 아닌 일정 기간 동안 한시적으로 사용한다는 점이다. 단기 연구에서 안전해 보였던 결과가 장기에 걸쳐서는 완전히 다른 영향을 나타냈다. 다양한 유전자 프로필(유전자 특성)과 서로 다른 생활 습관 및 발병 원인을 가진 다수의 사람이 약을 복용하자 전혀 다른 결과가 나타난 것이다. 승인 과정에서 평가한 것과는 다른, 의도치 않은 결과가 나타나기 마련이라는 법칙은 많은 사람이 장기에 걸쳐 복용하는 모든 약물에 적용될 수 있다.

약물이상반응이 일어나는 또 다른 이유가 있다. 약물이 작용하는 방식을 기억하는가. 약물은 특정 질병의 증상과 관련되어 일어나는 과활동 대사 단계를 억제하는 방식으로 작용한다. 가령 항염증제는, 신체 조직을 부어오르게 하고 뇌에 경고 신호를 보내는 주요 효소의 작용을 억제한다. 궤양 치료제는 위산 분비를 억제하며, 고혈압 치료제는 혈압을 조절하는 복잡한 과정을 통제하는 호르몬을 억제하거나 차단한다. 우울증 치료제는 뇌의 특정 신경전달물질의 정상적인 조절 작용을 방해한다. 문제는 신체 특정 부위의 질병 상태와 연관이 있다는 이유로 한 가지 약물이 차단하는 특정한 생물학적 대상이 신체 다른 부위들이 정상적으로 기능하는 데 중요할 수 있다는 점이다. 간단히 말해 신체 특정 부위가 통제 불가 상태가 되어 극심한 통증을 일으키는 염증은 신체 다른 부위의 정상적이고 필수적인 관리 과정일 수 있는 것이다. 환자가 오랜 기간 항염증제를 복용하면 염증과 '관련이 없는' 정상적인 신체 관리 과정에 역효과를 미칠 수 있고, 그렇게 되면 언뜻 처음 문제와 무관해 보이는 위험한 상황을 초래할 수 있다.

실제로 그런 일이 일어나고 있다. 앞서 예를 든 피터처럼 혈압강하제를 복용하면 당신의 혈압은 내려가겠지만 지속적으로 복용하면 성기능이 저하된다. 궤양 약을 복용하면 궤양은 다스리겠지만 빈혈이 생길 수 있다. 당신이 먹고 있는 강력한 항염증제 덕에 당신의 관절염은 다스릴 수 있겠지만 신장병이 생길 위험이 높아진다. 그리고 항염증제 복용으로 특정 효소를 차단하는 것이 신체의 다른 계통에 어떤 영향을 미칠지 누가 알겠는가. 실제로 많은 경우에 우리는 매우 잘 알고 있다. 이 때문에 당신의 의사는 아세트아미노펜은 물론 이부프로펜과 나프록센(모두 해열소염진통제) 같은 비처방전 약(일반의약품)을 너무 많이 복용하지 말라고 한다. 이부프로펜과 나프록센을 장기 복용하면 위출혈, 심장마비, 뇌졸중을 일으킬 수 있고, 아세트아미노펜 진통제를 과하게 복용하면 간에 심각한 손상을 일으켜 회복이 어려울 수 있다.

그렇다고 만성질환 증상을 다스리기 위해 이 약물들을 복용하는 것이 아무 가치도 없다는 뜻은 아니다. 다만 가능한 한 적은 수의 약물을, 가장 적은 양으로 가장 단기간에 걸쳐 복용하는 것이 최선이다. 그렇다고는 해도 만성질환은 잘 사라지지 않으며 어떤 경우에는 더 악화되기도 한다.

피할 수 없다면 받아들여라?

이제 우리는 딜레마에 빠졌다. 우리는 급성 질병에 맞춤한 의료 시스템을 갖추고 있는 한편으로 우리의 의료 풍경은 피터나 캐서린처럼 만성질환으로 고생하는 사람들로 가득하기 때문이다. 단기적으로 작용하는 약물을 만성질환에 대한 장기적 치료법으로 적용하면 무서운 부작용이 일어나거나 질병의 증상만을 다스리는 데 그칠 수 있다. 게다가 증상은 시간이 지나면 정도가 더 심해지기도 한다. 우리의 의료 시스템과 그것의 토대가 되는 질병에 관한 우리의 이해 방식은 만성질환이라는 오늘날의 건강 현실에 있어서는 제대로 작동하지 못하고 있다.

이런 딜레마에 대해 사람들이 가장 흔히 보이는 반응은 이 딜레마를 피할 수 없다는 것이다. 우리가 이전보다 오래 살게 되면서 더 많은 만성질환을 겪게 되고, 나이가 들면서 그 질환이 더 심해지는 것은 어쩔 수 없는 일이므로 그것을 받아들이라는 것이다.

글쎄, 그건 아닌 것 같다. 우리가 그것을 반드시 불가피한 일로 받아들여야 하는 것은 아니다.

우리 증조할아버지 이야기를 해보자. 96년 인생을 사는 동안 할아버지는 여러 가지 직업을 거쳤다. 치과 의사, 보석상, 목장주, 골동품 딜러 그리고 카나스타 카드 게임(두 벌의 카드로 두 팀이 하는 카드놀이의 일종) 선수로 오래 활동하셨다. 증조할머니와는 65년간 결혼 생활을 했고 증조할머니가 돌아가신 뒤 15년 동안 사귄 다른 여성분과는 100킬로미터가 넘는 거리를 버스를 타고 가서 만날 만큼 열정적인 분이었다. 96세 되시던 추수감사절 날에는 손자, 증손자들과 여섯 시간 넘도록 카드 게임을 하시고는, 이제 손주들이 다 자란 걸 보았고 두 명의 멋진 여자를 먼저 보냈으니 당신도 이제 가야 할 때가 되었다고 말씀하시며 자식들이 그걸 알아주기를 바라셨다. 그리고 그로부터 2주 후 증조할아버지는 주무시던 중 세상을 뜨셨다.

말년에 증조할아버지의 체력이 어느 정도 쇠한 것은 부정할 수 없는 사실이지만 할아버지는 한 번도 삶에 대한 열정을 잃거나 삶의 기쁨을 포기했던 적이 없었다. 사실 그럴 이유가 없었다. 할아버지는 아프지도 않았고 몸과 마음, 정신의 어디에 딱히 장애가 있었던 것도 아니었다. 내가 보기에 할아버지는 최적 수준의 건강과 안녕 상태로 당신의 유전자가 허용하는 최대치의 수명을 사셨다. 모든 사람이 그렇게 살 수 있다면 얼마나 좋을까?

실제로 모든 사람이 그렇게 살 수 있다. 그 이유에 대해서는 스탠퍼드대학교 의과대학 교수인 제임스 프라이스James Fries 박사가 간략하고 강력하게 설명했다. 프라이스 박사는 자신의 의사 경력 초기부터, 노화 자체가 질병의 원인이라는 증거가 전혀 없는데도 사람들이 나이가 들면서 만성질환을 점점 더 많이 겪는 이유에 특별히 관심을 가졌다. 1980년 『뉴잉글랜드 의학저널』에 실린 획기적인 논문에서 프라이스 박사는 사람은 젊었을 때 신체 기관의 기능을 일정량 비축해두는데 그 양이 평균적 일상생활의 필요량을 크게 넘어선다고 설명했다.[9] 이것은 마치 필요할 때, 가령 트라우마와 부상, 질병에 걸렸을 때 꺼내 쓸 수 있는 생물학적 능력을 여분으로 비축해두는 저축예금 계좌와 같다. 예를 들어 심장과 폐는 스트레스 상황에서 휴식 시 기능에 필요한 것보다 서너 배로 반응을 증가시킨다. 그러다 스트레스가 종료되면 심장과 폐의 기능은 역효과를 전혀 남기지 않은 채 정상 기준치로 돌아간다.

이것은 다른 모든 신체 기관계도 마찬가지이다. 독소와 약물과 알코올을 견디게 하는 간 기능, 혈압을 조절하는 신장 기능, 지구력과 관련된 근육 기능, 감염에 저항하는 면역 기능, 기억 및 인지 기능과 관련된 뇌 기능이 모두 그렇다. 이들 각 기관은 각자 자신의 비축분을 가지고 있어 예외적 필요시에 예외적 반응을 일으키며 그것이 지나고 나면 정상 상태로 회복하도록 되어 있다(이것을 '장기臟器 예비력organ reserve'이라고 한다).

그런데 우리는 나이가 들면서 신체 기관의 기능 비축분을 점점 상실한다. 저축 계좌의 잔금이 점점 줄어드는 것이다. 위의 경우에 피터보다 캐서린의 잔금이 더 적다. 이것은 필요시에 꺼내 쓸 수 있는 기능이 점점 줄어든다는 의미이며 또한 각 기관이 정상 상태로 회복하는 능력도 나이가 들수록 떨어진다는 의미이다. 신체 기관의 기능 비축분을 상실하는 속도에 따라 각 개인의 생물학적 노화 과정이 어느 정도 결정된다. 사람마다 기관의 기능 비축분을 상실하는 속도가 다르며 이에 따라 노화의 속도도 다르다는 사실이 증명되었다. 우리 주변에는 50년을 살았지만 생물학적으로는 70세인 사람이 있다. 이런 사람은 자신이 늙었다고 느끼고, 늙어 보이며, 실제로 늙은 사람처럼 행동한다. 그리고 그것은 사실이다. 신체 기관의 기능 비축분을 상실했다는 점에서 그들은 실제로 늙었다고 할 수 있다. 반면에 우리 주변에는 실제로 70년을 살았음에도 생물학적 나이는 평균 50세에 불과한 사람도 있다. 우리는 그런 사람을 별로 좋아하지 않지만 그런 사람을 알고 있다('생물학적 나이'란 몸의 전반적인 기능 상태에 따라 결정하는 나이를 말한다. 60세인 사람의 몸의 기능 상태가 40세인 사람의 상태와 같으면 그의 생물학적 나이는 40세이다-옮긴이).

프라이스 박사가 논문에서 가르쳐준 것은 우리의 생물학적 나이가 만성질환에 걸릴 개인별 위험성과 관련이 있다는 사실이다. 지난 100년간 우리의 평균 수명이 거의 두 배로 늘었지만 우리는 늘어난 수명의 많은 부분을 만성질환에 발목 잡힌 채 장애 상태에서 살아갈 위험 속에 보내고 있다. 다시 말해 우리는 늘어난 수명의 많은 시간을 신체 기관의 기능 비축분을 꺼내 쓰고 소모하고 상실하는 등 생물학적 노화를 가속화하며 보내고 있다.

따라서 우리가 나이가 들면서 신체 기관의 기능 비축분 상실을 줄일 수 있다면, 그렇게 해서 생물학적 노화를 늦추고 우리가 겪는 불필요한 만성질환의 양을 줄일 수 있다면(이 두 가지는 서로 연관되어 있다) 평균수명을 늘릴 수 있을 뿐 아니라 활력 있게 사는 시간을 늘릴 수 있고 노쇠와 장애 상태로 사는 기간을 줄일 수 있다. 프라이스 박사는 이것을 '유병 기간의 압축compression of morbidity'이라는 말로 표현했다. 장애가 시작되기 '전' 시간을 늘림으로써 장애가 시작되는 시점부터 사망 시까지 시간을 최대한 압축할 수 있다는 의미이다. 간단히 말해 우리가 더 젊은 상태로 더 오래 살 수 있다는 것이다.

그러면 더 젊게 더 오래 사는 방법은 무엇일까? 프라이스 박사는 특정한 생활 습관 행동을 실천하고 특정한 생활환경을 마련하면 신체 기관의 기능 비축분을 최대한 오래 유지할 수 있다고 보았다. 다시 말해 활력 있게 사는 시간을 극대화하고, 만성질환과 노쇠의 시간을 삶의 마지막 짧은 기간에 최대한 압축시키는 비결은 다름 아닌 우리가 생활하는 방식, 즉 생활 습관에 있다는 것이다.

프라이스 박사가 1980년에 처음으로 생활 습관과 생활환경이 신체 기관의 기능 비축분 상실 속도를 최소화시키고 유병 기간을 단축시킬 수 있다고 상정했을 때, 그는 그 가설에 대한 어떤 '증거'도 없다는 이유로 커다란 비판을 받았다. 그러나 그로부터 18년 후 그는 증거를 제시했다. 1998년에 『뉴잉글랜드 의학저널』에 실은 추후 논문에서 그는 1,741명의 대졸자들에 관한 연구 결과를 보였다. 그들은 평균 연령 43세이던 1962년에 기본적인 건강 조사를 받은 뒤 1986년부터 매년 건강 검사를 받았다. 그 결과 프라이스 박사의 가설이 검증되었다.[10] 1962년의 기본 조사와 1986년에 처음 받은 연례 검진에서 고위험 생활 습관과 생활환경을 보인 대졸자들은 저위험군에 비해 두 배나 높은 누적 장애, 즉 생물학적 노화를 경험했다. 저위험군은 최초의 건강상 장애가 고위험군에 비해 5년이나 늦은 40대에 처음 발발했다. 이것은 큰 차이로서 중요한 것은 당신이 실제로 산 연수가 아니라 당신의 생물학적 나이라는 사실을 말해준다.

물려받은 유전자

이제 당신은 이렇게 물을 것이다. "그렇다면 유전자는요? 당신의 DNA는 당신만의 DNA로서 당신은 유전적 유산을 거역할 수 없잖아요."라고 말이다. 물론 우리는 물려받은 자신의 유전자를 거역할 수 없다. 그러나 '물려받았다'는 것이 곧 '피할 수 없다'는 의미는 아니다. 물론 유전자는 우리의 건강에 중요한 영향을 미친다. 하지만 한때 널리 믿었던 것처럼 '만성질환 유전자'가 따로 있는 것이 아니다. 당신이 지금 가지고 있는 유전자는 주변 환경과 개인적 행동에 대한 당신의 고유한 반응 방식이 암호처럼 새겨진 유전자이다.

이것을 가리키는 용어가 유전자 발현genetic expression이다. 유전자 정보가 특정 형질로 나타나는 것을 말한다. 우리의 유전자는 주변 환경과의 상호작용으로부터, 그리고 우리가 선택하는 행동 방식으로부터 메시지를 전달받아 그것을 세포 단위의 지침으로 변환시키는데, 이 지침이 우리의 건강과 질병 패턴을 제어한다. 말하자면 주변 환경과 우리의 행동이 우리의 유전자에 말을 걸고, 그 말이 우리의 유전자가 일으키는 변환을 통해 우리의 생명의 책, 즉 유전체가 유전자 발현 과정에서 읽히는 방식을 변화시키는 것이다.

이것은 무엇을 말할까? 우선 우리가 반드시 우리의 부모와 조부모의 말년을 힘들게 한 질병에 걸려야 할 운명은 아니라는 것을 말한다. 당신의 어머니와 아버지가 모두 천식으로 숨을 쌕쌕거리며 노년을 보냈다고 해서 당신도 그렇게 될 것이라고 생각하는가? 만약 천식 암호가 새겨진 당신의 유전자가 지금과 완전히 다른 메시지를 전달받는다면 당신은 숨을 쌕쌕이며 노년을 보내지 않아도 된다. 당신이 당신의 아버지를 죽인 유전적 심장병에 걸릴 위험이 높다고 의사가 말했는가? 그러나 당신의 유전자가 전달받는 메시지를 변화시킨다면 당신은 그 치명적인 유산의 활동을 멈추게 할 시간을 가질 수 있다. 캐서린은 자신의 어머니가 그랬다는 이유만으로 뼈가 부실한 할머니로 살아가야 할 운명에 처하지 않았다. 그녀는 자신의 생활 습관과 식사, 운동 습관에 변화를 줄 수 있고, 그럼으로써 골다공증으로 기울어진 바늘을 처음으로 되돌릴 수 있다.

브르카 유전자BRCA gene에 대해 들어보았는가? 수많은 여성들이 두려워하는 돌연변이 유전자로 여성들은 자신의 생명을 구하기 위해 위험한 양측 유방 절제술마저 마다하지 않는다(브르카 유전자: 유방암 발생과 밀접한 연관이 있는 유전자. BR은 breast[유방], CA는 cancer gene[암 유전자]의 약자로 발견된 순서대로 BRCA1, BRCA2라고 이름을 붙였다-옮긴이). 브르카 유전자는 우리의 유전자가 전달받는 메시지가 실제로 바뀔 수 있다는 사실을 보여주는 좋은 예이다. 1940년 이전에 브르카 유전자를 지닌 여성들의 유방암 발병률이 24퍼센트였던 것이 2013년에는 무려 85퍼센트를 넘어섰다.[11] 그동안 무엇이 바뀌었기에 이 돌연변이로 인한 질병의 발병이 이토록 크게 증가한 것일까? 유전자는 아니다. 유전자는 바뀔 수 없고 실제로 바뀌지도 않는다. 변화된 것은 유전자 발현에 영향을 미치는 식단, 운동, 생활 습관 등의 환경이었다. 이것이 유전자 발현 방식에 영향을 미친 것이다. 주변 환경을 바꾸어보라. 그러면 그에 대응해 유전자가 발현하는 방식이 바뀔 것이고 건강도 바뀔 것이다. 이 모든 것이 유전자가 전달받는 메시지에 달려 있다.

핵심은 유전적으로 물려받은 유산은 운명이 아니라는 것이다. 당신의 평생 건강은 당신이 태어나는 순간에 이미 결정된 것이 아니다. 오히려 그 반대이다. 당신은 자신의 건강과 장수 패턴을 만들어가는 기회와 힘을 얼마든 갖고 있다. 개인맞춤형 건강관리는 모두 이것을 하기 위한 것이다.

새로운 건강 모형-증거를 가진 선구자

이처럼 현재 우리의 보건 시스템은 만성질환에 적절히 대응하지 못하는 나머지 전 세계적으로 부담이 크게 증가하고 있다. 하지만 만성질환은 우리가 노년에 반드시 겪어야 하는 불가피한 처지도, 우리의 유전자 역사가 미리 정해놓은 결과물도 아니다. 그보다 만성질환은 우리의 유전자에 새겨진 정보와, 우리의 유전자가 주변 환경과 우리의 행동으로부터 전달받는 메시지가 교차하는 지점에서 생긴다. 이것은 수많은 사람을 힘들게 하는 만성질환의 원인에 대한 우리의 이해에 일어난 혁명적 변화이다. 이로써 우리는 만성질환을 다루는 방식에도 혁명적인 접근 방식을 취하게 되었다. 분명히, 노화에 따른 건강은 우리가 예전에 생각했던 것보다 훨씬 더 우리의 통제 아래 있게 되었다. 우리의 유전자에 새겨진 정보는 우리가 어떻게 아플 것인가를 말해주는 것이 아니라, 더 길어진 수명으로 우리의 건강을 극대화하려면 어떻게 살아야 하는지를 알려준다.

우리는 이러한 사실에 부응하는 새로운 건강 모형이 필요하다. 그리고 다행히도 그러한 건강 모형이 새롭게 부상하고 있다. 만성질환을 일으키는 주범은 유전자가 아니며 대부분의 약물이 만성질환을 치료하지 못한다는 인식에 바탕을 둔 이 건강 모형은 주변 환경과 생활 습관 요인으로 만성질환을 다룰 때 긍정적인 건강 결과가 나타난다는 임상 증거를 제시하고 있다.

이 사실을 실제로 모든 사람이 주목하게 만든 이가 딘 오니시Dean Ornish 박사이다. 나는 오니시 박사를 1982년에 샌프란시스코에서 처음 만났다. 당시 나는 안식년을 얻어 팔로 알토(샌프란시스코 동남쪽의 도시)에 있는 라이너스폴링 과학의학연구소Linus Pauling Institute of Science and Mediclne의 연구 책임자로 있었다. 오니시 박사는 그 몇 년 전에 심혈관질환을 진단받은 환자들에 대한(환자들 중 일부는 심혈관질환으로 크게 고통받고 있었다) 기념비적인 임상 연구를 이미 시작한 상태였다. 그 연구는 5년간 계속되었다. 믿을 만한 결과를 내기에 충분한 시간이었다. 연구에 참여한 환자들은 최소한으로 도정한 통곡물과 야채, 과일, 저지방 동물 식품으로 구성한 식단을 먹고 스트레스 완화 운동과 요가를 하기로 동의했다. 한편 통제군은 이러한 행동을 하지 않았다. 연구에 참여한 환자들 중 다수가 심각한 심장 문제를 앓고 있어 운동과 요가를 포함한 이 프로그램이 위험할 수 있다고 많은 사람이 우려했다. 물론 오니시 박사와 그의 연구 팀도 이러한 위험성에 대해 잘 알고 있었으며 연구 수행에 따르는 어려움에 만반의 준비를 하고 있었다. 그의 연구를 비방하는 사람들은(의학의 세계에는 그런 사람이 매우 많다) 그 연구가 기껏해야 모호한 결과를 낳을 것이며 최악의 경우에는 연구에 참여한 환자들에게 심각한 해를 입힐 것이라고 보았다.

1990년대에 발표된 연구 결과는 오니시 박사의 연구를 비방하는 사람들의 생각이 완전히 틀렸음을 증명했다. 심장으로 들어가는 대동맥의 플라크plaque(경화반, 혈반) 양을 측정하는 양전자방출 단층촬영PET 정밀진단 기술을 사용한 오니시 프로그램은 연구 참여 환자들이 5년간 이 프로그램을 시행받고 기존 플라크의 양이 소량 줄어드는 결과를 보였다.[12] 한편 프로그램에 참여하지 않은 대조군 환자들은 같은 기간에 질병이 더 진행되었다. 그로부터 3년 뒤 추후 연구에서는 프로그램 준수 그룹에서 대동맥의 플라크 양이 거의 8퍼센트 감소하는 한편, 프로그램에 참여하지 않은 대조군 환자 그룹에서는 플라크 양이 평균 12퍼센트 증가한 것으로 보고되었다. 오니시 프로그램에 참여한 환자 그룹의 결론은 간단히 말하면 이렇다. "실험에 참여한 그룹에서는 1년 뒤보다 5년 뒤에 관상동맥 죽상경화증의 완화가 더 많이 일어났다. 반면에 통제 그룹에서는 관상동맥 죽상경화증이 계속적으로 진행되었으며 심장발작이 두 배 더 많이 일어났다."[13]

이것은 연구 설계와 수행 방식, 연구 진행 기간 그리고 그 분명한 결과에 있어 혁명적인 연구였다. 그간 어떠한 통제 임상실험도 생활 습관과 영양의 적극적 개입이 관상동맥 죽상경화증 환자의 심장 건강에 긍정적 영향을 미친다는 가설을 지지하는 데이터를 제공하지 못했다. 이 연구는 이러한 그간의 오랜 비난을 잠재웠다.* 반대로 오니시의 연구는 생활 습관 행동을 바꾸면 건강이 향상되며 그러한 행동 변화를 지속한다면 건강이 더욱 향상될 수 있음을 보여주었다. 본질적으로 오니시의 연구는 생활 습관과 환경이 유전자 발현을 결정하고 건강 상태에 미치는 영향에 있어 일정한 역할을 한다는 것을 증명했다. 그것이 증명된 사실이라는 것을 어떻게 아는가? 증거는 얼마든지 있다.

건강 상태의 측정: 생체지표

여기서 나는 '건강'을 어떤 의미로 사용하는가? 이에 대한 한 가지 대답은 그것이 생물학적 나이라는 점이다. 더 일반적으로 말하면 신체 기능과 생리 기능이 최적으로 기능하는 상태, 즉 특정 시점에 신체 기관의 기능 비축분이 최대화된 상태를 '건강'이라고 할 수 있다. 좋은 소식은, 오늘날의 의료 기술이 신체 기능을 측정해 질병의 부재뿐 아니라 건강의 존재를 측정하는 중요하고 새로운 도구를 제공하고 있다는 사실이다.

가령 당신은 지난번 연간 건강검진에서 심전도검사를 받았는가(심전도: 심장의 전기적 활동을 분석하여 파장 형태로 기록한 것-옮긴이)? 그렇다

* 오니시와 그의 동료들은 심장 연구에 뒤이어 전립선암 환자들에게 같은 프로그램을 적용해 마찬가지로 유효한 결과를 얻었다. 즉 만성질환에 있어 개인맞춤형 생활 습관 의학 프로그램을 적극적으로 실행한다면 약물 치료보다 우수한 결과를 낳을 수 있음을 다시 한 번 증명한 것이다.

면 심박동 결과지에서 당신의 심장병 유무를 제대로 확인했을 것이다. 그러나 심전도에 심박동이 정상으로 기록되어 의사로부터 건강증명서를 발급받았다고 해도 당신은 병원 문을 나서는 도중에 심장발작을 일으킬 수도 있다. 이런 일이 실제로 일어났다. 그것도 한 번이 아니라 여러 번.

이런 이유로 의사들은 심전도 외에 심장 스트레스 검사라는 또 하나의 도구를 흔히 사용한다. 심장 스트레스 검사에서 당신은 러닝머신에 올라 속도와 경사도를 계속 바꾸면서 걷거나 달린다. 이때 당신의 심장이 부담을 받는데, 이 측정 기술은 이처럼 심장에 가해지는 증가된 요구에 당신의 심장과 혈관이 얼마나 잘 대응하는지 측정하려는 것이다. 심장 스트레스 검사 결과는 가만히 누워서 받는 심전도검사보다 신체 기관의 생물학적 나이를 더욱 정확히 측정할 수 있다.

당뇨병 검사에도 비슷한 기술이 사용된다. 표준 당뇨병 검사는 야간 공복 후 혈당을 측정한다. 혈당이 증가하면 당뇨병이 있다는 표지로 간주한다. 그러나 당뇨병 초기 환자는 공복 혈당 검사에서 정상 결과를 보일 수 있다. 이보다 믿을 만한 측정법은 신체가 포도당을 얼마나 잘 대사하는지 측정하는 것이다. 이것은 경구 포도당 부하 검사OGTT(포도당 대사 능력을 알아보는 검사. 아침 공복에 포도당 50그램을 경구 투여한 뒤, 투여 전과 투여 후 1, 2, 3시간이 되는 시점에 각각 혈당치를 측정한다-옮긴이)를 통해 할 수 있다. 심장 스트레스 검사처럼 경구 포도당 부하 검사도 신체 기관의 기능 비축분을 측정하는 데 도움을 주는 과제이다. 경구 포도당 부하 검사를 받는 사람은 일정량의 설탕을 넣은 용액을 마신 뒤 이후 3~6시간에 걸쳐 혈중 포도당 수치를 주기적으로 모니터링한다.

만약 혈당 부하를 처리하는 데, 즉 혈당을 대사하는 데 어려움이 있다면 신체 기관의 기능 비축분이 감소했다는 표시이며 검사 결과는 비정상으로 기록된다. 그런데 공복 혈당치가 정상인 사람도 경구 포도당 부하 검사에서 비정상으로 나오는 경우가 종종 있다.

신체 기능의 실제 비축분을 측정하는 것은 만성질환 치료에 매우 중요하다. 결국 만성 증상이란 질병을 진단받기 수십 년 전부터 진행되는 신체 기능의 미세한 변화에서 시작되기 때문이다. 이러한 미세한 기능 변화를 조기에, 즉 질병이 발병하기 전에 측정할 수 있다면 우리의 기능적 건강 상태를 모니터링하고 추적할 수 있을 것이다. 그리고 그렇게 하는 방법이 있다. 그것은 생체지표biomarker라는 것을 통해 가능하다. 생체지표는 의학에 커다란 변화를 일으키고 있다.

생체지표는 우리의 기능적 건강 상태를 가리키는 지표이다. 생체지표는 우리의 유전자가 우리의 고유한 생활 습관이나 우리가 처한 다양한 조건과 상태에서 어떻게 발현되고 있는지 보여준다. 혈압, 체지방률, 혈중 포도당과 혈중 중성지방, 혈중 콜레스테롤 수치, 콜레스테롤이 HDL(좋은 콜레스테롤) 또는 LDL(나쁜 콜레스테롤) 형식으로 포장되는 방식 등은 모두 흔한 생체지표 가운데 일부이다. 이 모든 것이 우리의 유전자가 어떻게 생리적, 신체적, 정신적 기능으로 변환되고 있는지 나타낸다. 즉 이것들은 우리의 유전자 발현을 나타내는 지표이다. 우리가 스트레스를 받고 감염되고 휴가 동안 정크푸드만 먹고 트라우마에 직면하고 독소에 노출되면 우리의 유전자 발현은 이에 반응해 변화한다. 우리가 처한 환경이 변화하면 환경과의 상호작용도 그에 따라 변화하며 우리의 유전자도 신체가 평화 상태일 때 받던 것과 다른 메시지를 받게 된다. 유전자 발현이 변화하면 생체지표의 패턴도 그에 따라 변화한다. 생체지표의 변화는 현재의 환경에 대한 반응으로 우리의 건강 상태가 교란되었음을 나타낸다. 그런데 우리들 각자는 서로 다른 유전 정보를 가졌으므로 건강 상태의 교란을 경험하는 방식도 모두 다르다.

가령 당신의 유전자가 감기나 독감 등 주변에 떠다니는 감염 위협에 자극을 받았다고 하자. 이때 당신의 유전자 발현은 당신의 면역계를 활성화시켜 그 위협에 대한 당신의 신체 반응을 가동시킨다. 단기적으로 이 반응은 당신에게 매우 이롭다. 당신은 아프지 않거나 아파도 덜 아플 것이다. 그러나 장기적으로 볼 때 유전자 발현의 이러한 변화는, 단기적으로 당신에게 이로웠던 것을 이에 지속적으로 관여하는 신체 조직과 세포 기능에 부상을 입히는 상태로 바꿀 수 있다. 이 부상을 만성질환이라고 부른다.

이것은 무엇보다 만성질환이 일반적으로 우리가 병에 '걸린다'고 할 때처럼 '걸리는' 병이 아니라는 것을 의미한다. 당신은 야구에서 야수가 라인드라이브 타구를 낚아채는 방식으로 만성질환에 '걸리지' 않는다.

'질병'은 이 단어의 순수한 의미에서 실제로 존재하는 것이 아니다. 이것이 내가 '질병은 허상'이라고 말하는 이유이다. 그보다는 각 개인의 고유한 유전자 조합이 그가 인지한 위협에 대해 시간에 걸쳐 반응을 일으키며 특정 신체 조직의 기능이 변질되는데, 이 '부상'은 땔감을 쌓아 올린 불처럼 천천히 타들어가 지속적인 저강도 손상을 일으킨다. 우리는 이것을 '질병'이라고 부른다. 그리고 이 질병이 일정 기간 지속되면 '만성질환'이라고 부른다. 그런데 우리의 식단과 환경, 생활 습관에서 전달받는 메시지에 실제로 반응하는 주체는 우리의 유전자이다. 생체지표는 신체에서 그 수치를 변화시키면서 우리의 유전자가 주변 환경의 특정 위협에 어떻게 반응하는지 보여준다.

중요한 것은 지금부터다. 콜레스테롤, 혈압, 중성지방, 혈중 포도당 등 누구나 아는 다수의 생체지표 외에 질병이 발발하기 전에 한 사람의 건강 변화를 나타내는 새로운 생체지표 후보군이 실제로 수백 개나 있다는 사실이다. 가령 자궁경부암 세포 검사로 여성의 자궁암 위험을 측정하는 생체지표가 있으며, 남성의 전립선암 위험도를 측정하는 전립선 특이항원 시험PSA 생체지표 검사도 있다.* 한편 당뇨병의 지표인 혈중 헤모글로빈A1c(당화혈색소: 혈관 내에서 헤모글로빈과 포도당이 결합한 것으로, 3개월 평균 혈당치의 지표이다-옮긴이) 수치는 지난 20년간 표준적인 지표가 되었다. 뒤에 살펴볼 텐데 혈액 내 새로운 생체지표 중 하나가 고민감도 C반응성 단백질hs-CRP(C반응성 단백질: 염증에 따라 만들어지는 단백질의 일종으로 체내 수치가 높으면 우리 몸에 염증이 있다는 것을 의미한다-옮긴이)이라는 것이다. 이것은 만성염증을 나타내는 지표로서, 특히 혈액 내 동반 지표인 호모시스테인과 함께 주요 5대 만성질환 중 네 가지인 심장병, 관절염, 당뇨, 치매 위험을 조기에 경고하는 지표이다.

물론 가장 중요한 것은 이 생체지표들이 건강 상태의 변화라는 불이 났음을 알리는 연기이며, 그 밖에도 숨어 있는 다른 만성질환이 존

---

* 전립선암 진단 시 전립선 특이항원PSA 검사의 임상적 특이도에 대한 논란은 지속되고 있다. PSA 수치가 시간의 경과에 따라 급격히 상승하는 경우 전립선암의 강력한 지표라는 것이 내 견해이다.

재할 수 있다는 점이다. 이 불의 낌새를 미리 알아챌 수 있다면 잠재적 만성질환을 피하거나 그 진행을 변경시키는 조치를 취할 시간을 벌 수 있다.

분명 기근이나 감염병 같은 환경적 요인도 있다. 이 요인들은 각 개인의 유전자 역사와 무관하게 모든 사람의 건강에 영향을 미치는 유전자에 강력한 메시지를 보내며 생체지표는 그 사실을 기록한다. 그러나 흡연이나 포화지방이 많이 든 식사처럼 우리가 일상적으로 경험하는 대부분의 환경적 요인과 생활 습관에 있어서는 유전자 발현에 미치는 영향이 사람마다 다르게 나타난다.

오니시 박사의 연구가 보여준 것은 생체지표가 개인의 유전자 발현의 변화를 그 개인의 환경적 요인과 생활 습관의 변화로서 기록한다는 점이다. 박사의 프로그램을 따라 식사와 운동량에 변화를 준 연구 참여자들의 생체지표는 심장 기능이 향상되었음을 보인 반면, 프로그램을 시행받지 않은 사람들의 심장병 생체지표에는 변화가 없었으며 그들의 심장 기능은 오히려 더 떨어졌다. 무엇보다 이것은 생체지표가 이 책의 주제인 만성질환 치료에 대한 개인맞춤형 접근법을 만드는 데 핵심 열쇠가 된다는 의미이다.

오니시 박사의 연구는 오늘날 새롭게 부상하는 만성질환 관리의 새로운 방식을 개발하는 토대가 된다. 그리고 딘 오니시 박사 본인이 생활 습관 의학에서 일어나는 급격한 혁명의 주요 선구자 중 한 사람이다. 스스로 인식하건 못하건 다음 세대의 수백만 명이 그에게 감사하게 될 것이다.

각 개인에 맞춤한 방식

오니시 박사의 연구는 만성질환에 있어 유전자와 환경요인이 서로 연관되어 있다는 증거를 제시했다. 박사의 연구 이후, 유전자-환경요인의 연관성을 심장병, 관절염, 치매, 암, 제2형 당뇨병 그리고 당뇨병의 흔한 부작용인 만성 신장질환, 뇌졸중, 간질환, 신경병증, 시력 상실 등 오늘날 의료비의 대부분을 차지하는 만성질환에 적용하는 데에 커다란 진전이 있었다.

이처럼 만성질환이라는 난제에 대한 우리의 이해에 발전이 있었다. 증가하는 만성질환의 전 세계적 부담을 다루는 우리의 접근 방식에 변화를 일으키는 중요한 첫 단계에 진전이 일어난 것이다. 그러나 우리의 최종 도전은 여전히 남아 있다. 그것은 새로운 접근법의 건강 결과를 극대화하기 위해서는 각 개인에 맞춤한 방식이 필요하다는 점이다. 즉 각 개인의 건강 상태와 특정한 건강 프로필에 맞춤한 방식으로 각 개인이 장기간에 걸쳐 관리해야 한다.

그렇다면 개인맞춤형 접근 방식과 개인별 자가 관리가 그토록 중요한 이유는 뭘까? 무엇보다 우리는 누구에게나 맞는 접근 방식은 본질적으로 일관성이 없고 성공을 보장하지 못하는 제안이라는 사실을 현재의 임상 연구를 통해 알고 있다. 치료 계획을 평가하는 모든 임상 연구에는 늘 해당 치료법에 잘 반응하는 참가자군과 잘 반응하지 않거나 역효과를 일으키는 참가자군이 동시에 존재한다. 여기서 잠시 주요 만성질환 관리에 있어 약물이 전반적으로 어느 정도 효과를 보이는지 평가하는 발표 데이터를 보자.

- 알츠하이머병: 30퍼센트 효과적
- 염증: 80퍼센트 효과적
- 천식: 80퍼센트 효과적
- 심장질환: 60퍼센트 효과적
- 우울증: 62퍼센트 효과적
- 당뇨병: 57퍼센트 효과적
- 편두통: 52퍼센트 효과적
- 류머티즘성관절염: 50퍼센트 효과적
- 암: 30퍼센트 효과적

놀랐는가? 수많은 임상실험을 거친 이 약물들의 오랜 사용 기간을 감안할 때 효과성이 상대적으로 낮다는 점이 의아하지 않은가? 여기에는 이유가 있다. 그것은 약물 규제 승인을 위한 임상실험에서 약물 반응자의 결과가 비반응자의 결과보다 통계적 유의미성이 더 큰 실험 규모의 경우에는 흔히 비반응 참여자들의 결과를 간과하기 때문이다. 따라서 당신의 의사가 처방한 약물을 복용할 때 당신은 많은 사람에게 효과가 있었으나 '또 다른 많은 사람에게는' 효과가 없었던 치료법에 믿음을 걸고 있는 것이다. 당신은 손가락을 걸거나 행운의 부적을 갖고 다니며 그 치료법이 당신에게 효과가 있기를 기도해야 한다.

제약 산업의 최고위에 있는 존경받는 과학자이자 한때 글로벌 제약기업 글락소스미스클라인GSK의 부사장이었던 앨런 로지스Allen Roses 박사가 2003년에 이렇게 말한 것도 놀랍지 않다. "대부분의 처방약이 대부분의 사람에게 효과가 없다. 90퍼센트의 약물이 단지 30~50퍼센트의 환자들에게만 효과가 있다."[14] 이것이 의사들이 한 가지 약물이 효과가 없으면 다른 약물을 처방하는 약물 치료라는 시행착오적 방식을 계속 사용하는 이유이다.

다양한 원인으로 일어나는 서로 다른 증상을 다스리기 위해 여러 가지 약물을 함께 사용하는 다중약물요법의 경우에 문제는 더 복잡해진다. 여기서 문제는 한 사람 안에서 여러 가지 약물이 상호작용하는 방식에 있다. 즉 하나의 약물이 다른 약물에 역효과를 일으키면서 약물들 사이에 '혼선'이 생길 수 있다는 점이다. 여러 약물을 동시에 복용하는 사람은 자신도 모르게 비통제 실험에 참여하는 것이나 다름없다. 한 사람이 동시에 복용하는 여러 가지 약물 조합의 안전성과 효과성에 관한 연구가 지금까지 한 번도 없었다는 점은 확실하다. 이상적으로는 한 개인에 있어 약물 조합의 잠재적 역작용뿐 아니라 효과성까지 평가하는 연구를 수행할 필요가 있다.

나는 수년 전에 스탠퍼드대학교 의과대학의 할스테드 홀먼Halsted Holman 박사에게 '환자 권한 강화patient empowerment'라는 말을 처음 들었다. 홀먼 박사는 나의 수십 년 경험으로 보건대 만성질환 예방과 관리의 올바른 방식인 환자맞춤형 자기 관리 의료의 네 가지 원칙을 열거하며 주창했다.[15] 그 원칙은 다음과 같다.

- 환자 개인의 질병의 원인을 찾아 성공적으로 관리하지 않으면 만성질환에 대한 완전한 치료는 존재할 수 없다. 환자 개인에게 맞춤한 일정 기간의 관리가 필수적이다.
- 만성질환의 효과적 치료를 위해서는 각 개인이 자신의 건강에 대한 다양

한 접근 방식을 지속적으로 시도해보아야 한다.

- 자신의 질병 상태와 특정 치료법의 효과에 대해서는 환자 개인이 가장 잘 알고 있다. 환자는 자기 관리 프로그램을 만드는 데 이 지식을 적용해야 한다.
- 성공적인 치료를 위해 환자 개인과 건강 전문가가 함께 지식을 공유하는 한편으로, 권한을 분산해야 한다.

다음 장에서 우리는 유전체학이 의료의 세계를 이 원칙들이 구현하는 그 방향으로 가리켜 보이고 있음을 볼 것이다. 그리고 유전체학 혁명에서 이룬 놀라운 발견을, 증가하는 만성질환 부담이라는 전 세계적 도전에 대응하는 데 어떻게 활용할 수 있을지 살펴볼 것이다.

2장

모든 것을 바꾸고 있는 생물학의 획기적 발견

오랜 전통적 지혜에 따르면 우리의 건강은 70퍼센트가 부모에게 물려받은 유전에 달려 있고 나머지 30퍼센트는 그 밖의 요인에 의한 것이라고 생각해왔다. 그러나 기능의학 혁명의 핵심에 자리 잡은 획기적인 발견은 이 비율을 완전히 거꾸로 뒤집었다. 이것은 유전자 결정론의 근거를 점점 더 약화시키고 있다. 유전자는 우리가 감수해야 하는 운명이 아니다. 어떤 질병이나 기능장애도 (그리고 특정한 강점과 수명도) 처음부터 운명으로 정해져 있지 않다.

19세기 말에 이뤄진 생리학의 발견과 마찬가지로 오늘날 이뤄지는 생물학의 획기적 발견도 인간 유기체의 작동 방식에 관한 우리의 이해를 근본적으로 바꾸고 있으며, 이에 따라 우리의 의료 관행도 근본적이고 철저하게 바뀔 것이다. 그런데 '획기적 발견breakthrough'이라는 표현은 어느 순간 이루어진 뜻밖의 발견으로 모든 것이 분명해진다는 인상을 사람들의 뇌리에 심는다. 하지만 과학은 실제로 그런 방식으로 작동하지 않는다. 초등학교 때 처음 배운 과학적 방법론scientific method을 기억하는가. 그것은 관찰, 가설, 실험, 검증, 수정, 재실험과 재실험의 연속이라는 수고스러운 과정으로 되어 있었다. 이것이 과학이 작동하는 방식이다. 유전자와 만성질환의 관련성에 관한 우리의 혁명적 이해도 수십 년 전, 아니 수백 년 전 과학자들이 이룬 업적의 토대 위에 점진적으로 쌓아가는 방식으로 일어났다.* 그리고 이 과정은 지금도 계속해서 일어나고 있다. 연구가 진행되면서 그 이야기도 계속해서 펼쳐지고 있다.

이야기를 시작하기 전에 우선 19세기 후반으로 돌아가보자. 생화학자인 나는 만약 시간 여행이 가능하다면, 그래서 내가 가고 싶은 시대를 고를 수 있다면 19세기 후반을 선택할 것이라고 늘 생각해왔다. 플로렌스 나이팅게일은 1854년 크림전쟁에 파견되어 전쟁으로 죽는 병사보다 전염병으로 죽는 병사가 더 많다는 사실을 알고는 영국 현역군인들에 대한 의학적 통계 분석을 처음으로 실시해 열악한 위생 환경을 병사 사망의 주범으로 지목했다.[16] 나이팅게일은 말하자면 최초의 전염병학자였다. 생활환경의 위생을 중시한 그녀의 입장은 전 세계적으로 공감을 받았다. 한편 찰스 다윈은 장대한 비글호 항해를 마치고 돌아와 1859년에 『종의 기원』을 출간해 자연선택의 과정과 진화론에 대해 설명했다. 그레고어 멘델은 1865년에 완두콩의 유전 특성에 관한 자신의 실험 결과를 발표했다. 프랑스에서는 루이 파스퇴르가 이후 미생물학이라고 알려진 분야의 원칙을 확립하고 있었고, 독일에서는 로베르트

---

* 실제로 일부 의학사학자들은 오늘날 유전자 혁명의 진정한 기원은 중국의 황제黃帝가 썼다는 『황제내경』과 그리스의 히포크라테스(둘 다 기원전 500년경)와 기원후 1~2세기 인도에서 형성된 아유르베다 의학의 원리에서 찾을 수 있다고 주장한다.

코흐가 질병의 원인이 세균(박테리아)이라는 사실을 발견했다. 이처럼 19세기 후반은 그야말로 발견의 시대였다!

한편 시간 여행을 통해 가고 싶은 장소를 택하라면 나는 런던을 고르겠다. 당대의 최고 지성들이 위의 모든 과학적 발견을 (내가 이해할 수 있는 언어로) 토론하고 논쟁한 장소가 바로 런던이었다! 생물학자 토머스 헉슬리는 다윈 진화론의 유명한 대변자였다. 한편 헉슬리의 동료 생물학자인 윌리엄 베이트슨은 그레고어 멘델의 유전 연구를 다시 발견하고 '유전학'이라는 용어를 처음 만들었는데, 다윈의 진화론은 받아들이지 않았다. 한편 아치볼드 에드워드 개로드Archibald Edward Garrod(1857~1936, 이후 아치볼드 경)는 빅토리아 여왕의 개인 의사 중 한 사람의 아들이자 그 자신이 아동 유전병을 발견한 생화학자로서 멘델의 유전학과 다윈의 자연선택설을 통합해 의료적 사고방식을 창안해 냈다. 헉슬리, 베이트슨, 개로드는 자주 함께 모여 저녁 식사를 했으며 자연선택과 유전에 관하여 토론하고 논쟁을 벌였다. 이 저녁 식사 자리의 대화가 얼마나 뜨거운 열기로 타올랐을지 짐작할 수 있는가?

이 위대한 발견과 논쟁의 시대로부터 두 가지 주요 개념이 도출되었다. 그리고 이 두 개념은 당시부터 지금까지 의료적 사고의 근간을 형성하고 있다. 그것은 인간 종이 자연선택의 과정을 거쳐 진화한다는 것과 유전자를 통해 우성 특성과 열성 특성을 물려받는다는 것이다. 이 두 개념을 결합하고 의료 관행이라는 렌즈와 치료법 적용의 필요성으로 걸러내면 건강과 질병에 관한 우리의 개념은 다음 의견으로 요약된다. 즉 어떤 사람은 건강한 유전자를 타고나 탈 없이 살아가는 반면, 어떤 사람은 질병을 일으키는 유전자를 타고나 아프게 살아야 한다는 것이다. 그리고 이 분류에 따라 우리의 의료 관행은 우리가 별 통제력을 행사하지 못하는 질병 유전자를 물려받은 불행한 이들을 구제하는 데 초점을 맞추게 된다.

그러던 중 20세기 초에 이르러 인간의 유전 특성이 23쌍의 염색체에 실려 운반된다는 사실을 발견했다. 염색체 쌍의 절반은 생물학적 어머니의 난자를 통해, 나머지 절반은 생물학적 아버지의 정자를 통해 전달받는다. 따라서 우리의 유전자는 그 절반씩을 각각 어머니와 아버지로부터 물려받는다. 그런데 곧 보겠지만 부가적인 유전물질 중 일부는 실제로 어머니로부터만 나온다고 한다. 미토콘드리아 DNA가 그렇다. 그럼에도 우리가 양 부모로부터 정확히 절반씩의 유전자를 물려받는다는 생각이 일반적이다. 이 경우 우리가 물려받은 유전자가 몸에 질병을 일으킨다면 자신의 가계家系를 탓하는 수밖에 없게 된다.

양 부모에게 절반씩의 유전자를 물려받는다는 생각은 20세기 초 개로드의 발견으로 더욱 강화되었다. 개로드는 페닐케톤뇨증尿症(유아기에 지적장애를 일으킴, PKU-옮긴이), 겸상鎌狀적혈구빈혈(유전성의 용혈성 빈혈로서 이상혈색소증의 하나이며, 흑인에게 주로 나타나고 혈액에 낫 모양의 적혈구가 있는 것이 특징-옮긴이), 테이-새크스병病(가족성 흑내장성 백치-옮긴이), 고셰병(효소의 결핍에 의해 일어나는 유전병-옮긴이) 등 유아에게 나타나는 여러 질병을 단일 유전자의 지배적 유전 특성으로 설명할 수 있음을 알아냈다. 단일 유전자가 지닌 단일 특성이 한 사람의 평생에 이토록 큰 영향을 미친다는 생각은 곧장 한 사람의 평생 건강 양상이 엄마 배 속에 임신되는 순간 이미 결정된다는 생각으로 발전했다. 앞으로 당신으로 자라날 태아에게 질병의 암호가 이미 새겨져 있다는 것이다. 그리고 그 질병이 재앙이 될 것인가, 별문제가 없을 것인가는 순전히 운에 달려 있다고 생각했다. 만약 당신이 건강한 사람 축에 속하지 않는다 해도 그것은 당신의 '잘못'이 아니다. 그것은 '자연'선택이다. 그렇다면 당신이 거기에 대해 할 수 있는 일은 별로 없다. 당신이 손에 쥔 패가 처음부터 그렇기 때문이다. 이를 표현하는 용어가 '유전자 결정론'이다. 유전자 결정론에 따라 당시 수많은 사람이 부모가 겪은 만성병을 자신도 똑같이 겪어야 하는 운명이라고 생각했다. 자기 유전자의 한쪽 절반에 그 질병이 새겨져 있으므로.

그렇다면 우리의 치료 모형이 이런 질병에 맞서 싸우는 목적으로 의료가 존재한다는 생각에 기초하는 것은 놀라운 일이 아니다. 우리의 불운한 유전자에 맞서 싸우는 의료 제공자들은 이 전쟁의 선봉에 선 영웅 전사로 간주된다. 그들은 필요하다면 어떠한 치료 조치를 통해서라도 천연두, 디프테리아, 암과의 전쟁에서 승리하고 유전적으로 결정된 각 개인의 결함과 약점을 극복하려 애쓰는 영웅 전사로 여겨졌다. 당신이 가진 연장이 망치밖에 없다면 모든 것이 못으로 보인다. 그리고 이 의료 모형은 이후 여러 해 동안 제대로 들어맞았다. 적극적이고 단기적인 치료 개입을 통해 급성질환의 치료에서 혁혁한 성과를 올린 것이다. 그러나 앞서 보았듯이 이 의료 모형은 만성질환을 안전하고 효과적 비용으로 관리하는 데는 힘을 쓰지 못했다.

이처럼 적자생존은 운에 달려 있으며 타고난 유전자는 어쩔 수 없다고 여기는 유전자 결정론은 지금까지의 의료적 사고방식을 형성한 두 가지 주요 요인이었다. 그리고 이를 변화시키려는 연구가 오랫동안 진행되어왔는데 일부 연구자들은 우리가 유전자에 갇혀 있지 않으며 우리의 건강과 질병 패턴에 영향을 미치는 유전 정보의 전달 경로가 하나가 아님을 (또는 양 부모라는 두 가지가 아님을) 암시하는 발견들을 제시했다.

20세기 말에 이르러 부모 양측에서 정확히 절반씩의 유전자를 물려받는다는 생각에 중대한 의문이 제기되었다. 이 의문은 오직 어머니로부터만 물려받는 부가적 유전물질인 미토콘드리아 DNA의 발견으로 더욱 커졌다. 미토콘드리아는 세포의 에너지 공장으로, 음식물 분자가 세포 에너지로 변환하는 장소이다. 남성에서 미토콘드리아는 정자의 꼬리 부분에 있는데 일단 난자가 정자와 수정하면 정자의 꼬리가 떨어져 나가 정자의 미토콘드리아는 태아에게 전혀 전달되지 않는다. 간단히 말하면 자식에게는 오직 어머니의 미토콘드리아만 유전되는 것이다. 즉 세포 에너지 센터의 유전학은 어머니 쪽과 밀접히 관련되는 한편, 아버지 쪽에서는 세포 에너지 센터에 기여하는 바가 전혀 없다. 따라서 유전자의 50퍼센트가 아버지에게서 왔다고 해도 50퍼센트 이상을 어머니로부터 물려받는다. 그리고 50퍼센트가 조금 넘는 이 부분이 매우 중요한 기능에 영향을 미친다.

그로부터 반세기가 지난 1960년대 중반에 보스턴대학교의 젊은 교수 린 마굴리스Lynn Margulis가 이른바 미토콘드리아 공생 이론을 제창했다.[17]* 마굴리스는 미토콘드리아는 원래 수백만 년 전에 인간 이전의 세포를 감염시킨 박테리아였는데, 그것이 세포 내의 생활에 적응해 상

---

* 마굴리스는 1988년 매사추세츠대학교 지구과학과 석좌교수로 임명되었고 2011년 사망할 때까지 그 자리를 지켰다. 1983년에 학술원 회원으로 선출되었으며 1999년에는 국가과학자 메달을 수여받았다.

호 이익이 되는 공생을 통해 이후 줄곧 세포에 살게 되었다고 주장했다. 세포는 미토콘드리아에게 이상적인 주거 환경을 제공하고, 박테리아/미토콘드리아는 세포에 필요한 에너지를 생산함으로써 '세를 내는' 식이다. 미토콘드리아 DNA의 구조가 박테리아와 매우 흡사하다는 점, 그리고 미토콘드리아 DNA의 유전학이 인간 세포보다 그 기원이 훨씬 오래되었다는 두 가지 사실은 마굴리스의 이론을 뒷받침한다.

마굴리스에게 내부 공생이라는 발견은 그녀가 주창한 가이아 가설에 힘을 실어주었다. 가이아 가설에서는 진화론에서 말하는 경쟁과 적자생존 개념이, 마굴리스의 표현에 따르면 '불완전하다'고 본다. 가이아 가설에서는 그 개념이 완전해지려면 경쟁이 아닌 협동, 즉 건강한 유전자와 건강하지 못한 유전자가 서로 싸우는 것이 아니라 네트워크로 연결되는 것이 진화의 진정한 동력이라고 본다. 또는 경쟁으로부터 궁극적으로 협동이 나타난다고 본다. 건강하지 못한 유전자가 건강한 유전자에 맞서 싸우는 과정은 각각의 유전자가 자연적으로 선택된 '최상의' 상대에 적응해가는 과정에서 마침내 네트워크로 자리 잡는다. 이 견해에 따르면 진화는 유기체와 주변 환경 사이에서 생명체가 자기조절을 해가는 공생의 과정이다. 생활환경이 바뀌어도 지구상의 생명체가 끊어지지 않고 면면히 이어지는 것은 이런 자기조절 과정 덕분이다.[18]

인간의 세포를 공격하는 아주 오래된 박테리아에게도 이런 일이 일어났다. 이 박테리아들은 계속 세포 내에 머물러 적응하면서 세포 진화에 필수적인 기여자가 되었고 마침내 미토콘드리아로 변화했다. 이로써 인간은 미토콘드리아를 갖지 않은 유기체보다 효율적으로 에너지를 사용할 수 있게 되었다. 마굴리스에게 이 사실은 전투가 아니라 공생적 조화가 진화의 '성공 요인'이라는 생각을 갖게 했다.

자기조절하는 공생이라는 아이디어는 우리의 유전에 관하여 무엇을 말해주는가? 간단히 말해 그것은 우리가 어머니와 아버지로부터 물려받지 않은 유전 정보, 양 부모 사이에 균등하게 나뉘지 않는 유전 정보를 갖고 있다고 말한다. 우리의 미토콘드리아 DNA는 수백만 년 전의 오래된 박테리아에서 유래하는 유전 정보를 갖고 있다. 미토콘드리아 DNA는 적응 능력을 갖고 있으며 주변 환경의 영향에 민감하고 우리의 건강에 영향을 미칠 수 있다.

가령 당신의 어머니와 아버지가 당신이 아는 한, 세상에서 가장 활력이 넘치는 분들인데도 당신은 늘 피로에 절어 산다고 하자. 이때 당신의 피로 유전자를 부모님의 염색체에서 물려받은 것이 아니라면 당신은 피로 유전자를 당신의 미토콘드리아 DNA가 당신의 환경이나 생활 습관과 상호작용하는 방식에서 받았을 것이다. 당신의 피로는 유전적으로 미리 결정된 것이 아님에도 실제로 존재하고 있다. 그런데 피로는 당신의 환경이나 행동 요인의 영향을 받으므로 당신은 이 요인들을 변화시켜 피로를 바꿀 수 있다. 주변 환경이나 생활 습관 행동은 우리가 영향을 미칠 수 있는 부분이다.

이런 생각은 우리의 건강이 유전자에 의해 결정된다는 관점에 도전을 던졌다. 20세기가 지나 21세기에 접어들어 그 밖의 다른 발견들이 이루어지면서 유전자 결정론의 최고 지위는 더 큰 도전을 받게 되었다. 특히 만성질환과 관련해서는 유전자 결정론이 진실이 아닌 것으로 드러났다. 실제로, 흔한 만성질환의 30퍼센트만이 유전에 의한 것이며 나머지 70퍼센트는 다른 요인, 즉 유전자 발현에 미치는 환경의 영향에서 유래한다는 것이 밝혀졌다.

그다음으로 인간 게놈 지도가 만들어졌다. 이것은 우리 시대의 가장 중요한 과학적 사건으로, 환경과 유전자 발현 사이의 관계에 관하여 우리에게 참된 이해를 가져다주었다. 여기서 환경이란 우리가 일상에서 사용하는 자원과 능력 그리고 이 자원이나 능력과 관련한 우리의 행동 습관을 말한다. 인간 게놈 지도가 만들어지자 질병에 관한 우리의 지식과 의료에 관한 사고방식에 심대한 변화가 일어났다.

인간 게놈 프로젝트: 새로운 계시록

인간 게놈 지도 제작은 미국 정부로부터 30억 달러의 지원을 받은 프랜시스 콜린스 박사Dr. Francis Collins의 주도하에 1990년에 처음 시작되었다. 그로부터 8년 뒤 크레이그 벤터 박사Dr. Craig Venter가 이끄는 셀레라 지노믹스Celera Genomics라는 민간 법인이 정부와 별개 노선으로 정부 후원 연구와 경쟁을 선언했다. 그런데 그 방식은 결국 납세자 세금의 10퍼센트를 사용하고 말았다. 그럼에도 2000년에 최초의 염기서열분석(즉 인간 게놈의 암호 해독)이 성공적으로 이루어진 것은 두 그룹의 노력에 힘입은 것이었다. 인간 게놈 프로젝트의 결과는 2003년에야 최종 확정되었지만, 두 그룹의 대표가 백악관 로즈가든에서 회동하고 당시 빌 클린턴 미국 대통령이 인간 게놈 프로젝트에 관해 발표한 2000년을 특별히 기념했다.

이 성과는 역사상 최대 규모로 이루어진 국가 간 과학 협력 사례의 하나였다. 그것은 또 제임스 왓슨James Watson과 프랜시스 크릭Francis Crick

이 DNA 구조를 발견했던 1953년에 시작된 노력이 정점에 이른 것이기도 했다. DNA 구조는 하나의 축을 중심으로 새끼줄처럼 꼬인 두 핵산에 유전암호가 들어 있는 상징적인 이중나선 구조였다. 왓슨과 크릭에서부터 백악관 로즈가든의 발표까지 40여 년의 기간은 인간의 생명의 책(유전체)이 지닌 화학적 성질을 이해하는 중대한 초석이 되었다. 그리고 이로써 촉발된 연구는 오늘날까지도 계속해서 우리에게 통찰을 안겨주고 있다.

인간 게놈 프로젝트의 성과는 무엇보다 기존의 가정을 떨쳐내는 데서부터 시작되었다. 그때까지 과학자들은 인간 게놈 지도가 제작되면 다음과 같은 것이 증명된다고 가정했다. 첫째, 인간은 다른 종보다 더 많은 수의 유전자를 가졌을 것이다. 둘째, 인간의 모든 유전체는 근본적으로 서로 유사하며, 따라서 흔한 질병(특히 만성질환)과 관련해서는 그 병을 일으키는 유전자 변이 또한 공통적일 것이다. 그리고 이는 앞으로 의학이 문제를 쉽게 풀어갈 수 있음을 의미할 것이다. 연구를 통해 공통된 유전자 뿌리를 찾아낸다면 병을 없애는 약과 주사 등의 보편적인 치료법을 만드는 것은 간단한 일이기 때문이다. 의학 연구자와 임상가들은 인간 게놈 지도 제작이 완성되어 그들이 치료법을 찾고 개발하며 실행하는 데 필요한 승인이 떨어지기만을 학수고대했다.

그러나 그런 일은 일어나지 않았다. 인간 게놈 연구는 그와 매우 다른 이야기를 들려주었다. 그 이야기는 지금까지도 모든 것을 바꾸고 있는 획기적인 사건이다. 인간 게놈 연구는 우리가 지닌 유전자 결정론이라는 견해를 바꾸고 있다. 우리가 부모와 똑같은 질병과 장애를 겪어야 하는 운명이 아님을 보여주고 있는 것이다. 인간 게놈 연구는 우리의 유전자가 어떻게 발현하는지 그 방식과, 유전자 발현에 영향을 미치는 요인들을 보여준다. 나아가 인간 게놈 연구는 우리의 유전자 발현이 우리가 가진 DNA 외부의 메커니즘이나 DNA와 무관한 메커니즘에 의해 바뀔 수 있다는 사실도 보여주고 있다.

이제 이것들을 한 단계씩 밟아보자.

진화 이야기에는 우리가 생각한 것 이상이 있다

우선 인간 게놈 프로젝트가 처음 시작된 당시에는 인간 유전체가 다른 생물 종보다 훨씬 많은 거의 10만 개의 유전자로 되어 있을 것이라고 가정했다. 우리 인간은 대다수의 다른 유기체보다 덩치도 크고 더 복잡하지 않은가. 그리고 우리의 유전자를 우리의 생명의 책(유전체)을 구성하는 이야기로 간주한다면 우리의 염색체에 적힌 이야기(즉 우리의 유전자 암호)가 상대적으로 더 복잡할 것이라고, 즉 평균적인 다람쥐나 다람쥐가 서식하는 나무보다 더 많은 수의 유전자를 가졌을 것이라고 짐작하는 것은 논리적으로 타당해 보였다.

그러나 놀라운 일이 우리를 기다리고 있었다. 인간 게놈의 유전자 수는 대략 총 2만 5천 개로서 많은 식물에서 보이는 유전자 수보다 오히려 적었다. 가령 피노 포도(캘리포니아산 포도주 양조용 포도 품종)의 게놈에는 거의 3만 개의 유전자가 있었다. 우리는 우리가 마시는 와인보다 '덜 복잡한' 존재였던 것이다.

우리를 기다리는 놀라운 일은 또 있었다. 유전자 암호 해독이 진행되면서 우리는 인간 유전체가 침팬지의 유전체와 무려 96퍼센트 동일하다는 사실을 알게 되었다.[19] 그리고 이 발견으로 과학자들은 인간과 침팬지 사이에 4퍼센트 다른 점이 무엇인지 집중적으로 조사했다. 왜? 침팬지는 암이나 자폐증에 걸리지도 않고 심장발작을 일으키지도 않는데, 그 이유를 찾아낼 수 있다면 인간이 암과 자폐증에 걸리고 심장발작을 일으키는 이유를 알 수 있다고 생각했기 때문이다.

인간에게 있어 유전자 암호 해독을 통해 당신의 유전자와 나의 유전자가 매우 유사하지만(즉 우리의 생명의 책(유전체)을 구성하는 이야기로서는 매우 비슷하지만) 그 이야기를 암호화하는 개별 단어는 우리들 사이에 약간의 차이가 존재한다는 사실이 밝혀졌다. 그리고 이 차이가 매우 큰 의미를 가질 수 있다는 점도 드러났다. 핵산을 구성하는 단 하나의 뉴클레오티드의 차이, 즉 한 개의 유전자에 적힌 한 단어의 철자 하나만 달라도 각 개인의 질병에 대한 취약성이 영향을 받는다. 가령 내가 특정 유전자의 특정 위치에서 특정 핵산을 가졌다면 그 차이로 인해 나는 그 유전자 위치에서 나와 다른 핵산을 가진 당신보다 특정 질병에 걸릴 확률이 낮아진다. 한편 다른 질병에 대해서는 그 유전자의 동일 위치에 존재하는 그 핵산으로 인해 내가 당신보다 그 질병에 더 쉽게 걸릴 수 있다. 인간에게 있어 이런 편차는 300만 개 이상이 존재한다고 한다. 이것을 단일염기 다형성Single Nucleotide Polymorphism, SNP이라고 하며, 통상 '스닙'으로 부른다. 이것은 인간은 고작 2만 5천 개의 유전자를 가졌지만 각 유전자의 구성에 있어서는 상당한 편차가 존재한다는 사실을 보인다.

그렇다면 300만 개의 SNP는 우리의 건강-질병 패턴과 어떤 관련이 있을까? 중요한 것은 SNP가 신체의 특정 기능에 어떤 식으로 영향을 미치는가 하는 점이다. 가령 MTHFR이라는 SNP는 매우 중요하다. 엽산이라는 중요한 비타민B9의 대사를 제어하는 데 매우 중요한 영향을 미치는 것으로 알려졌다. 엽산은 심장, 뇌, 혈액세포, 면역계 등 다양한 신체 기능에 중요하며 태아의 발달에도 필수적인 성분이다. MTHFR 유전자 변이를 가진 사람은, 즉 엽산 대사가 어떤 식으로든 변형된 사람은 우울증, 심장병, 치매 발병 위험이 높은 것으로 나타났다.[20,21,22] 이들 중 많은 이가 음식이나 영양제를 통해 엽산을 (또는 그 친척인 5-메틸테트라엽산을) 더 많이 섭취하지 '않으면' 정상적인 신체 기능을 하기 어렵다. 이와 같은 영양 의존적 SNP의 발견은 영양유전체학 nutrigenomics이라는 새로운 영역의 발전으로 이어졌다. 영양유전체학은 각 개인이 지닌 유전적으로 결정된 필요를 충족시키는 특정 영양소의 정확한 섭취량을 정하는 것을 목표로 한다. 300만 개의 SNP가 이미 밝혀졌고 그중 상당수가 확실히 영양에 달려 있는 상황에서 영양유전체학은 자신의 건강을 스스로 관리하는 데 있어 우리가 일정한 통제력을 행사할 수 있게 하는 비옥한 영역으로 보인다.

각 개인의 필요에 맞춘한 영양 치료 개념은 분명 새로운 것이 아니다. 1950년에 텍사스대학교의 저명한 생화학자 로저 윌리엄스 박사 Dr. Roger Williams는 『란셋*The Lancet*』에 「유전영양성 질병 개념The Concept of Genetotrophic Disease」이라는 제목의 유명한 논문을 발표했다.[23] 이 논문에서 윌리엄스 박사는 미국 식품의약국FDA에서 정한 영양권장량RDA은 본질적으로 무용하다고 주장했다. 왜냐하면 윌리엄스가 보기에 각 개인의 영양 필요량은 RDA에서 고려하는 것보다 개인에 따라 훨씬 큰 편차를 보이기 때문이다. 나는 1974년 어느 세미나에서 윌리엄스 박사를 만났는데 당시 그가 했던 유명한 말이 기억난다. "현실의 사람에게 필요한 것은 영양입니다. (나는) 통계적 인간에는 별 관심이 없어요." 그의 이 말은 대부분의 의학과 영양학 교육이 체중 70킬로그램의 남성, 즉 통계적 평균치로 간주되는 155파운드 체중의 남성에 초점을 맞추고 있지만, 실제로 통계적 평균치의 인간이란 존재하지 않는다는 의미였다(물론 소수의 남성은 이 기준에 부합하겠지만). 70킬로그램 남성 인간을 수만 개 발표 연구의 초점으로 삼는 것은 근본적으로 잘못되었다. 그런 연구 결과는 눈송이의 결정처럼 서로 다른 우리들 대부분과 크게 관련이 없기 때문이다. 윌리엄스 박사가 보기에 통계적 평균의 규칙을 각 개인의 필요에 적용하는 것은 잘못된 이해에 기초한 치료 실패에 이르는 길과 다름이 없었다.

이것은 만약 당신이 아침 식사에서 종합비타민제를 뒤로 던져버린다면 당신에게 특별히 해롭지는 않아도 당신의 최적의 신체 기능에 필요한 특정 영양소를 적절히 제공하지 못한다는 의미이다. 한편 당신이 그 종합비타민제에서 특정 영양소를 보충해야 하는 특별한 유전적 이유가 존재할 수 있어도 섭취하는 영양소의 양이나 섭취 목적은 70킬로그램의 평균 남성이 아니라 '당신의' 건강에 변화를 줄 수 있는 것이어야 한다. 인간 게놈 프로젝트와 SNP에 관한 추가 연구가 완료되면서 로저 윌리엄스의 생각이 옳았음이 증명되었다.

두 개의 다른 분야에서 최초로 노벨상을 탄 라이너스 폴링Linus Pauling(1954년에 노벨 화학상을, 1962년에 노벨 평화상을 수상했다-옮긴이)도 마찬가지였다. 1949년 『사이언스』 지에 실린 그의 기념비적 논문은 유전자와 관련된 것으로 이미 알려진 겸상적혈구빈혈증sickle-cell anemia(적혈구의 모양이 낫 모양으로 되는 유전자 돌연변이)의 원인에 관한 것이었다.[24] 폴링이 처음으로 '분자병molecular disease'이라는 용어를 사용한 것도 1949년의 이 논문에서였다. 그는 이 논문에서 겸상(낫 모양) 세포 특징을 가진 개인의 유전자가 혈액세포 내에 정상 헤모글로빈과 조금 다른 헤모글로빈을 만드는 과정을 설명했다. 폴링은 헤모글로빈의 구조에 일어난 이 작은 변이가 그 사람의 건강에 매우 큰 영향을 미친다고 생각했다.

폴링은 1968년 『사이언스』 지에 실은 또 다른 논문인 「분자교정 정신의학Orthomolecular Psychiatry」에서 이 개념을 더 진전시켰다.[25] 그는 이 논문에서 신체 대사의 이상으로 생기는 특정 정신질환 가운데 일부는 영양 섭취가 부족해 일어나는 결과일 수 있다고 주장했다. 즉 이런 형태의 정신질환을 앓는 사람은 자신의 정상적인 뇌 기능에 필요한, 유전적으로 결정된 양의 영양소를 섭취하지 못하고 있다는 것이었다.

폴링은 '분자교정orthomolecular'이란 말을 만들었는데, 여기서 그리스어 접두어 'ortho-'는 '올바른' 또는 '정확한'이라는 의미이다. '분자교정' 의학은 비타민, 미네랄, 영양소, 호르몬, 대사물질(신진대사에 필요한 물질), 세포 성분 등 인간의 몸에 원래부터 존재하는 물질을 혼합하거나 대응시켜 각 개인의 건강과 신체 기능을 최적 수준으로 유지하는 의학을 일반적으로 가리키는 말이다. 분자교정 의학은 표준적인 이종요법allopathic medicine과 분명한 대조를 이루는 의학의 초기 사례였다. 이종요법은 인간의 신체에 원래부터 있지 않은 약물을 사용해 특정 신체 기능을 차단, 방해, 대항, 변화시키는 의료이다. 폴링은 더 많은 과학자들이 만성질환의 원인과 유전자-환경의 관련성에 대해 알게 된다면 의학은 분자교정 치료를 통해 건강한 대사기능과 관련된 물질의 균형을 잡는

데 더 중점을 둘 것이며, 그렇게 되면 이종 물질에 의존해 신체 생리 기능에 변화를 주는 일도 줄어들 것이라고 확신했다.

다시 한 번 인간 게놈 프로젝트와 그것이 촉발시킨 연구는 폴링의 생각이 옳았음을 증명했다. 비록 폴링은 유전자 혁명이 자신의 생각을 증명하는 장면을 생전에 지켜보지는 못했지만 말이다. MTHFR SNP를 가진 사람 중에 우울증을 앓지만 항우울제가 듣지 않는 사람에게 활성형 엽산과 5-메틸테트라엽산을 치료 수준으로 경구 투여하자 우울증이 성공적으로 관리되었다.[26,27] 1968년에 폴링이 생각한 그대로였다.

이것이 어떤 의미를 갖는지 생각해보라.

만성질환의 유전적 기원

연구자들은 처음에 인간 게놈의 유전자 수가 예상보다 적게 나온 것에 당황했다. 그리고 인간 신체 기능의 다양성이 생각보다 크다는 데도 놀랐다. 인간의 유전자 변이가 상당 부분 공통된다는 가정을 깨부수는 과정에서 최초의 염기서열분석을 통해 이런 공통 변이들이 만성질환의 원인이라는 견해도 종지부를 찍게 되었다. 이에 따라 각각의 모든 만성질환을 종식시키는 약을 만들 수 있다는 생각도 더 이상 지속될 수 없었다. 인간 게놈의 SNP 수가 매우 많이 나오자 그런 바람은 완전히 사라졌다.

인간의 유전자 수가 상대적으로 적은 것과 변이 유전자의 수가 상대적으로 많은 것 사이에는 어떤 관련이 있을까? 그리고 그것은 만성질환과 어떤 관계가 있을까? 이것은 인간 게놈 프로젝트의 결과가 발표된 이래로 중요한 탐구 주제였다. 그런데 그간에 전개된 과학적 탐구 작업에서 분명히 밝혀진 점이 있다. 그것은 인간 게놈이 예상보다 적은 수의 유전자를 가졌지만 '정크 DNA'의 수는 인간이 지구상의 어느 동식물보다 많다는 점이었다.

정크 DNA는 인간 게놈에서 절반 이상을 차지한다. 이것을 '정크(쓰레기)'라고 부르는 이유는 마치 고대 유적지의 작고 쓸모없는 오래된 도기 그릇 조각처럼 게놈 속에 쓸모없이 떠도는 아주 오래된 감염이 남긴 잔여물에 불과하다고 생각했기 때문이다. 그런데 이 생각은 틀린 것으로 밝혀졌다. 우리 유전자의 특정 암호화를 담당하는 부위는 아니지만 (그래서 비암호화 DNAnoncoding DNA라고 부른다) 지금까지 우리가 그저 정크 DNA라고 생각했던 것이 실은 유전자 발현을 제어하는 정보를 안에 담고 있었던 것이다. 정크 DNA를 게놈의 집행 기능으로 생각해도 좋다. 즉 정크 DNA는 우리 유전자의 변화하는 발현을 제어하고 우리들 각자의 유전자적 특성이 기능하는 방식을 결정한다. 이후 '정크 DNA'라는 이름은 인간 게놈 안의 '촉진유전자 부위promoter region'라는 이름으로 바뀌었다. 촉진유전자는 쓰레기가 아니라 유전자형genotype이 표현형phenotype으로 바뀌는 과정을 제어한다는 점에서 절대적으로 중요한 부위이다. 유전자형은 우리의 유전적 구성으로서 우리 안에서 발현되는 다양한 특징들이 잠재되어 있는 상태를 말하고, 표현형은 유전자형이 환경과 상호작용하는 과정에서 나타나는 것으로서 우리 안에 잠재된 특정한 특성을 실현시키며 우리가 보고 행동하고 느끼고 실행하는 방식에서 관찰 가능한 특징을 낳는다. 우리의 유전자는 다양한 표현형으로 나타낼 수 있는데 그것이 어떤 표현형으로 나타날지 결정하는 것은 유전자가 발현되는 방식이다. 그리고 유전자 발현의 과정을 제어하는 것이 바로 촉진유전자 부위에 암호화된 정보이다.

이것은 인간과 침팬지 사이의 4퍼센트 차이를 설명하는 데도 큰 도움이 된다. 사실 이 4퍼센트 차이는 질적인 것이지 양적인 것이 아니다. 침팬지 유전자가 인간 유전자와 96퍼센트 이상 동일하다는 것은 사실이지만 인간 게놈의 촉진유전자에 암호화된 정보는 침팬지 게놈에 암호화된 정보보다 훨씬 복잡하다. 인간과 다른 동식물이 가장 크게 다른 점도 바로 이런 복잡성에 있다. 그리고 이 복잡성은 인간 게놈의 촉진유전자 부위에 들어 있는 유전 메시지가 얼마나 정교한가에 달려 있다. 즉 유전자가 자신을 발현시키는 과정을 제어하고 환경, 생활 습관, 음식 등의 요소에 영향 받는 메시지가 얼마나 정교한가에 달려 있는 것이다. 5억 년 전 캄브리아기에 있었던 동물의 빠른 진화에 관한 최근 발견에 따르면 이 시기는 유전자 자체가 아니라 게놈의 촉진유전자 부위에 변화가 일어난 시기였다. 이 변화는 결국 인간 게놈의 복잡도가 침팬지 등 다른 동물과 다르게 더 복잡해지는 결과로 이어졌다. 따라서 침팬지가 암에 걸리지 않고 자폐증을 겪지 않는 이유에 관한 단서는 인간의 유전형질 발현의 복잡도가 침팬지의 그것과 다르다는 점에서 찾아야 한다. 인간의 유전자 발현의 복잡도는 환경요인에 더 쉽게 영향을 받으며, 인간을 다른 종들과는 완전히 다른 질병-건강 패턴으로 (그리고 완전히 다른 건강 결과로) 데려간다.

이제 완전히 새로운 이해의 장이 펼쳐졌다. 우리의 유전자 발현을 바꿀 수 있다면 우리는 처음부터 질병에 걸리도록 만들어져 있지 않다고 말할 수 있다. 주변 환경에서 오는 신호가 유전자 발현을 변화시킬 수 있다면(즉 유전자형을 표현형으로 전환시키는 촉진유전자에 정보를 전하는 세포 내 과정을 통해 그 신호를 바꿀 수 있다면), 그 신호를 보내는 환경요인에 변화를 줌으로써 우리의 유전자 발현에, 그리고 우리의 건강에도 영향을 미칠 수 있다.

이 새로운 이해를 만성질환에 적용한다면 그것이 얼마나 강력한지 알 수 있다. 이 이해는 특정 만성질환을 유발하는 특정 유전자란 존재하지 않는다는 것을 의미한다. 그보다는 특정 만성질환을 일으키는 과정에 더 취약한 유전자군이 존재한다고 보아야 한다. 이 유전자 집단은 특정 만성질환의 표현형이 나타나도록 발현을 조정하는 요인에 '노출되었을 경우에' 그 질환에 더 쉽게 걸린다. 순환논리처럼 들리지만 가령 이것을 세계의 유행병인 비만을 설명하는 데 적용해보면 얼마나 강력한지 알 수 있다. 이 새로운 이해에 따르면 비만을 일으키는 특정 유전자란 존재하지 않는다. 대신에 특정한 환경요인과 생활 습관 요인에 노출되었을 때 표현형이 변화되어 지방 축적을 일으키는 유전자군이 존재한다고 보아야 한다. 그런데 한 사람의 유전자 발현의 변화를 촉발해 비만을 일으키는 요인은 다른 사람의 유전자 발현의 변화 촉발 요인과 매우 다를 수 있다. 이 점은 10장에서 자세히 살펴본다.

이 새로운 이해는 새로운 건강관리 및 의료 패러다임을 요구하고 있다. 그리고 이 이해는 우리가 의료에 관해 생각하는 방식, 환자에게 의료를 전달하는 방식에 변화를 일으키는 과학적 토대가 된다. 우리가 가진 유전자를 바꿀 수 없다 해도(실제로 우리는 그것을 바꿀 수 없다) 우리는 우리의 유전자가 유전자 발현을 조정하는 주변 환경으로부터 전해 받는 메시지를 변화시킬 수는 있다. 이것은 우리가 지금 각 개인별로 맞춤한 건강관리에 관해 이야기하고 있다는 의미이다. 각 개인의 유전자 발현을 조정하는 요인들에 대해 더 많이 알수록 그의 건강을 최적화하고 장기臟器의 남은 예비력organ reserve(신체 기관의 기능 비축분)을 극대화하는 건강관리 프로그램을 더 효과적으로 설계할 수 있다. 나는 이것을 '개인맞춤형 생활 습관 의학personalized lifestyle medicine'이라고 부른다.

유전자 발현을 변화시키는 방법: 환경이 보내는 메시지를 바꿔라

우리는 정말로 우리의 유전자 발현을 바꿀 수 있을까? 결국, 상당수의 유아기 질병은 유전과 밀접한 관련이 있다는 것은 엄연한 사실이지 않은가? 물론 그렇다. 이것이 특정한 가족력이 있거나 개인적 취약 요인이 있을 때 태아 검사를 통해 다운증후군 같은 유전적 장애를 걸러내는 이유이다. 그러나 우리는 이런 유전 질병의 대부분이 그 정도에 있어 개인차가 있다는 사실을 알게 되었다. 유전적 요인과 확실한 관련이 있는 겸상적혈구빈혈증의 경우에 이 빈혈의 특성을 약하게 가진 개인이 수산화요소나 부티르산나트륨sodium butyrate 등 특정 약물을 복용하면 이 특성의 유전자 발현이 변화하면서 이 질병에 걸릴 위험성이 낮아진다는 사실이 밝혀졌다.[28] 이것은 매우 흔한 유전 관련 유아기 질병인 페닐케톤뇨증PKU도 마찬가지이다. 지금까지는 PKU를 가지고 태어난 아이들은 발육 지연과 조기 사망의 위험이 높았다. 그런데 이제는 아이가 조기에 아미노산인 페닐알라닌이 낮은 음식을 섭취하도록 조절한다면 발육 지연과 조기 사망을 예방할 수 있다는 사실이 알려졌다.[29] 두 경우 모두 다운증후군과 PKU 특성을 보이는 유전자 자체는 변화하지 않았다. 유전자는 바꿀 수 없다. 다만 이 유전자들이 노출되는 환경이 바뀌었다. 그리고 그 결과 이 질병들이 악화하는 위험성이 현저히 낮아졌다. 간단히 말해 환경이 지금까지와 다른 신호를 보내면 그에 따라 유전자도 다른 식으로 발현하는 것이다.

우리는 이 원리가 세계의 선진국에서 급격히 증가하고 있는 자폐증에도 적용되고 있음을 보고 있다. 50년 전에는 오늘날 우리가 '자폐'로 규정하는 증상이 8천 명 가운데 한 명의 아이에게 보였다. 그러던 것이 미국 질병통제예방센터CDC의 보고에 따르면, 그토록 드물었던 이 장애가 지금은 미국에서 50명의 아이 중 1명에게 영향을 미친다고 한다.[30] 2007년에 1.6퍼센트이던 유병률이 2012년에는 2퍼센트로 치솟았다. 매우 급격한 증가로 이런 질문을 던지지 않을 수 없다. '더 많은 아이들이 자폐에 걸린 것인가, 아니면 원래 자폐에 걸렸던 아이들이 더 많이 발견된 것뿐인가?' 두 가지 현상이 모두 작용한다고 볼 수 있지만 미국뿐 아니라 다른 선진국에서도 유병률이 실제로 크게 증가했다는 점만은 분명한 사실이다. 질병통제예방센터와 미국 소아과학회는 20세기의 마지막 10년과 21세기의 첫 10년 동안 자폐증이 10배나 증가한 것으로 판단해 두 기관이 공동으로 자폐증 경보Autism ALARM를 발령했다.[31]

물론 모든 사람이(특히 과학자들이) 자폐증 증가의 원인에 대해 알고 싶어 한다. 이 장애가 급격히 증가한 원인을 어떻게 설명할 수 있을까? 자폐증의 암호화 유전자를 찾아내려는 과학 연구가 지금 한창 진행 중이다. DNA 이중나선 구조를 발견한 공로로 노벨상을 수상한 제임스 왓슨 박사는 뉴욕주 롱아일랜드에 있는 자신의 콜드스프링하버연구소Cold Spring Harbor Laboratory에 자폐증과 조현병의 유전적 바탕을 규명하는 연구 그룹을 만들었다. 그리고 전 세계적으로 많은 저명한 유전학자들이 같은 작업을 수행하고 있다. 그리고 이 광범위한 유전자 스크린 작업을 통해 자폐증 관련 유전자를 300개 이상 찾아냈지만 그중 어느 것도 딱히 '자폐 유전자'라고 이름 붙일 정도로 확실한 것은 아직 발견하지 못한 상황이다.[32]

한편 많은 과학자와 의료 제공자들은 오리건주 애실런드의 가정의학과 의사인 마이클 스톤 박사Dr. Michael Stone가 제시한 견해에 귀를 기울이고 있다. 자폐증에 대한 수많은 임상 경험을 가진 스톤 박사는 2013년에 열린 어느 의학 모임에서 참가자들에게 이렇게 말했다. "당신이 자폐증을 앓는 아이를 한 명 알고 있다면 당신은 자폐증 아이를 한 명 알고 있는 것뿐입니다." 다시 말해 자폐증은 사람에 따라 매우 다른 방식과 정도로 나타나므로 '자폐증'이라는 단일 질병을 일으키는 특정 유전자란 존재하지 않는다는 것이다. 실제로 자폐증에 관한 더 적절한 명칭은 자폐스펙트럼장애autistic spectrum disorder, ASD이다. 자폐증이라는 장애가 생기는 원인도 아이마다 다르다. 따라서 자폐스펙트럼장애를 가진 아이의 부모와 돌봄 제공자들이 알아야 하는 것은 다양한 환경요인이 다중적인 유전적 취약성과 상호작용을 일으켜 아이에게 자폐가 생겼을 수 있다는 인식이다. 그리고 아이의 식사와 환경, 치료법을 변화시킨다면 자폐 특성의 유전적 발현 또한 변화시킬 수 있다는 점이다.

자폐 딜레마, 그리고 생활 습관 의학에서 자폐스펙트럼장애에 접근하는 방식

실험심리학자로 훈련받은 버나드 림랜드 박사Dr. Bernard Rimland는 1956년 당시 매우 드물었던 소아 자폐증을 앓던 마크라는 아들을 둔 아버지였다. 림랜드 박사는 자신의 남은 생을 자폐 증상의 원인과 치료법에 관한 이해를 향상시키는 데 바쳤다. 그는 『소아 자폐증: 소아 자폐증의 증상과 행동신경이론*Infantile Autism: The Syndrome and Its Implications for a Neural Theory of Behavior*』이라는 고전을 저술해 1964년에 출간했는데, 이 책은 당시 시카고대학교 브루노 베텔하임Bruno Bettelheim 교수가 펼친 자폐증의 원인에 관한 지배적 이론이 틀렸음을 보였다.[33] 저명한 아동심리학자였던 베텔하임 교수는 자폐증이 아동기에 사랑을 받지 못한 정신적 외상의 결과라는 이론을 전개했는데, 그 이론은 주로 림랜드의 연구로 인해 지금은 거의 인정받지 못하고 있다.

1967년에 림랜드 박사는 캘리포니아주 샌프란시스코에 자폐연구소Autism Research Institute를 설립해 자폐증에 관한 과학 연구를 수행하면서 지식의 영역을 확장시켰다. 이 연구소의 주된 임무는 연구자와 임상가들을 규합해 자폐 아동의 부모들을 정보원으로 삼아 임상 사례 연구 데이터베이스를 축적하는 것이었다. 2만 6천 명 이상의 부모가 이에 응해 풍부한 데이터베이스 정보를 제공했다. 의사와 부모들, 연구자들은 당시 유행병처럼 번지던 자폐증의 성공적 치료법을 발견하고자 이 데이터베이스를 토대로 적극적으로 행동하며 협력의 범위를 확장시켜나갔다.

나는 1973년에 림랜드 박사를 만났다. 나는 내가 그의 제자라는 사실이 자랑스럽다. 그는 매력 있고 기지 넘치는 사람이었으며 결단력과 지성을 갖춘 분이었다. 늘 활기가 넘쳐 주변에 사람들이 모여들었다. 림랜드 박사는 1988년에 영화「레인맨」의 기술감독을 맡았고 그의 아들 마크는 나중에 유명 화가가 되었다. 마크는 더스틴 호프만이 연기한 자폐 등장인물의 실제 모델 중 한 사람이었다. 호프만은 역할 연기를 위해 마크와 인터뷰를 한 적도 있다. 림랜드 박사는 2006년 78세를 일기로 타계했다.

림랜드 박사가 불러 모은 연구자와 의사 그룹의 리더 중 한 사람이 시드니 맥도널드 베이커 박사Dr. Sidney MacDonald Baker이다. 한때 예일대학교 의과대학의 교수였던 베이커 박사는 치료가 어려운 소아 의료 사례에 관한 광범위한 연구를 수행했다. 그는 의료 전문가들이 '의사의 의사'라고 여기는 의사이다. 의사들이 그를 만나 그의 환자 관리 방식에 대해 알고 나면 의사들은 베이커 박사가 자신들의 개인 주치의가 되어주었으면 하고 바랐다. 베이커 박사는 1990년대 초에 림랜드 박사를 비롯한 많은 전향적인 의사, 연구자, 환자 대변인들과 함께 '이제 자폐증을 무찌르자Defeat Autism Now, DAN'라는 기관을 설립하는 데 주도적인 역할을 했다. 지난 20년 이상 이 기관은 자폐스펙트럼장애의 성공적인 관리법을 개발하는 데 주력해왔다. DAN 의사들은 자폐스펙트럼장애가 단순히 유전적으로 결정된 장애가 아니라 아동의 고유한 유전자 조합이 특정한 환경적 손상 요인과 상호작용하는 과정에서 나타나는 복잡한 증상으로 인식했다. 그런 환경적 손상은 엄마 배 속에 수태될 때, 태아기에, 더 흔하게는 유아기에 일어날 수 있다.

20세기의 첫 10년 동안 자폐증을 둘러싼 상황은 그러했다. 자폐증이라는 질병에 관한 초기의 심리학적 설명은 더 이상 사람들의 신뢰를 얻지 못했고, 대부분의 의사와 연구자들은 이 장애의 다양한 표현 양상으로 보건대 거기에는 다양한 요인이 개입되어 있다는 데 동의했다. 한편 이 영역의 일부 혁신자들은 자폐증의 새로운 치료법을 적극적으로 제안했다. 이런 상황에서 주목할 만한 의료의 탐정 이야기가 펼쳐졌다.

1998년 런던의 유명한 로열프리병원Royal Free Hospital 소속 소아소화기학자인 앤드류 웨이크필드 박사Dr. Andrew Wakefield는 동료들과 함께 당시 의학계를 발칵 뒤집어놓은 논문을 발표했다. 2월 28일자 『란셋』 지에 실린 이 논문은 아동의 소화계 문제가 자폐 유사 증상과 강한 연관성이 있다고 지목했다.[34] 논문은 장기의 림프샘이 비대해지는 증상이 자폐증과 소화관 면역기능 이상 사이의 연관성을 보여주는 것이라고 설명했다. 논문에서 가장 큰 논쟁을 일으킨 주장은 자폐 증상의 발발과 아동의 면역계에 생긴 이상 변화가 유행성 이하선염, 홍역, 풍진, MMR 백신 접종과 관련이 있다는 주장이었다.

자폐증을 일으키는 주요한 환경적 요인이 MMR 백신 접종이라는 웨이크필드 박사의 주장은 아동 백신 접종을 지지하는 쪽과 지지하지 않는 쪽 사이에 격렬한 논쟁을 일으키며 세간의 주목을 끌었다. 오랜 논쟁 끝에 『란셋』은 독립된 전문가 그룹을 선정해 이 연구의 데이터와 그 결과를 평가하는 심사를 실시했다. 2004년 3월 6일자 『란셋』 지에 발표된 심사 결과에서 백신 접종이 자폐 증상 발발의 원인이라는 논문의 주장은 철회되었다.[35] 논문 심사위원들은 백신 접종과 자폐 증상의 연관성을 지지하는 웨이크필드 박사의 데이터는 위조된 것이라고 결론 내렸다. 이에 웨이크필드 박사는 로열프리병원과 의과대학에서 자신의 직을 박탈당하고 자리를 떠났다.

백신 접종이라는 특수한 문제와 자신의 연구 윤리 문제를 논외로 한다면 웨이크필드 박사는 주요한 탐구 영역을 새로 개척했다고 말할 수 있다. 장의 면역 활성화와 자폐증이 서로 연관되어 있다는 가능성을 처음으로 제시한 것이다. 이 연구 영역에서 자폐증이 유전적 관련성이 강하다는 의견으로부터, 유전자 발현에 미치는 환경 영향이 자폐증 발발에 주요한 역할을 한다는 현재의 의견으로 옮겨 갔다.

여기서 중요한 질문은 이것이다. 자폐증과 관련해 우리가 관심을 가져야 하는 주요한 환경요인은 무엇인가? 그중에서도 증거가 축적되고 있는 핵심 영역은 특정 알레르기를 유발하는 음식이다. 특히 글루텐 함유 곡물과 우유 단백질이 있다. 아이의 면역계가 아직 내성이 없는데도 이 음식들을 아이의 식단에 포함시키는 경우가 종종 있다.[36,37] 분명히 이 증거가 모든 자폐증 사례가 밀과 우유에 노출되어 생긴다고 주장하는 것은 아니다. 그러나 이 증거는 자폐증을 아이가 아직 내성을 갖지 못한 특정 음식에 노출되어 아이의 면역기능에 변화가 생겼을 때 일어나는 증상으로 볼 수 있다는 문제 제기를 하고 있다. 그러면서 그러한 면역기능의 변화가 유전자 발현의 변화를 불러오고, 그것이 다시 자폐라는 행동으로 이어진다는 문제 제기를 하고 있는 것이다.

만성 증상의 원인에 관한 이러한 사고방식의 커다란 변화는 베이커 박사와 그의 동료들이 1990년대에 DAN을 처음 설립했을 때 염두에 둔 모형이었다. 그리고 이 모형은 그들이 당시 유행병처럼 번지던 자폐증의 해결책을 모색하는 방식을 결정했다. 그리고 이것은 자폐증 분야에서 많은 글을 남긴 마이애미아동병원 댄마리노센터Dan Marino Center의 터크먼 박사Dr. R. F. Tuchman가 주장한 결론과도 일치했다.[38] 2013년 터크먼 박사는 스페인 신경학 전문지 『리비스타 데 뉴로시아*Revista de Neurologia*』에 다음과 같은 가능성을 제기했다. "자폐스펙트럼장애를 일으키는 위험 유전자와 초기 환경적 위험 요인이 존재한다. 이 유전자와 환경적 위험 요인은 뇌의 변화를 일으켜 행동 발달에도 영향을 미친다." 분명히 우리는 자폐증 등의 증상뿐 아니라 만성질환 전체에 관한 사고방식에 있어 중요한 갈림길에 서 있다.

이 새로운 길로 나아간 사례를 예증하는 것이 아칸소주에서 유명한 소아과 연구자로 활동하는 질 제임스 박사Dr. S. Jill James의 선구적 작업이다. 제임스 박사와 그녀의 동료들은 자폐증과 관련하여 특정한 유전자와 환경적 요인의 연관성을 더 잘 이해하는 데 초점을 맞췄다. 가령 그녀의 연구 팀은 아동의 뇌 기능에 필수적인 적절한 엽산 대사력을 떨어뜨리는 유전 특성을 알아냈다.[39] 이 연구팀의 연구는 엽산 대사력이 떨어진 아동에게 있어 우유 단백질, 글루텐, 기타 알레르기 유발 물질이 뇌 기능과 발달에 변화를 일으킨다는 사실을 발견했다.

이것이 어떤 방식으로 일어나는가는 복잡한 문제이지만 자폐증 관리에서 매우 중요한 교훈으로 압축된다. 이것은 1990년대 후반에 시드니 베이커Sidney Baker가 자폐증에 대한 자신의 접근 방식을 정의하면서 분명하게 표현한 교훈이다. "문제점은 덜어내고 부족한 것은 채워주라." 간단히 말해 아동의 환경에서 아이의 신경계 기능에 이상을 일으키는 요인을 제거하고, 아이가 더 많이 필요로 하는 활성형 엽산과 5-메틸테트라엽산, 메틸코발라민(활성형 비타민B12) 등을 제공해주라는 의미이다. 이것은 아동의 자폐 증상을 다스리기 위해 약물에 의존하는 것과는 매우 다른 방법이다.

림랜드 박사는 자폐 아동 부모들이 보고한 임상 경험을 리뷰하던 중 비타민B6, 엽산, 비타민B12를 자녀에게 보충해주자 긍정적 효과를 보인 많은 부모들로부터 관찰 데이터를 수집해 그것을 1988년에 이미 처음으로 제시했다.[40] 제임스 박사와 동료들의 정밀한 연구는 이 접근 방식이 특정한 유전적 취약성을 가진 자폐 아동에게 어떻게 적용될 수 있는지를 정확하게 밝혀냈다.

그 연구는 지금까지도 계속 이어져 자폐 자녀를 둔 부모들에게 자녀의 뇌와 행동을 개선시키는 새로운 아이디어와 기회를 제공하고 있다. 무엇보다 이 새로운 연구는 자폐증에 관한 대화를 변화시키고 있으며 이에 따라 자폐증에 관한 사람들의 인식도 바뀌고 있다. 이와 관련해 매우 흥미로운 방식 중 하나가 하버드대학교와 매사추세츠 종합병원의 마사 허버트 박사Dr. Martha Herbert의 방식이다. 허버트 박사는 재능 있는 연구자이자 자폐증 활동가로 2012년에 『자폐 혁명: 삶의 가능성을 극대화하는 전신 전략*The Autism Revolution: Whole-Body Strategies for Making Life All It Can Be*』이라는 책에서 자폐증에 있어 유전자와 환경의 연관성에 관한 최신의 혁명적 발견을 모두 활용한 전략적 접근 방식을 전개한다.[41] 허버트 박사는 누구에게나 맞는, 자폐증과 치료법에 관한 가정을 거부하는 대신 특정한 유전적 취약성을 고려하면서 자폐장애를 일으키는 특정 요인을 분석한다. 이 책은 유전학의 이해와 개인맞춤형 생활 습관의 개입을 결합한 새로운 의학의 적절한 본보기라고 할 수 있다.

유전자 결정론과 알츠하이머병

자폐증이 유전적으로 결정된다는 그간의 인식을 오랫동안 지배해온 논리는 알츠하이머병과 치매에도 그대로 적용된다. 즉 알츠하이머병과 치매도 유전된다는 것이다. 알츠하이머병의 조기 발병 중 일부 형태는 유전과 강력한 연관성을 갖지만 이런 경우는 전체 진단 사례의 5퍼센트도 되지 않는다. 60세 이상의 사람에게 주로 영향을 주는 후기 형태의 알츠하이머병이 더 흔하며 그것은 특정 유전 요인과 강한 연관성을 갖지 않는다. 자폐증처럼 이 역시 특정 유전자가 환경요인이나 생활 습관 요인과 상호작용한 결과이다.

언론의 큰 주목을 받은 알츠하이머병 유전자 표지(유전적 해석에 지표가 되는 특정 유전자) 중 하나가 ApoE4 유전자이다. 양 부모나 한쪽 부모로부터 이 유전자를 물려받은 사람은 알츠하이머병과 심장병 위험이 더 높은 것으로 나타났다.[42] 많은 사람이 자신이 이 유전자를 가지고 있다는 사실을 벗어날 수 없는 운명의 표시로 간주했다. 당연히 그들은 자신이 어떻게 해볼 도리가 없는 재앙과 마주했다는 사실을 알고 싶어 하지 않았다.

그러나 이것은 ApoE4 유전자 이야기의 전부가 아니다. 그리고 그 이야기는 사실도 아니다. 지금은 이 유전자가 그 자체로 알츠하이머병을 일으키지 않는다는 사실을 사람들이 인식하고 있다. 이 유전자는 알츠하이머병에 대한 취약성을 가리킬 뿐이다. 그리고 개인의 생활 습관과 식사를 어떻게 선택하느냐에 따라 그 취약성에 변화를 줄 수 있다. 간단히 말해 ApoE4 유전자를 가진 사람은 포화지방과 설탕이 많이 든 음식과 앉아서 지내는 생활 습관에서 해로운 영향을 더 많이 받는다.[43,44] ApoE4 유전자는 그것을 가진 사람이 알츠하이머병으로 죽게 될 것이라고 말하지 않는다. 대신에 이렇게 말한다. "어서 알츠하이머병과 심장병에 대한 당신의 위험성을 낮추는 생활 습관 행동과 식단을 설계하세요." 이 한 문장에 경고와 교훈, 앞으로 취해야 할 방향이 모두 담겨 있다.

이러한 이해는 알츠하이머병 연구에 관한 여러 접근법에서도 그대로 확인되고 있다. UCLA의 데일 브레드슨 박사Dr. Dale Bredesen는* 동물의 알츠하이머 발병 과정을 관찰해 30개 이상의 원인을 밝혀냈다. 그 원인들 모두가 생활 습관, 식단, 환경요인과 관련이 있었다. 의사이자 연구자인 브레드슨 박사는 신경퇴행성 질병에 관해 오랫동안 연구해 왔으며 지금은 알츠하이머병의 선도적 연구자이다. 그는 알츠하이머병에 관해 더 많이 알아갈수록 알츠하이머병을 치료하는 단 하나의 단일 약물을 찾을 수 없음을 더욱 확신하게 되었다고 말한다. 사람에 따라 알츠하이머병의 발병 원인이 매우 다르다는 것이다. 브레드슨 박사가 우리에게 상기시키듯, 21세기에 접어든 지금까지 알츠하이머병 치료제 개발에 투입된 돈은 50억 달러가 넘는다. 그리고 그중 어떤 치료제도 이 질병의 치료에 있어 안전성과 효과성 면에서 성공했다고 판정받지 못했다.

이것이 브레드슨 박사가 각 개인의 유전적 고유성과 개인이 놓인

* 아우구스투스 로즈 교수, 매리 S. 이스턴 알츠하이머병 연구센터 이사, UCLA 의과대학 데이비드 게펜 신경퇴행성 질환 연구센터 이사.

환경의 교차 지점에서 일어나는 일을 조사하는 임상 연구를 설계한 이유이다. 조기 발병 알츠하이머병을 앓는 환자들을 대상으로 한 이 연구는 식사, 생활 습관, 환경의 조건을 일정하게 통제한 상태에서 새로운 약물의 사용을 평가한다. 이 연구의 목적은 알츠하이머병의 발병과 관련 있어 보이는 30개 이상의 확인된 요인들을 관리하면서 단일 약물로는 알츠하이머병을 치료할 수 없다는 점을 증명하는 것이었다.

알츠하이머병의 발병 원인에 관하여 브레드슨 박사와 생각을 같이하는 사람은 또 있다. 동료 알츠하이머병 임상 연구 전문가인 수잔 크래프트 박사Dr. Suzanne Craft이다. 신경심리학자인 크래프트 박사와 그녀의 연구 팀은 일부 사람에게서 알츠하이머병의 원인으로 '뇌 당뇨병' 또는 '제3형 당뇨병'이라고 그녀가 이름 붙인 증상을 발견했다. 식단으로 혈당 조절이 잘 안 되는 사람들이 알츠하이머병 발병률이 특히 높은 것으로 나타난 것이다.[45] 결론은, 디저트와 정제된 탄수화물 음식을 오랜 기간 먹으면 뇌의 대사 작용에 불균형이 일어나 알츠하이머병이 생길 확률이 높다는 것이었다. 크래프트 박사의 연구는 설탕과 정제 탄수화물을 줄인 식단으로 알츠하이머병 환자의 뇌 기능을 개선시킬 수 있음을 보여준다. 2011년 『신경학 아카이브*Archives of Neurology*』에 발표한 연구에서 크래프트 박사는 이렇게 말했다. "우리의 연구 결과는 식단이 중추신경계의 Aβ42, 지질단백질, 산화 스트레스, 인슐린 농도에 미치는 영향을 통해 알츠하이머병의 발병 위험을 조절하는 강력한 환경요인이 될 수 있음을 시사한다."[46]

물론 크래프트 박사의 제안은 아직은 제안에 불과하다. 그것은 사실을 암시하는 것이지 아직 완전히 증명된 것은 아니다. 그러나 알츠하이머병 분야의 새로운 연구들은 어느 것이나 ApoE4 유전자를 가진 사람들에게 전하는 중요한 메시지를 갖고 있다. 그리고 그 연구들은 모든 것을 뒤바꾸고 있는 생물학의 혁명을 확증하고 있다. 그 혁명이란, 유전자가 그 자체로 후기 알츠하이머병의 발병을 조절하지 않으며, 유전자가 노출된 환경이 그것을 조절한다는 인식이다. 이 새로운 연구들에 의해 발견된, 알츠하이머병 위험성과 관련된 주요 발병 요인으로 다음과 같은 것들이 있다.

1. ApoE4 유전자와 포화지방이 많은 식단
2. 만성염증
3. 혈중 호모시스테인 수치 상승
4. 인슐린 저항성 및 제3형 당뇨병
5. 운동에 대한 낮은 내성(빨리 피곤해져 활동을 지속하지 못하는 증상)
6. 뇌 자극 부족
7. 유독 물질 노출

알츠하이머병의 이 모든 위험 요인은 우리가 통제 가능한 것들이다. 우리는 이들 각각을 바꿀 수 있다. 식단을 바꾸고 생활 습관의 여러 요인에 변화를 준다면 당신은 실제로 알츠하이머병의 발병과 관련된 생리적인 근본적 변화의 원인을 다루는 것이다. 이렇게 식단과 생활 습관에 변화를 주는 것은 브레드슨 박사와 그 밖의 신경전문의들이 현재 조기 기억 손실과 인지 손상을 겪는 사람들에게 추천하고 있는 임상적 개입이다.

의학은 변하고 있다. 멈칫거리며, 또 고르지 않게 변하긴 하지만 그럼에도 의학은 시대의 혁명적 발견을 통합하면서 개인맞춤형 만성질환 관리법에 대해 알아가고 있다. 알츠하이머병과 자폐증을 비롯해 우리가 두려워하는 질병의 경우 우리가 물려받은 유전적 요인은, 만성질환이 우리가 당해야 하는 운명이 아니라는 것, 그리고 우리가 어떻게 살아야 하는가에 관하여 많은 것을 말해주고 있다. 우리는 처음부터 만성질환을 겪어야 하는 운명이 결코 아니다.

만성질환 관리에 있어 이런 변화된 접근 방식을 가져온 혁명적 발견은 우리에게 놀라운 이야기를 전하고 있다. 그러나 이 이야기는 후성유전학epigenetics(DNA 염기서열의 변화 없이 환경이나 영양 등의 조절로 인한 유전자의 발현 변화나 유전되는 현상을 연구하는 학문-옮긴이)이라는 가장 놀라운 이야기를 이해하기 전까지는 완성되지 않았다.

후성유전학: 유전자의 와일드카드*

지금 우리의 의료를 변화시키고 있는 혁명은, 우리가 만성질환에 걸리도록 유전자가 애당초 결정하는 것이 아니라 서로 다른 환경조건에서 우리가 얼마든지 다른 상태가 될 수 있음을 제시한다는 인식이다. 이 인식은 우리에게 힘을 준다. 이것은 나이에 상관없이 환경, 식사, 생활 습관이 우

---

* 와일드카드: 스포츠에서, 정상적인 방법으로 출전 자격을 얻지 못했지만 특별한 방법으로 출전이 허용되는 선수나 팀.

리의 유전자에 어떤 정보를 전할 것인지에 관한 선택권을 우리가 갖고 있음을 의미한다.

여기서 분명히 해둘 것이 있다. '환경environment'이라고 할 때 나는 단지 나무나 개울처럼 주변의 자연환경만을 말하는 것이 아니다. 물론 이것들도 물리적으로 구성된 환경처럼 환경의 일부를 이루는 것은 분명하지만 내가 '환경'이라는 말로 가리키는 것은 우리의 필요와 욕구를 충족시키는 데 사용하는, 우리 생활에 존재하는 모든 것이다. 핸드크림, 치약, 매니큐어, 헤어젤뿐만 아니라 우리가 입는 옷, 집 청소에 사용하는 재료, 전자레인지에 넣어 저녁 식사를 데우는 데 사용하는 BPA 플라스틱 접시, 농산물 직판장에서 사서 아침 식사로 먹는 신선한 재료 등 모든 것이 환경이다. 다시 말해 환경은 행동과 관련해 내리는 선택에 있어 우리가 사용할 수 있는 모든 자산과 편의시설, 실행과 도구를 말한다.

또 내가 식사 또는 식단diet이라고 말할 때 그것은 한 개인의 먹는 습관을 말한다. 먹는 음식의 종류와 양, 음식의 다양성, 심지어 개인 취향까지 포함하는 말이다. 간단히 말해 한 사람이 먹을 수 있는 음식과 마실 수 있는 음료 가운데 그의 선택, 취향, 습관, 좋아하고 싫어하는 것은 무엇인가 하는 것이 식사 또는 식단이다.

그리고 이 사람이 그러한 환경요인과 식사 방식에서 자신의 행동, 습관, 생활 방식과 관련하여 어떤 선택을 내리는가 하는 것이 내가 말하는 생활 습관lifestyle이다. 즉 한 개인이 그의 일상생활을 해나가는 방식을 정의하는 행동과 기능의 총체를 생활 습관이라고 칭한다.

환경, 식사, 생활 습관의 세 가지 차원에서 우리가 어떻게 행동하느냐가 우리의 유전자에 메시지를 전한다. 그런데 그 메시지는 우리에게 힘을 주는 만큼 또한 중요한 질문을 제기한다. 우리 몸의 모든 세포가 동일한 유전자를 갖고 있다면 동일 유전자를 가진 세포가 어떻게 해서 다른 기능을 하는 것일까? 우리가 올바른 유전자에 올바른 메시지를 보내려면 이것이 어떻게 작동하는지 먼저 알아야 하지 않을까?

가령 심장 세포는 심장이 펌프질을 계속하게 해주는 특정한 방식으로 기능해야 한다. 이것은 심장 세포는 게놈이라는 생명의 책에서 오직 심장과 관련된 정보만을 표현한다는 의미이다. 간세포, 근육세포, 뇌세포도 마찬가지이다. 이들 각각의 세포는 특정한 방식으로 기능해야 하며, 따라서 특정한 유전자 커뮤니케이션만을 선택적으로 표현해야 한다. 우리가 환경, 식사, 생활 습관에서 일으키는 변화가 올바른 세포에 전달되기 위해서는 이것이 어떻게 작동하는지 알아야 한다.

이것을 아는 첫 단계는 발생생물학의 아버지라 불리는 에든버러대학교의 동물유전학 교수 콘래드 워딩턴Conrad Waddington으로부터 나왔다. 그는 1975년 70세의 나이로 사망했다. 고생물학, 유전학, 발생학, 시스템생물학 그리고 발달생물학이라는 새로운 분야에 크게 기여하면서 생물학을 부흥시킨 인물이었던 워딩턴은 예술에도 조예가 깊어 그림과 시작詩作에 열정을 쏟기도 했다.

1930년대 후반은 놀라운 과학적 창의성의 시대였다. 이 시기에 워딩턴은 수정란으로부터 온전한 성체로 발달해가는 과정을 설명하기 위해 '발생 후성유전학developmental epigenetics'이라는 용어를 만들었다. 그리스어 접두어 'epi-'는 '무엇을 넘어', '상위'라는 의미를 가지며, 따라서 후성유전학은 유전자 발현의 제어 너머에, 즉 그것의 상위에 존재하는 무엇을 가리킨다. 유전자 발현의 제어 상위에 존재하는 이것을 후성유전체epigenome라고 하는데, 오늘날 용어로 유전자가 컴퓨터의 하드웨어에 해당한다면, 후성유전체가 지닌 통제 요인은 하드웨어에 작업을 지시하는 소프트웨어에 해당한다. 컴퓨터가 아직 없던 시대에 워딩턴은 이 용어를 만들어 수정란이 자라나는 환경이 그 생명체에 영향을 미치며 생명체가 발생기에 받는 환경 스트레스가 생명체의 기능 방식을 바꿀 수 있다는 자신의 이해를 표현하고자 했다. 워딩턴은 이를 비롯한 여러 영역에서 시대를 앞서간 인물이었다. 후성유전학에 관한 그의 생각은 발달을 조절하는 유전자의 중요성에 관한 보편적 인식이 생기기 훨씬 이전에 나왔다.

배아 발달에 있어 특정 세포에서 특정 유전자만이 발현된다는 사실을 인식하기 시작한 것은 20세기 후반이 되어서였다. 이것이 바로 단일한 유전체 메시지가 다양한 세포 기능으로 분화하는 방식이다. 이 과정이 정확히 어떤 식으로 작동하는지는 21세기가 되기 전까지 제대로 이해하지 못했다. 하지만 워딩턴의 후성유전학이 세포 기능의 분화 메커니즘을 설명한다는 점은 받아들여졌다. 본질적으로, 후성유전학은 게놈의 문지기 역할을 한다고 할 수 있다. 특정 시기에 어느 유전자가 신체의 어느 부위에서 발현될지 조절하는 것이다.

후성유전의 메커니즘과 그것이 만성질환의 원인과 어떤 관련이 있는지 온전히 이해하는 데는 인간 게놈 프로젝트가 완성되는 2000년까지 기다려야 했다. 듀크대학교 의료센터 방사선종양학과의 랜디 저틀 박사Dr. Randy Jirtle와 로버트 워터랜드 박사Dr. Robert Waterland의 예상치 못한 발견은 이 문제에 밝은 빛을 비췄다. 두 사람은 산모의 영양이 태아 발달에 미치는 영향에 관한 연구를 수행하던 중 이전에 영국의 분자생물학자인 로빈 홀리데이Robin Holliday와 존 퓨John Pugh가 관찰한 것과 똑같은 현상을 만났다. 1975년에 홀리데이와 퓨는 유전체에 메틸기基(메탄에서 유도된 1가의 기)를 부착하면 특정 유전자 발현이 나타나지 않아 그것을 읽을 수 없다는 사실을 발견했다.[47] 이 메틸기는 3개의 수소 원자가 '부착된' 탄소 원자로 구성되는 화학 단위로 이루어져 있으며, 앞서 말한 비타민B(엽산과 B12)와 비타민B6, 콜린, 베타인을 원료로 신체 내에서 만들어진다.

저틀과 워터랜드는 유전자 발현을 잠재우는 이 영양소를 고농도로 투여할 경우 아구티쥐(중남미산 들쥐의 일종)의 태아 발달에 어떤 영향을 주는지 알아보고자 했다. 그들의 목표는 영양 환경을 변화시키면 후성 유전 메커니즘이 자극을 받아 태아에 영향을 미치는지 알아내는 것이었다. 특히 그들은 메틸기에 의해 '특정' 유전자의 발현이 잠재워지는지 알고 싶었다. 그들이 연구에 사용한 아구티쥐는 실험동물로 매우 적합했다. 엄선한 쥐들로 쉽게 살이 쪘고 당뇨와 암에 잘 걸렸으며 어려서 죽었다. 털색은 언제나 황갈색이었다.

이 연구의 예상치 못한 첫 번째 결과는 메틸 영양분을 보충한 임신 어미 쥐에서 태어난 새끼 쥐의 털 색깔이 황갈색이 아니라 얼룩덜룩한 색이라는 점이었다. 더 흥미로운 것은 이 새끼 쥐들은 살이 찌지도, 당뇨와 암에 걸리지도, 어미처럼 일찍 죽지도 않았다. 부모와 동일한 유전자를 갖고 있었지만 메틸 영양소의 보충으로 유전자 발현이 변화되어 어미보다 30퍼센트나 더 오래 살았으며 부모 쥐가 으레 걸렸던 만성 질환에 걸리지도 않았다. 일정 라인의 유전자 발현이 실제로 나타나지 않은 것이다.

저틀과 워터랜드는 자신들의 발견을 2003년 『분자세포생물학*Molecular and Cellular Biology*』지에 발표했는데 그 발견이 영양학 분야에 미친 심대한 공로와 영양후성유전학이라는 새로운 분야를 탄생시킨 기여를 인정받아 상을 받았다.[48] 또 이것을 넘어 그들의 발견은 의학에도 심대한 영향을 미쳤다. 특히 환경과 생활 습관상의 노출이 후성유전에 영향을 미칠 수 있으며, 유전체라는 우리의 생명의 책이 발현되는 양상을 조절할 수 있다는 사실을 이해하게 되었다. 아구티쥐의 연구 결과로, 내가 이 책을 쓰고 있는 현재 환경후성유전학에 관한 3천 개 이상의 연구 논문이 발표되었으며, 전 세계 연구자들은 이 연구의 중요성을 지금도 계속해서 확증하고 있다.

나는 그간 저틀 박사와 이야기를 나눌 기회가 자주 있었다. 그는 누구보다 먼저 인간은 아구티쥐가 아니라는 점을 분명하게 지적한다. 쥐와 인간의 태아 발달은 매우 다르다. 하지만 그가 이룬 최초의 발견이 가진 힘은 후성유전이 모든 동물 종에 공통되는 과정이라는 점에 있다. 그리고 영양 요소와 환경요인이 후성유전 과정에 영향을 준다면 후성유전에서 일어나는 일은 한 개인의 건강과 질병 패턴에도 직접 영향을 미칠 수 있다.

후성유전에서 일어나는 일은 단지 유전자를 잠재우는 것 이상이다. 일부 환경요인은 우리 후성유전체의 일부를 덮어 가리지만 어떤 환경요인은 "이것을 읽으라"고 적혀 있는 포스트잇 메모지처럼 착 달라붙어 유전자 기록의 특정 부분을 더 강조한다. 디옥시리보핵산(생물의 유전 현상에 큰 역할을 하는 핵산의 일종-옮긴이) 같은 단어를 입에 올리기도 전에 우리는 우리 자신을 유전적으로 결정된 존재, 특정 질병에 걸려야 하는 운명적 존재로 생각하던 데서 자신의 건강 패턴과 수명을 조절하는 새로운 버튼을 가진 존재로 인식하게 되었다.

이것은 매우 중요한 깨달음이다. 오늘날 태어나는 아이들의 건강에 관한 예측을 보면 실로 놀랍다. 아동 그룹에서 특정한 만성질환 유병률이 기존의 질병 유병률 모형에서 예측한 것보다 훨씬 빠른 속도로 증가하고 있다. 이 우려스러운 경향의 첫 번째 증거는 2005년 『뉴잉글랜드 의학저널』의 연구에서 나왔다.[49] 그것은 현재 미국 아동들에서 보이는 특정한 만성질환 문제를 보면 역사상 지금 세대의 아동들이 자신의 부모보다 수명이 짧은 첫 세대가 될 거라는 것이었다.

어쩌다 이렇게 되었을까? 미국은 세계 어느 나라보다 1인당 건강관리에 더 많은 돈을 쓴다. 우리는 건강에 관해 이야기하고 글을 쓰며 더 건강해지려고 헬스클럽에 다니며 끊임없이 건강을 걱정한다. 21세기 환경요인이 우리의 후성유전 메커니즘을 변화시켜 우리의 기능적 건강이 쇠퇴하고 있는 것일까? 이것으로 천식, 알레르기, 자폐, 주의력장애, 과잉행동, 제2형 당뇨, 자가면역성 관절염, 비만 같은 아동기 건강 문제가 치솟는 현상을 설명할 수 있을까?

여기에다 맥길대학교의 모셰 스지프Moshe Szyf 박사와 마이클 미니Michael Meaney 박사의 연구를 참작하면 이 질문은 더욱 중요해진다. 알다시피 맥길대학교는 한스 셀리에Hans Selye 박사가 싸움-도망 각성 시스템을 변화시키는 환경요인을 정의하기 위해 '스트레스'라는 단어를 처음으로 만든 곳이다. 스트레스라는 단어는 이후 의학에서 가장 많이, 그리고 가장 유용하게 사용하는 영어 단어가 되었다. 스지프 박사와 미니 박사는 스트레스에 관한 우리의 이해를 완전히 새로운 차원으로 끌어올렸다. 한 개인의 사회적 환경이 그의 후성유전 구성에 영향을 미치며 그 결과 스트레스에 대한 개인의 생리적, 행동적 반응도 바뀔 수 있다는 것이다.[50] 특히 아이들의 경우가 더 그렇다. 스지프-미니의 연구가 우리에게 말하는 바는 외상적 사건이 유전체에 후성유전 표지의 자국을 남길 수 있으며 이것은 스트레스에 반응하는 방식을 장기에 걸쳐 변화시킨다는 것이다.

이것이 두려움과 분노, 폭력적인 양육 환경에서 태어나고 자란 아이들에게 의미하는 바는 뭘까? 나는 스지프 박사에게 직접 이 질문을 던질 기회가 있었다. 당연하게도 그는 자신이 가장 두려워하는 것 중 하나가 엄마의 임신 기간과 아동기 성장 과정에서 두려움과 분노, 폭력을 경험한 아이들에게 일어나는 일이라고 답했다. 간단히 말해 그가 느끼는 두려움은, 열악한 양육 환경에 노출되어 남겨진 후성유전 지표가 최근의 동물 연구가 암시하듯 지금 세대 아이들의 정신적, 신체적 건강에 악영향을 미칠 뿐 아니라 다음 세대에도 전달될 수 있다는 것이다. 이 연구들은 완전히 새로운 영역인 '세대 간 후성유전학transgenerational epigenetics'을 탄생시켰다. 세대 간 후성유전학은 특정 성질이 전통적 유전이 아닌 후성유전에 의해 다음 세대에 전달되는 방식을 연구하는 학문이다.

세대 간 후성유전학 연구는 만성질환의 패턴이 우리가 예측하는 것보다 훨씬 빠른 속도로 변화하는 과정과 이유를 보여준다. 당신은 아마도 후손들에게 변화를 일으키려면 수백만 년에 걸친 유전자의 자연선택 외에는 방법이 없다고 생각할 것이다. 그러나 후성유전학에서는 특정 인구 집단의 건강이 시간에 따라 변화하는 데 두 가지 방식이 있다는 점을 지적한다. 첫째는 겸상적혈구빈혈증이나 페닐케톤뇨증처럼 질병 유발 유전자가 유전되는 과정을 통해서이다. 둘째는 후성유전으로 이것은 후성유전체가 환경의 변화에 훨씬 빠른 속도로 변화함으로써 일어난다. 워싱턴주립대학교의 마이클 스키너Michael Skinner 박사가 수행한 동물 연구는 환경 독소에 노출될 경우 후성유전에 일어난 변화가 다음 세대에 전달되어 만성질환의 발병이 증가할 수 있음을 보였다. 우리는 영양, 사회적 스트레스, 환경 독소 등의 요인이 결합해 후성유전체에 영향을 미치고 유전자 발현 패턴을 변화시키며, 이로써 만성질환의 위험을 증가시킨다는 사실을 점점 더 많이 확인하고 있다.[51]

좋은 소식은 우리의 유전자 발현을 변화시키고 우리를 만성질환의 위험에 빠트리는 영향 요인을 우리 스스로 바로잡을 수 있다는 점이다. 이것이야말로 인간 게놈 지도 제작과 그로 인해 촉발된 수많은 연구가 대변하는 생물학의 혁명적 발견이 선사하는 훌륭한 교훈이다. 유전자형에서 표현형으로 전환되는 과정은 우리의 유전체가 환경에서 받는 메시지에 반응하는 복잡하고 역동적인 과정이다. 따라서 그 메시지를 변화시킬 수 있다면 그 메시지에 우리의 유전체가 반응하는 방식을 변화시킬 수 있고 그것을 통해 우리의 건강에도 영향을 줄 수 있다.

그렇다면 유전체가 환경으로부터 받는 메시지를 어떻게 변화시킬 수 있을까? 그것은 우리 주변의 환경에 존재하는 것들, 우리가 몸속에 섭취하는 물질들, 우리가 운동으로 그리고 행복을 위해 몸으로 하는 행동을 변화시킴으로써 가능하다. 문제가 되는 것은 덜어내고 부족한 것은 제공해주는 식으로 변화를 줄 때 우리는 자신의 건강을 실제로 향상시킬 수 있다.

이것은 우리가 할 수 있는 일이다. 환경, 식사, 생활 습관을 수정하고 바꾸거나 근본적으로 재설계하는 것은 각 개인이 얼마든지 할 수 있다. 우리 시대의 놀라운 생물학적 발견에 관한 이해를 우리의 장기 예비력(신체 기관의 기능 비축분)과 활력, 장수를 갉아먹는 만성질환을 예방하는 변화를 일으키는 데 활용하는 방법은 무엇일까? 다음 장에서 보듯이 그 답은 각 개인에 따라 다르다.

3장

기능의학 혁명: 만성질환과의 전쟁에서 승리하다

에게해 가운데에 이카리아Ikaria라는 그리스령 섬이 있다. 면적이 800평방 마일도 되지 않으며 인구는 8천 명이 조금 넘는 작은 섬이다. 산이 많아 주민들은 주로 해안가에 산다. 가파른 언덕과 골짜기의 경사면은 무성한 녹음으로 덮여 있다. 어업과 진한 레드와인 생산이 섬 주민들의 주된 생업이다.

이카리아는 과학자들이 많이 찾는 섬이기도 하다. 왜냐하면 다른 지역과 구분되는 건강 장수 지역이기 때문이다. 댄 부에트너Dan Buettner라는 연구자는 이 지역을 평화 구역이라는 의미로 '블루 존'이라고 이름 붙였다.[52] 그는 자신의 동명의 책에서 이카리아섬의 모든 것이 사람들이 질병에서 벗어나 노년까지 건강하게 지내도록 돕는 요인으로 작용한다고 했다. 이카리아 사람들은 90세 이상 사는 것이 흔한 일이다. 100세 노인도 다른 지역에 비해 월등히 많다. 그러나 핵심은 이카리아 사람들의 장수가 아니다. 그들이 '건강하게 활력을 유지하며' 노년을 산다는 게 핵심이다. 이카리아 사람들은 전 세계 사람들을 괴롭히는 만성질환에 잘 걸리지 않는다. 아주 노년에 이르러 죽음에 이를 때까지 신체적, 정신적으로 생생하며 활동적으로 산다. 과학자들은 그 이유를 알고 싶어 섬을 찾는다. 일단 섬에 와보면 그 답을 바로 알 수 있다.

먼저 이카리아 사람들의 식단을 보자. 신선한 생선과 영양소가 풍부한 채식 위주의 비가공 음식이 주를 이룬다. 거기에다 깨끗한 물, 지역에서 나는 올리브유, 허브차 그리고 레드와인도 빠질 수 없다. 깨끗한 공기도 있고, 언덕을 오르내리면서 주로 걸어 다니며 따뜻한 소금물에서 언제든 헤엄칠 수 있다는 점도 작용할 것이다. 이카리아 사람들은 늦잠을 자고 포도밭 노동으로 지친 몸과 마음을 휴식하며 원기 회복을 위해 매일 낮잠도 잔다. 그리고 이카리아섬은 공동체로서 문화와 신앙의 끈으로 서로 유대를 맺는 곳이다. 상호부조와 정서적 지원을 기꺼이 제공하며 이웃이 자기 일을 흔쾌히 대신 해주기도 한다.

이카리아섬 사람들의 특별한 장수 현상을 조사하던 과학자들은 섬 사람들의 놀라운 건강 상태를 설명하는 데 영양, 운동, 수면, 정서적 지원 등 신체의 생리 과정에 영향을 미치는 모든 요인과 서로를 돕는 행동에서 원인을 찾아야 한다고 보았다. 물론 목가적인 한가한 이야기로 들린다. 하늘빛 바다 한가운데 태양 볕이 내리쬐는 섬에서 지내는 순수하고 단순한 생활인 것이다.

그런데 이카리아섬에서 주목할 만한 점은 그곳 사람들이 다른 지역으로 옮겨 가 다른 생활양식을 채택하면 그들 역시 다른 곳의 사람들처럼 만성질환에 걸린다는 점이다. 다시 말해 이카리아 사람들이 만성질환에 걸리지 않도록 예방하는 요인은 유전자가 아니라 그들의 생활 습관과 환경이 그들의 유전자에 보내는 메시지라는 점이다. 그 메시지에 변화가 생기면 이카리아 사람들도 우리처럼 병에 걸리기 쉬운 상태가 된다.

이것이 이카리아가 만성질환과의 전쟁을 시작하는 출발점이 되어야 하는 이유이다. 만성질환과의 전쟁에서 승리하려면 우리의 생활 습관과 식사, 환경이 유전자에 보내는 메시지에 변화가 있어야 한다. 우리는 우리 방식대로 자신의 '이카리아'를 만들어야 한다. 기능의학 혁명은 모두 이것을 하기 위한 것이다.

증상을 달고 살다

1장에 소개한 피터와 캐서린의 사례를 기억하는가? 피터는 36세의 나이에, 캐서린은 64세의 나이에 다양한 신체 증상으로 고생했다. 두 사람은 각각의 증상으로 신체 기능이 쇠퇴하고 있다는 진단을 받았으며, 여러 전문의가 조금씩 나눠준 알약으로 치료를 시도했다.

이제 조를 만나보자. 그도 수많은 문제를 갖고 있다. 의료계에서 흔히 말하듯 그는 다양한 건강상 불만을 '달고 산다'. 우선 조는 고혈압이 있다. 또 아버지와 할아버지처럼 전립선에 문제가 있고 때로 통풍으로 심한 통증을 겪기도 한다. 게다가 조는 주위에 아무 소리가 없는데도 계속해서 귀에 소리가 울린다. 의학 용어로 '이명'이라고 한다. 그것도 모자란 듯 야간 다리 경련도 주기적으로 겪는다. 종아리와 허벅지가 뭉쳐 경련이 일어나는데, 이 때문에 잠에서 깨고 나서는 다시 제대로 잠에 들지 못한다.

조는 여러 전문의에게 치료를 받았는데 그들 모두 자신들의 전문 지식 내에서 진단을 내렸다. 그 결과, 현재 조는 인턴이 처방한 고혈압약과 다리 경련 약, 비뇨기과 의사가 처방한 전립선비대증 약, 류머티즘내과 의사가 처방한 통풍 약, 가정의학과 의사가 처방한 수면제를 복용하고 거기에다 이명 때문에 찾아간 청능사(청각 능력의 재활을 돕는 사람-옮긴이)가 권한 백색소음 기계도 밤에 사용하고 있다. 다시 말해 조는 여섯 가지 증상에 대해 각 분야의 전문의로부터 각기 진단을 받았으며 각 증상에 따라 서로 다른 처방약과 치료를 받아야 했다.

문제는, 그럼에도 조는 여전히 몸이 안 좋다는 점이다. 처방받은 약으로 조금 낫는가 싶지만 그가 불평하는 증상은 여전하다. 삶의 질은 계속 떨어져 있는 상태이다. 다리 경련과 발 통증은 만성이 되었고, 통풍은 그의 삶을 자주 멈춰 세운다. 밤에 깨지 않고 자는 날이 거의 없다. 그의 말에 따르면 그는 완전히 지쳐 떨어졌다.

피터, 캐서린과 같은 경우이다. 이유는 세 사람 모두 증상만 치료했지 만성적인 질병을 치료받지 못했기 때문이다. 그들이 겪는 고통은 잠시나마 완화되었지만 고통의 근본 원인은 다루지 못했다. 사실 고통의 근본 원인은 찾아내지도 못했다. 당장 피터와 캐서린, 조를 괴롭히는 문제에만 초점이 맞춰져 있을 뿐 그들의 건강에 무슨 문제가 있는지는 살피지 못했다. 오늘날 작동하고 있는 의료 모형을 감안하면 이것 외에 다른 방식은 있을 수 없다.

질병 이름을 대봐, 그럼 치료법을 처방할게

당신과 내가 자랄 때의 의료 운영 방식은 앞 장에서 보았듯이 세균학 혁명에 이어 발달한 급성 치료 방식이었다. 이 방식은 질병에 초점을 맞춘다. 즉 그것의 운영 방식은 대개 신체 특정 부위의 전문가인 치료자가 신체의 병리를 찾아내는 것이다. 즉 질병에 대해 진단을 내린 뒤 질병을 제거하는 처방전을 발급하거나 수술 일정을 잡는다.

피터와 캐서린, 조를 돌본 이들 전문 시술가들은 모두 고도의 교육을 받은 똑똑하고 자애로운 사람으로 급성 치료 모형에 따라 전문 훈련을 받았다. 그들은 질병을 일으키는 신체 기관을 중심으로 사고하는 관점을 교육받았다. 질병을 일으키는 신체 기관을 찾아내 그것을 치료하는 것을 주 임무로 삼는다. 신체 기관은 여러 가지 계통의 모음으로, 주요 계통에는 다음과 같은 것들이 있다.

- 소화기계
- 신경계
- 면역계
- 근골격계
- 심혈관계
- 눈, 귀, 코, 목 계통
- 생식계(남성 생식계와 여성 생식계)
- 피부계
- 혈액계

익숙해 보이는가? 물론 그럴 것이다. 이 계통들은 우리 신체의 주요 기관계일 뿐 아니라 주요한 의료 분과이기도 하기 때문이다. 신체가 그렇게 구성되어 있다면(즉 개별 기관계의 모음이라면) 의료를 실행하는 방식도 그에 맞추어 구조를 짜는 것은 논리적으로 보인다. 의료도 신체의 주요 기관계에 상응하는 해부학적 부위에 맞추어져 있는 것이다.

물론 이것은 오늘날의 의료 관행을 규정하고 있는 급성 치료 모형의 표준적인 운영 절차이다. 특정 신체 기관계의 전문가인 의사는 그 계통의 문제를 질병으로 정의하면서 당신을 불편하게 하는 다른 문제와는 완전히 별개로 그것을 치료하고자 한다. '다른 문제'들은 다른 전문 분야 의사들이 담당할 문제이다. 이것이 조가 다섯 명의 의사를(거기다 청능사까지) 만난 이유이다. 특정 신체 기관에 관한 전문 훈련을 받은 각각의 의사들은 오직 그 기관만을 다룬다.

사실 조를 진료한 전문의들도 조에게 다른 불평거리가 있다는 것을 알고 있다. 다만 그것이 그들이 전문으로 담당하는 신체 기관계에 해당하지 않을 뿐이다. 그들은 조의 불평을 그의 주요한 질병, 즉 그들의 전문 영역 안에 있는 질병에 부차적인 것으로 본다. 그러면서 이런 불평들을 동반 질병 또는 인접 질병이라고 부른다. 즉 공존은 하지만 그들이 보기에 주요 문제와 별개로 공존하는 증상으로 간주하는 것이다.

따라서 각 전문의들은 자신들의 전문 영역에서 볼 때 고장 난 부분을 고치는 목적의 치료 과정을 조에게 처방할 것이다. 여기서 '고장 났다'는 말은 해당 신체 기관이나 신체 조직의 건강한 버전과 무언가 다른 점이 있다는 의미이다. 그리고 각 전문의들은 조가 호소하는 다른 질병에 대해서는 고개를 저을 것이다. 자신들이 해줄 수 있는 것이 없다는 뜻이다.

만약 조에게 심장병, 암, 류머티즘성관절염, 신장병 등의 중대한 증상이 있었다면, 즉 특정 신체 기관이나 신체 조직이 '고장 났다면' 이런 식의 의료 모형이 실제로 효과를 보았을 것이다. 각 전문의는 수술과 일련의 치료법을 처방해 고장 난 부위를 고쳐줄 것이다.

그러나 조는 그런 증상이 없다. 따라서 이 모형은 조에게는 효과가 없다. 조가 호소하는 여러 불평들의 이면에는 단일한 병리 현상이 존재하지 않는다. 그것은 피터와 캐서린이 호소하는 증상들의 이면에 있어서도 마찬가지이다. 그리고 우울증, 치매, 만성피로증후군, 섬유근육통, 고혈압, 근력 약화, 과민성대장증후군, 수면장애, 만성통증증후군, 자폐스펙트럼장애 등 21세기에 우리를 괴롭히는 만성질환으로 고생하는 우리 모두가 호소하는 불평의 이면에 있어서도 마찬가지이다. 이 증상들의 이면에는 단일한 병리가 존재하지 않는다. 대신에 우리는 여러 신체 기관과 신체 조직의 기능이 저하되었다는 신호와 증상을 경험하고 있다. 신체 기능의 저하는 결코 무시할 만한 것이 아니어서 우리는 그 신호와 증상을 무디게 만드는 치료를 통해 조금 더 편안해지고자 한다. 잠시나마 그 신호와 증상이 미치는 영향을 잠재우는 것이다.

안타깝게도 유전학 혁명이 우리에게 가르쳐준 것은 만약 이들 신호와 증상의 근본 원인을 다스리지 않고 마냥 덮어두면 나중에 실제로 병이 되어 급성 질병으로 나타날 수도 있다는 점이다. 이것이 바로 앞의 세 환자에게 일어난 일이다. 피터, 캐서린, 조에게 주어진 처방전은 그들의 건강을 향상시키고 있지 않다. 세 사람 모두 여전히 아프다고 느낀다. 세 사람 모두 계속해서 신체 기능을 잃어가고 있으며 이동성과 활력, 삶이 제약당하고 있다고 느낀다. 슬픈 진실은 그들이 지금도 삼키고 있는 알약이 그들의 건강을 실제로 갉아먹고 있다는 점이다. 세 환자 모두 앞으로 건강이 점점 더 악화되는 것은 어쩌면 당연한 일인지 모른다.

이것 역시 논리적이다. 병의 근본 원인을 다스리지 않으므로 세 사람의 유전자는 애당초 (오래전에 프로그래밍되었던 대로) 그들을 아프게 만든 환경요인에 적절히 반응하지 못한다. 또 이제 그들의 환경의 일부가 되어버린 약의 공습에도 적절한 반응을 보이지 못한다. 이제 이 부적절한 반응은 그들의 신체 기능의 일상적 상태가 되고 만다. 나는 이것을 아군을 적으로 오인해 사격하는 '아군 오인 사격'으로 본다. 원래의 목표 대상이 아닌 엉뚱한 대상에 해를 입히는 것이다. 이렇게 만성질환의 근본 원인을 제대로 살피지 않은 채 단지 증상만을 완화한다면 급성 질병으로 나타날 수 있다.

피터와 캐서린, 조는 앞으로 어떻게 될까? 별로 좋아 보이지 않는다. 조는 여전히 조기 심장발작과 뇌졸중 고위험군에 속하며, 피터는 신장병이나 심장병을 일으킬 위험이 높다. 캐서린은 후기 골절과 류머티즘성관절염, 그리고 미국 사망 원인 1위인 심장병의 후보군이다. 세 사람이 이런 만일의 사태에 이를 때쯤이면 진정한 회복에 필요한 자원과 그것을 즐기는 데 필요한 남은 수명은 크게 줄어든 상태일 것이다.

그러나 감염병이나 응급 상황에서 효과를 발휘하는 신체 기관 중심의 이런 급성 치료 의료 모형은 지금도 주로 사용되고 있는 운영 방식이다. 20세기 대부분 기간에 걸쳐 더 다듬어진 이 의료 모형은 질병의 식별 가능한 신체 기관 원인과 의료적 응급 상황에 대한 해결책을 대량 생산하는 데는 고도로 효율적인 시스템으로 기능하고 있다. 이 효율성을 달성하기 위해 의료진들은 평균으로 회귀하는 수밖에 없다. 평균에서 벗어나는 사람은 '아웃라이어'가 된다. 급성 치료와 응급 의료 상황에 맞추어진 운영 모형은 개인이 아니라 부득불 평균을 다루는 수밖에 없다. 그래야 효율적이기 때문이다.

그러나 바로 이 이유 때문에 이 의료 모형은 오늘날의 건강 현실을 따라잡지 못하고 있으며 거기에 적합하지 않고 충분하지도 못하다. 우리가 알듯이 지금 우리가 마주한 의료의 도전은 급성 치료가 아니라 만성질환이다. 만성질환을 설명하는 과학은 평균이 아니라 각 개인에게 초점을 맞출 것을 요청하고 있다. 실제로 우리들 한 사람 한 사람은 모두가 평균에서 벗어난 존재이므로 우리를 평균으로 취급하는 의료 모형은 제대로 효과를 낼 수 없다. 만약 당신이 피터, 캐서린, 조의 '고장난' 신체 부위를 찾는 배려심 깊은 담당의라면, 그리고 진단을 내리고 당신의 주된 의료 도구로 표준적 해결책을 처방하는 데 몇 분밖에 주어져 있지 않다면 현재의 의료 모형에서 당신은 평균으로 돌아가는 수밖에 없다. 즉 환자의 증상을 조금이나마 완화하며, 당신이 바라건대 피해를 최소화하는 '안전한' 해결책에 기대는 수밖에 없는 것이다.

그러나 이런 의료 모형은 다양한 신체 기관계에 영향을 미치는 증상에 대해서는 제한된 효과만 낼 뿐이며 최악의 경우에는 완전히 무력하다. 그리고 최소한의 노력과 비용으로 최대의 결과를 내는 것을 '효율'로 정의한다면 분명히 이 의료 모형은 그다지 효율적이지 못하다. 불행히도 이것이 오늘날의 의료를 정확히 묘사하는 말이다. 질병 관리에 전 세계적으로 엄청난 돈을 퍼부으면서도 만성질환의 발병과 유병률 그리고 만성질환으로 우리의 삶이 방해받는 정도는 계속 증가하고 있는 것이 현실이기 때문이다.

이처럼 현재의 주된 의료 모형은 지금 우리가 직면해 있는 대부분의 건강상의 도전에 효과를 내지 못하고 있다. 게다가 거기에 들어가는 비용도 어마어마하다. 수지맞는 게임이 아니다. 급성 치료 의료 모형은 오늘날 의료 현장을 뒤덮고 있는 만성질환을 다루는 데에는 적합하지 않다.

이 의료 모형이 주도하게 된 이유는 그것이 지금껏 오랫동안 유지되어왔기 때문이다. 오래 유지되어온 이유는 모두가 알고 있다. 부분적으로 그것은 관성 때문이며 부분적으로는 제삼자 보험회사와 거대 제약기업의 영향도 있다. 그들은 급성 치료 의료 모형에 거액을 투자해 고도로 정형화된 예측 가능한 관행으로 만들었다. 이 의료 모형을 프로토콜(환자 치료의 실행 계획)로 만들어 정교화했으며 신체 기관 중심의 의료 훈련과 수련에 기초한 급성 치료 모형에 오랫동안 보상 시스템이 맞춰져 있었다. 그것을 바꾼다는 것은 불편을 자초할 뿐이다.

의사들 또한 급성 치료 의료 모형의 희생자이다. 지난 40년 넘게 의료 연구자이자 교육자로 일해온 나는 나와 동료들이 가르친 의대생들이 보여준 지성과 능력 그리고 아픈 사람을 도우려는 헌신적인 태도에 언제나 감동을 받았다. 그런데 내가 보기에 헌신적인 그들도 시간이 지나면 현재의 의료 모형에 지쳐가는 듯 보였다. 환자 1명당 진료 시간을 6분을 넘기지 말라는(15분은 절대 넘기면 안 된다는) 요구는 결국 환자를 위해 생각하고 행동하는 그들의 능력을 가려버렸다. 그들은 기계적으로 진료에 임하며, 모든 환자를 진단명으로 대한다. 환자 치료는 표준화된 해결책 목록 가운데 몇 개를 선택해 체크하는 방식이 된다. 의사들이 떼 지어 직업을 그만두는 것도 이상하지 않다. 의대생들의 교육과 노력, 그들의 모든 지력과 사랑의 마음은 환자가 지금 호소하는 불평에 그저 처방전을 써주는 것이 아니라 각 환자를 위한 개별 관리를 혁신하는 데 투여되어야 한다.

그러나 새로운 의료 모형이 필요한 가장 큰 이유는 무엇보다 앞 장에서 살펴본 과학에 있다. 유전자 혁명으로 우리에게는 기능의학이라는 혁명이 필요해졌다. 이제 우리는 환경, 생활 습관, 유전적 소인이 왜, 어떻게 상호작용을 일으켜 우리의 생리 기능을 변화시키고 신체 기능을 마모시키는지 알고 있다. 그리고 이 앎은 우리를 아프게 만드는 기능장애 상태를 역전시키는 새로운 치료 접근법을 찾도록 요청하고 있다. 기능의학의 운영 체계는 바로 이것을 하기 위한 것이다.

오해가 없기 바란다. 나는 결코 급성 치료 모형을 없애자고 주장하는 것이 아니다. 당신이 심장발작을 일으켰거나 감염병에 걸렸거나 부상을 당했거나 응급 의료 상황에 처했다면 당신에게는 급성 치료가 무엇보다 필요하다. 급성 치료를 제공하는 효율적인 시스템을 통해 당신은 건강을 회복할 수 있을 것이다. 우리는 이 시스템을 지켜야 한다. 그러나 급성 치료 시스템은 오늘날의 주된 의료적 도전에 그다지 적합하지 않음을 감안할 때 복잡한 만성질환을 평가하고 예방하고 치료하는 새로운 치료 접근법으로 그것을 보완할 필요가 있다.

그리고 그 작업은 이미 시작되었다.

환자 중심, 과학 기반의 기능의학

북미 원주민인 피마족에 관해 잠깐 이야기하려 한다. 지금은 중부 애리조나주의 보호구역에 집단 거주하는 피마족은 한때는 강한 세력을 가진 원주민 부족이었다. 그런데 오늘날 피마족은 미국에서 당뇨병을 가장 많이 앓고 있는 인구 집단이다.[53] 사람들은 오랫동안 그 이유가 피마족 자체에 있다고 여겼다. 즉 피마족이 당뇨 유전자를 갖고 태어난다고 생각했다. 운명의 짓궂은 장난으로 피마족 아기들은 태어날 때부터 당뇨병을 예상해야 한다는 것이다.

깔끔한 답을 제공하는 아주 편리한 가정이다. 그러나 완전히 틀린 가정이다. 사실은 1940년대까지 피마족에서 당뇨병이 발견되지 않았다. 1940년대가 될 때까지 그들은 두 세대 동안 인디언 보호구역에 살았는데, 그 시기 동안에 그들의 전통 식단은 정제 탄수화물과 설탕, 지방으로 완전히 대체되었다.

피마족의 유전자가 처음부터 당뇨병에 걸리도록 프로그래밍된 것이 아니다. 그보다는 피마족의 유전자가 전에 없던 완전히 새로운 '영양' 현실과 충돌을 일으켰다고 보아야 한다. 사실 피마족의 유전자는 누구보다 '검소'했다. 역사적으로 피마족의 생존을 위협한 최대 위험요인은 굶주림이었는데, 그들은 그에 대응해 수천 년 동안 '검소함'이라는 유전자를 발달시켰다. 미국 남서부 사막의 혹독한 생존 환경에서 살아온 피마족은 오래전부터 물과 음식이 부족한 환경과 자주 마주했다. 따라서 그들의 유전자는 낮은 칼로리 섭취 시기에도 살아남을 수 있는 특성을 갖도록 자연선택되었다. 내가 피마족의 유전자를 '검소한 유전자'라고 부르는 의미도 바로 그것이다. 그들은 남은 1칼로리마저 도 아껴 쓴다. 이것은 주기적으로 찾아오는 기아의 현실에 신체가 대응하는 데 분명한 이점으로 작용한다.[54]

그러던 중 피마족이 인디언 보호구역에 살게 되면서 언제든 굶주림을 피할 수 있게 되었다. 그들이 사는 보호구역의 식료품점에 들어가보라. 가공식품, 탄산음료, 술 등 영양가 없고 열량만 높은 식품들로 가득하다. 수리수리 마하수리! 한때 유전적 이점이었던 것이 이제 유전적 골칫거리로 바뀌었다. 유전자가 병에 걸린 것이 아니다. 유전자에 먹이를 주는 환경이 병에 걸린 것이다.

이런 슬픈 이야기를 하는 이유는 피마족의 사례가 기능의학의 접근 방식을 이해하는 데 적절한 틀이 되기 때문이다. 특히 이 이야기는 기능의학이 실병(단일 신체 기관에 원인이 있다고 여기는 질병)이 아니라 환자에 초점을 맞추는 이유를 말해준다. 피마족 사례에서 그 환자는 확인 가능한 생화학적 개별성을 가진 특정한 개인이다. 그 사람의 생리적 과정에 어떤 변화가 일어났는지를, 그리고 그 과정과 환경 사이의 상호작용을 살펴볼 때에만(즉 피마족의 유전자와 생활 습관, 환경을 모두 살펴볼 때에만) 그들의 건강 문제에 관한 진실을 알 수 있다. 그리고 오직 그 진실만이 피마족 사람들의 건강을 회복하는 길을 가리켜 보일 수 있다.

이것이 기능의학이 각각의 개별 환자들에 대하여 하는 일이다. 기능의학은 환자의 유전적 고유성과 그 고유성이 환경, 행동과 상호작용하는 방식의 관점에서 환자의 건강을 바라본다. 이것은 기능의학을 하는 의사라면 진단명을 찾아내려 애쓰기보다 환자가 살아온 과정과 환자의 생리학, 환자의 생활 습관이 복잡하게 얽혀 상호작용하는 과정을 이해하고자 노력해야 한다는 의미이다. 기능의학 수련의는 이런 총체적 상호 관계 속에서 환자의 질병을 일으키는 상호작용을 특정할 수 있다. 오직 그럴 때에만 기능의학 수련의와 환자는 그 상호작용을 변화시키는 방법, 질병을 예방하고 역전시키는 방법을 함께 마련할 수 있다.

시스템적 접근 방식

이를 위해 기능의학은 신체에 대한 시스템적 접근 방식을 취한다. 앞서 우리의 신체는 면역계, 신경계, 내분비계, 심혈관계 등의 기관계가 네트워크처럼 연결되어 있다고 말했다. 여기서 중요한 단어는 '네트워크'이다. 다시 말해 신체의 모든 계통은 서로 연결되어 있다. 따라서 우리가 알고 있듯이 한 계통에서 일어난 일이 다른 계통에도 영향을 미친다. 심지어 한 계통이 개선되었을 때 다른 계통이 안 좋은 영향을 받는 경우도 있다. 앞서 보았듯이 근골격계의 통증을 줄이는 항염증제는 소화기계에 심각한 해를 입히기도 한다. 관절염이 좀 낫는가 싶으면 갑자기 위궤양 때문에 통증이 온다. 또 심장발작과 뇌졸중 위험을 낮춘다고 알려진 스타틴(혈관 내 콜레스테롤 억제제-옮긴이)은 치매와 당뇨 위험을 높이는 것으로 나타났다. 왜 그런가? 스타틴은 심혈관계에 영향을 주지만 신경계와 내분비계에도 영향을 미치기 때문이다. 심혈관계에는 좋은 영향을, 신경계와 내분비계에는 안 좋은 영향을 주는 것이다.

그러므로 신체의 계통들을 상호 관련성의 관점에서 보는 것이 타당하다. 그리고 각 계통을 구성하는 요소들 역시 상호 관련성의 관점에서 보아야 한다. 주변과 접촉하지 않고 소통하지 않는 독립된 '사일로'가 아니라 함께 작동하는 전체 시스템의 일부로 보아야 한다. 그리고 모든 신체 기관계에 걸쳐 일어나는 생리적 과정으로 보아야 한다.

기능의학 수련의는 시스템적 접근 방식을 사용한다. 그는 급성 치료를 통해 '수리 가능한' 신체의 특정한 결함 기관을 찾아내지 못하더라도 탐색을 멈추지 않는다. 그는 계속해서 탐색한다. 환자의 전체 생리적 네트워크를 살펴 환경요인으로 유전자 발현이 변형된 곳(들)을 찾아낸다. 그가 찾고자 하는 것은 불균형이다. 이때 불균형은 생리 시스템을 구성하는 여러 요소들 내의 불균형일 수도 있고, 각 시스템들 사이에 나타나는 불균형일 수도 있다. 실제 건강 메커니즘, 즉 환경이 당신의 신체에 전하는 입력이 당신의 고유한 유전적 소인을 거쳐 처리되는 과정에는 이런 불균형이 존재한다. 기능의학 이론에서는 균형이 틀어진 생리적 과정을 찾아 그것을 다룰 때 마침내 만성적인 불건강 상태를 제대로 다룰 수 있다고 본다. 이것이 바로 당신이 겪고 있는 증상을 사라지게 만드는 방법이다.

그렇다고 기능의학이 단지 건강상의 '문제'에만 몰두하는 것은 아니다. 기능의학에서 당신의 외부 세계와 내부 생리의 연관성을 살피는 목적은 그저 당신의 몸에서 건강상 문제 되는 부분을 제거하기 위해서만은 아니다. 그보다 기능의학에서 취하는 시스템적 접근 방식의 목적은 당신의 유전적 고유성과 당신의 환경, 생활 습관, 행동 사이에 최적의 조합을 찾아내려는 것이다. 그렇게 해서 당신의 유전자가 가진 잠재적인 긍정적 활력을 최대한 실현하고 당신의 신체 기관의 예비력(신체 기관의 기능 비축분)을 가득 채워 넘치게 하기 위해서이다. 기능의학은 당신의 신체 수명을 연장할 뿐 아니라 건강수명(건강 상태로 사는 기간)도 최대한 연장하고자 한다.

그렇게 하기 위해서는 우선 두 가지가 필요하다. 첫째, 당신의 개별적인 신체 생리 내에 어떤 불균형이 있는지 확인해야 한다. 둘째, 당신의 몸에서 건강상 문제를 없애주고 당신의 고유한 유전적 잠재력을 실현하게 하는 개인맞춤형 프로그램을 설계해야 한다.

핵심 생리 과정: 불균형이 생겼을 때

신체의 모든 기관계에 영향을 미치는 7개의 핵심 생리 과정이 있다. 그리고 어떤 기관계든 불균형이 일어날 수 있다. 이 불균형들이 대부분의 만성질환을 일으키는 원인이다. 우리가 아프다면 그 중심에는 신체 기관계의 불균형이 자리 잡고 있다.

그렇다면 어떻게 해서 신체 기관계에 불균형이 일어나는가?

당신의 환경과 행동은 식사, 주변 환경(공기, 거주지, 주변 풍경), 당신이 하거나 하지 않는 운동, 스트레스, 트라우마(정신적 외상) 등 다양한 방식으로 당신의 몸에 메시지를 보낸다. 그리고 이 입력 정보는 당신이 가진 고유한 유전적 소인을 통과하며 처리된다. 이런 상호작용을 일으키는 와중에 어디선가 무엇이 기능 오작동을 일으킨다. 당신의 유전자는 주변과의 상호작용에서 얻는 메시지를 세포에 대한 지시 사항으로 변환시키면서 그러한 상호작용에서 얻는 메시지에 항상 반응하고 있다. 이 점을 감안하면 주변에서 받는 특정한 입력 정보가 핵심 생리 과정의 어느 한 곳에 균형이 틀어지게 만드는 특정 반응을 일으킬 가능성은 얼마든지 있다. 즉 당신의 외부와 내부, 당신의 외부 세계와 내부의 고유한 유전자 사이에 불일치가 일어나지 말란 법이 없다. 이런 불균형이 불건강 증상을 일으킨다.

이것이 기능의학에서 겉으로 드러나는 환자의 모든 기능장애에 관심을 기울이는 이유이다. 이 방법 외에 환자의 불균형을 찾아내는 방법이 있을까? 환자의 생리 과정과 주변 환경의 입력 정보 사이에 평형을 회복하는 방법이 이것 말고 또 있을까?

지금부터 7개 장에 걸쳐 신체의 핵심 생리 과정을 중점적으로 살펴본다. 각각의 생리 과정이 어떻게 작동하며, 각 과정에서 일어나는 임상적 불균형이 어떤 영향을 미치는지 설명할 것이다. 7가지 과정을 다룬 각각의 장은 모두 자가진단 질문지에서 시작한다. 만약 당신이 다섯 개 이상의 질문에 '예'라고 답했다면 당신은 그 생리 과정에 불균형이 일어났을 가능성이 높다. 당신이 '예'라고 답한 질문과 당신이 불균형을 관찰한 생리 과정을 면밀히 살펴보라. 이유는 책의 3부에서 알게 될 것이다. 7개 질문지 모두 3부에 다시 등장하는데, 3부에서 질문지의 답이 당신에게 말하는 바를 당신에게 맞춤해 실제로 활용할 수 있다.

7개의 핵심 생리 과정은 다음과 같다.

1. 흡수와 배설

소화와 흡수, 영양소를 활용하고 노폐물을 배설하는 것은 복잡한 다중 단계의 생리 과정을 구성한다. 분명히, 영양이 아무리 중요하다

해도 그것을 제대로 소화하고 흡수시키지 않으면 의미가 없다. 소화-흡수와 제거-배설이라는 두 과정 사이의 생리적 팀워크는 몸 전체의 건강을 유지하는 데 반드시 필요하다.

커다란 음식 분자를 인체가 적절히 활용할 수 있도록 잘게 부수는 과정은 입에서 시작되어 위장, 대장과 소장을 거치는 동안 계속된다. 중요한 비타민과 미네랄뿐만 아니라 기타 식물 유래 영양소가 몸 전체에 흡수 및 동화되기 위해 방출되면서 여러 단계를 거친다. 세포 활동으로 생긴 노폐물은 대변이나 신장을 지나는 과정에서 소변으로 배출되어야 한다. 이 과정의 특정 단계에서 자그마한 불균형이라도 일어난다면 심각한 문제를 일으킬 수 있다.

2. 해독

인간이 살아온 환경은 늘 불완전했다. 어떤 식으로든 우리는 공기, 물, 음식, 종종 우리를 보호하는 물질, 장내 박테리아 및 세포 대사 등 다양한 독성물질에 노출된다. 이것이 인간의 몸이 수백만 년에 걸쳐 해독이라는 고도로 정교한 생리 과정을 진화시킨 이유이다. 해독 과정은 해독 기구의 대부분이 존재하는 간에서 주로 진행된다. 이 과정을 통해 독성물질이 비독성 부산물로 바뀌며 신장과 장을 통해 배출된다. 신장과 장에도 부가적인 해독 능력이 조금 있다.

각 개인의 유전 중 상당 부분이 해독 기능 조절과 관련이 있다는 것은 흥미롭다. 이는 이 과정이 인간 건강에 얼마나 중요한지를 나타낸다. 해독 능력의 결함은 '탄광 속 카나리아'처럼 신체가 적절히 해독하지 못하는 잠재적인 독성물질에 노출되어 있음을 알리는 신호로 간주된다. 이것은 일반적으로 만성질환이 계속 악화하는 결과로 이어진다.

3. 방어

여기서 '방어'란 감염과 세포 손상으로부터 우리를 지키기 위해 감시하는 다양한 과정을 의미한다. 우리는 우리 몸 안에 살고 싶어 하는 박테리아나 바이러스 등의 외부 침입자와 매일 맞닥뜨린다. 세포의 수호자로서 이들 불청객들을 찾아 없애는 것이 면역계의 임무이다. 이들 불청객은 감염이나 온갖 만성질환을 일으킬 위험이 있다. 또 오래되어 죽은 우리 몸 안의 세포를 찾아 제거하는 작업도 해야 한다. 이 쓰레기를 배출하지 않으면 몸 안에 축적되어 심각한 부작용을 일으킨다. 이 쓰레기를 배출하는 작업이 면역계가 하는 또 다른 일이다.

4. 세포 연락

우리의 세포는 끊임없이 주변 환경을 감지하며 거기에 반응한다. 그러면서 신체의 한 부위에서 다른 부위 사이에 생리적 메시지를 보낸다. 이것이 세포 연락 과정이다. 이 과정에는 여러 가지 계통이 관여하는데, 이에 대해서는 7장에서 자세히 살펴본다. 기본적으로 신경계는 뇌를 몸의 모든 부위와 연결시켜준다. 호르몬, 신경전달물질, 다양한 특수 목적의 메신저(염증 메신저, 성장 및 수리 메신저 등)는 자신을 해당 신체 기관의 생리 기능과 연락하고 영향을 미치는 세포 표면의 수용체에 결합시킨다. 각 세포 안에는 세포 외부 메시지를 세포 내 유전자에게 전달해 세포의 생리 기능을 변화시키는 키나아제 조절 네트워크나 핵 전사 인자 같은 연락 시스템이 있다(전사 인자transcription factor는 유전자 근처의 반응요소라는 DNA의 특정 부위에 결합하여 유전자의 발현을 촉진하거나 억제하는 단백질을 말한다-옮긴이). 이 연락 메커니즘의 어느 곳에 기능 이상이 생기면 그로 인해 신체 생리에도 기능 이상이 일어나 수많은 만성질환과 관련된 신호와 증상을 일으킨다.

5. 세포 수송

물질은 신체의 특정 부위에서 다른 부위로 이동해야 한다. 한 가지 예를 들면 소화계가 흡수한 영양은 세포 바깥으로 나가야 하는데 이것이 어떻게 가능할까? 이것이 수송 과정이 하는 일이다. 기본적으로 이는 심장에 의해 펌핑되는 순환계, 폐 그리고 지속적으로 혈액을 새로 고치는 선상계라고도 불리는 림프계를 통해 작동한다. 이 수송 기능에 이상이 생기면 온갖 문제가 일어난다. 순환계에 문제가 생기면 심혈관계 질환의 원인이 되는데, 심혈관계 질환은 지금도 미국에서 가장 흔하고 무서운 만성질환이다.

6. 에너지

생체 에너지bioenergetics라고도 부르는 이 과정은 미토콘드리아라는 세포 소기관 내에서 에너지가 활용되도록 음식을 에너지로 변환시키는 과정이다(세포 소기관은 마치 몸 전체에 신체 기관이 하듯이 각 세포 내에서 기능하는 구조를 말한다). 포도당, 아미노산, 지방산 등 흡수 과정에서 생기는 음식 분자가 산소와 결합해 에너지, 폐기물인 이산화탄소, 물, 요소(오줌 속에 들어 있는 질소화합물)로 분해되는 장소가 미토콘드리아이다.

미토콘드리아 기능에 이상이 생기면 통증이나 피로와 관련한 다양한 만성적 건강 문제의 원인이 된다.

7. 신체 구조

어떻게 하면 신체 구조가 신체 기능에 적절히 도움을 주도록 신체의 구성 재료를 건강하게 유지할 수 있을까? 한때 우리는 인간의 골격, 그리고 뼈들을 이어 붙이는 인대와 힘줄 등의 결합조직이 건물의 철골이나 집의 뼈대와 유사하다고 생각했다. 건물 철골과 뼈대는 한번 만들어지면 그대로 서 있을 뿐, 그 속에서 하는 우리의 일상생활에 아무 영향을 주지도 않고 또 거기에 영향을 받지도 않는다고 생각했던 것이다.

그러나 이제 우리는 이것이 정확하지 않다는 것을 알고 있다. 우선 우리의 뼈대는 5~7년마다 한 번씩 리모델링된다. 또 뼈와 결합조직은 끊임없이 우리의 신체 기능에 영향을 미친다. 적절한 신체 구조가 있어야 적절한 생리 기능이 가능하므로, 신체 구조는 우리의 건강과 질병을 규정하는 요소가 된다. 신체 구조에 변화가 일어나면 신체 기능에도 변화가 생긴다. 이것은 신체 자세, 근 긴장도, 뼈 건강, 결합조직의 완전성 등이 모두 우리의 건강을 규정하는 필수 요소라는 것을 의미한다. 가령 뼈 건강을 잃으면 골절의 위험만 높아지는 것이 아니라 다양한 만성질환의 위험성도 함께 높아진다.

기능의학은 유전자, 환경, 행동이 보내는 외부 메시지, 7가지 생리 과정에서 일어나는 불균형 등의 모든 영역에서 운영 모형을 찾는다. 그림으로 간단히 정리하면 이렇다.

| 그림1 | 기능의학의 운영 체계

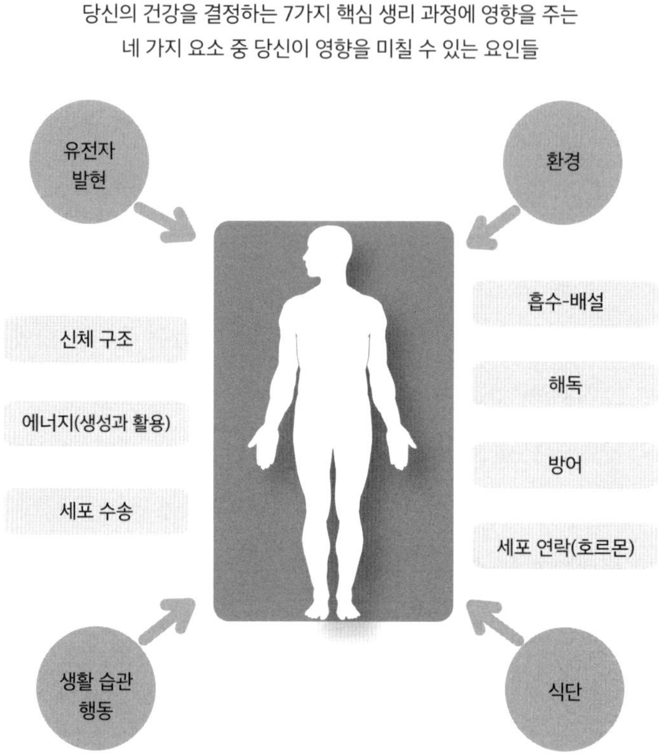

불균형을 찾아라

핵심이 되는 임상적 불균형을 찾아내는 탐지 작업은 그 불균형을 교정하거나 끝내기 위한 개인맞춤형 프로그램을 만들어가는 첫 단계이다. 그런데 이 탐지 과정이 언제나 수월한 것은 아니다. 어떤 두 사람도 동일한 불균형이 동일한 방식으로 나타나지 않기 때문이다. 단일 신체 기관이 특정한 생리 시스템을 갖거나 특정한 생리 과정을 통제하는 것도 아니다. 불균형은 생리 과정 전반에 걸쳐 나타나는 기능 이상을 의미하며, 신체 계통들 사이의 상호 관련성도 밝히기 어렵다. 이런 이유로 만성질환의 원인은 복잡할 수밖에 없다.

그러나 어떤 의미에서는 이것이 오히려 핵심이다. 하나의 근본 원인이 서로 달라 보이는 다양한 장애로 나타난다. 심발타Cymbalta라는 약을 들어보았는가? 아마도 저녁 뉴스에 광고하는 것을 본 적이 있을 것이다. 처음에 우울증 치료제로 승인된 심발타는 관절염으로 인한 만성적인 염증성 통증에 효과가 있는 것으로 드러났다. 이것이 어떻게 가능할까? 우울증과 관절염은 다른 전문과에서 치료하는 완전히 다른 질병인데 말이다. 우울증은 정신과 의사가, 관절염은 류머티즘내과 의사가 치료한다. 어떻게 동일한 약을 두 가지 서로 다른 진단에 사용할 수 있을까?

이에 대한 답은 우울증과 관절염이 핵심 임상 불균형을 공유한다는 사실에 있다. 실제로 우울증과 관절염은 서로 영향을 미치지 않는 독립된 증상이 아니다. 관절염의 만성염증과 우울증의 신경전달 이상은 면역계와 내분비계 사이에 서로 연결 고리가 있다. 방어라는 생리 과정의 불균형이 신경전달communications이라는 생리 과정에 불균형을 일으킨다. 반대 방향으로도 가능하다. 한 가지 증상에 영향을 주는 약물은 다른 증상에도 영향을 미칠 수 있다.

이뿐만이 아니다. 여기에는 상위 시스템도 작동하는데, 이를 가리키는 이름이 정신신경면역학psychoneuroimmunology이다. 뼈에 관한 오래된 노래 가사를 기억하는가? "발꿈치 뼈는 발뼈에, 발뼈는 다리뼈에 이어져 있지." 이 생리적 상위 시스템에서 신경계는 내분비계에, 내분비계는 면역계에 연결되어 있다. 모든 계통이 공통의 경로를 통해 서로 이야기를 나눈다. 우리는 이들 각 신체 계통의 메시지를 받아들이는 수용체를 다른 두 계통의 세포 표면에서 발견함으로써 이 사실을 알게 되었다.

따라서 하나의 신체 계통을 치료할 목적으로 개발된 약이 다른 두 계통에도 영향을 미칠 수 있다. 한때 예상치 못한 부작용으로 여겼던 것이 실은 '예상치 못한' 일이 아니었던 것이다. 단지 신체 계통 사이의 연관성을 우리가 충분히 이해하지 못했던 것뿐이다. 그러나 이제는 신체 계통 사이의 연관성에 대해 우리는 알고 있다. 그리고 그 연관성에 우리는 '정신신경면역학'이라는 이름을 붙였다. 우울증과 관련해 신경계의 특정 과정을 차단하는 심발타가 관절염 통증을 줄인다는 사실은 이제 더 이상 미스터리가 아니다. 이 두 반응은 동일 선상에 있다.

당신이 전문의로부터 관절염이나 우울증 진단을 받는다면 마음이 놓일지 모른다. 그러나 이것은 질병 발현의 근저에 놓인 공통의 메커니즘을 이해하는 출발점일 뿐이다. 기능의학에서 볼 때 이런 진단명은 증상을 효과적으로 다루는 방법을 찾는 첫 단계에 지나지 않는다. 우리가 가진 건강 문제의 해결책은 그 문제에 이름을 붙이는 데서, 즉 진단을 내리는 데서 찾을 수 없다. 질병이라는 기능 이상을 일으킨 생리적 문제를 이해하는 데서 건강 문제의 해결책을 찾아야 한다.

기능의학의 도구: 측정

확실히, 핵심 임상 불균형을 찾아내면 우리의 건강 문제는 훨씬 간단해진다. 그것은 각 개인의 평생 건강을 위한 개인맞춤형 프로그램을 바르게 설계하는 토대가 된다. 그러면 가장 먼저 어디에서 불균형을 찾아내야 할까?

첫 단계는 환자가 들려주는 이야기를 재구성하는 것이다. 여기서 '재구성'이란 기능의학 수련의가 환자의 이야기를 새로운 방식으로 드러내는 것을 말한다. 즉 환자로 하여금 의료적 도움을 찾게 만든 증상뿐 아니라 환자의 생활 습관, 식사, 어떻게 하면 좀 낫고 어떻게 하면 더 안 좋아진다고 느끼는지 환자 자신의 건강에 대한 사고방식 등 환자의 신체적, 사회적 환경에 관한 이야기로 다시 구성하는 것을 말한다. 이때 수련의의 목적은 환자의 건강 문제의 전조 증상을 이해하는 목적으로 환자가 가진 불균형을 찾아내는 것이다.

다음으로 기능의학 수련의는 환자가 불평을 호소하는 특정 질병이나 증상을 촉발한 요인들에 대해 알고자 한다. 특히 만성질환에 있어서는 수많은 촉발 요인이 관여해 건강상 문제를 일으킨다는 점을 알아야 한다.

그 밖에도 많은 요인이 환자의 건강상 문제를 일으키는 원인이 될 수 있는데 기능의학 수련의는 이들 매개 요인을 찾아내고자 한다. 매개 요인이란, 아픈 것과 관련된 환자의 증상이나 행동을 일으키는 사건, 요인, 심지어 신념과 감정 등을 모두 포괄한다. 신체 어느 한 곳에서 다른 곳으로 연락을 담당하는 호르몬이나 그 밖의 수천 가지 메신저 분자(신호전달 분자) 등 어떤 것도 매개 요인이 될 수 있다. 의사들은 종종 이 매개 요인을 분석해 질병의 조기 신호가 되는 생리적 불균형을 찾아내는 생체지표biomarker로 나타낸다.

기능의학 수련의는 질병의 전조 증상과 촉발 요인, 매개 요인을 배경지식으로 갖추고 환자의 생활 습관 요인에 관해 알고자 한다. 그런 요인에는 환자의 수면 패턴, 휴식 습관, 움직임과 운동 습관, 평소 영양과 수화水化 상태(수용액 속에서 용질의 분자·이온이 그 주위에 물 분자를 끌어들여 결합해서 집단을 만드는 현상-옮긴이), 스트레스 요인과 해소 방법, 친구와 지인 등 환자가 의지하고 자주 만나는 사람들과의 인간관계 등이 모두 포함된다.

이 모든 정보가 환자의 핵심 임상 불균형을 찾아내고 추적하는 운용 원칙으로 반드시 필요하다. 이제 기능의학 수련의가 가진 다음 핵심 도구가 들어올 차례다. 바로 기능적 생체지표이다. 1장에서 보았듯이 생체지표는 특정한 생리 과정과 연관되어 건강과 질병을 예고한다고 알려져 있는 특성들을 나타낸다. 가령 혈중 콜레스테롤은 심장병과 뇌졸중의 잠재적 위험성을 판단하는 생체지표이다. 혈중 콜레스테롤은 심혈관 기능의 잠재적 상태를 알려준다. 혈중 콜레스테롤 수치가 높으면 그 사람의 간이 콜레스테롤을 너무 많이 만들고 있다는 의미이다. 유전적 조합, 스트레스, 흡연, 섬유질이 부족한 열악한 식단, 비타민과 미네랄 결핍, 과도한 포화지방 섭취, 운동 부족 등 수많은 전조 증상과 촉발 요인, 매개 요인이 함께 작용해 높은 콜레스테롤 수치라는 사실에 영향을 미친다. 생체지표는 콜레스테롤 수치가 어떻게 상승했는지 그 과정을 알려주지는 않는다. 그것은 현재 콜레스테롤 수치가 높고, 그로써 핵심 생리 과정이 균형에서 벗어났으며, 따라서 불건강의 지표를 다루어야 함을 알려준다. 어떤 핵심 생체지표가 핵심 과정에서 어떤 잠재적 불균형을 나타내는지, 그리고 향후 어떤 만성적 의료 증상으로 나타날 수 있는지 보자.

핵심 임상 불균형과 관련된 핵심 생체지표

생체지표	생체지표가 나타내는 불균형	의료 증상
당화혈색소	연락	제2형 당뇨병
Hs-CRP(만성 미세 염증 수치)	방어	염증
호모시스테인	연락	CVD(심혈관질환) 및 알츠하이머
트랜스글루타미나아제	방어	셀리악병(글루텐에 과민반응을 보이는 소화장애증)
HDL(고밀도 콜레스테롤)	수송	CVD(심혈관질환)
γ-GT(간 수치)	해독	당뇨병
페리틴	흡수	CVD(심혈관질환)/염증

돌아온 조

당연히, 기능의학의 의료 모형을 수련의의 운용 시스템에 적용한다면 의료 관행에 커다란 변화가 일어난다. 조는 워싱턴주 기그 하버에 있는 기능의학 임상연구센터를 찾았을 때 이 점을 크게 느꼈다. 그가 달고 살던 증상을 기억하는가? 혈압이 높은 데다 통풍, 이명, 전립선 이상, 수면을 방해하는 야간 다리 경련도 있었다. 조는 여러 전문의에게 치료를 받았다. 그들은 각각 자신들의 전문 영역 내에서 질병의 진단에 초점을 맞추었다. 그렇게 해서 조는 자신의 건강 문제 하나하나에 대해 별개의 약을, 거기다 수면제까지 먹었다. 이들 증상이 모두 별개의 증상이라는 가정하에 말이다.

그럼에도 조의 증상은 여전했다. 활동에 제약을 받으면서 그의 삶의 폭은 좁아졌다. 기능의학 임상연구센터에서 조는 완전히 다른 평가-측정 과정을 밟았다. 기능의학의 시스템적 접근 방식에 따라 평가-측정 과정에서 조가 현재 호소하고 있는 증상들이 모두 서로 연관되어 있으며 하나 이상의 핵심 생리 과정에 불균형이 일어났기 때문일 수 있다는 점을 살피고자 했다. 통풍, 전립선 문제와 관련해서는 부계를 통한 조의 유전 이력을 자세히 살폈다. 이 새로운 평가-측정 과정에서 발견한 것은 조의 세포 연락 과정과 해독 과정에 일어난 불균형이었다. 센터 연구원들은 이 불균형 문제가 조가 호소하는 여러 신체 증상을 일으킨 근본 원인이라고 보았다.

연구원들은 조가 가진 불균형 문제를 해결하기 위해 개인맞춤형 건강관리 프로그램을 설계했다. 이 프로그램은 단지 겉으로 드러나는 영향만이 아니라 조의 복잡한 증상을 낳은 불균형의 원인을 치료하는 것이 목적이었다.

우선 식단부터 시작했다. 조는 신체의 해독 기능에 특히 효과가 있는 십자화과 채소와 콩과 식물의 식물성 단백질을 다량 먹었다. 이렇게 식단을 짜자 평소 동물성 단백질의 섭취량이 자연스럽게 줄었다. 케일을 싫어하는 조여서 별로 신나지는 않았지만 결심만은 굳건했다.

먹어야 하는 음식과 피해야 하는 음식을 구분하는 동시에 조는 영양보조제도 복용하도록 권고받았다. 인돌-3-카비놀 300밀리그램 함유 영양제는 십자화과 채소에서 유래한 활성 물질로, 조의 해독 과정에 추가로 도움을 주는 목적이었다. 마그네슘 복합제 200밀리그램은 세포 연락을 돕는 데 효과가 있었다. 그 밖에 세포 건강을 개선시키는 코엔자임Q10 50밀리그램 함유 항산화 영양제, N-아세틸시스테인 500밀리그램, 리포산 500밀리그램도 먹었다. 또 해독 과정을 촉진하기 위해

하루에 물 다섯 컵을 마시게 했다.

어떤 일이 일어났을까? 3주 만에 조가 호소하던 모든 증상이 감소했다. 3개월이 되자 혈압강하제를 미량 복용하는 것 외에는 전문의들이 처방한 약을 모두 끊을 정도가 되었다.

말할 필요도 없이 조는 기분이 훨씬 좋아졌다. 싫어하던 케일이 맛있어졌고 꽃양배추와 무도 좋아한다는 것을 알았다. 무엇보다 좋아한 것은 양배추였다.

기능의학의 도구: 만성질환 치료

당연히 조를 비롯한 사람들은 자신들의 건강이 개선된 것을 하늘이 준 놀랍고 멋진 일로 여긴다. 그러나 이런 '치료'를 경험해야만, 이러한 건강상 개선이 그 중요성에 있어 19세기 말~20세기 초 세균 혁명에서 비롯한 전 세계적 건강 향상에 필적한다는 점을 알 수 있는 것은 아니다. 분명히 이러한 건강상 개선은 유전자와 환경에 중점을 둔 만성질환의 치료적 접근법을 개인맞춤형으로 제공하는 새로운 형태의 의료가 나타나야 함을 알리는 전조이다.

이 새로운 형태의 건강관리 도구에는 기존의 약물뿐 아니라 식사, 영양보조제, 운동, 생활 습관, 환경 개선 등이 모두 포함된다. 뉴트라수티컬nutraceutical(건강기능식품)과 파이토케미컬phytochemical(식물 화학물질)은 우리 몸의 7가지 핵심 생리 과정의 불균형을 바로잡는 데 치료용으로 사용되는 특정 영양소와 식물 유래 물질을 가리키는데, 조가 자신의 해독 과정을 돕기 위해 사용한 것과 같은 것들이다. 뉴트라수티컬과 파이토케미컬은 향후 치료의 새로운 도구로서 중요한 위치를 차지할 것이다. FDA는 의료 식품medical foods을 특정 질병 상태에 필요한 특정 영양 성분으로 정의했는데 이것 역시 앞으로 일정한 역할을 할 것이다. 오늘날에는 제2형 당뇨병, 염증성 관절염, 염증성 장질환, 신장질환, 심혈관 질환 그리고 PKU 등의 유전적 질병을 다루는 의료 식품이 만들어졌다. 이 모든 것이 당신이 다음 장에서 자신만의 개인맞춤형 건강 계획을 세우는 도구가 될 것이다.

이카리아섬을 기억하는가? 에게해 한가운데 위치한 이 섬은 공동체 생활과 오랫동안 내려온 고유한 문화를 가진 섬으로 그 결과 섬사람들의 전반적인 신체 수명과 건강수명이 늘어났다. 이제 한 개인으로서 당신의 환경과 생활 습관이 보내는 메시지가 당신의 고유한 유전적 잠재력과 직접적으로, 동시에 제대로 결합할 때 어떤 이익이 생길지 생각해보라. 이제 그 메시지를 당신만의 '이카리아섬'을 만드는 데 활용하는 법을 배워야 할 때이다. 당신의 고유한 유전적 잠재력을 발휘해 당신의 핵심 생리 과정에 건강한 균형을 회복해야 할 때이다.

그리고 그것은 위와 장이라는 소화기관에서 시작한다.

2부

세븐 코어:
7가지 핵심 생리 과정

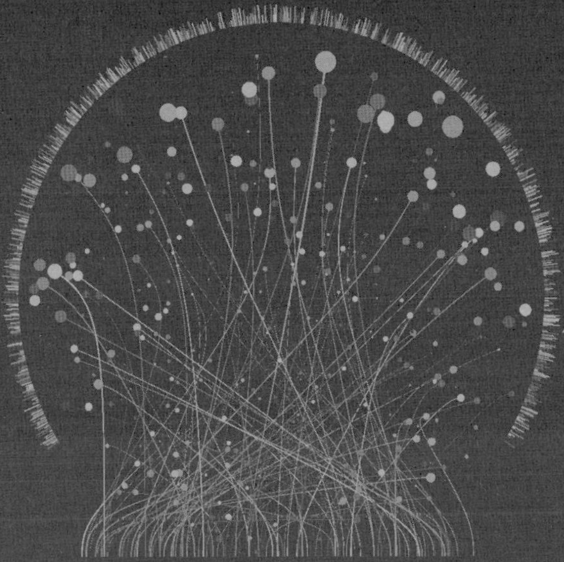

THE DISEASE DELUSION

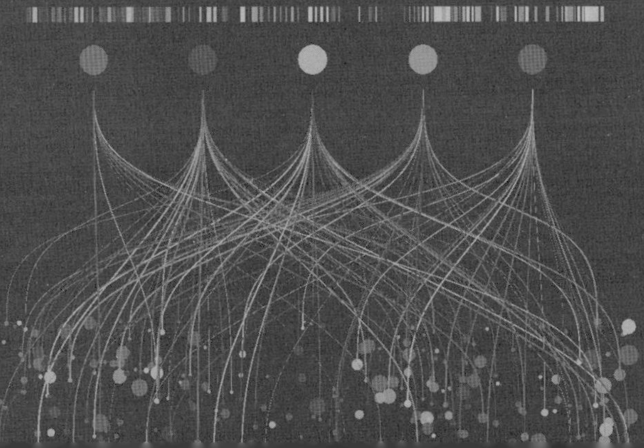

지금까지 우리는 만성질환의 세계적인 증가 현상으로 인해 새로운 의료 관리 모형이 필요해졌다는 점을 보았다. 그리고 유전자 혁명이 그 새로운 모형을 가능하게 했다는 사실도 보았다. 이제 2부에서는 이 새로운 의료 모형이 어떻게 작동하는지 살펴본다. 지금부터 이어질 2부의 장들에서는 신체에 대한 시스템적 접근 방식을 취하면서 신체 기능의 작동 방식을 좌우하는 7가지 핵심 생리 기능에 대해 살펴본다.

- 흡수와 배설
- 해독
- 방어
- 세포 연락
- 세포 수송
- 에너지
- 신체 구조

이 7개 장에서 각각의 핵심 과정이 어떻게 작동하는지, 그리고 그 과정들 모두가 상호 연결되어 당신의 건강 패턴을 어떻게 형성해가는지 살펴볼 것이다. 각각의 핵심 생리 과정에는 자가진단 질문지가 제공된다. 이 질문지는 혹시 당신에게 있을 수 있는 생리적 불균형에 관해 생각하는 틀이 되어줄 것이다. 그리고 이어지는 3부에서는 이 자가진단 질문지를, 당신의 생리적 불균형을 집중적으로 살펴보고 당신의 건강 패턴을 이해하고 만들어가는 도구로 사용할 것이다.

4장

흡수와 배설

1. 당신은 변비와 설사를 번갈아 경험하는가?
2. 소화불량이 있는가?
3. 대변에 기름기가 많은가?
4. 장내 가스가 자주 나오거나 헛배가 자주 부른가?
5. 위와 장의 통증이 규칙적으로 발생하는가?
6. 위역류가 자주 있는가?
7. 두통이 자주 일어나는가?
8. 여러 음식에 알레르기가 있거나 민감한가?
9. 식사 후 관절과 근육에 통증이 있는가?
10. 입냄새가 나는가?
11. 우울한가? 감정 변화에 쉽게 영향을 받는가?
12. 식사를 관리하는데도 체중 조절에 어려움이 있는가?
13. 혈당이 높은가?

14. 신장결석으로 고생하는가?

15. 혈압이 정상보다 높은가?

나는 이 장을 집필할 생각을 하자 크게 걱정했다. 소화-흡수 계통에 관한 최근의 과학적 발견으로 얻은 지식을 독자에게 쉽게 소개하는 것은 나에게 매우 중요한 일이다. 그것은 기능의학 혁명에 있어서도 아주 중심적인 내용으로, 제대로 설명해야 한다는 스스로의 중압감으로 나는 며칠이나 이 일 때문에 위장이 조이는 것을 느꼈다.

그런데 이것이 바로 이번 장에서 다룰 핵심이다. 즉 불안으로 나의 위장이 조이는 것은 결코 우연이 아니라는 것이다. 이것은 단지 비유적 표현이 아니라 의학적 사실이다. 우리는 앞에서 다소 추상적으로 신체 기관이 상호 연결되어 있다는 것을 살펴보았다. 그리고 그러한 상호 연결성이 만성질환에 대한 새로운 접근 방식에 어떤 의미를 부여하는가도 보았다. 음식물의 소화와 흡수 기능을 수행하는 위장관계는 신경계와 연결되어 있고, 위장관계와 신경계 모두 면역계의 세포를 통해 연결되어 있다. 당신이 자격증을 얻는 데 절반 이상의 점수 비중을 차지하는 시험 때문에 위장이 조이고 쓰리다면, 그리고 상사에게 보고하기 직전에 화장실이 급해 달려간다면 이것은 당신의 신경계가 이제 높은 기어로 작동해 장의 근육 수축을 자극했기 때문이다. 소화관 주변에 몰려 있는 전체 면역계의 50퍼센트 이상이 활성화되어 장에 경보 신호를 보내는 물질이 만들어진다.

이것이 위장과 무관해 보이는 수많은 지긋지긋한 만성질환을 다루는 작업을 소화기관에서부터 시작하는 이유이다. 소화기관은 그로부터 멀리 떨어진 신체 부위에 영향을 미치는 수많은 증상을 다루는 출발점이다. 그리고 그 반대도 마찬가지이다. 신체의 흡수-배설 과정에 아주 작은 문제가 생기더라도 우리는 아플 수 있다. 그리고 신체의 신경 메커니즘과 면역 메커니즘은 상호 연결되어 있기 때문에 온갖 요인이 그런 작은 문제를 일으킬 수 있다.

이제 소화기관에서 일어나는 흡수와 배설의 생리 과정을 살펴보자.

흡수 및 배설 과정

성인의 장관腸管 길이는 25~30피트(약 762~914센티미터) 정도이다. 소의 장관보다는 짧고 호랑이의 장관보다는 길다. 소와 같은 초식동물의 소화계 길이가 더 긴 이유는 동물성 음식보다 식물성 음식에서 영양분을 흡수하기가 더 어렵기 때문이다. 초식동물의 장관은 호랑이 같은 육식동물의 장관보다 음식의 영양분을 흡수하는 데 더 많은 공간이 필요하다. 잡식동물인 우리 인간은 장관의 길이도 초식동물과 육식동물의 중간이다.

음식은 단백질, 탄수화물, 지방을 제공하며 우리는 이들 영양소로부터 세포 에너지를 얻어 신체의 구성 성분을 조직한다. 그런데 신체가 이 영양소를 사용하려면 소화 과정을 통해 음식물을 잘게 부수는 한편, 찌꺼기는 배설해야 한다. 이 과정은 입에서 시작된다. 침으로 분비되는 아밀라아제 효소가 탄수화물을 부수기 시작해 위장에서 계속된다. 위장에서는 위벽에 있는 특수 세포가 분비하는 다른 효소와 산酸이 커다란 단백질 분자를 작은 아미노산 알갱이로 부수기 시작한다. 소화계에서 진행되는 다음 단계는 십이지장에서 일어난다. 담즙이 더해져 흡수될 때까지 지방을 잘게 부순다. 여기서부터 유미즙이라는, 일부만 소화된 음식이 소장과 대장으로 이동한다. 장에는 다양한 종류의 박테리아가 살고 있는데, 이 박테리아들을 장내 미생물enteric microflora이라고 한다. 'enteric'은 장과 관련된다는 뜻이고, 'microflora'는 우리의 장관을 자기 집 삼아 머무는 수많은 박테리아를 말한다.

이 장내 미생물의 수는 어마어마하다. 1온스의 대변에 우리가 아는 우주의 별보다 많은 수의 장내 미생물이 존재한다. 실제로 인간의 몸 전체의 세포보다 장관에 존재하는 박테리아 세포의 수가 더 많다. 이 박테리아 세포는 인간 세포에 비해 크기가 훨씬 작지만 사람의 전반적인 건강에 기여하는 바는 매우 크다.

우선, 장내 미생물은 세 개의 박테리아군 중 하나에 속한다. 공생 박테리아, 상주 박테리아, 기생 박테리아가 그것이다. 공생 박테리아는 인간과 상호 이익이 되는 관계를 좋아한다. 상주 박테리아는 인간과 박테리아 중 어느 한쪽이 이익을 보며 양쪽 모두 해를 입지는 않는 관계를 유지하면서 우리 몸과 조화를 이루어 산다. 한편 기생 박테리아는 우리 몸에 무임승차해 좋은 것은 하나도 주지 않는다. 이들 장내 미생물군 각각에게는 자신이 대사하기 좋아하는 음식이 있다. 가령 공생 박테리아와 상주 박테리아 등 장내의 우군 박테리아는 식물성 음식에서 유래하는 프럭탄fructan이라는 섬유질을 좋아한다. 섬유질이 너무 부족한 식단은 이 우군 박테리아가 굶어 죽는 대신 기생 박테리아가 그 자리를 차지하게 만든다. 그 결과 과민 대장 증상, 위식도역류, 만성 변비 같은 소화기계 증상이 생긴다(한 가지 해결책은 프로바이오틱스 유산균이다. 또 다

른 해결책은 우군 박테리아의 성장을 돕는 특정 종류의 섬유질이다).[55]

소화된 음식이 장관을 따라 내려가면서 그 영양소는 그 길에 있는 서로 다른 '정류장'에서 계속해서 흡수된다. 이 과정의 어딘가에서 고장이 나면 특정 영양소의 흡수가 감소하며, 설령 전체 식단에 적정량의 영양소가 들어 있다 해도 특정한 영양 결핍이 일어날 수 있다. 우리는 위식도역류와 위산 증상을 다스리기 위해 제산제(위 속의 산을 중화하는 약제)를 복용하는 환자들에게서 이것을 보았다. 그중 많은 환자들이 비타민B12와 철분이 부족해 생기는 빈혈과 활력 저하를 경험한다. 위벽에서 적정량의 위산이 분비되어야 비타민B12와 철분을 제대로 흡수할 수 있는데, 위산 분비가 억제되면 예상치 못한 이런 부작용이 생길 수 있다.[56]

일단 음식의 영양소가 흡수되어 에너지로 전환되면 신체는 폐기물을 배출해야 한다. 이 배설 과정을 담당하는 기관이 소변과 대변으로 쓰레기를 내다 버리는 장관과 신장, 방광이다. 피부는 땀을 통해 쓰레기를 버리고, 폐는 이산화탄소와 수증기를 내보낸다. 배설 과정에서 작은 문제라도 생기면 다양한 만성질환을 일으킬 수 있다. 그리고 소화-흡수 시스템과 배설 시스템은 면역계나 신경계와도 긴밀히 연결되어 있어 이 상호 연결 시스템들 사이에 전하는 메시지는 신체의 어느 부위에든 이를 수 있으며, 그것은 수많은 방식으로 우리의 건강에 영향을 미친다. 그림2는 흡수-배설 과정이 작동하는 해부학을 보여주는 그림이다.

| 그림2 | 흡수-배설 과정

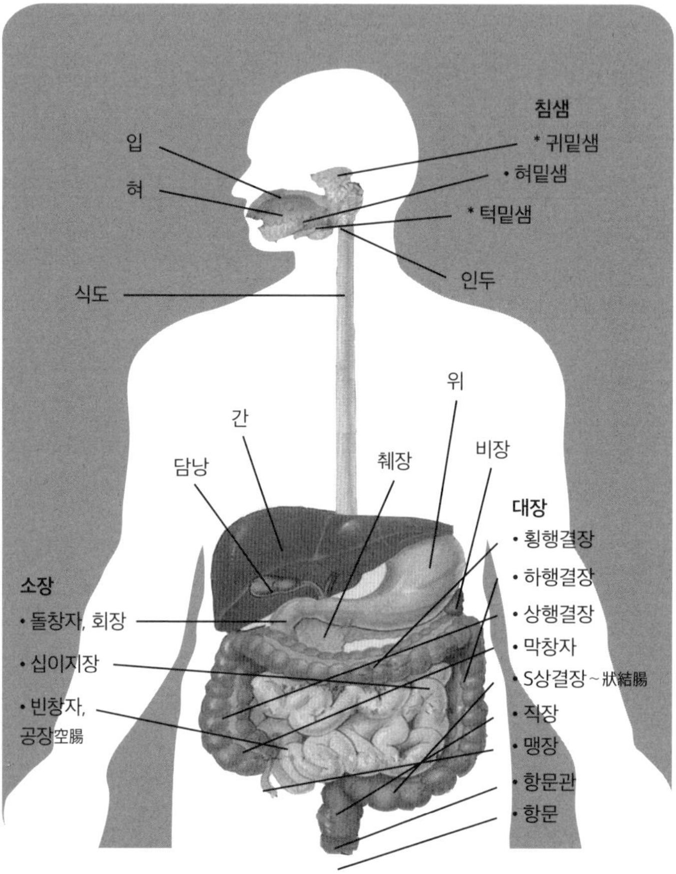

면역 연결

장관 전체를 평면으로 펴면 그 표면적이 테니스 코트의 2배 크기에 달한다. 장관 표면에는 미세융모라는 수백만 개의 작은 주름이 있는데, 미세융모를 통과해 장의 내벽에 흡수된 영양분은 장 세포의 수송 과정을 통해 장관 내부에서 신체의 다른 부위로 운송된다.

장 내벽의 바깥쪽에는 장 면역계가 자리 잡고 있는데, 장 면역계는 몸 전체 면역계의 절반 이상을 차지한다. 장 면역계가 이곳에 자리 잡은 이유는 다름 아니라, 평생토록 외부 환경으로부터 우리 몸 안으로 가지고 들어오는 '외부자'라고 할 수 있는 무려 25톤의 음식을 흡수하는 동안 일어날 수 있는 일로부터 신체를 보호하기 위해서이다. '신체 구조가 바르게 되어 있으면 그 기능은 자연스레 따라온다'는 라이너스 폴링의 주장을 떠올려보자. 장 면역계의 구조가 지금의 구조로 이 위치에 자리 잡고 있는 이유 또한 그것이 수행하는 기능의 중요성이 크기 때문이다.

장 면역계가 하는 일은 위장관 입구에서 문지기 역할을 하는 것이다. 장 면역계는 우리의 생리 기능에 해로울 수 있는 음식으로부터 흡수된 외부 물질이 도착했음을 알리는 일을 한다. 장 면역계가 지금의 위치에 자리 잡은 이유도 외부 물질이 신체에 문제를 일으키기 전에 그것을 포착해 무해한 물질로 바꾸기 위해서이다.

장 면역계는 장내 미생물이 만드는 대사물질을 모니터링함으로써 이 일을 한다. 대사물질이 유해하다고 감지하면 위장관 면역계는 경고 세포의 수를 증가시키는 방식으로 반응한다. 이런 일이 일어나면 당신은 그것을 통증, 팽창, 설사, 위장 염증 등의 증상으로 느낀다. 그런데 이 경고 세포들이 혈류를 타고 바깥으로 퍼져나가면 위장관에서 멀리 떨어진 신체 부위에서도 그것을 느끼게 된다. 두통, 관절 통증, 구취, 근육통, 피부 트러블, 시력 문제, 심지어 기분 변화 등 어느 모로 보나 위장관과 무관해 보이는 증상들이 장 면역계에 의해 일어날 수 있다. 실제로 일부 장내 독성 미생물은 에스트로겐이나 테스토스테론 같은 호르몬을 다른 형태의 호르몬으로 바꾸는데, 이는 신체의 자연 호르몬이 일으키는 것과는 다른 영향을 신체에 미친다.[57,58] 급격한 기분 변화가 그토록 당혹스러운 것도 이상하지 않다.

우리는 이제 이 모든 일이 어떻게 일어나는지 알고 있다. 그것은 장이 그 자체의 신경계를 갖고 있다는 사실을 알게 된 덕분이다. 컬럼비아대학교의 위장병학자 마이클 거숀Michael Gershon은 장 신경계에 '제2의 뇌'라는 이름을 붙였는데, 장 신경계는 수십만 개의 뉴런으로 되어 있고 머릿속 뇌에서 보이는 것과 똑같은 종류의 신경전달물질로 가득하다고 한다.[59]

이 '제2의 뇌'는 장과 뇌 사이에 연락을 주고받는 메신저를 분비한다. 이들 메신저 중 일부는 콜레시스토키닌, 그렐린, 세크레틴, 가스트린, 소마토스타틴 등 내분비샘에서 만들어지는 호르몬이며, 어떤 메신저는 뇌의 중추신경계 신경 말단에서 직접 분비되는 신경전달물질이다. 이 메신저 물질 중 가장 유명한 것이 기분을 업시켜주는 신경전달물질로 알려진 세로토닌이라는 호르몬이다. 세로토닌은 뇌를 편안하게 해주지만 신체가 만드는 대부분의 세로토닌은 장에서 만들어진다.[60] 따라서 세로토닌을 만든다는 것은 장을 만진다는 의미이기도 하다. 실제로 신경계의 세로토닌 수치를 높이는 선택적세로토닌재흡수억제제SSRI라는 항우울제를 복용할 때 이런 일이 일어난다. 세로토닌 수치가 지나치게 높으면 골 소실 위험도가 증가한다는 사실이 밝혀졌다. 그렇다면 SSRI 항우울제가 위장 기능과 서로 상호작용을 일으키는 것일까? 그렇다. 실제로, SSRI를 복용하면 골 소실과 골형성의 균형을 잡아주는 장 세로토닌의 중요한 역할에 변화가 생긴다는 사실이 보고되었다.[61] 이것은 소화기계와 신경계가 서로 연결되어 있다는 사실을 보여주는 것이기도 하다.

한편 다른 메신저들은 위장관계의 다른 부위에서 작동한다. 세로토닌이 기분에 영향을 미친다면 그렐린이라는 호르몬은 식욕에 영향을 준다. 소화관 억제 펩타이드는 인슐린 분비와 혈당에 영향을 미친다. 콜레시스토키닌은 식욕에 관해 그렐린과 정반대 방향으로 작용한다(그렐린은 배고픔을, 콜레시스토키닌은 포만감을 느끼게 한다-옮긴이). 글루카곤 유사 펩타이드-1GLP-1은 인슐린 분비를 조절해 뇌에서 느끼는 포만감을 높인다. 그 밖에 골밀도, 심혈관 기능, 염증 반응에 영향을 미치는 메신저 호르몬도 있다. 여기에서 핵심은, 장과 신체 다른 부위 사이의 연결 통로에는 앞뒤로, 위아래로 그리고 모든 방향으로 우리의 생리와 건강에 큰 영향을 미치는 정보들로 가득하다는 사실이다.

미각의 문제

뇌와 흡수-배설 과정의 관련성에 관한 연구는 지금도 진행 중이며, 놀라운 사실들로 가득하다. 그중에서도 중요한 연구가 얼마 전 필라델피아의 모넬케미컬센스센터Monell Chemical Senses Center의 연구 신경학자 앨런 허시Alan Hirsch가 시작한 연구이다. 허시의 연구는 미각과 후각이 인간의 지각과 어떤 관련을 갖는지 이해하는 데 초점을 두었다. 연구 중 어느 시기에 그와 그의 연구팀은 다양한 영양소가 후각과 미각에 미치는 영향을 중점적으로 관찰했다. 특히 영양소가 개인의 후각과 미각의 예민함에 어떤 영향을 주는지 살폈다.[62,63] 이 연구의 핵심 발견은 아연과 포스파티딜콜린 PC이라는 특수 지방이 미각과 후각을 유지하는 데 효과가 있다는 사실이었다. 추후 연구에서는 미각과 후각의 예민함을 잃은 사람이라도 이 두 영양소를 보충하면 미각과 후각을 회복할 수 있다고 제안했다. 그리고 이 영양소를 보충하자 실제로 미각과 후각을 회복한 사람들이 있다는 보고가 나왔다.

이후 연구가 더 진행되어 미각과 후각 소실이 신경계에서 보이는 조기 증상, 특히 알츠하이머병을 비롯한 신경계 질환의 전조가 되는 신경계 이상과 관련이 있다는 사실이 밝혀졌다.[64] 이것은 미각과 후각 소실을 신경계의 (비)정상 기능을 나타내는 기능적 표지로 사용할 수 있다는 의미였다.

당연히 미각은 단맛, 짠맛, 쓴맛, 신맛 그리고 MSG로 활성화되는 우마미umami(감칠맛)라는 새로운 맛 등 특정한 맛을 지각하는 특정 수용체가 위치한 혀에서 시작된다. 우리가 미각이라고 지각하는 것은 우리가 먹는 특정 음식이 우리 혀에 있는 미각 수용체와 상호작용한 결과이다. 그러나 미각에 대한 지각이 단지 혀에서만 일어나는 것은 아니다.

가령 쓴맛의 경우, 소장에 있는 L세포라는 특수 세포의 표면 수용체가 혀에 있는 쓴맛 수용체와 완전히 동일하다는 사실이 밝혀졌다. 본질적으로, 쓴맛 등의 특정한 맛이 L세포의 유전자 발현과 그 기능을 변화시키는 경우 우리의 소화기계 역시 음식의 '맛을 느낄' 수 있는 것이다. 그런데 소화기계가 맛을 느끼는 이 현상은 완전히 다른 종류의 반응을 촉발시킨다. 무슨 일이 일어나는지 보자.

쓴맛을 낸다고 여기는 물질이 L세포에 노출되면 조금 전 말한 글루카곤 유사 펩타이드-1GLP-1과 같은 메신저 호르몬이 혈류 속에 분비된다. GLP-1은 인테그린 호르몬integrin hormone으로 알려져 있는데, 이것은 세포와 세포 주변 사이에 신호를 전달한다는 의미이다. GLP-1의 경우 이러한 신호전달은 인슐린의 활동을 자극해 식후 혈당 수치를 조절하는 데 도움을 준다.

이 모든 것이 의미하는 바는 무엇일까? 쓴맛이 나는 식품은 L세포를 자극해 GLP-1을 분비하며, 이것은 혈당과 인슐린 수치를 조절하는 데 도움이 된다는 것이다. 그리고 실제로 쓴 물질을 함유한 특정 음식이 식후 혈당을 낮추는 것으로 나타났다.[65] 여주*Mormordica charantia*, 호프, 프리클리페어 선인장, 시낭등cow plant이 모두 그렇다(시낭등 잎에 있는 gynmenic acid는 단맛을 느끼는 혀의 수용체를 차단하며, 단 음식의 소비를 줄이는 데 도움이 된다-감수자). 흥미롭게도, 역사적으로 많은 원주민 문화에서 오늘날 당뇨병에 해당하는 건강 문제를 치료하는 데 이 식품들을 사용했다. GLP-1 분비가 혈당 개선으로 이어지는 과정에 관한 발견은 인슐린 분비를 촉진하는 당뇨병 약의 개발로 이어졌다. 그중 하나가 GLP-1 활동을 증가시키는 바이에타Byetta(엑세나타이드)이다.

다시 말해 우리가 무엇을 먹고 무엇을 맛보는가는 우리의 위장계가 다양한 생리 기능 및 건강-질병 패턴에 영향을 주는 다양한 메신저 물질을 만들고 분비하는 과정에 중대한 영향을 미친다는 점이다. 많은 면에서 음식은 실제로 정보와 같다. 음식은 우리의 핵심 생리 과정을 조절하는 유전자에 늘 '말을 걸고' 있다. 흥미롭게도 이 모든 것에 대한 우리의 이해는 시칠리아섬 해변의 불가사리에 빚을 지고 있다.

불가사리 가시와 장-뇌 연결성

불가사리 연구자로서 우리의 소화기계가 수많은 건강 증상에 영향을 미친다는 사실을 가르쳐준 사람은 러시아 태생의 생물학자이자 동물학자, 의사였던 일리야 메치니코프Ilya I. Mechnikov였다. 그는 1908년에 노벨 생리의학상을 수상했다. 메치니코프는 자신의 경력 대부분을 프랑스의 유명한 파스퇴르연구소에서 지도연구원으로 지냈다. 하지만 그가 가장 유명한 발견을 이룬 때는 이탈리아 메시나에 있는 자신의 실험실에서 연구하던 1800년대 말이었다. 당시 그는 불가사리 유충을 연구하고 있었는데, 어느 날 우연히 불가사리 유충에 감귤 가시 하나를 집어넣었더니 다수의 이상한 세포들이 그 부위로 몰려드는 모습을 관찰할 수 있었다. 메치니코프가 관찰하는 동안 그 세포들은 상처 난 부위에 들어오는 침입자들을 에워싼 뒤 파괴하고 있었다. 메치니코프는 외부 침입자를 둘러싸 파괴하는 이 세포들을 포식 세포phagocyte라고 이름 붙이고는 생명체 내에 포식 세포가 존재하는 이유가 생명체에 해로운 침입자를 잡아먹고 죽이기 위해서라고 결론 내렸다.

이 현상을 선천면역innate immunity이라고 하는데, 이것이 설명하는 바는 우리 인간이 감염으로부터 자신의 생리 활동을 방어하는 준엄한 세상에 살고 있다는 것이다. 간단히 말해 우리 몸 안에는 몸에 침입하는 외부 세포를 인지하고 화학적으로 죽여 없애는 상시적 감시-파괴 임무를 지닌 백혈구라는 특이 세포가 존재한다. 백혈구는 우리가 외부 침입자와 잠재적 암세포를 상대로 벌이는 전쟁의 도구이다.

그런데 세포 면역과 관련하여 메치니코프가 관찰한 바는 흡수-배설 과정의 균형이 어떻게 유지되는가도 설명해준다. 1907년 자신의 책 『생명의 연장: 낙관적 연구*The Prolongation of Life: Optimistic Studies*』에서 메치니코프는 건강 달성에 있어 건강한 장내 미생물이 중요한 역할을 한다고 주장했다. 그는 건강은 장관에 존재하는 모든 공생 박테리아, 즉 우리 자신의 세포와 조직, 그리고 거기 사는 모든 미생물이 평화적으로 공존하는 데 달려 있다고 썼다. 그리고 여기서 평화를 유지하는 데 중요한 역할을 하는 것이 포식 세포이다. 이 평화가 깨지면(이것을 장내 미생물 불균형dysbiosis이라고 한다) 그만큼 우리의 건강이 방해를 받는다. 어떤 의미에서는 전염병의 원인에 관한 파스퇴르의 연구와 세포 면역에 관한 메치니코프의 발견이 결합해 장내 박테리아가 우리의 친구도, 적도 될 수도 있음을 인식하게 되었다. 흡수-배설 과정에서 적이 너무 많이 나타나면 장에서 다양한 독성물실이 나와 몸 전체에 영향을 미친다. 심지어 뇌에 영향을 주기도 한다.

이것이 메치니코프가 일찍부터 식단에서 요구르트를 중요하게 생각한 이유이다. 그는 요구르트가 장내 우군 박테리아의 수를 증가시켜 몸 전체의 질병을 예방하고 수명을 연장시키는 데 효과가 있다고 보았다. 그는 장 건강이 몸 전체의 건강에 필수적인 부분이라고 보았다.

흥미로운 점은 이후 의료적 사고를 지배하게 될 메치니코프의 이러한 이해가 자신이 관찰한 바에 토대를 두었다는 점이다. 물론 그의 지식과 경험, 뛰어난 천재성도 한몫했지만 말이다. 그런데 당시에 그가 몰랐던 것은 정확히 이것이 어떻게 작동하는가 하는 점이었다. 즉 장이 어떤 과정을 거쳐 몸 전체에, 그리고 장에서 뇌로 또 뇌에서 장으로 정보를 전달하는 메신저 호르몬과 신경전달물질을 분비하는지 그 과정에 대해서는 알지 못했던 것이다. 그렇지만 메치니코프는 소화기계가 외부 세계, 즉 우리가 먹는 음식과 직접 접촉하고 있다는 사실을 감지했다. 그리고 장내 미생물과 우리가 소화하는 음식 사이에 일어나는 직접적인 상호작용이 우리의 건강에 매우 중요하다는 사실도 감지하고 있었다. 따라서 이러한 이해로부터 환경요인을 변화시켜서, 즉 요구르트를 더 많이 먹어서 흡수-배설 과정의 균형을 회복한다면 우리의 건강이 개선될 수 있음을 어렵지 않게 알 수 있었다.

실제로 메치니코프가 포식이론을 처음 발표했을 때 파스퇴르를 비롯한 많은 저명한 생물학자들은 회의적인 태도를 보였다. 그러나 얼마 지나지 않아 파스퇴르는 메치니코프를 불러 자신의 부관이자 파스퇴르연구소의 계승자로 임명했다. 그러고는 포식이론을 공식적으로 인정했다. 1908년에 메치니코프에게 노벨상이 주어졌고, 장을 치료하면 뇌를 비롯한 많은 건강상 증상을 치료할 수 있다는 견해가 향후 의료의 지혜로 받아들여지게 되었다. 끔찍한 의학 스캔들이 일어나 이 지혜를 뒤엎고 이후 80년간 의학 발전을 퇴보시키기 전까지 말이다.

비극, 스캔들 그리고 의학의 퇴보

1920년대에 미국에서 가장 큰 정신병원은 저명한 정신과 의사 헨리 코튼Henry Cotton 박사가 이끄는 트렌턴의 뉴저지 주립병원New Jersey State Hospital이었다. 코튼 박사는 장 건강이 신체의 전반적 건강에 중요하다고 보는 메치니코프의 이론이 극단적으로 왜곡된 경우라고 할 수 있다고 보았다.

코튼 박사는 정신이상이 근본적으로 장과 신체 기타 부위의 만성감염으로 인한 독소 장애라고 보았다. 정신이상에 대한 그의 '치료법'은 치아, 편도선, 부비강, 위, 장의 일부 등 감염되었다고 여겨지는 신체 부위를 외과적으로 절단하는 것이었다.

코튼 박사의 치료법은 논란을 일으켰지만 그는 전문 훈련을 받았고 정신의학계에서 인맥이 튼튼했으며 저명한 지위를 차지하고 있었다. 게다가 1915~1925년 시기에는 미국의 주요 병원과 의과대학에서는 정신이상을 일으키는 '만성감염'에 대해 외과수술이 표준 치료법으로 통용되었다. 앤드류 스컬Andrew Scull이 2007년에 흥미로운 자신의 책 『정신병원: 과대망상과 현대의학의 비극 이야기*Madhouse: A Tragic Tale of Megalomania and Modern Medicine*』에서 말하듯이 코튼 박사는 자신이 결과 데이터를 위조한 사실이 발견되기 전까지 아무런 제재를 받지 않았다.[66]

그런데 코튼 박사에게 철퇴가 내려질 때 그것은 외과수술보다는 소화기계가 정신질환과 연결되어 있다는 생각 자체에 내려졌다. 코튼 박사의 추락은 그의 명성을 실추시켰을 뿐 아니라 만성적인 위장 감염, 즉 장내 세균 불균형이라는 개념 자체를 산산이 부숴버렸다. 이후 80년간 주요 의료센터와 학회에서는 기존 의료계의 보복이 두려워 누구도 장내 독성에 대해 입에 올리지 않았다.

그로부터 근 100년이 지난 뒤 우리는 코튼 박사와 관련된 모든 것을 싸잡아 비난하는 것은, 그의 외과술이 야만적이었다는 점은 인정한다 해도 목욕물을 버리다 아기도 버리는 꼴이라는 것을 알게 되었다. 코튼 박사에 대한 비호감으로 우리는 장과 뇌의 연결성에 눈을 감게 되었고, 이로써 우리의 흡수-배설 과정에서 일어나는 실제 불균형을 제대로 다루지 못하게 되었다. 오늘날 우리는 장과 뇌 기능의 관련성을 다시 한 번 인식하고는 그것을 살펴보고 있다. 장과 뇌의 관련성이 우리의 건강에 얼마나 큰 영향을 미치는지도 확인하고 있다. 그리고 셀리악병과 치매의 관련성만큼 장과 뇌의 관련성을 분명히 보여주는 사례도 없다.

장-뇌 관련성: 셀리악병과 치매

당신은 셀리악병에 대해 들어보았을 것이다. 곡물에서 발견되는 글루텐이라는 일군의 단백질이 소장의 벽에 손상을 주는 아주 불쾌한 질환이다. 오랫동안 셀리악병은 곡류 단백질에 대한 유전적 취약성이 그 원인이라고 생각했다. 셀리악병의 증상으로는 통증과 불편감뿐 아니라 만성변비, 피가 섞인 설사, 아동의 성장장애, 자가면역 질환 그리고 치매 위험의 증가 등이 있다.

전통적으로는 치매를 셀리악병의 인접 질환 또는 동반 질병으로 여겼다. 그리고 이것을 그저 통계적인 우연으로만 생각했다. 그러나 장과 면역계와 신경계의 연결성을 보여준 발견들은 이 이야기를 완전히 뒤바꾸었다. 이제 우리는 장내 면역계가 활성화되는 것으로 시작해 뇌의 염증을 촉발하는 것으로 종결되는, 셀리악병과 치매 사이의 인과관계를 확인하고 있다.[67] 그 과정은 이렇게 일어난다.

글루텐에 유전적 취약성을 가진 사람의 소화기계는 음식 속 글루텐을 악의적인 외부 침입자로 인식해 반응한다. 이 반응은 염증 메신저 분자를 활성화시키는데, 염증 메신저 분자는 혈류를 타고 소화기 면역계에서 간으로 이동한다. 간세포의 10퍼센트는 쿠퍼세포Kupffer cell로 구성되어 있다. 그것을 처음 관찰한 과학자의 이름을 따서 그렇게 부른다. 쿠퍼세포는 간에만 존재하는 특수한 면역세포이지만 소화기 면역계 세포와 동일한 계열의 세포에서 만들어진다.

장의 염증 메신저 분자가 간에 도착하면 자신의 친척인 쿠퍼세포를 자극해 자신의 유전자에서 메신저를 내보낸다. 그리고 이 메신저들은 동일한 면역세포 계열의 일부인 백혈구의 염증반응을 활성화시킨다. 이 백혈구들은 뇌혈관 장벽(뇌 실질조직과 혈액 사이에 있는 생리학적 장벽)으로 이동해 미세아교세포라는 뇌세포에서 염증반응을 일으키는데, 미세아교세포 역시 짐작하듯이 소화기 면역세포와 간의 쿠퍼세포, 그리고 혈액을 타고 이동하는 백혈구의 친척 세포이다. 실제로 미세아교세포는 뇌의 면역계이며, 활성화되었을 때 자신의 염증 메신저를 만들어낸다.

그런데 뇌의 면역계에서 내보낸 이 메신저들은 뇌의 뉴런에 동반 손상을 일으키는 염증반응을 나타낸다. 그 결과는? 기억과 인지 등 뇌의 특정 기능이 손상을 입어 우리가 치매로 알고 있는 임상 결과를 일으킨다. 이것은 장이 간, 면역계, 뇌와 연결되어 있음을 보여주는 전형적인 사례이다. 시스템생물학에 초점을 맞추는 21세기의 렌즈로 이해한 바에 따르면 뇌의 기능부전은 약으로 치료하는 것이 아니라(치료 약의 종류는 무척 많다) 장의 면역 염증반응을 치료함으로써 해결해야 한다. 식단에서 글루텐을 없애 소화 기능을 정상화시키는 것이 모든 생리적 메신저들에게 온갖 약을 투여하는 것보다 더 합리적인 첫 번째 단계이다.

장벽에 난 구멍

이 치료 모형, 즉 흡수-배설 과정에 원인이 있을지 모르는 만성질환의 치료 방법으로 흡수-배설 과정을 치료하는 방법은 그 밖의 다른 신경질환을 관리하는 데도 적용된다. 많은 임상 연구에서 글루텐이 없는 식사 플랜을 적용한 다발성경화증MS 환자의 신경 기능이 향상되었음을 보였다.[68,69] 나의 친한 친구이자 동료인 신경과 의사 데이비드 펄머터David Perlmutter는 자신의 훌륭한 책 『그레인 브레인: 탄수화물은 어떻게 우리의 뇌를 파괴하는가*Grain Brain*』에서 글루텐을 없앤 식단으로 다양한 신경과 증상을 치료한 자신의 선구적 업적을 소개했다.[70]

문제는 적대적 외부 물질이 어떻게 애당초 장에서 혈액으로 들어오게 되었는가 하는 점이다. 앞에서 장내 면역계가 면역 활성화 물질의 흡수를 방해하는 장벽을 세운다고 말하지 않았던가? 무언가가 이 장벽에 구멍을 낸 것일까?

그렇다. 이것을 내독소혈증內毒素血症이라고 한다. 장관에서 만들어진 독성물질이 장벽을 통과해 혈액 속에 흘러드는 것을 말한다. 연구 위장병학자들은 이것을 '장 누수 증후군'이라고 부른다(자극이나 손상으로 장의 방어벽이 약해지면서 일어나는 여러 병리적 증상-옮긴이).[71,72] 위장병학자들은 이 증상이 지방과 설탕이 많이 든 음식이나 유해한 화학물질과 음식을 먹은 뒤 주로 생긴다는 사실을 확인했다. 이렇게 장벽이 새면 독성물질이 장에 흘러들어 장의 면역계가 이것을 외부 침입자로 인식해 방어 행동을 취한다. 염증 메신저 생산을 조절하는 유전자의 활동을 높이는 것이다.

그렇다면 무엇이 장 점막 장벽에 구멍을 내는 것일까? 점막 장벽에 손상을 일으키는 원인은 무엇일까? 연구자들은 그것이 음식 알레르겐(알레르기 유발 항원), 바이러스, 효모균, 약물과 알코올, 해로운 화학물질 등의 유해 물질에 노출되었기 때문으로 본다. 정확한 이유가 무엇이든 간에, 평상시에 장 면역계에 접근하지 못하도록 막는 장벽이 손상되면 부비동 장애, 관절 통증, 두통, 습진 등의 피부질환, 불안 등 다양한 만성 증상이 일어난다. 이 증상들의 정도는 장벽이 얼마나 새는가, 그리고 얼마나 많은 내독소가 혈액으로 흡수되는가에 따라 다르다.

무엇을 해야 하는가

내가 친한 친구이자 의학 동료인 데이비드 존스David Jones, 레오 갤런드Leo Galland, 시드니 베이커Sidney Baker, 조셉 피조르노Joseph Pizzorno, 그레이엄 리디Graham Reedy, J. 알렉산더 브랠리J. Alexander Bralley와 기능의학의 임상적 적용에 관해 처음으로 이야기를 나누던 때가 1990년이었다. 당시 우리는 무엇보다 중요한 것이 흡수-배설 과정의 불균형을 바로잡는 것이라는 데 의견을 같이했다.* 나의 제안으로 우리는 위장 회복이라는 기능의학의 접근 방식을 약어로 만들고는 거기에 '4R 프로그램'이라는 이름을 붙였다. 그리고 그 뒤 몇십 년에 걸쳐 그것을 검증하고 다듬으면서 전 세계 수

* 이런 생각을 떠올린 것은 우리가 처음이 아니었을 수도 있다. 메치니코프의 위장 건강 모형에서 탄생한, 만성질환에 대한 자연요법적 의료 접근 방식을 '장에서 시작하라'라는 말로 요약할 수 있다는 것은 역사적으로 흥미로운 부분이다.

십만 명의 의료인에게 가르쳤다.

4R은 다음과 같다.

- 제거하라Remove
- 대체하라Replace
- 재접종하라Reinoculate
- 수리하라Repair

이것의 작동 방식은 다음과 같다.

1단계: 제거하라

간단히 말해 모든 음식 알레르겐과 민감성을 보이는 음식 물질을 모두 제거하라. 곡물에 든 글루텐, 유제품에 든 카제인 단백질, 콩, 감귤류 과일, 땅콩, 달걀, 조개류에 대한 반응을 알아보는 것으로 시작하라. 이들 모두가 면역반응을 일으키는 전형적인 물질이다. 곰팡이 핀 음식과 발효식품에 대한 노출도 줄이도록 하라.

2단계: 대체하라

대변에 소화되지 않은 음식이나 지방이 섞여 나온다면 소화과정에서 정상적으로 나오는 효소가 제 기능을 하고 있지 못하다는 증거이다. 식사 전 소화효소 보충제를 섭취해 소화와 흡수 기능을 개선하라. 단백질, 탄수화물, 지방을 분해하는 판크레아틴 소화효소제를 식사와 함께 복용하면 소화 기능 개선에 도움이 된다.

3단계: 재접종하라

프리바이오틱스와 프로바이오틱스 보조제를 매일 보충하라. 비피도박테륨 비피덤과 락토바실루스 아시도필루스 같은 프로바이오틱스 생물체가 소화 기능 개선에 안전하며 효과가 있는 것으로 판명되었다. 처음에는 소량으로, 이후 2~3주에 걸쳐 복용량을 늘려가라. 이상적인 하루 복용량은 프리바이오틱스 3그램, 프로바이오틱스 20억 개이다. 이상적인 프로바이오틱스 복용량은 일반적인 요구르트를 먹어 얻을 수 있는 양을 크게 넘어서므로 알약이나 가루 형태로 섭취하는 것이 편리하다.

4단계: 수리하라

장점막 벽의 치료에 도움이 되는 영양보조제를 복용하라. 그중 가장 중요한 것이 아연(15mg), 판토텐산(비타민B5, 500mg), 오메가-3 생선기름(2~3g), 아미노산 L-글루타민(5g), 마그네슘(200mg), 비타민B 복합체 영양보조제이다.

분명히 할 것은 4R 프로그램이 특이한 소화불량을 치료하는 프로그램이 아니라는 점이다. 또 관리 프로그램도 아니다. 4R 프로그램은 흡수-배설이라는 핵심 생리 과정의 근본적인 불균형을 다룬다. 몇 년 전 덴마크에서 있었던 일이다. 연구자로서 나 스스로에게 이것이 의미하는 바를 절절하게 깨닫게 되는 기회가 있었다.

당시 나는 위장 회복 프로그램에 관해 코펜하겐병원과 의과대학에서 강연하기 위해 그곳에 있었다. 강연을 마쳤을 때 어느 여성이 와서 자신을 일사 G라고 소개했다. 그 병원 소화기내과의 수석 수술간호사였던 그녀는 마거릿이라는 자신의 딸에 대해 내게 말했다. 15세가 되었을 무렵 마거릿은 염증성 대장 질환을 앓아 영양실조에 걸렸고 발육도 늦어졌다. 이 증상 때문에 수술도 몇 차례 받았지만 아이의 건강은 여전히 불확실했다. 아이는 집을 나설 수도, 학교를 제대로 다닐 수도 없었다. 대신에 가정교사가 집으로 찾아와 가르쳤다. 마거릿은 집에서 제약받는 외로운 삶을 살았다.

일사는 4R 프로그램에 대해 듣고는 그것을 마거릿에게 적용해볼 수 있겠다고 생각했다. 일사는 자신의 상관인 병원 소화기내과 과장에게 생각을 물었다. 4R 프로그램에 대해 들어보지 못했던 과장은 그것을 '이상하다'고 생각했고, 마거릿의 상태가, 그의 표현에 따르면 '불안정하므로' 그 프로그램을 권하지 않는다고 말했다.

대화를 나누던 그 순간, 나에게 깨달음을 가져다준 어떤 일이 일어났다. 일사가 바로 뒤에 조각상처럼 아름답게 서 있는 젊은 여성을 향해 돌아서더니 그녀를 이제 18세가 된 마거릿이라고 소개했다. 일사는 과장 의사의 만류에도 4R 프로그램을 마거릿에게 적용하기로 했던 것이다. 프로그램을 시작하자마자 장의 염증이 가라앉았고 마거릿은 제대로 음식을 먹을 수 있게 되었다. 체중도 불었고 키도 7인치나 컸으며 처음으로 생리를 하기도 했다. 프로그램을 시작하고 2년째가 되자 마거릿은 그간 복용해오던 여러 약을 모두 끊을 수 있었다. 일사는 이렇게 말했다. "보시다시피 결과가 스스로 말해주죠."

마거릿은 말하고 싶은 게 있었다. 뛰어난 영어로 그녀는 자신에게 가장 중요했던 순간이 그 전 여름에 갔던 유럽 여행이라고 말했다. 친구들과 유럽을 돌아다니며 가고 싶은 곳은 어디건 발길 닿는 대로 다녔다고 했다. 그리고 마거릿이 말했다. "나는 조금도 문제가 없었어요."

그러고는 이렇게 덧붙였다. "고마워요. 박사님의 프로그램이 내 삶을 구했어요."

이런 말을 듣는 것이 어떤 느낌인지 당신은 상상하기 어려울 것이다. 그 순간 내가 보일 수 있는 반응은 마거릿에게 자기 이야기를 들려주어 고맙다는 말을 전하는 것, 그리고 그녀의 삶이 앞으로 잘 되기를 바라는 것뿐이었다.

종종 우리 과학자들은 우리의 연구가 이르는 최종 결과가 실제 사람들의 현실의 삶이라는 사실을 잊고는 한다.

그렇다. 흡수-배설이라는 핵심 과정은 전체 인간 유기체의 건강에 매우 중요하다. 그런데 이와 똑같은 중요성을 가진 것이 바로 해독 과정이다. 해독 과정이 없다면 우리의 건강과 장수는 독성 상태 가운데서 영원히 위험에 처해 있을 것이다.

• 4장 핵심 정리 •

1. 소화기계는 면역계의 중심이기도 하다.
2. 소화기계, 신경계, 면역계, 호르몬을 분비하는 내분비계는 모두 상호 연결되어 함께 작용한다.
3. 소화 기능이 떨어지거나 영양소를 제대로 흡수하지 못하면 영양 결핍이 생길 수 있다.
4. 소화기계에는 수백 종류의 박테리아와 미생물이 살고 있는데 이들은 건강-질병 패턴에 영향을 미친다.
5. 특정 음식이 소화기계의 물질 분비에 영향을 줄 수 있으며, 이것이 다양한 만성질환의 위험을 높일 수 있다.
6. 4R 프로그램은 흡수-배설 과정의 불균형에 기인하는 복잡한 건강 문제를 관리하는 임상적으로 증명된 방법이다.

5장

해독

1. 당신은 향과 냄새에 민감한가?

2. 음식에 민감한가? 특정 음식에 민감성을 보이는가?

3. 특정 약물에 민감한가?

4. 술에 예민한가?

5. 음식에 든 글루탐산나트륨MSG에 이상 반응을 보이는가?

6. 카페인에 민감한가?

7. 화학물질에 노출되어 아픈 적이 있었는가?

8. 담배 연기 때문에 괴롭거나 아픈가?

9. 스모그나 대기오염에 민감한가?

10. 아침에 일어날 때 종종 약에 취한 느낌이 드는가?

11. 원인을 알 수 없는 피부발진이 생긴 적이 있는가?

12. 뇌 흐림 증상을 경험한 적이 있는가?(뇌 흐림: 과로, 수면 부족, 스트레스 등으로 생기는 건망증, 집중력 부족 증상)

13. 손과 발이 저리는가?

14. 귀에서 계속 울리는 소리가 들리는가?

15. 원인을 알 수 없는 근육통이 있는가?

사무실 커피포트가 하루 종일 끓고 있다. 앨런은 아침 8시에 출근해 커피 반 컵을 마신다. 그러면 그날 커피는 그걸로 끝이다. 앨런은 카페인에 민감하다. 한편 바로 옆 칸에서 일하는 수는 하루 종일 커피를 입에 달고 마셔도 석조 불상처럼 끄떡없다.

한편 수는 초콜릿을 종종 즐겨 먹는데 그럴 때면 늘 머리가 아프다. 앨런은 초콜릿을 입에 퍼부어도 상관이 없지만 레드와인은 한 잔만 마셔도 머리가 깨질 듯해 침대로 직행한다. 간혹 백포도주는 한 잔씩 마셔도 포도는 웬만해선 안 먹는다.

한편 앨런의 아내 바바라는 뭘 먹든 뭘 마시든 별다른 영향을 받지 않는다. 그런데 아이들이 방충망을 닫지 않아 집으로 날아드는 모기를 퇴치하려고 남편이 살충제를 뿌린 뒤부터는 온몸의 피부가 벌겋게 붓기 시작했다. 한번은 응급실에 실려 가 스테로이드를 맞고서야 겨우 진정된 적도 있다.

바바라가 응급실에 있는 동안 그녀보다 훨씬 심한 상태로 들것에 실려 온 남자가 있었다. 원인은? 아세트아미노펜(해열진통제) 과민반응을 일으켰다고 했다. 그 남자는 약국에서 파는 일반의약품인 타이레놀을 먹었는데, 깨어보니 어느새 앰뷸런스에 실려 있더라고 했다. 바바라의 담당 의사는 다른 어느 약물보다 아세트아미노펜 과민반응으로 응급실에 실려 오는 경우가 많다고 했다.

왜 그럴까? 무슨 일이 일어나고 있는 걸까? 왜 우리 몸은 주변 환경에 존재하는 여러 가지 것들에 사람마다 다르게 반응하는 걸까? 각 개인이 보이는 반응은 왜 사람마다 이토록 다른 걸까? 이 질문에 대한 답은 해독이라는 핵심 과정에서 찾아야 한다. 해독 과정은 모든 유기체가 독성이 있을지 모르는(즉 자기 것이 아니라고 인식해 자신에게 해로울 수도 있는) '외부' 물질을 거부하기 위해 보이는 자연적인 생리적 반응에서 시작된다. 이 외부 물질을 가리키는 용어가 '생체이물질'을 의미하는 제노바이오틱스xenobiotics이다. 그리스어 'xenos'는 '외부자'를, 'bios'는 '생명'을 의미한다. 해독 과정을 간단히 이해하기 어려운 이유는 한 생명체에게 외부의 독성물질로 보이는 것이 다른 생명체에게는 그렇게 보이지 않을 수 있기 때문이다. 이것이 앨런과 수가 커피처럼 아주 단순한 물질에도 완전히 다른 신체 반응을 보이는 이유이다. 하지만 분명히 말할 수 있는 것은 각 개인이 특정 물질에 보이는 해독 반응은 그 사람의 유전과 생활 습관, 식단과 관련되어 있다는 점이다.

해독 과정

19세기 중반 이후에 과학자들은 생명체가 진화의 역사를 거쳐오면서 주변의 독성물질에 노출되었을 때 이로부터 자신을 보호하는 방법을 만들었다는 사실을 알게 되었다. 20세기 중반이 되자 생명체가 자신을 보호하는 과정 자체에 대한 질문을 세계 각지의 연구소에서 던지고 그에 대한 답을 찾고자 하였다. 정확히 무엇이 인간과 같은 생명체를 독성물질 노출로부터 보호해주는 걸까? 1955년 미국 국립보건원NIH 화학약리학연구소 소장인 버나드 브로디Bernard Brodie 박사는 자신의 제자 줄리어스 악셀로드Julius Axelrod, 짐 질레트Jim Gillette와 함께 외부 화학물질을 해독하는 효소계酵素系, enzyme system를 발견해 유명해졌다. 효소계는 독성물질을 비독성으로 전환해 신체에 무해하게 만들어 몸에서 완전히 배출되게 한다. 실제로 효소계는 각각의 유전자를 가진 50가지 이상의 효소들로 구성된 효소 상위체계이다. 그로부터 얼마 되지 않아 이 효소계에 '시토크롬 P450', 줄여서 'CYP450'이라고 이름을 붙였다. 위스콘신대학교의 맥아들연구소McArdle Laboratory에서 연구하던 짐 밀러Jim Miller와 베티 밀러Betty Miller라는 두 과학자는 나아가 CYP450이 주로 간에 분포해 있다는 사실을 발견했다.

그 뒤 CYP450이 해독 과정뿐 아니라 모든 생명 세포에 원래 들어 있는 물질을 대사하는 데도 관여한다는 사실이 밝혀졌다. 이것은 효소 상위체계가 이중의 의무를 수행한다는 의미이다. 즉 이 상위체계는 외부 세계의 생체이물질과 자신의 위장관에서 만들어지는 독성 박테리아로부터 우리를 보호하는 임무 외에도 세포 내에서 만들어지는 대사 부산물의 오염을 제거해 몸에서 배출할 준비를 한다.

문제는 이렇게 되면 CYP450 효소에 경쟁이 생긴다는 점이다. CYP450 효소는 이제 무엇을 해야 하는가? 정상적인 대사와 관련된 특정 물질을 변화시켜야 하는가, 아니면 특정 독소를 해독해야 하는가? 두 임무 모두 매우 중요하며 복잡하다. 한 번에 두 임무를 모두 하려 한다면 효소계는(심지어 효소 상위체계도) 결국 둘 모두는 아니라 해도 하나는 제대로 못하게 된다.

내가 이것을 학생들에게 가르칠 때 사용하는 비유가 있다. CYP450 효소라는 상위체계를 당신이 기어코 들어가려는 방으로 생각해보라는 것이다. 방에 들어가는 문은 아주 많다. 각각의 문이 모두 CYP450 효소이지만 당신은 오직 하나의 문을 통해서만 방에 들어갈 수 있다. 이 효소-문 가운데 어떤 문은 주 건물로 들어가는 슬라이딩 도어로 된 널따란 문이고 어떤 문은 몸만 겨우 들어갈 수 있는 옛날 영화에 나오는 공중전화 부스의 접이식 문이다. 물론 그 차이는 각 개인의 유전적 특성에 달려 있다.

이제 여러 물질이 당신 안의 좁은 문 가운데 하나로 비집고 들어가려 한다고 하자. 그리고 그 물질들은 한 번에 하나씩만 문에 들어갈 수 있다. 이들 물질 가운데 어떤 것은 분명 우호적인 물질이다. 가령 자기 역할을 하는 호르몬이 그렇다. 그런데 어떤 물질은 독성물질이다. 그 결과 적대적인 독소 물질과 무해한 우호 물질이 하나밖에 없는 문 입구로 들어가 CYP450 효소를 차지하려고 서로 쟁탈전을 벌인다. 그러면 독소와 비독소가 모두 쌓이면서 둘 중 소량만이 문을 통과해 들어가 몸에서 처리된다. 독소의 경우에는 무해한 물질로 바뀌어 몸 밖으로 배출된다.

이렇게 독소와 비독소가 축적되는 것이 왜 나쁜가? 삶의 많은 경우가 그렇듯 소량의 독소는 심각한 해를 입히지 않지만 양이 많아지면 여러 가지 해를 일으킬 수 있다. 당신은 정신이 멍한 상태가 된 적이 있는가? 당신은 신경과민이나 두통, 발한, 심장 두근거림 등의 증상을 겪었을 것이다. 이것은 CYP450 해독 시스템에 과부하가 걸려 생기는 독성 상태의 조기 신호일 수 있다. 그렇다고 당신이 심각한 중독에 빠졌다는 말은 아니다. 그보다는 당신의 해독 과정을 구성하는 일부 요소에 불균형이 생겼다는 의미이다. 대부분의 경우에 "희석이 오염에 대한 해결책 dilution is the solution to pollution"이라는 격언이 균형을 회복해줄 것이다. 물을 많이 마시고 수용성 식이섬유를 섭취해 가능한 한 빨리 몸에서 독소를 내보내라. 그러나 위와 같은 독성 증상들은 매우 진지하게 받아들여야 하는 심각한 불균형이 우리 몸에 일어났다는 신호일 수 있다.

생명을 유지하는 데 필수적인, 우리 몸을 돌아다니는 우호 물질도 양이 너무 많거나 적어지면 독성을 띨 수 있다. 다시 말해 미국의 여배우 메이 웨스트Mae West(미국의 영화배우로 노골적인 성적 표현을 서슴지 않았던 것으로 유명. 도발적 육체파 금발미녀라는 아이콘적 인물-옮긴이)의 말은 적어도 우리 몸의 무해한 물질에 관한 한 옳지 않다. "좋은 게 너무 많으면 좋은 게 아니다. 좋은 게 너무 적어도 그렇다."

다행히도 우리 몸은 이 물질들(독소 물질 그리고 독성을 띨 수 있는 유용한 물질)을 적정한 양으로 유지해 '나'라는 생명체 내의 화학 균형을 조절하는 해독 과정을 갖추고 있다. 우리 몸은 잠시도 쉬지 않고 활발한 화학반응을 일으키는 덩어리이다. 효소를 촉매로 하여 큰 크기의 분자는 다른 분자에 의해 작은 크기의 분자로 잘게 부숴지며 세포의 구성물은 끊임없이 만들어지고 변화한다. 분자구조를 바꾸거나 특정 물질의 양을 변화시키는 등 이 과정을 방해하는 어떤 것도 신체의 해독 능력을 떨어뜨려 유기체의 전반적인 균형이 틀어지게 만든다. 이 이상 과정은 당연히 피해야 한다.

우리의 해독 과정을 방해하는 세 가지 주범이 있다. 약물, 우리 주변에 자연스레 녹아든 물질, 그리고 우리 안의 물질이 그것이다. 이 세 가지 주범이 일으키는 영향 때문에 해독 과정의 균형이 깨져 우리의 건강에 좋지 않은 영향을 끼친다.

유용한 카나리아와 무서운 반응

건강해지려고 먹는 약이 어째서 우리에게 해를 입히는 걸까? 이것을 알려면 우리들 각자가 가지고 태어나는 유전적 고유성을 떠올려야 한다. 해독 과정과 관련하여 CYP450 효소에 영향을 미치는 각 개인의 유전적 차이는 곧 각 개인이 특정 물질을 각자의 방식대로 해독한다는 것을 의미한다. 어떤 사람은 특정 독소에 특별히 민감성을 보이는데, 그들은 탄광 속의 카나리아처럼 해당 독소의 위험성을 우리에게 미리 알려주는 매우 유용한 존재이다.

20세기 초까지도 탄광 광부들은 카나리아가 없으면 갱도에 내려가지 않았다. 일산화탄소 같은 가스에 민감한 카나리아는 일종의 조기 경보 시스템 역할을 했다. 카나리아가 짹짹거리지 않거나 아픈 낌새가 보이면 갱도에 가스가 있으니 광부들이 죽지 않으려면 갱도 밖으로 나와야 한다는 의미였다. 마찬가지로 일반인들보다 특별히 민감한 독소 증상을 보이는 사람들은 특정 생체이물질 노출에 따른 위험성을 미리 경고하는 감시병 역할을 한다고 볼 수 있다.

앞의 앨런과 수의 사례로 다시 돌아가보자. 수는 어떻게 하루에 커피를 여덟 잔이나 마시고도 아무렇지 않을까? 또 앨런은 왜 커피 한 잔에 예민해지고 두 잔을 마시면 난리가 나는 걸까? 카페인을 우선적으로 해독하는 특정한 CYP450 효소가 있다. 이것은 카페인을 '죽이는' 효소이다. 우리 몸의 모든 효소와 마찬가지로 이 효소의 구조도 태어날 때부터 우리의 유전체, 즉 당신의 유전체와 나의 유전체, 앨런과 수의 유전체에 새겨진 메시지에 따라 결정된다.

2장에서 살펴본 단일염기 다형성Single Nucleotide polymorphism, SNP을 기억하는가? 우리 유전자를 구성하는 DNA 알파벳 유전암호에서 하나의 글자에도 300만 개 이상의 무수한 변이가 존재한다. SNP에 변화가 생기면 그 유전자의 정보인 문장의 의미에 미세한 변화가 생긴다. 대부분의 SNP 변화는 신체 기능에는 큰 영향을 미치지 않는다. 하지만 특정 효소의 알파벳 코딩에서 어느 문자가 바뀌느냐에 따라 효소의 작용에 미치는 영향은 매우 클 수 있다. 가령 'deed'라는 단어에서 세 번째 문자인 'e'를 'a'로 바꾸면 전혀 다른 단어가 된다. 'deed'와 'dead'는 완전히 다른 의미를 갖는다.

대부분의 사람 같으면 흥분 상태로 몰아갔을 양의 커피를 마시고도 수가 아무렇지 않게 하루를 지낼 수 있었던 것은 CYP450 카페인 효소군 내의 특정한 SNP 때문임이 분명하다. 한편 앨런은 수에게 기별도 가지 않는 양의 커피에 벌벌 떠는데, 이것은 앨런의 유전체 속 CYP450 카페인 효소군에 존재하는 또 다른 단일 SNP 때문이다. 앨런은 카페인 노출에 있어 '탄광 속 카나리아' 역할을 하고 있다. 앨런이 보이는 반응, 즉 그의 CYP450 효소가 카페인을 해독하는 방식은 우리들에게(물론 수는 제외이다) 카페인 노출의 잠재적 위험성을 경고하고 있다.

그 차이가 그토록 클 수 있을까? 즉 수에게는 기별도 가지 않는 양의 커피에 앨런은 벌벌 떨 정도로 개인별 차이가 그렇게 클까? 그렇다. 그 차이는 정말로 크다. 우리는 이제 약물 해독에 있어서 각 개인의 유전적 차이가 무려 1천 배에 이를 수도 있다는 사실을 알고 있다. 즉 한 사람의 생리 과정에서 해독 가능한 양의 외부 물질이 다른 사람에게 독성 반응을 일으키지 않으려면 그 양의 1천분의 1이 되어야 하는 수도 있다.

이런 개인별 큰 차이로 인해 약물유전체학pharmacogenomics이라는 새로운 과학이 생겨났다. 약물유전체학은 사람들이 특정 약물을 대사하는 방식에 관해 연구하는 학문으로 어떤 단일 약물도 모든 사람에게 적합할 수 없다는 사실을 인정한다. 만약 당신이 두 가지 약물을 동시에 복용한다고 하자. 그런데 두 약물 모두 해독을 위해서는 특정한 CYP450 효소를 필요로 한다고 하자. 이때 CYP450 효소에 존재하는 당신의 고유한 SNP에 따라 당신의 신체 시스템은 앞서 말한 병목현상, 즉 두 약물이 동일한 CYP450 효소를 차지하려고 경쟁을 벌이는 상황에 처할 수 있다. 이것은 당신의 신체 시스템에 과부하를 안겨 신경과민 등 약물 과민반응을 일으킬 수 있다.

약물 과민반응은 점점 더 흔하고 무서운 의료 현상이 되고 있다. 병원 입원 환자의 6.7퍼센트가 훈련받은 의료 전문가가 처방한 약물에 대한 과민반응으로 입원할 만큼 무서운 현상이다.[73] 실제로 가장 흔하게 일어나는 약물 과민반응은 3비非스테로이드성 항염증제NSAID와 진통제, 특히 아세트아미노펜 때문이라는 사실은 매우 끔찍하다. 약 3,600만 명의 미국인이 매일 의사의 도움 없이 사용하는 약이다.* 각 개

* 수많은 사례보고와 엄격히 통제된 임상실험을 통해 처방/비처방 항염증제NSAID와 알코올, 항고혈압제, 메토트렉세이트(면역억제제), 리튬, 흔히 처방된 마약류, 기타 중추신경 억제제가 약물 과민반응을 나타낼 수 있다는 사실이 드러났다.

인이 가진 고유한 유전적 소인은 그의 해독 과정에 매우 크게 영향을 미치기 때문에 우리가 약국에서 구입하는 '간단한' 약이 그에게 어떤 영향을 줄지 제대로 알기 어렵다.

해독은 어떻게 일어나는가

우리의 신체가 외부의 적대적 물질을 해독하는 데 복잡한 생리 과정이 필요한 이유는 무엇일까? 그냥 우리 몸이 흡수-배설 과정을 통해 적대 물질을 대소변으로 배설하면 되지 않을까? 호흡이나 땀으로 내보내면 되지 않을까?

그러나 그렇게 되지 않는다. 그 이유는 많은 독성물질이 지방과 같은 성질을 갖기 때문이다. 그리고 바로 그것이 문제이다. 피는 주로 물인데 지방은 물에 녹지 않는다. 지방과 비슷한 성질을 가진 독소는 물에 씻겨 나가지 못해 우리 몸의 지방 부위에 들러붙는다. 독소가 대소변으로 몸에서 빠져나가려면 피 속에서 용해되는 물질로 바뀌어야 한다. 이 변환 과정은 지방과 같은 독소 물질이 지방이 아닌 물처럼 변하는 화학적 작용이다. 이것이 해독 과정의 첫 단계이다. 그리고 지방과 비슷한 성질의 독소 물질을 물에 녹는 비독소 물질로 바꾸는 것이 CYP450 해독 효소가 하는 일이다. 그 결과로 중간생성물intermediate이 만들어지는데, 그 이름이 암시하듯이 바로 앞의 화학작용으로 만들어져 그다음의 화학작용에 활용되는 물질을 말한다.

여기서 '그다음' 화학작용이란 해독 과정을 완성하는 두 번째 단계를 말한다. 두 번째 단계는 역시 간에 주로 분포하는 접합효소conjugase라는 다른 효소군이 맡아서 수행한다. 라틴어 'conjugo'는 '한데 묶는다'는 의미인데, 접합효소는 해독 첫 단계에서 만들어진 중간생성물에 화학적 꼬리를 붙이는 일을 한다. 여기에 붙일 수 있는 꼬리의 종류는 매우 다양하며 접합효소는 그중 특정한 중간생성물에 가장 적합한 꼬리를 선택해 붙인다. 그 결과, 혈액을 통해 운반되어 대소변으로 더 효과적으로 전달될 수 있는 물질이 만들어진다.

당신이 알아야 하는 것보다 훨씬 복잡해 보일지 모른다. 그러나 중요한 사실은 이것이다. 즉 접합반응은 당신이 먹는 음식이 제공하는 물질에 달려 있다는 사실이다. 다시 말해 당신이 먹는 특정 음식과 영양소가 당신의 효과적인 해독 과정을 좌우하거나 또는 거기에 분명한 영향을 미친다. 해독 과정에 문제가 생기면 독성물질이 체내에 쌓여 당신의 대사 작용도 독성을 띠게 된다. 과음으로 숙취에 시달린 적이 있는가? 이것은 당신의 해독 과정에 과부하가 걸린 결과이다. 만약 당신이 술 먹은 전날 저녁 제대로 먹고 물도 많이 마셨다면 아침의 숙취를 피할 수 있었을지 모른다. 그리고 술 먹기 전에 알코올 해독에 도움이 되는 참깨에 들어 있는 세사민, 마그네슘, 비타민B1, 비타민C, 코엔자임Q10 및 N-아세틸시스테인NAC을 함께 먹었다면 아침의 심한 숙취는 없었을지 모른다. 그런데 당신은 이 중 어떤 예방 조치도 취하지 않았다. 이제 과부하가 걸린 당신의 해독 과정은 이것을 두통, 메스꺼움, 목마름, 햇볕 회피 등의 증상으로 당신에게 알려준다.

만약 당신이 알코올 내성이 없는 유전적 소인을 가진 사람이라면, 즉 당신의 유전자가 알코올 대사를 효과적으로 관리하지 못한다면, 그리고 당신이 알코올 등 CYP450 효소를 소비하는 음식과 약을 먹는다면 음주는 당신에게 심각한 문제를 일으킬 수 있다. 다음 날 아침에 당신이 겪게 될 극심한 두통만을 말하는 게 아니다. 심각한 건강상 문제가 일어날 수 있다. 당신의 유전자와 당신이 먹는 음식이 결합되어 이중의 재앙이 일어날 수 있다. 당신의 해독 과정은 심각한 부담을 안을 것이며 그것이 불행한 결과로 이어질 수 있다.

아세트아미노펜(세계 각지에서 '파라세타몰'이라는 이름으로 불린다)처럼 약국에서 흔히 구할 수 있는 진통제에 대한 약물 과민반응에 대해 앞에서 이야기했다. 미국에서 아세트아미노펜은 가장 흔한 약물 관련 독성의 원인이자, 독성으로 응급실을 찾는 원인 가운데서도 가장 많다.[74] 아세트아미노펜을 주기적으로 권장량대로 복용하는 (그러면서 알코올을 섭취하고 식사까지 불량한) 사람에게 아세트아미노펜 약물의 중독 위험은 특히 더 높다.[75,76] 왜 그런지 보자.

아세트아미노펜을 해독하는 두 번째 단계에서는 첫 번째 단계에서 만든 중간생성물을 글루타치온이라는 물질에 결합시킨다. 글루타치온에 대해서는 9장에서 자세히 알아볼 텐데 여기서 중요한 것은 알코올과 저질의 식단이 간에서 활용 가능한 글루타치온의 양을 소진시킨다는 점이다. 만약 해독 과정의 두 번째 단계에 필요한 핵심 영양소가 부족해 당신의 간이 아세트아미노펜의 강력한 독소에 노출된다면 독소 해독 과정이 제대로 이루어지지 못한다. 이것이 바로 아세트아미노펜/파라세타몰 '중독'으로 응급실에 실려 온 많은 사람에게 일어난 일이다. 이 약물에 과민반응을 보이는 사람들은 이런 종류의 독소 노출에 있어 '탄광 속 카나리아' 역할을 했다. 이들이 평소 저질의 식단에서 섭

| 그림3 | 해독 과정*

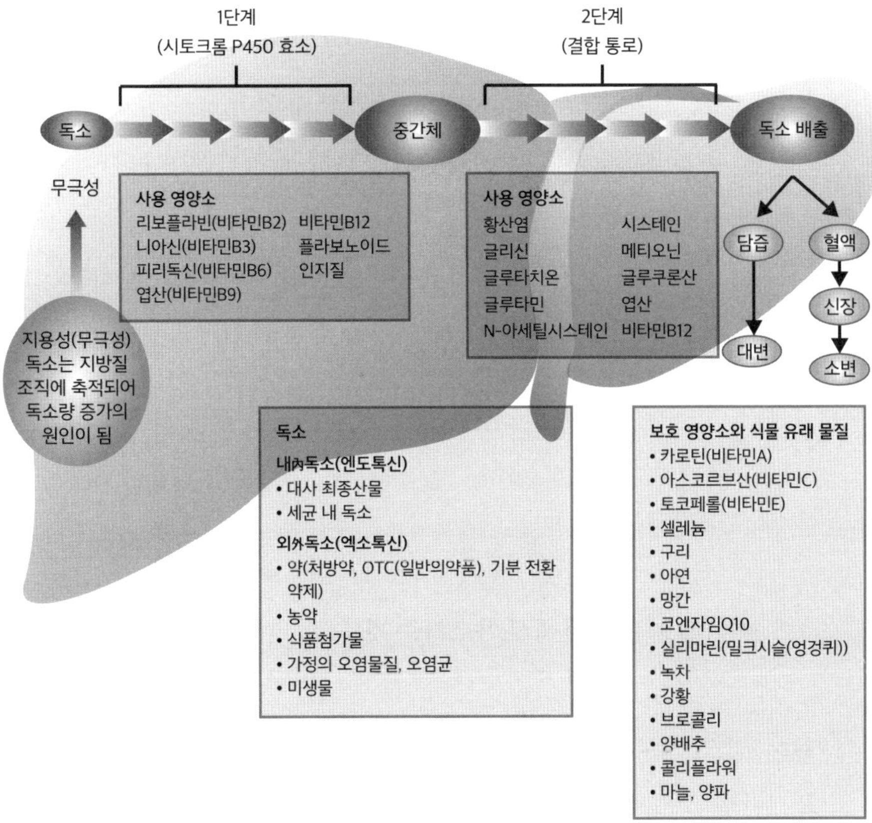

취하는 알코올과 음식의 양은 간의 글루타치온 공급을 고갈시켜서 약국에서 구입하는 간단한 진통제를 해독하는 간의 능력이 떨어지고 말았다.

여기서 '저질의 식단'이란 무엇을 말하는가? 글루타치온의 경우 몸

* 간은 주요 해독 기관이다.

에서 만들어지는 데 필요한 중요한 영양소에는 황 아미노산 시스테인, 아미노산 글리신, 미량 미네랄 철분과 셀레늄, 비타민C, 비타민B군 등이 있다. 뒤에서 보겠지만 이 영양소들은 모두 마늘, 양파, 계란, 우유 단백질, 생선 그리고 영양보조제를 통해 섭취할 수 있다.

그림3은 영양소가 해독 과정에 미치는 영향을 상세히 보여준다.

이 영양소들을 제대로 섭취하느냐 못 하느냐는 우리가 먹는 음식이 해독이라는 핵심 생리 과정에 커다란 영향을 미친다는 사실을 보이는 중요한 사례이다. 그런데 독소가 왜 만성질환의 흔한 원인이 되는지는 아직 제대로 설명하지 않았다. 이것을 이해하기 위해서는 우리의 몸 바깥으로 나가야 한다.

레이첼 카슨이 나에게 가르쳐준 것

때로 누군가가 우리의 사고방식을 근본적으로 뒤바꾸는 책을 쓰기도 한다. 그런 책이 제시하는 새로운 프레임은 우리로 하여금 이전과 완전히 다른 방식으로 세상과 자신을 바라보게 한다. 그런 책이 문화적, 사회적, 개인적으로 우리에게 미치는 영향은 어마어마하다. 나에게는 레이첼 카슨Rachel Carson이 쓴 『침묵의 봄*Silent Spring*』이 그런 책이었다. 1962년 출간되어 지금껏 한 번도 절판된 적이 없다.[77] 수백만 명의 독자에게처럼 그 책은 나에게도 새로운 눈을 뜨게 해주었다. (인체에 무해한 화합물로 잘 분해되지 않는) 살충제에 미량이라도 지속적으로 노출될 경우 생명체에 잠재적으로 해로운 건강상 영향을 미칠 수 있다는 사실을 깨닫게 했다.

존스홉킨스대학교에서 동물학, 유전학 학위를 받은 카슨은 1937년 어업국에서 일하던 중에 주변 환경의 어떤 요인이 특정 물고기의 생존력을 떨어뜨린다는 결론에 이르렀다. 이 관찰에 자극을 받은 카슨은 이후 25년을 살충제와 생명체의 연관성을 깊이 탐구하는 데 바쳤다.

『침묵의 봄』이 출간된 그해 1962년에 저자가 캘리포니아 샌디에이고의 지역 고등학교에 와서 강의를 했다. 바닷새의 지방조직에 쌓인 살충제 성분으로 해당 종이 사라지고 있다는 주제의 강의였다. 그 강의는 당시 고등학교 졸업반이었던 나의 인생행로를 바꿔놓았다. 나는 앞으로 화학과 환경과학을 공부하고 가르치겠다고 마음먹었다. 그리고 건강한 개체군과 건강한 환경 사이의 관련성을 내 필생의 연구 주제로 삼겠다고 다짐했다. 나는 이 점에 대해서 레이첼 카슨에게 지금도 감사한다.

카슨의 연구는 많은 사람에게 영감을 주어 인간이 자연환경에 가하는 행위가 생명체에 독성을 유발한다는 점을 보이는 연구를 전 세계적으로 촉발시켰다. 처음에 우리가 알던 것이라고는 미량의 독성물질에 (기존 독성학자들이 '독성'으로 규정하는 것보다 훨씬 적은 양의 독성물질에) 노출되어도 동물의 건강에 악영향을 미친다는 것 정도였다. 그런 부작용의 초기 신호는 쉽게 알아보기 어려웠다. 동물들의 행동 변화나 특정 질병에 쉽게 걸리는 등의 현상으로 나타났다. 그러다 점점 많은 연구자가 동물의 신경계와 면역계 기능 이상을 암시하는 변화를 관찰하기 시작했다.

1980년대가 되어 영국 버밍엄대학교의 생화학자 로즈마리 웨어링 Rosemary Waring 박사가 '생체이물질'을 의미하는 제노바이오틱스xenobiotics 노출과 신경질환의 연관성을 연구하던 중에 미량의 살충제와 그 밖의 독성 화학물질에 노출된 동물들이 신경계 질환에 더 쉽게 걸린다는 사실을 발견했다. 이후에 웨어링은 버밍엄에 있는 퀸엘리자베스병원 신경과의 글린 스티븐슨Glyn Stevenson 박사와 팀을 이루어 이후 수십 년에 걸쳐, 미량의 독성물질에 장기간 노출될 경우 파킨슨병과 알츠하이머병 등 인간의 건강에 미치는 심각한 악영향에 관해 집중적으로 연구했다. 두 사람의 연구가 보여준 또 하나의 사실은 해독 과정에 문제가 있는 사람의 경우 독성물질 노출이 그에게 더욱 심각한 영향을 미친다는 점이었다.[78]

이 이야기는 1970년대 말이 되어 이곳 미국에서 또 한 번의 흥미로운 전환을 겪는다. 북부 캘리포니아 베이에어리어에 거주하는 어느 청년 집단에서 떨림, 보행장애, 자세 변화 등 파킨슨병과 비슷한 증상을 의사들에게 호소한 것이다. 파킨슨병은 청년층에서 매우 드문 질환이었으므로 이것은 정밀한 의학적 탐구 작업이 필요한 이례적인 경우로 간주되었다.

초기에 발견한 사실 중 하나는 이들 청년이 모두 마리화나 사용자라는 점이었다. 당시는 마리화나 밀매를 차단하기 위해 미국 정부가 멕시코 정부와 긴밀히 협조하던 시기였다. 그 방법 중 하나가 멕시코의 마리화나밭에 파라콰트paraquat라는 고엽제를 뿌려 애초에 마약 밀매의 싹을 자르는 것이었다. 그런데 이후 파라콰트에 열을 가하면 화학적으로 분해되어 MPTP라는 맹독성 신경독소로 바뀐다는 사실을 알게 되었다.[79] 그런데 썩은 마리화나에 든 소량의 MPTP에 노출되기만 해도 파킨슨병과 유사한 증상을 일으키는 것일까? 이런 결론은 엑스터시 등의 기분 전환 약물과 코카인이 파킨슨병과 알츠하이머병, 심지어 근위

축성 측색경화증이라는 루게릭병으로 이어지는 신경 손상의 원인이 될 수 있음을 보이는 최근의 연구 결과와도 일치한다.[80]

웨어링 박사는 페인트와 염료 노동자, 플라스틱 노동자, 심지어 가죽 작업자들에서도 비슷한 현상을 관찰했다. 이들 노동자가 작업 현장에서 들이마시는 화학물질의 양은 그때까지 독성으로 간주하던 수치에 훨씬 못 미쳤음에도 이들에게서 통계적으로 파킨슨병 발병이 소량 증가한 것으로 나타났다. 다시 말해 이들 노동자에 노출된 화학물질의 양은 미미했지만 그 물질에 취약성을 가진 개인에게 영향을 주기에는 충분한 양이었다. 이들은 이 화학물질에 대한 '탄광 속 카나리아'였다. 웨어링 박사는 이들 노동자의 CYP450과 결합효소 활동을 관찰하는 중에 한 가지 이상의 해독 과정이 제대로 작동하지 않음을 확인했다.

어떤 이는 이런 사례는 예외적인 경우라고 할지 모른다. 이들 노동자가 잠재적 독소에 다량으로 노출되어 일어난 일이라는 주장이다. 그러나 약물유전체학의 시대인 오늘날에 물어야 할 더 적절한 질문은 이것이다. '얼마만큼의 독소 노출이 특정 개인에게 건강상 위험을 일으키는가? 본질적으로 얼마만큼의 독소 노출을 독성으로 규정해야 하는가?' 이것은 '독성'에 관한 독성학자들의 표준적 정의보다 더 정밀한 답을 요구하는 어려운 질문이다. 어느 누가 '특정 개인에게 있어' 정확히 얼마만큼의 독소 노출이 그의 정신 상태와 활력 수준, 기분과 면역 방어에 영향을 미칠지 알 수 있을까? 정확히 얼마만큼의 독소 노출이 암, 치매, 심장병, 당뇨, 관절염 등 수십 년에 걸쳐 심각해지는 질병의 발병 확률을 높인다고 말할 수 있을까? 이 증상들의 근본 원인을 이전에 경험한 미량의 독소 노출에서 찾으려는 시도는 그림자 인형을 보는 것과 마찬가지이다. 즉 독소 노출이 심각한 질병으로 이어지는 계기가 되었을 수 있지만 그 영향은 확실하지 않다. 왜냐하면 독소 노출이 인체에 미치는 영향은, 질병이 발현하기 훨씬 전에 눈에 보이지 않고 탐지되지 않는 유전자와 세포 차원에서 일어나기 때문이다.

21세기는 레이첼 카슨 덕분에 우리가 주목하게 된 분자독성학molecular toxicology 등의 새로운 과학이 등장하는 시대이다. 분자독성학에서는 장기간에 걸친 미량의 독소 노출이 인체에 미치는 영향에 대해 논할 때는 각각의 독성 사례를 살펴야 한다고 본다. 앞에 소개한 옛 속담을 기억하는가? 열쇠를 잃어버린 어느 남자가 밝은 가로등 아래서 열쇠를 찾고 있다. 지나던 행인이 도움을 주려고 어디서 열쇠를 잃었느냐고 묻자 남자는 저쪽 어두운 곳을 가리켰다. "그렇다면 왜 여기서 열쇠를 찾고 있소?" 행인이 물었다. 남자는 이렇게 대답했다. "여기가 밝아서 잘 보이니까요."

만약 독소 노출로 당장에 일어나는 심각한 질병만을 독성의 영향으로 정의한다면 장기간에 걸친 만성적인 독소 노출이 미치는 영향을 이해하는 열쇠는 찾기가 어렵다. 만성질환으로 이어지는 독성의 영향을 이해하려면 세포 기능 내 분자 차원에서 일어나는 독성에 대해 알아야 한다.

BPA 이야기

비스페놀ABPA는 플라스틱 유연제로 수십 년간 사용되어 우리 주변에서 흔히 볼 수 있는 화학 복합물이다. 과학자들이 BPA 이야기와 우연히 마주친 것은 어둠 속에서였다. '가소제'로 불리는 비스페놀A는 실제로 물병, 스포츠용품, DVD 등 다양한 제품에 사용된다. BPA는 잘 분해되지 않고 축적되며 게다가 지방에 주로 쌓인다.

BPA는 1957년에 처음 사용되었는데 1970~1980년대까지도 당시 사용 가능한 분석 장비로 우리 주변의 BPA 수치를 정확히 측정하지 못했다. "측정할 수 없으면 없는 것으로 간주하라"는 냉소적인 격언도 한몫했을 것이다. 21세기 초에 이르러서는 우리 주변에 존재하는 미량의 화학물질을 측정하는 기술이 크게 진보한 덕에 BPA가 특정 생물체와 특정 환경에서 건강상 악영향을 미칠 수 있다는 사실이 밝혀졌다. 그 뒤로 인간의 소변과 지방조직에 축적된 BPA 수치를 측정하는 연구를 실시했는데, 그 결과 인간의 체내에 다른 동물에 해를 입히는 양의 BPA가 존재하는 것으로 나타났다. 그다음 작업은 아동과 성인의 BPA 수치 데이터를 특정 만성질환의 발병 데이터와 상호 비교하는 것이었다. 결과는 충격적이었다.

2008년 저명한 『미국의학협회저널*JAMA*』에 발표된 어느 논문에서 영국 엑시터에 있는 페닌슐러의과대학의 연구 결과를 보고했는데, 소변의 BPA 수치가 높으면 성인의 당뇨병 발병과 연관이 있을 수 있다는 내용이었다.[81] 그로부터 4년 뒤 『순환계*Circulation*』 잡지에 발표된 페닌슐러칼리지 의치대 데이비드 멜저David Melzer 박사의 연구 논문에서는 언뜻 건강해 보이는 남성과 여성의 소변에 BPA 수치가 높으면 심장병 발병의 위험이 함께 증가한다고 보고했다.[82] 뿐만 아니라 같은 해 뉴욕의과대학의 레오나르도 트라산데Leonardo Trasande 박사는 『미국의학협회저널』에 발표한 논문에서 소변의 BPA 수치가 높으면 아동과 청소년의 비

만과도 강한 연관이 있다고 보고했다.[83]

BPA 수치가 당뇨, 심장병, 아동 비만과 모두 관련이 있다는 것이다. 그런데 이 모든 연구들에 있어 정말 놀라운 사실은 이들 건강상 위험을 일으킨다고 추정되는 BPA의 수치가 매우 미량이라는 사실이다. 너무 미량이어서 20년 전의 분석 도구로는 아예 측정 자체가 불가능한 정도였다. 다시 말해 근 50년 동안 레이더망에 걸리지 않았던 BPA가 모든 연령대 사람에게 잠재적인 건강상 위협으로 다가온 것이다.

그렇다면 왜 BPA가 건강에 위협이 되는 걸까? BPA는 내분비계 교란 물질이라는 커다란 화학물질군에 속한다. 내분비계는 신체의 호르몬 메시지를 전달하는 시스템으로 그것이 교란되었을 때, 즉 그것이 보내는 메시지에 이상이 생겼을 때 우리의 건강은 심각한 영향을 받는다. BPA는 신체의 자연 호르몬이 생리 기능을 조절하는 데 사용하는 세포 수용체에 달라붙는데 이 과정에서 자연 호르몬을 대체한다. 즉 세포 수용체에서 자연 호르몬을 떼어내고는 그 자리를 자신이 대신 차지하고서 이전과 다른 메시지를 세포에 보내는 것이다. 더욱이, 내분비계를 교란시키는 화학물질인 BPA는 활동성이 매우 강해 극미량에 노출되는 것만으로 건강에 심각한 이상을 일으킬 수 있다.

이것은 매우 기본적인 분자 차원의 독성학으로 '독성이란 무엇이며, 어디까지를 독성으로 규정해야 하는가'에 관한 우리의 사고방식을 변화시키고 있다. 그런데 모든 사람이 이런 심도 깊은 연구에 열광하지 않는다는 사실을 알아도 그리 놀랍지 않다. 화학 제조업체들의 산업 연합체인 미국 화학협회American Chemistry Council와 같은 막강한 로비 단체들은 아기 젖병과 빨대 컵의 BPA 사용 금지 조치에 줄곧 반대해왔다.

미국 화학협회는 BPA 사용 금지 조치로 소비자들이 BPA 외의 화학물질을 더 많이 사용한다고 판단하고서야 금지 조치를 수긍했다. 이것은 사람들의 머리에 박힌 오래된 인식은 웬만해선 바뀌지 않는다는 사실을 다시 한 번 보여주는 사례였다. 특히, 그것이 돈과 관련될 때는.*

내부의 '적들'

약이나 주변 물질을 통해 우리 몸 바깥에서 들어오는 독소(외독소) 외에 우리 몸 안에서 만들어져 장의 박테리아 활동을 방해하는 내독소도 있다. 우리는 장내 미생물이 에너지 생산, 면역계 기능 강화, 유해 박테리아 성장 억제, 지방 축적 조절, 비타민 생산과 관련된 인간 생명체의 필수적인 기능을 수행한다는 것을 알고 있다. 따라서 우리 몸 안에서 만드는 것들 중 이 기능을 저해하는 어떤 것이라도 우리의 건강에 잠재적으로 해를 입힌다고 할 수 있다.

내가 설립한 기능의학 임상연구센터의 연구원들은 협동 연구의 일환으로 나탈리 델젠Nathalie Delzenne 교수와 패트리스 캐니Patrice Cani 박사가 이끄는 벨기에 루벤가톨릭대학교의 뛰어난 연구 그룹과 공동으로 이 문제를 더 깊이 들여다보았다. 연구 프로젝트는 생활 습관과 식단,

---

* 이와 관련해 추천하고 싶은 책이 피츠버그대학교의 데브라 데이비스Devra Davis 전염병학 교수가 2007년에 출간한 『암 전쟁 비사*The Secret History of the War on Cancer*』이다. 이 책은 내분비계 교란 물질이 건강에 미치는 영향과, 이와 관련한 정보를 비밀에 부치려는 관련 업계의 적극적인 시도에 대해 다룬다. 데이비스 박사에 대해서는 10장에서 더 자세히 알아본다.

약, 알코올, 스트레스 등의 요인으로 인해 장내 박테리아에 이상이 생겼을 때 혈중 내독소 수치에 어떤 영향을 주는지 살폈다. 연구 프로젝트에서는 이들 내독소를 해독하는 과정이 외독소의 해독 과정과 완전히 동일하므로 내독소 수치가 증가하면 이른바 총부하 효과total-load effect가 생긴다는 것을 알아냈다. 다시 말해 연구자들은 신체 내부이든 외부이든 독소가 어디에서 오는지는 중요한 문제가 아니라고 결론 내렸다. 중요한 것은 이들 독소가 해독 과정을 구성하는 특정 요인에 얼마나 큰 부하를 주는가 하는 점이다. 신체 시스템에 과부하가 걸리면 독성물질이 해독 과정에 의해 걸러지지 못한 채 빠져나간다. 해당 독성물질이 특정 해독 단계를 거치지 못해 건강에 악영향을 미치게 되는 것이다.

가령 흡수-배설 과정에 불균형이 있는 사람은 신체 외부의 화학물질과 약물에 노출되었을 때 더 쉽게 안 좋은 영향을 받는다. 이것은 위장관이 간과 연결되어 있다는 단순한 이유 때문이다. 즉 흡수-배설 과정을 담당하는 신체 부위인 장에서 일어나는 일은 해독 과정을 담당하는 신체 부위, 즉 간에서 일어나는 일에 영향을 미치게 된다. 또 위장관은 그 자체의 활발한 해독 시스템도 갖추고 있는데, 이 시스템은 장벽 세포에 자리 잡고 있다. 이것은 우리가 흡입하는 생체이물질(제노바이오틱스)과 장내 박테리아에서 생기는 잠재적 유독성의 부산물이 혈액 속에 들어오기도 전에 이미 해독이 시작된다는 의미이다.

흡수-배설 과정과 해독 과정의 이런 연관성은 만성질환의 치료에 관해 우리에게 무엇을 말해줄까? 이것은 4장에 소개한 위장 회복을 위한(즉 장내 미생물총 불균형 문제를 다스리는) 4R 프로그램을 독성물질 노출로 인한 불균형을 관리하는 해독 프로그램에 접목할 때에라야 우리는 만성질환을 일으키는 두 가지 주요한 요인을 해결할 수 있다는 점을 말해준다.

해독 프로그램의 정의

내가 댈러스의 흉부외과 의사인 윌리엄 레아William Rea를 만난 것은 1980년대 초였다. 그는 장애를 입기 전까지는 성공한 의사였다. 장애는 신경 쪽에 생겼는데 레아 박사의 증상은 몸의 균형을 잡기가 어려웠고 걷는 데도 문제가 있었다는 점이다. 스스로는 몰랐지만 그 역시 '탄광 속 카나리아' 중 한 사람이었다. 그는 자신이 입은 장애를 매우 진지하게 받아들여 그 원인을 해명하는 데 적극 나섰다.

레아 박사는 자신의 장애에 대한 원인 규명 작업을 통해 그의 장애가 하루 중 대부분 시간을 보내는 수술실에서 사용하는 약물에 대한 독성반응 때문이라는 잠정적 결론에 이르렀다. 다시 말해 주변 환경에 대한 노출이 자신의 장애를 일으킨 원인이라는 것이다. 그가 제시한 해결책은 주변 환경에서 최대한 독성을 없애는 것이었다. 그리고 그렇게 하자 증상이 현저히 개선되었다. 이 경험에 자극받은 레아 박사는 1974년에 환경 질병으로 고통 받는 환자들을 위한 환경의학 클리닉을 설립했다. 그동안 레아 박사는 여러 환경 질환을 가진 3만 명 이상의 환자를 치료했으며 환자의 해독 과정을 향상시키는 다양한 실험을 통해 그 방법을 완성시켰다. 당연하게도 1988년에 레아 박사는 영국 서리대학교University of Surrey 로벤스 공공환경건강센터의 환경의학 초대 회장으로 임명되었다.

레아 박사의 해독 프로그램은 시드니 베이커Sidney Baker 박사가 소개하고 이 책의 2장에서 말한 다음 원칙을 따른다. '나쁜 것은 덜어낸 다음, 좋은 것과 필요한 것으로 대체하라.' 이것은 훌륭한 목표이지만 '악마는 디테일에 있다'는 말처럼 구체적으로 무엇을 어떻게 해야 하는가는 문제로 남는다. 이 원칙을 해독이 필요한 사람에게 어떻게 적용해야 할까?

중환자를 많이 진료하는 레아 박사의 개입 프로그램은 매우 공격적이어서 대부분의 만성질환의 경우에 요구되는 사항을 훨씬 넘어선다. 즉 환자들은 카펫, 페인트, 바닥재 등 가정과 직장에서 가스와 증기를 내고 잔여물을 남기는 모든 합성 물질을 제거하도록 엄격한 지침을 받는다. 레아 박사는 실내 공기와 물을 정화할 것을 권하며, 합성 소재가 조금도 들어가지 않은 천연섬유로 만든 옷을 입기를 권한다. 유기농 음식만을 처방하며 유제품과 곡물처럼 알레르기를 일으키는 흔한 음식은 제외시킨다. 향수, 오드콜로뉴(연한 향수의 일종), 방향제도 일절 금한다. 핸드폰도 안 된다. 레아 박사는 핸드폰이 전자파 오염을 일으킨다고 믿는다. 본질적으로 레아 박사는 환자들에게 생활 습관과 주변 환경을 이전과 완전히 다르게 바꾸도록 요청한다. 극단적인 요청인 만큼 그 결과도 극적이다.

다행히도 환경적 원인의 만성질환을 가진 대부분 사람에게 생활 습관과 주변 환경을 극단적으로 바꿔야 할 필요는 없다. 이 점에서 나는 런던 브레이크스피어병원Breakspear Hospital의 설립자 진 몬로Jean Monro 박사를 신뢰한다. 그녀는 환경 노출로 인한 질병을 가진 환자들을 치료함에 있어 생활 습관과 식단을 완전히 바꾸지 않고도 경증의 독성 문제를 관리하는 보다 친절하고 부드러운 해독 과정을 제안한다. 몬로 박사는 특이한 이력의 소유자이다. 인도에서 성장하고 영국에서 의학 수련을 받은 그녀는 질병에 있어 생활 습관과 환경이 어떤 역할을 하는지에 관해 특별히 세계적인 관점을 가지고 있다.*

나는 몇 년 전 몬로 박사의 진료실을 찾았다가 그녀의 환자인 미아를 만난 기억이 있다. 광고회사 중역으로 일하는 40대 중반의 미아는 어느 모로 보나 활동적인 여성이었다. 스페인에서 휴가를 보내고 돌아온 뒤 일주일이 지나자 아침에 침대에서 일어나기가 너무 힘들었다. 게다가 침대에서 일어나 옷을 입고 나면 온몸이 쑤신다고 했다. 심지어 호흡이 전과 다르게 느껴지는 경험도 했다고 한다. 이윽고 피부에 붉은 반점까지 나자 그녀는 의사와 진료 약속을 잡았다.

처음에 의사는 미아에게, 40대 여성에게 흔히 나타나며 그녀가 말한 것과 비슷한 증상을 보이는 전신홍반성낭창SLE이라는 자가면역 질환이 생긴 것으로 보았다. 당황한 의사는 미아에게 류미디즘내과 진문의를 만나보라고 했고, 그녀는 바로 다음 주에 진료 약속을 잡았다.

진료를 기다리던 중에 미아의 직장 동료 한 명이 미아에게 몬로 박사를 먼저 만나보면 어떻겠냐고 했다. 미아는 그러겠다고 했다. 그녀는 몬로 박사가 자신의 스페인 여행에 관해 질문하는 것이 신기했다. 박사는 여행 중에 평소와 다른 특별한 환경에 노출된 적이 있느냐고 물었지

* 몬로 박사는 기능의학 임상연구센터의 중요한 공헌자로서 만성적인 독성이 질병을 유발하는 인자로 매우 중요하다는 사실을 이해하는 데 크게 기여하였다.

만, 미아는 '평소와 다른' 것이 퍼뜩 생각나지 않았다. 그때 몬로 박사가 미아에게 튀김 요리를 먹은 적이 있느냐고 물었다.

미아가 대답했다. "맞아요! 매일 먹었어요." 미아는 스페인의 어느 식당에서 파는 해산물 튀김 요리가 너무 맛있어 2주간의 휴가 동안 매일 한 끼 식사를 그곳에서 했다고 했다.

미아의 대답이 몬로 박사의 머릿속에 종을 울렸다. 박사는 공업용 독소에 오염된 스페인의 조리용 기름 때문에 1980년대 초에 거의 600명이 사망한 사실을 알고 있었다.[84] 몬로 박사가 엄격한 해독 식단 플랜을 적용하자 미아는 3개월 만에 약이나 입원 없이 활력과 신체 기능을 회복했으며 그 후로 증상이 사라졌다.

간단해 보이지만, 이런 결과들은 식단이 해독이라는 자연적인 생리 과정에 영향을 준다는 사실을 보이는 분명한 증거이다. 이 증거는 신체의 자체 해독을 돕는 식단을 개발해 적용하는 법을 알아내려는 나의 노력에 강한 자극이 되었다.

나의 이런 노력의 첫 번째 기점은 1992년에 내가 일리노이대학교의 영양학부 교수 엘리자베스 제프리Elizabeth Jeffery 박사를 찾아갔을 때였다. 그녀와 그녀의 학생들은 십자화과 채소가 해독을 촉진하는 특별한 능력이 있음을 보이는 선구적인 연구를 진행하고 있었다. '십자화과'라는 이름은 잎이 나서 자랄 때 십자 모양을 띤다고 해서 붙여진 이름인데, 특히 브로콜리, 콜리플라워, 양배추를 비롯한 십자화과의 양배추과 채소들은 해독 기능에 도움이 되는 글루코시놀레이트라는 특정 영양소를 함유하고 있다.[85] 그렇다면 십자화과 채소가 어떻게 해독을 돕는 걸까? 해독 과정을 조절하는 유전자 가운데 상당수는 유발성 성질을 갖는다. 유발성이란 특정 물질에 노출된 결과로 이들 유전자의 기능을 켜고 끌 수 있다는 의미이다. 십자화과 채소군에 들어 있는 글루코시놀레이트 성분은 해독을 조절하는 여러 유전자의 기능을 켜는 물질이다. 따라서 당신이 채소를 먹든 글루코시놀레이트를 다량 함유한 음식 보조제를 먹든(이런 음식 보조제에는 인돌-3-카비놀indole-3-carbinol, 설포라판sulforaphane 등의 이름이 붙어 있다) 글루코시놀레이트를 많이 섭취할수록 당신의 해독 과정은 더 강력하게 활성화된다.

록펠러대학교의 생화학 교수인 레온 브래들로Leon Bradlow 박사는 인체 외부 물질의 해독을 돕는 십자화과 채소의 글루코시놀레이트 성분이 여성의 몸에서 만들어지는 에스트로겐 호르몬을 안전하게 대사하고 배출하는 데도 효과가 있다는 사실을 알아냈다.[86] 이런 결론을 내린 근거는, 십자화과 채소의 글루코시놀레이트 성분으로 활성화되는 CYP450과 결합효소가 체내 에스트로겐 호르몬의 해독을 맡는다는 브래들로 박사의 발견에 있다. 만약 당신이 에스트로겐 과다 분비로 유방암 발병 위험이 높은 여성이라면 십자화과 채소를 풍부하게 섭취하는 식단으로 에스트로겐 관리에 도움을 받을 수 있다.

의사이자 존스홉킨스대학교 의과대학 약리학교실의 아벨 석좌교수인 폴 텔러레이Paul Talalay 박사는 브로콜리와 양배추의 글루코시놀레이트 유래 설포라판이 항암효과가 있다는 사실을 발견했다. 어떤 과정으로 그렇게 되는가? 텔러레이는 설포라판이 항암 작용을 하는 이유가 잠재적 발암물질의 해독에 도움을 주는 데 있다고 보았다.[87] 설포라판이 유전자에 말을 거는 방식이 개선되는 것이다. 물질에 따라 유전체에 다른 메시지를 전하는데, 이 메시지들은 다양하고 선택적인 방식으로 해독 과정을 작동시킨다. 가령 어떤 음식 물질은 CYP450 효소에 영향을 주고, 또 어떤 음식 물질은 특정 결합 단계에 영향을 준다. 그런데 텔러레이 박사에 따르면 설포라판은 둘 모두에 영향을 준다고 한다. 즉 설포라판은 CYP450 효소와 결합효소의 결합을 활성화시켜 잠재적 발암물질을 해독시킨다는 것이다. 설포라판과 같은 식물성 생리활성 물질을 '이중 기능 해독제'로 부르는 이유도 설포라판이 CYP450과 결합 활동을 모두 제어하는 유전자와 소통하기 때문이다.

식단과 생활 습관에 이렇게 변화를 주면 우리 몸에 쌓인 BPA의 양을 줄이는 데 과연 도움이 될까? 그간 우리는 BPA 해독의 상세한 사항에 관하여 실제로 많은 것을 배웠다. 위 질문에 대한 간단한 답은 강황 등의 향신료와 로즈메리, 콩, 케일, 크랜베리, 녹차의 식이 섭취량을 늘리면 BPA를 체외로 배출하는 데 도움이 된다는 것이다. 이 식품들은 모두 글루쿠로니드화glucuronidation라는 해독 과정의 특정 요소를 강화시키는 특정 물질을 함유한 것으로 알려져 있다. 자세한 설명 대신에 글루쿠로니드화란, BPA 해독과 관련된 대사 작용에서 만들어지는 중간생성물이 몸 전체로 운반되어 체외로 용이하게 배출되도록 만드는 과정이다. 글루쿠로니드화는 BPA를 체외로 배출하는 방법이기도 하다.

우리가 먹는 음식의 특정 성분이 해독 과정에 어떤 영향을 주며 독소 제거에 어떻게 도움이 되는가에 관한 이런 과학적 설명은 우리가 먹는 음식이 만성질환 관리에 어떻게 도움을 주는가에 관하여 완전히 새로운 장을 열고 있다.

해독 식이요법?

그렇다면 해독 과정에 도움을 주는 최적의 식이요법은 어떤 것일까? 어느 지표를 보아도 다량의 채소, 과일, 콩류, 통곡물을 섭취하고 적정량의 육류, 달걀, 유제품을, 소량의 가공식품, 지방, 설탕을 섭취하라고 한다. 이런 식의 식사 방식을 알칼리성-재-식이요법alkaline ash diet이라고 부른다. 이것은 해독 부산물을 배출하는 신장 기능을 저해하는 산성의 대사 부산물 생산을 감소시킨다. 독소 배출을 원활하게 하는 또 하나의 방법은 매 식후에 구연산칼륨 1천 밀리그램을 물에 섞어 먹는 것이다. 구연산칼륨은 알칼리성 소금으로, 신체의 산성-알칼리성 균형을 개선시킨다.

해독을 조정하는 유전자 발현에 도움을 준다고 알려진 식물 화학물질을 함유한 식품과 음료에는 다음과 같은 것이 있다.

- 녹차(카테킨 함유)
- 강황(커큐민 함유)
- 콩(제니스테인 함유)
- 십자화과 채소(글루코시놀레이트 함유)
- 적포도와 스페인 땅콩(땅콩 껍질에 레스베라트롤 함유)
- 물냉이(미나리)와 석류(엘라그산 함유)
- 홉(후물론 함유)

이들 식품에는 추가적인 이점이 있다. 체내에 축적된 유독성 금속을 해독하는 유전자 발현에 좋은 영향을 준다는 점이다. 체내에 유독성

금속이 축적되는 것은 분명 우리가 바라는 바가 아니다.

납, 수은, 카드뮴

1980년에 나는 하버드대학교 의과대학에서 열린 회의에서 주목할 만한 의학 연구가인 허버트 니들먼Herbert Needleman 박사를 만났다. 마침 그는 『뉴잉글랜드 의학저널*New England Journal of Medicine*』에 보스턴 지역의 아동을 대상으로 한 자신의 중요한 논문을 발표한 참이었다.[88] 커다란 논란을 일으킨 그 논문의 제목은 「치아의 납 수치가 높은 아동의 심리 및 학교생활상 문제」였다.

연구에서 니들먼 박사는 한 가지 일에 집중하는 초등학생들의 능력을 측정했다. 그런 다음 그 데이터를 표준 IQ 테스트 결과 및 아동의 젖니에 든 납 수치와 비교했다. 그 결과, 아동의 젖니에 든 납 수치와 IQ 저하 및 집중력 부족 사이에 강한 상관이 있는 것으로 나타났다. 이 영향은 사회경제적 배경과는 무관하게 일관되었다.

연구 결과는 많은 사람에게 충격을 안겼다. 당시에는 납이 도처에 널려 있었다. 가솔린, 대부분 가정의 벽에 칠하는 페인트, 배터리, 배관 설비, 수십 가지 가정용품에 납이 사용되고 있었다. 도로변 분진의 납 수치가 높았고, 학교 운동장 흙도 마찬가지였다.

니들먼 박사의 논문이 발표되고 25년이 지난 뒤 나는 박사와 이야기를 나누었다. 대화에서 박사는 자신이 발표한 논문으로 주변에서 감정적 반응이 크게 일어났었다는 사실을 솔직히, 그리고 격정적으로 털어놓았다. 그는 제품에 납을 사용하는 업계 관계자들로부터 공격을 당했다고 했다. 공격은 결코 유쾌하지 않았다. 그의 연구의 타당성이 의심받았고 직업적 진실성도 조롱의 대상이 되었다. 물론 그 뒤로 미량의 납에 노출되어도 아동의 뇌에 안 좋은 영향을 미친다는 사실이 거듭 확인되면서 그의 연구가 옳다는 점이 증명되었다. 지금은 주변 환경과 음식에 든 납뿐 아니라 수은과 카드뮴도 거기에 소량 노출될 경우 신체의 신경계, 심혈관계, 면역계에 독성을 일으킬 수 있다는 사실이 인정되고 있다. 납과 수은, 카드뮴은 실제로 우리 몸속에 존재하고 있다. 세 가지 중금속 모두 먹이사슬의 위쪽으로 올라갈수록 더 고농도로 축적되는 흔한 환경 오염물질이다.

이들 오염물질에 맞서게 하는 요인은 역시 우리가 먹는 음식이다. 유독성 금속은 CYP450과 결합효소 시스템이 아니라 메탈로티오네인 단백질군으로 구성된 시스템에 의해 해독된다. 이 단백질은 신체의 모든 세포에서 만들어지도록 유전적으로 프로그래밍되어 있다. 메탈로티오네인 단백질이 하는 일은 이들 중금속에 단단히 들러붙어 대소변의 형태로 체외로 배출하는 것이다. 그런데 메탈로티오네인 형성을 촉진하는 성분은, 잘 분해되지 않고 체내에 축적되는 화학물질을 해독하는 식품 성분과 거의 동일하다. 이처럼 촉진 성분이 거의 동일한 이유는 해독 유전자와 메탈로티오네인 촉진 유전자가 유전체 내에서 매우 가깝게 자리 잡고 있기 때문으로 추정된다. 따라서 해독 과정을 촉진하는 메커니즘도 유사하다.

이렇게 유사한 촉진 메커니즘을 작동시키는 음식에는 어떤 것이 있을까? 메탈로티오네인은 중금속에 단단히 들러붙는 시스테인이라는,

유황을 함유한 아미노산에 다량 들어 있다. 이 결합 과정을 킬레이트화chelation라고 하는데, 그리스어로 '게의 집게처럼 생겼다'는 의미이다. 시스테인을 함유한 메탈로티오네인은 실제로 납과 수은, 카드뮴을 체외로 긁어낸다. 가령 유황이 풍부한 양파, 마늘, 리크(큰 부추같이 생긴 채소), 아스파라거스 그리고 달걀처럼 유황이 풍부한 시스테인 난백질은 중금속 해독을 촉진한다. 수용성 식이섬유가 풍부한 귀리, 보리, 콩도 비슷한 역할을 한다. 만약 당신이 중금속 해독에 도움 되는 식단을 고민하고 있다면 이들 음식이 열쇠이다.

해피엔딩으로 끝난 해독 사례

치위생사인 제니퍼는 심한 손발 저림 증상으로 고생하고 있었다. 그녀의 의사는 손발 저림을 일으키는 흔한 원인을 모두 살폈지만 적절한 치료법을 찾을 수 없어 제니퍼를 우리 연구 그룹에 의뢰했다. 우리 의사들도 앞의 의사처럼 표준 진단을 실시한 뒤에 그녀의 혈중 수은 수치를 검사해보기로 했다. 치위생사라는 직업상 제니퍼는 만성 독성 증상을 일으키는 작업 환경에서 다량의 수은에 노출되었을 가능성이 있다고 판단했기 때문이다.

제니퍼의 혈액검사 결과 수은중독까지는 아니었지만 허용치의 상한을 넘었다. 이에 의사들은 다이메르캅토호박산DMSA을 처방해 수은이 소변으로 배출되도록 한 다음, 소변검사를 실시했다. 소변검사 결과, 충분한 양의 수은이 체외로 배출되어 중금속 잔류량이 제니퍼의 체내에 '숨어 있다'고 할 만큼 안전한 상태가 되었다.

의사들은 이제 제니퍼에게 유황이 풍부한 음식이 든 해독 프로그램을 따르게 했다. 거기에는 마늘과 양파 등의 파속 식물, 계란, 닭고기와 생선 그리고 포도 껍질, 녹차, 아연, 천심련穿心蓮, Andrographis paniculata 등 메탈로티오네인의 유전자 발현을 돕는 식품이 있었다. 그리고 강황에 든 식물영양소 커큐민, 홉에 든 이소후물론, 중금속 배출에 도움이 되는 경구용 숯 캡슐도 포함되어 있었다. 그 밖에 의사들은 제니퍼가 일터에서 수은에 덜 노출되도록 작업 위생을 철저히 관리할 것을 주문했다.

처음에 별다른 개선이 보이지 않자 제니퍼는 더 강한 약을 써보겠다고도 했다. 증상이 조금씩 호전되는 것이 느껴지자 제니퍼는 해독 프로그램을 꾸준히 지속했다.

가장 먼저, '밤에 잠든 것 같던' 손가락들이 정상적으로 느껴지기 시작했다. 한 달 뒤에는 발가락과 발바닥의 저림 증상이 사라졌다. 6개월이 되자 제니퍼의 증상은 완전히 사라졌다. 추후 혈액검사에서 그녀의 혈중 수은 수치가 정상 범주에 있음을 확인했다.

그런데 해독 식이요법 같은 것은 없다고 말하는 사람들도 있다. 그들은 만성 중독의 신호와 증상에 대해 우리가 할 수 있는 일이 없다고 말한다. 그럴 수 있다. 시중에 나와 있는 해독 식이요법 가운데는 그 효과성에 의심이 가는 것들도 많이 있다. 그러나 해독 과정의 실체와 해독 과정에서 음식이 하는 역할은 과학적으로 증명이 된 부분이다. 제니퍼와 같은 수만 명 환자의 임상경험이 그것을 말해준다.

분명한 진실은 이것이다. 해독이라는 생리 과정에 불균형이 일어나면 '탄광 속 카나리아 증후군'으로 이어져 특정 개인이 평소 같으면 해를 입지 않고 해독하고 배출했을 양의 외독소와 내독소에 취약해질 수 있다는 것이다. 물론 해독 과정은 흡수-배설 과정과 일정 부분 교차하며, 흡수-배설 과정은 다음 장에서 살펴볼 '방어'라는 핵심 생리 과정과 겹치는 부분도 있다.

• 5장 핵심 정리 •

1. 해독 과정은 주변 환경에서 나오는 독소와 대사 과정에서 생기는 독소에 대한 노출로부터 신체를 보호한다.

2. 해독 과정은 유전적으로 조정되며 사람에 따라 매우 다르게 일어난다.

3. 한 사람에게 나타나는 독성 수치는 주변 환경에 존재하는 독소와 음식 속의 오염물질, 장내 박테리아가 만들어내는 유독성 부산물, 대사 과정에서 만들어지는 물질에 대한 노출량을 모두 합한 결과이다.

4. 중독 증상은 신경계와 면역계의 기능 이상으로 나타나는 경우가 가장 흔하다.

5. 아동과 임산부는 독소 노출에 특히 취약한 것으로 나타났다.

6. 주변 환경에 존재하는 납, 수은, 카드뮴에 만성적으로 노출되는 경우, 독성 중독 증상을 일으키는 주요 위험인자가 될 수 있다.

7. 단계별 프로그램을 통해 독소 노출을 줄이고 독소를 제거하는 식품과 영양소를 섭취하면 신체의 해독 기능을 개선할 수 있다.

6장

방어

1. 당신은 유행성 감기와 독감에 자주 걸리는가?
2. 조금만 운동해도 관절통이 악화되는가?
3. 원인을 알 수 없는 피부발진이 생긴 적이 있는가?
4. 햇빛에 비정상적으로 민감한가?
5. 관절이 부어오르나?
6. 손, 손목, 발목 또는 발에 만성통증이 있는가?
7. 손 악력이 점점 약해지나?
8. 근육이 빠지나?
9. 만성 부비동염에 걸리는가?
10. 무좀과 같은 진균성 감염에 자주 걸리는가?
11. 방광이나 요로의 감염이 잦은가?
12. 만성적인 장 통증이나 불편감이 있는가?
13. 치주 질환과 관련된 치아 문제가 있는가?

14. 다리나 허리 통증이 만성적으로 느껴지나?

15. 정기적으로 소염제를 먹는가?

16. 감염 치료를 위해 처방받은 항생제를 자주 복용하는가?

17. 다음 중 하나의 진단을 받은 적이 있는가?

  a. 엡스타인-바 바이러스

  b. 헤르페스 바이러스

  c. 칸디다 알비칸스

  d. 라임병(보렐리아 복도페리Borrelia burgdorferi)

  e. 이질아메바, 크립토스포리듐 등의 수인성 기생충

  f. HIV(에이즈 바이러스)

  g. 거대세포바이러스

  h. 클로스트리듐

우리 연구 팀 의사 중 한 명이 어느 날 아침 기능의학 임상연구센터의 내 방에 들어와서는 책상에 신문을 던지며 말했다. "이거 어떻게 생각하세요?"

여기서 '이거'란 무려 열여섯 가지 알약을 양손에 담은 모습을 찍은 신문 1면의 사진이었다. 사진 밑 설명에는 이 손의 주인공이 세 아이의 어머니인 38세 여성으로 되어 있었다. 그녀를 제인이라고 부르자. 제인의 증상은 홍색사지통증이라는 희귀한 자가면역 질환이었다. 발목과 발, 손과 팔이 자주 붓고 붉게 변하며 만지면 뜨거운 열감이 느껴지는 질환이었다. 통증이 매우 심해 이 질환에 걸린 사람은 잘 걷지도 못하고 신발도 제대로 못 신는다고 한다. 제인은 오래 서서 식사 준비를 할 수도 없었고 외출도 마음껏 하지 못했으며 신발도 제대로 신지 못했다. 사진 속의 열여섯 가지 알약은 제인이 자신의 증상을 관리하기 위해 먹은 약들이었다. 그중에는 강력한 진통제도 있었지만 제인은 여전히 활동에 제약을 받았다.

신문을 던진 동료 의사가 힘주어 말했다. "이 여자를 도울 수 있어요. 일단 우리 클리닉에 데려와봅시다."

나는 망설였다. 우리 연구 클리닉은 홍색사지통증이라는 매우 드문 자가면역 질환을 치료한 경험이 없었기 때문이다. 동료 의사는 우리가 제인에게 왜 도움이 될 거라고 생각했을까? 그가 말했다. "왜냐하면 우리의 접근법은 류머티즘성관절염이나 루푸스(낭창, 결핵성 피부병의 하나) 같은 자가면역 질환에 큰 효과를 보았기 때문이에요."

여기서 '우리의 접근법'이란 개인맞춤형 생활 습관 프로그램이라는 기능의학의 접근 방식을 말했다. 그날 그는 나에게 이런 말도 했다. "최악의 경우에도 환자에게 조금도 해를 입히지 않아요. 더군다나 환자의 삶의 질을 개선할 수 있는 기회가 될 거예요."

이렇게 우리는 제인과 함께하는 경험을 시작했다. 그녀는 우리의 임상 연구 참여 제안에 기꺼이 응했다. 우리의 임상 연구는 당시 독립된 임상연구심의위원회의 후원으로 진행되던 대규모 연구의 일환이었다. 그 연구는 특정 개인에게 철저히 맞춤한 생활 습관 프로그램이 자가면역 질환에 미치는 영향을 알아보려는 것이었다. 제인은 기존 치료에서 사용하던 약을 바꾸지 않았다. 연구의 목적은 제인의 유전적 특이성과 생리적 조건에 맞춤한 생활 습관 척도로 구성된 기능의학의 치료 프로그램이 그녀의 삶의 질에 미치는 영향을 평가하는 것이었다.

물론 모든 사람이 나름의 생활 습관을 가지고 있다. 기능의학은 각 개인의 생활 습관이 그의 고유한 유전적 소인과 맞물려 건강을 증진시키기도 하고 만성질환을 유발시키기도 하며 그렇게 해서 특정한 의학적 치료법의 결과에 영향을 미친다고 본다. 만성질환 환자에게 개인맞춤형 생활 습관을 처방한다면 환자가 기존에 받고 있던 치료법의 성공 가능성을 극대화시킬 수 있다.

개인맞춤형 생활 습관 프로그램은 제인의 경우에서 보듯이 환자를 치료하는 전통의학 전문가의 진단 소견과 포괄적인 환자 중심의 평가를 통합하는 데서 출발한다. 환자의 식단, 습관, 행동, 주변 환경, 가족력과 개인의 건강 이력 등이 모두 포함된다. 우리는 또 여러 가지 전문적인 검사를 통해 제인의 면역계와 내분비호르몬계, 신경계와 위장관계의 기능 상태를 살폈다.

우리 연구 팀이 모든 데이터를 종합했을 때 결과는 외부 물질에 대한 노출이 제인의 증상을 일으키는 면역반응을 유발하는 것이라 고려되었다. 의학 연구 문헌에는 홍색사지통증의 특별한 증상을 촉발시키는 환경요인이 존재한다는 증거가 나와 있지 않다. 그러나 여러 자가면역 질환들이 외부 화학물질에 노출될 때 일어날 수 있다고 한다. 따라서 우리가 밟아야 할 다음 단계는 제인의 반응을 촉발시킨 특정한 환경적 노출이 무엇인지 알아내는 것이었다.

다시 한 번, 연구 팀은 수은, 특정한 약과 살충제, 플라스틱 유연제, 석유화학 부산물 등 자가면역 질환과 관련이 있다고 알려진 환경 독소를 살피는 데서 시작했다. 하지만 분명한 연결 고리를 찾지 못했다. 그러던 중 연구 팀은 검사 단계에서 실시한 음식 민감도 테스트에서 하나의 단서를 발견했다. 밀에 흔히 들어 있는 글루텐 단백질에 제인이 예민한 면역반응을 보인 것이다. 이것은 매우 이상해 보였다. 왜냐하면 제인은 글루텐 민감성을 가진 사람에게서 일반적으로 나타나는 소화 증상을 전혀 보이지 않았기 때문이다. 그렇다고 해서 글루텐 관련성을 완전히 배제해도 좋다는 말은 아니었다. 4장에서 보았듯이 글루텐은 곡물에서 발견되는 상호 연결된 단백질군이다. 글루텐 단백질군에 속한 각각의 글루텐은 각자의 특성을 지니고 있으며 서로 조금씩 다르다. 따라서 글루텐 단백질군에 속하는 각각의 글루텐에 대한 민감성도 사람마다 다르다. 이에 연구 팀은 검사가 더 필요하다고 판단했다.

검사를 더 실시하자 처음의 발견이 확증되었다. 즉 제인의 면역계는 글루텐을 외부 침입자로 인식했던 것이다. 그녀가 평소와 다른 반응을 보였다는 점이 핵심이었다. 제인의 고유한 신체 면역계는 자신의 소화계에 존재하는 외부 단백질과 맞닥뜨리자 자기만의 방식으로 반응을 활성화시켜 신체에 외부자가 들어왔다는 메시지를 몸 전체에 보내 전투태세에 돌입했다.

그러나 연구 팀이 보기에 외부자의 존재는 해답의 일부에 불과했다. 일반적으로 신체의 생리 과정에 불균형이 일어나려면 여러 가지 환경요인이 함께 작용해야 한다. 따라서 외부 단백질 외에 제인의 면역 불균형을 일으킨 다른 요인을 살피는 것이 반드시 필요했다. 앞 장에서 보았듯이 사소한 요인이라 해도 총부하 효과를 일으켜 면역계의 한계를 넘어 질병의 형태로 나타나게 만들 수 있다. 지푸라기 하나가 낙타의 허리를 부러뜨릴 수 있는 것과 마찬가지이다. 실제로 연구 팀은 제인의 식단에서 글루텐에 대한 유전적 취약성 외에도 포화지방, 설탕,

트랜스지방 등 염증 유발 식품의 다량 섭취와 에스트로겐 불균형 상태, 그리고 소화 기능 이상 등이 모두 제인의 홍색사지통증 증상을 악화시킨 요인이라는 사실을 발견했다.

제인을 위해 개발한 개인맞춤형 생활 습관 의료 프로그램에서는 식단에 초점을 맞춰 글루텐을 완전 배제하고, 위장 기능의 균형을 회복하고 에스트로겐 대사를 촉진하는 음식과 영양보조제를 권했다. 이후 4개월은 놀라운 시간이었다. 통증과 부기가 잦아들었다. 제인의 류머티즘내과 전문의도 그간 처방하던 여러 가지 약을 하나씩 줄일 수 있었다. 제인은 자신을 위한 세 가지 소원이 있다고 우리에게 말했다. 아이들에게 밥을 차려줄 수 있을 만큼 부엌에 오래 서 있는 것, 동네 쇼핑몰에 걸어갈 수 있는 것, 그리고 봄에 바깥에 나가 자신의 정원을 가꾸는 것이었다. 처음 두 가지 소원은 개인맞춤형 생활 습관 프로그램을 시작한 처음 4개월에 바로 이루어졌다. 제인은 아이들이 선물한 새 러닝화를 신고 동네 쇼핑몰을 다닐 수 있었다.

6개월 뒤 제인은 약을 완전히 끊었고 증상도 거의 사라졌다. 그런데 만약 개인맞춤형 생활 습관 프로그램을 제대로 지키지 않으면 증상이 다시 도질 것 같은 느낌이 들었다. 이것은 적절한 피드백으로 작용해 그녀가 프로그램을 꾸준히 실천해가는 데 자극이 되었다.

제인은 우리 기능의학 임상연구센터를 찾은 지 1년 후 시애틀 근처 해발 4,167피트 사이산 정상에서 찍은 사진을 의사와 영양사에게 보여주기 위해 찾아왔다. 사진에서 제인은 건강을 회복한 자신의 '기적'에 대해 의사와 영양사에게 감사의 인사를 하고 있었다.

그것은 제인에게는 '기적'이었지만 방어라는 신체의 생리 과정이 작동하는 방식에 관한 우리의 이해에서 도출한 과학적 결론에 근거하고 있었다. 면역계는 신체의 핵심적인 생리 과정 및 외부 환경과 상호 연결되어 있으므로 면역계에 불균형이 생겼을 때 제인의 삶이 머리에서 발끝까지 안 좋은 영향을 받으며 거의 정지 상태에 이른 것은 어찌 보면 당연한 일이었다. 제인이 면역계의 불균형이 삶에 어떻게 영향을 주는지 보여주는 사례라면 그녀는 또한 식단의 실질적인 변화와 영양 보조제 등의 처방이 신체의 방어 과정을 균형 상태로 되돌리고, 우리를 장애로 몰아넣는 만성질환을 치료할 수 있음을 보여주는 사례가 될 수도 있다.

방어라는 단순한 문제

사실, 신체의 면역계를 이해하는 것은 입자물리학이나 우주론을 공부하는 것과 비슷한 면이 있다. 왜냐하면 면역계에 대해 질문할수록 더 큰 복잡성을 드러내기 때문이다. 그러나 그간 과학은 신체의 방어 과정이 어떻게 유전자와 환경의 상호작용에 영향을 받는지 이해하는 데 커다란 발전을 이루었다. 그리고 이 지식은, 면역계의 불균형에서 일어나며 우리를 장애로 몰아넣는 만성질환에 대한 기능의학의 혁신적인 접근법을 이끌고 있다.

류머티즘성관절염, 전신홍반성낭창SLE, 다발성경화증 등의 자가면역 질환에 대한 현재의 지배적인 관점은 이 질환들이 유전적으로 물려받은 것으로 면역계가 신체를 공격하게 만든다고 보는 관점이다. 이 견해에 따르면 일부 사람들의 면역계는 태어날 때부터 신체의 여타 부위를 면역계가 맞서 방어해야 하는 외부 침입자로 간주한다. 그러나 유전자 혁명을 통해 우리가 알게 된 바에 따르면 이런 식의 성격 규정은 맞지 않는다.

우선 특정 유전자를 80여 개 이상의 자가면역 질환의 원인으로 지목하는 것은 맞지 않는다. 실제로 우리가 추정하는 바는, 특정 자가면역 질환의 유전자로 설명할 수 있는 부분은 발병 원인의 30퍼센트 정도에 불과하다. 나머지 70퍼센트는 개인의 유전자와 환경, 식단, 생활 습관의 관련성 속에서 원인을 찾아야 한다.

다음으로, 우리는 약하거나 강한 유전자 구성을 가지고 태어나므로 그 결과를 받을 수밖에 없다는 생각은 유전자 결정론을 또다시 반복하는 것이다. 그런데 이 생각은 유전자 혁명에 따른 지식의 진보가 없었더라도 사실과 부합하지 않음이 너무도 명확하다. 만성 부비동염과 장염이 면역계 기능에 지속적인 변화를 일으키는지 알기 위해 의사나 의학 연구자가 되어야 하는 것은 아니다. 약물, 화학제품, 독성 미네랄에 노출되어도 면역계 기능에 이상이 생긴다. 스트레스와 스트레스 호르몬 때문에도 면역계 기능에 변화가 생긴다. 행동 패턴, 운동, 비만도 면역계 기능에 이상을 일으킨다. 햇볕과 기타 (열에너지 등의) 복사에 노출되어도 면역계 기능에 변화가 일어나며 식단과 특정 영양소(의 결핍)도 면역계 기능에 변화를 일으킨다.

무슨 말인지 이해했을 것이다. 우리 신체의 방어 과정은 우리가 어떻게 생활하는지, 무엇을 먹는지와, 그리고 우리의 주변 환경과 끊임없이 소통하고 있다. 식생활 습관, 주변 환경 등의 요인이 우리의 면역계와 계속해서 대화를 나누고 있다. 면역계는 자신의 대화 상대가 친구인지 적인지 끊임없이 판단을 내리고 있다. 그리고 이 판단을 근거로 대답한다. 지금껏 우리가 면역 관련 질환 또는 자가면역 질환이라고 생각했던 것들은 실은 면역반응에 변화가 생겨 일어나는 기능장애로 보아야 한다. 그리고 이때 반응을 결정짓는 것은 특정 사건이나 환경에 노출된 순간 각 개인의 고유한 유전적 성질에 의한다.

4장에서 이야기한 셀리악병을 기억하는가? 소장에 난 상처 때문에 영양소를 흡수하지 못해 여러 가지 소화 문제와 심지어 치매까지 일으키는 질환이다. 지금까지 셀리악병은 유전적으로 취약한 개인이 잘 걸리는 자가면역 질환으로 설명되어왔다. 셀리악병은 밀, 보리, 호밀 그리고 수프, 샐러드, 소스, 시리얼, 쿠키, 크래커 등 수많은 식품에 들어 있는 글루텐 단백질에 의해 촉발된다고 알려져왔다.

그러나 자가면역 증상과 유전적 소인의 관련성은 그다지 분명하지 않다. 나는 이것을 셀리악병에 관한 서녕한 연구자 중 한 사람인 알레시오 파사노Alessio Fasano 박사에게 배웠다. 매사추세츠제너럴병원 및 하버드대학교 의과대학 셀리악연구센터의 소아소화기전문의이자 디렉터인 파사노 박사에 따르면 셀리악병에 대한 취약성을 증가시키는 유전자가 분명히 존재한다. 그러나 자신의 생명의 책(유전체)에서 이 유전자를 가진 사람이라도 글루텐을 섭취하지 않으면 셀리악병에 걸리지 않는다고 했다.[89] 대부분의 사람이 내성을 지닌 글루텐이라도 그 사람이 글루텐을 섭취하면 그에게는 독소가 된다. 그리고 이 독소는 면역계의 방어 반응을 촉발시키며, 이 방어 반응이 몸 전체에 동반 손상을 가한다. 이것은 '어떤 사람에게는 고기라 해도 다른 사람에게는 독이다'

라는 오래된 격언을 증명하는 전형적인 사례이다. 이 경우에는 고기가 아니라 실제로 독소를 지닌 빵이라는 점이 다를 뿐이다.

마찬가지로, 자가면역 질환 중에는 특정한 약과 주변의 화학물질에 노출된 결과로 생기는 것도 있다. 당신 주변에는 아마 페니실린에 과민반응이 있는 사람이 있을 것이다. 또 당신 친구 중에는 연무 효과를 내는 안개 기계를 쓰는 극장 연주회에 가지 못하는 분도 있을 것이다. 이들 중 일부는 촉발 요인에 맞닥뜨리면 방어하게 되는 민감한 유전자를 지니고 있다. 이때 촉발 요인이 페니실린이라면 신체의 방어는 피부의 작열감이나 목구멍 부종으로 나타날 수 있고, 가짜 안개가 오케스트라단에서 발코니로 퍼져나가면 숨 쉴 때 쌕쌕거리거나 눈물을 흘릴 수도 있다.

여기서 우리가 자가면역 질환과 관련해 얻을 수 있는 메시지는, 매우 드문 경우를 제외하고 자가면역 질환이 처음부터 우리의 유전자에 새겨져 있지 않다는 점, 그리고 자가면역 질환에 취약한 유전자를 가진 사람이라고 해서 반드시 그 질환에 걸려야 하는 것은 아니라는 점이다. 유전자 외에 주변 환경, 식단, 생활 습관상의 중요한 촉발 요인들이 존재한다. 이 촉발 요인들이 면역계의 기능 이상을 일으켜 신체가 스스로에게 손상을 가하는 과민반응을 일으키는 것이다. 그러나 주변 환경, 식단, 생활 습관을 변화시켜 면역계 작용을 조정하는 유전자 발현에 영향을 준다면 우리는 신체가 스스로에게 가하는 손상을 중지시키거나 역전시키거나 또는 피할 수 있다.

신체의 방어 시스템은 어디에 있고 어떻게 작동하는가

그림4에 나타낸 신체의 방어 시스템을 보자.

4장에서 공부했듯이 신체 면역계의 절반 이상은 위장관에 무리 지어 존재한다. 위장관은 면역계가 가장 집중적으로 위치하는 부위이다. 그런데 면역계는 전신에 퍼져 있는 임파선에도 자리 잡고 있으며, 특히 겨드랑이, 사타구니, 흉부, 편도선, 목에 분명하게 나타난다. 목이 부었을 때 당신이 아프다고 알 수 있는 이유도 목의 부기가 면역계의 활동이 갑작스레 증가한 결과로 나타나는 증상이기 때문이다. 이것은 신체가 일종의 외부 침입에 반응하고 있거나 만성질환을 나타내고 있음을 가리킨다.

백혈구는 면역계의 동력원으로, 두 가지 기능 단위로 나뉜다. 하나는 세포 매개 면역cell-mediated immunity department인데, 여기에는 T세포가 채워져 있으며 면역계의 보병에 해당한다. 즉 이곳에서 T세포는 외부 침입자에 대해 일대일로 전투를 치른다. 또 다른 기능 단위는 체액 면역humoral department으로 'humoral'이라는 단어는 '체액'을 의미한다. 면역계의 공군에 해당하는 체액부는 면역계의 패트리어트 미사일인 항체를 만들어내는 일을 한다. 면역계 내의 특화된 세포인 B세포에서 항체를 만들어 외부 물질을 찾아내 파괴하는 것이다.

T세포와 B세포가 하는 일이 실제로 다르다는 점을 이해할 필요가 있다. T세포가 외부 물질에 대한 우리의 즉각적인 반응을 통제하는 일을 한다면 B세포는 우리가 평생을 살면서 접하는 물질들에 대한 내성을 조정하는 데 큰 역할을 한다. 그리고 T세포가 바이러스, 박테리아,

| 그림4 | 신체의 방어 과정

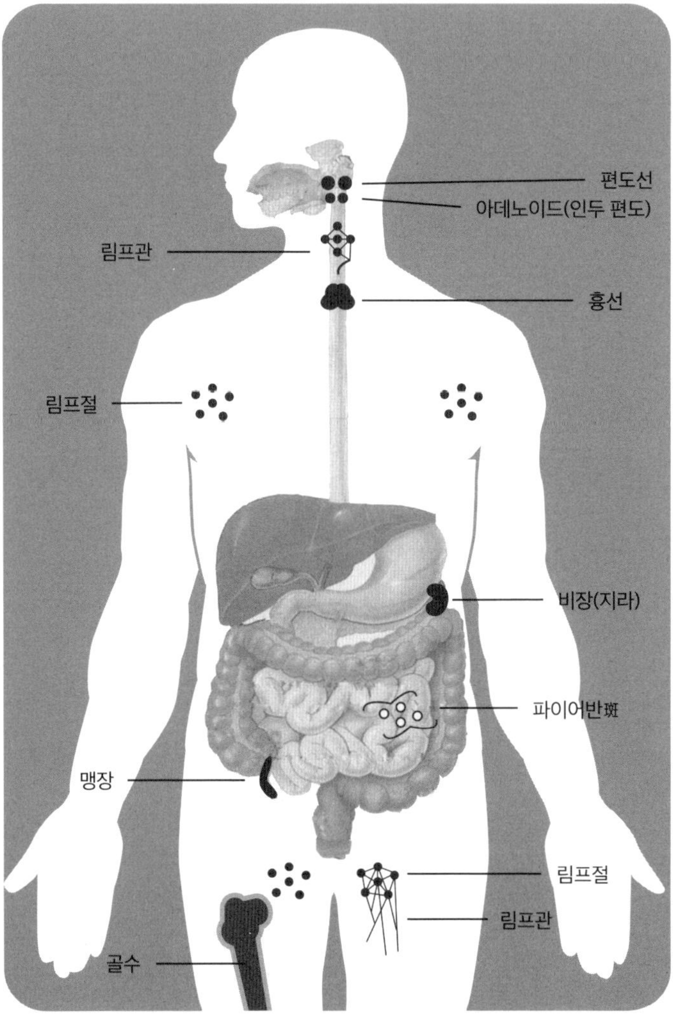

변성 암세포에 맞서 신체를 방어하는 일을 한다면 B세포는 독소에 맞서는 항체를 만들어 독소를 중화시키는 일을 한다는 점에서 알레르기 질환과 깊은 관련이 있다고 할 수 있다.

면역계는 이 두 가지 기능 단위를 갖추고서 이른바 면역 감시immune surveillance를 행하는데, 맞서 싸울 적을 찾아 끊임없이 몸을 순찰하는 것을 말한다. 이 점에서 우리의 면역계는 상시 대비 태세를 갖추고 외부 침입자와 공격자를 감시하는 순찰대와 같다. 이 순찰대는 눈이 없지만 매우 예민한 촉각을 갖고 있다. 혈액과 전신의 림프계로 운반되는 백혈구가 신체의 여러 조직과 기관을 드나드는 과정에서 끊임없이 그곳의 다른 거주자들과 접촉하게 되는데 만약 이 거주자들 가운데 하나가 박테리아, 바이러스, 변성된 인간 세포, 외부의 화학물질이나 단백질 등 외부 물질로 판단이 되면 백혈구는 자신의 모습을 완전히 변화시킨다. 즉 자기 일만 챙기던 조용한 여행자에서 싸울 태세에 돌입하는 전사로 탈바꿈하는 것이다.

한때는 이런 상시적 경계 반응이 우리 신체가 질병 상태에 있을 때에만 일어난다고 생각했었다. 그렇지만 지금은 손상된 세포와 분자를 감시하는 낮은 수준의 면역 활동이 꽤 주기적으로 행해지고 있다는 점을 인지하게 되었다. 이것은 좋은 일이다. 왜냐하면 주기적 활동의 면역 작용은 손상된 세포와 분자가 체내에 쌓이지 않도록 함으로써 질환이 일어날 가능성도 낮아지기 때문이다. 건강한 신체 조직이 동반 손상으로 힘들어하는 경우는 감시-파괴 기능이 지나치게 활성화되었을 때뿐이다.

모든 생리 기능과 마찬가지로 신체의 방어 과정에 있어서도 중요한 점은 너무 과하면 너무 적은 것과 마찬가지로 좋지 않다는 것이다. 인간의 면역계는 양날의 칼과 같아서 일정 수준으로 활동적이지 않으면 우리는 병에 걸린다. 반면에 지나치게 활동적이면 우리는 동반 손상을 겪게 된다. 우리는 면역 활동의 균형을 유지하며 스스로 조절하는 안정된 지점을 찾아야 한다. 양날의 칼과 같은 면역계를 어떻게 조절할 것인가. 양쪽 방향으로 모두 활용하는 능력을 지녀야 한다.

물론 우리의 유전자는 조정자 역할을 한다. 유전자는 어떤 때는 한쪽 날을, 어떤 때는 다른 쪽 날을 사용해 면역계를 선택적으로 조정한다. 면역계 반응을 담당하는 유전자는 6번 염색체에 있는데 6번 염색체는 인간 생명암호의 총 2만 5천 개 유전자 가운데 대략 2천 개 정도를 차지한다. 그리고 6번 염색체의 2천 개 염색체 가운데 140개를 주조직적합성 복합체major histocompatibility complex, MHC라는 이름으로 부른다. MHC 유전자는 백혈구가 외부 물질이나 침입자와 상호작용하는 방식을 조절한다. MHC 유전자는 외부 환경의 사건과 요인들로부터 메시지를 받고 기록하고 통역하는 과정에서 어떤 때는 한쪽 날을, 또 어떤 때는 반대쪽 날을 사용한다. 마치 음향기기의 볼륨을 어떤 때는 키우고 어떤 때는 줄이는 것과 비슷하다. 외부 침입자를 감지해 면역계가 지금보다 더 활발히 활동해야 한다면 볼륨을 키운다. 한편, 아군을 감지해 면역계가 잠잠해도 되는 경우에는 볼륨을 낮춘다. 이렇듯 MHC 유전자는 계속해서 볼륨을 조정한다. 면역계가 최적의 균형점을 찾도록 면역계 활동 수준을 끊임없이 조정하는 것이다.

이성과 의지력을 가진 인간은 MHC 조정 유전자에 메시지를 보내는 주변 환경요인과 사건을 바꾸고 제거하고 추가하는 능력이 있다.

신체의 방어 과정이 지나치게 과열되면 볼륨을 낮추고, 반대로 너무 식어 있으면 볼륨을 높이는 식으로 말이다.

그런데 여기에 아주 환상적이고 배우 적절한 포인트가 하나 있다. 바로 6번 염색체가 위치한 자리에 류머티즘성관절염, SLE, 셀리악병, 강직성 척추염(젊은이들이 많이 걸리는 일명 '대나무 척추') 등의 자가면역 질환과, 갑상선기능항진증과 갑상선기능저하증이 번갈아 일어나면서 전신에 영향을 미치는 하시모토 갑상선염이라는 자가면역 질환에 해당하는 유전자가 자리 잡고 있다는 사실이다. 자가면역 질환 유전자와, 이 질환들을 촉발시켜 한쪽 칼날을 과잉 활동 상태로 만드는 면역 방어 체계의 기능 제어 유전자가 같은 위치에 있는 것이 과연 우연의 일치일까? 나는 그렇게 생각하지 않는다. 이것은 자가면역 및 유전체학 분야의 여러 전문가들도 마찬가지이다.

자가면역 질환 유전자와 면역 방어 체계의 기능 제어 유전자가 같은 위치에 자리 잡고 있다는 사실은 대부분의 경우에 우리가 자가면역 질환을 가지고 태어나지 않는다는 점을 말해준다. 그보다 우리는 주변 환경, 생활 습관, 식단 요인과 사건들을 아군 또는 적군으로 감지한 뒤 그에 따라 반응하는 유전자를 갖고 태어난다. 주변 환경, 생활 습관, 식단의 요인과 사건들에 대한 유전자 반응이 격렬해질 때 우리는 그것을 '면역질환'이라고 부른다. 반면, 면역반응 제어 유전자가 주변 환경, 생활 습관, 식단 요인과 사건을 위협으로 느끼지 않으면 우리는 간헐적인 만성 증상을 보인다. 어느 경우든 유전자와 주변 환경이 상호작용하는 교차 지점에 초점을 맞춰야 한다.

이 생각은 나만 하는 것도, 그리고 내가 최초로 한 것도 아니다. 내가 1982년에 라이너스폴링 과학의학연구소에서 연구하고 있을 당시 폴링은 1940년에 자신이 노벨상 수상자 카를 란트슈타이너Karl Landsteiner(오스트리아 태생의 미국 병리학자·면역학자(1868~1943). 1930년 노벨생리의학상 수상)와 나눈 대화에 대해 이야기한 적이 있다. 두 사람의 대화는 면역계 기능과, B세포가 만들어 우리에게 장기 면역을 부여하는 항체 단백질의 형성에 관한 것이었다. 폴링은 생물학자도 면역학자도 아니었지만(폴링은 물리화학자였다-옮긴이) 란트슈타이너에게 면역 항체의 작동이 그것의 구조와 틀림없이 관련이 있다고 생각한다고 말했다. 두 사람이 대화를 나눈 그날 밤에 폴링은 집으로 가 면역계에 관해 란트슈타이너가 쓴 책을 읽고는 바로 다음 날 항체가 형성되는 과정에 관한 그림을 그려 란트슈타이너에게 보냈다. 우리가 이전에 노출된 적 없는 물질에 대한 내성을 우리 안에 만드는 면역 작용체로서 항체가 작용하는 방식을 보인 그림이었다. 폴링의 그림은 이후 연구자들이 항체가 자신이 인지한 독소, 즉 항원에 달라붙어 면역반응을 시작하는 복합체를 형성하는 면역 방어 과정을 규명하는 데 고전적인 모형이 되었다.

그 모형을 그린 지 51년이 지났지만 폴링 박사는 여전히 면역 관련 질환의 근본 원인은 면역계 구조가 다양한 환경 요인과 사건에 노출되었을 때 그 기능이 변화하는 방식에 있다고 확신하고 있다. 현재 미국에서 조기 사망의 세 번째 주요 원인이 자가면역 질환 때문이라는 보고서가 있다.[90] 이런 상황에서 이제 80여 가지의 자가면역 질환이 그 근본 원인에 있어 우리가 생각한 것보다 유사성이 크다는 점을 고려해야 한다. 그리고 겉으로 보이는 여러 자가면역 질환들의 차이점은 각 개인의 유전자와 그가 처한 환경의 부조화에서 생긴다는 점도 고려해야 한다.

그러나 우리가 던져야 할 질문은 더 현실적이며 훨씬 단순한 질문이다. 그것은 '우리의 핵심 신체 방어 과정을 방해하는 요인을 어떻게 다루어야 하는가?' 하는 질문이다. 어떻게 하면 우리의 면역계가 최적의 균형점을 찾아 유지하도록 할 수 있을까?

당신의 신체 방어 과정: 면역기능의 조정

여러 가지 특정한 영양소가 면역계의 균형을 잡는 데 중요한 역할을 한다는 사실을 우리가 안 지는 이미 오래이다. 다음 영양소 가운데 어느 하나가 부족하면 면역계 내의 T세포와 B세포에 나름의 방식으로 좋지 않은 영향을 미친다.

아연

생선에서 추출한 오메가-3 지방산

비타민A

비타민B군(특히 엽산)

철

구리

아미노산 L-리신 및 L-아르기닌

비타민C와 비타민E

이들 영양소 외에도 수많은 식물과 식물 식품이 면역계 온도조절

장치의 원활한 작동을 돕는 활성 물질을 함유하고 있다는 사실이 밝혀졌다.

블루베리

크랜베리

마늘

석류

에키나시아Echinacea purpurea(국화과 꽃)와 천심련Andrographis paniculata

특정 영양소가 어떻게 유전자 발현에 영향을 주어 신체의 방어 과정을 조정하고 그 균형을 유지하는지 몇 가지 사례를 보자. 먼저 가장 강력한 영양소 중 하나인 아스코르브산, 즉 비타민C를 보자.

먼저 폴링과의 인연으로 내가 갖게 된 이 주제에 관한 약간의 편견을 고백해야겠다.[91] 1970년에 출간한 폴링의 책 『비타민C와 감기 *VitaminC and the Common Cold*』는 즉각 베스트셀러가 되어 꾸준히 팔렸다. 간단히 말해 이 책은 의학연구소의 영향력 있는 음식 자문 부문인 음식영양위원회에서 권고하는 일일섭취량보다 훨씬 많은 양의 비타민C가 우리에게 필요하다는 생각을 촉진시켰다. 또 바이러스 감염이나 바이러스 질환의 경우에 필요한 비타민C 섭취량은 영양위원회의 권장량보다 훨씬 많다는 주장도 폈다.

폴링은 이 주제에 관한 자신의 이런 생각을 어윈 스톤Irwin Stone 박사와의 논의를 통해 정교화시켰다. 스톤 박사는 생화학자이자 화학공학자로 식품 가공에서 비타민C를 보존제로 사용할 것을 최초로 주장한 사람으로 칭송받고 있다. 그는 수백만 년 전에 인간이 (다른 동물들처럼) 간에서 비타민C를 생성하는 능력을 잃었던 때부터 감염과 독소에 점점 더 취약해졌다고 주장한다. 거기다 미국인의 식단에 점점 동물 제품이 많아지고 식물 음식의 섭취는 줄어들면서 비타민C 부족으로 인한 감염과 독소에 대한 취약성이 더 커졌다는 것이다. 그 결과는 무엇인가? 스톤 박사는 현재 미국인 대부분의 비타민C 섭취량이 최적의 면역 기능에 필요한 양에 턱없이 부족하다고 주장한다.[92]

그렇다면 얼마만큼의 비타민C를 충분하다고 할 수 있는가? 폴링 박사는 인간을 염소와 자주 비교했다. 인간과 비슷한 덩치의 염소는 인간과 달리 자기 스스로 비타민C를 만든다. 염소는 정상 환경에서 마리당 하루에 1천 밀리그램의 비타민C를 간에서 스스로 만든다. 스트레스 상황에서 염소는 증가한 영양소 필요량을 충당하기 위해 마리당 무려 1만 밀리그램의 비타민C를 만들어낼 수 있다. 유명한 내분비 연구자인 마크 레빈Mark Levine 박사는 비타민의 하루 섭취 권고량에 대해 수십 년간 연구해왔다.* 그의 연구 그룹은 대부분의 건강한 사람은 매일 경구 섭취를 통해 1천 밀리그램을 넘지 않는 선에서 혈액 내 비타민C 양을 포화 상태까지 증가시킬 수 있다는 것을 알아냈다. 아플 때는 비타민C 필요량이 증가해 경구를 통해 더 많은 비타민C를 섭취해야만 혈액 내 비타민C의 양을 적절히 유지할 수 있다.[93]

그렇다면 음식영양위원회에서 권고하는 비타민C의 하루 섭취 허

* 레빈 박사는 미국 매릴랜드주 베데스다에 있는 미국 국립보건원NIH의 연구 내분비학자이자 미국 국립보건원의 소화기질환 분과의 분자 및 임상영양학 수석연구원이다.

용량은 얼마일까? 이 글을 쓰는 현재, 19세 이상 평균 성인의 비타민C 일일권장량은 남성이 90밀리그램, 여성이 75밀리그램이다. 여성의 경우 임신 중이면 조금 더 많이, 그리고 수유하는 경우에는 더 많이, 흡연자의 경우에는 그보다 더욱 많이 권장한다. 그러나 이 정도의 권장량은 노벨상 수상자인 폴링이 적절한 면역기능에 필요하다고 권하는 양이나 내분비학 전문가인 레빈이 혈액 내 포화 상태에 필요하다고 권하는 비타민C의 양과 크게 차이가 난다.

이렇게 차이가 나는 이유는 간단하다. 음식영양위원회의 비타민C 일일권장량은 우리가 만나본 적 없는 가상의 평균적 인간을 대상으로 한 것이기 때문이다. 그 권장량은 영양결핍 상태를 막기 위한 만일의 안전 조치에 불과하다.

음식영양위원회의 일일권장량이 잘못되었다는 말이 아니다. 음식영양위원회는 지금 우리가 던지는 것과는 다른 질문에 답하고 있다. 즉 음식영양위원회의 권장량은 괴혈병, 각기병, 펠라그라(니코틴산 부족으로 생기는 병), 구루병 같은 영양결핍 질환을 예방하는 데 필요한 권장량이다. 우선 이 질환들은 잠재기간이 짧다. 즉 질병을 일으키는 원인 자극과 증상 발현 사이에 오랜 시간이 걸리지 않는 질환들이다. 그러나 미국의 가장 뛰어난 영양 연구자 중 한 사람인 로버트 히니Robert Heaney 박사가 지적하듯 단기 비타민 결핍으로 인한 질환을 일일 영양 섭취량의 표지로 삼는 것은 적절하지 않다.[94] 지금 우리가 힘들어하는 만성적인 건강상 문제들은 오래전의 부적절한 영양 섭취에서 기인한다는 사실을 우리는 알고 있다.* 가령 골다공증 같은 질병이 증상으로 발현하기까지 오랜 시간이 걸린다 해도 그 원인을 비타민D와 칼슘의 결핍으로 찾아 올라갈 수 있다.[95,96] 또 우리는 일부 암이 엽산 섭취 부족에 원인이 있다는 사실도 알고 있다. 이처럼 잠재기간이 긴 질환에 대해서는 영양소의 일일 권장섭취량을 높이는 것이 타당하지 않을까? 일일 권장 섭취 허용량을 산정할 때는 이 점을 고려해야 할 것이다.

영양소 섭취량을 정하는 데 이보다 더 좋은 방법이 있다. 각 개인의 생화학적 특성에 따라 영양소 섭취량을 정하는 것이다. 이 분야에서 40년 넘게 연구한 나의 경험으로 볼 때 비타민C는 다른 어떤 영양소보다 면역계 기능에 더 큰 영향을 준다. 나는 아프지 않을 때면 하루 2천 밀리그램의 비타민을 섭취한다. 아프면 그보다 더 많이 섭취한다.

나는 1960년대 초 대학생 시절에 비타민 결핍 질환에 관한 강연에 참가했던 때를 지금도 생생히 기억한다. 당시 연사는 비타민을 '발견한' 폴란드의 위대한 생화학자 카지미르 풍크Casimir Funk였다. 풍크는 1912년 쌀겨에서 티아민(비타민B1)을 분리하고는 거기에 'vital amine', 즉 '아민 군 내에서 생명 유지에 필수인 유기화합물'이라는 뜻의 이름을 붙였고 그것이 비타민vitamin이 되었다. 풍크 박사는 건강 증진에서 비타민이 하는 역할에 관하여 아직도 밝혀야 할 것들이 매우 많다는 말과 함께 강연을 마무리했다. 그때가 1963년이었다. 지금 우리는 21세기를 살고 있다. 오늘날 과학자들은 영양소가 어떻게 유전자 발현과 세포 기능에 영향을 미치는지 그 과정에 관하여 매일 새로운 사실을 알아가고 있다. 그리고 이 지식은 약을 대체하는 생물학적 기반의 대안이

---

* 로버트 히니 박사는 네브래스카주 오마하에 있는 크레이턴대학교 의과대학의 연구 내분비학자이자 2003년 E. V. 맥컬럼상 수상자이다.

될 수 있다. 이것은 짜릿한 일이다.

이런 연구 중 하나가 보스턴 외곽 터프츠대학교의 장마이어 인간노화영양연구센터Jean Mayer Human Nutrition Research Center on Aging에서 진행 중이다. 그곳의 뛰어난 연구자 중에 시민 메이다니Simin Meydani 박사가 있다. 영양학자이자 수의사인 메이다니 박사는 터프츠대학교 영양면역학연구소의 설립자이기도 하다. 그녀의 선구적 연구는 특히 노인들의 면역계 기능에 있어 영양소가 하는 역할을 이해하는 데 초점을 두었다. 그녀의 연구 그룹은 특히 노인들에게 심각한 의학적 문제가 될 수 있는 상기도감염URI 등 노인들의 감염병 저항력을 개선하는 데 영양소가 어떤 도움을 줄 수 있는지 살폈다. 메이다니 박사의 연구 그룹은 (특히 '토코트리에놀'이라는) 비티민E 등의 영양소와 오메가 3 지방산, 녹차의 에피갈로카테킨 갈레이트EGCG, 비타민D, 버섯 등이 모두 상기도감염을 일으키는 바이러스에 대한 면역계 방어력을 향상시키는 데 중요한 역할을 한다는 점을 보였다.[97]

아마도 당신은 이 가운데 몇몇 영양소를 처음 들어보았을 것이다. 가령 토코트리에놀은 팜유에 들어 있는 비타민E의 친척으로 영양제로 섭취할 수도 있다. 파상풍 접종 후 매일 400밀리그램의 토코트리에놀을 섭취한 여성들을 연구한 결과, 이 여성들의 B세포 항체 반응이 증가한 것으로 나타났다.[98] 자연 형태의 비타민E와 토코트리에놀을 함께 섭취한 노인들도 비슷한 결과를 보였다.[99]

비타민D는 우리가 오랫동안 알고 있던 영양소이지만 그 이야기는 단지 세계 극빈국 아동에게 지금도 발병하는 뼈 질환인 구루병 예방을 넘어 그보다 훨씬 복잡하다. 엄밀히 말하면 비타민D는 비타민이 아니라 프로호르몬pro-hormone이다. 이것은 비타민D가 호르몬 형태로 변환되어 그 효과를 내기까지 호르몬 효과를 거의 갖지 않는 전구체前驅體라는 의미이다(전구체: 일련의 생화학 반응에서 A에서 B로, B에서 C로 변화할 때, C라는 물질에서 본 A나 B라는 물질. 피브린에 대한 피브리노겐, 비타민에 대한 프로비타민 따위를 이른다-옮긴이). 비타민D가 전구체에서 활성 호르몬으로 변환하는 과정은 간과 신장의 대사 변환을 통해 일어난다. 이 변환 과정은 5장에서 살펴본 우리의 오랜 친구 CYP450 효소군이 담당한다. 그리고 이 변환 과정을 통해 만들어진 호르몬 형태의 비타민D는 면역계를 조정하는 유전자 발현을 제어하는 능력으로 인해 면역계 조정에서 중심적인 역할을 한다.

비타민C의 경우처럼, 600IU인 비타민D 일일권장량도 면역기능 향상에 도움이 되는 수준에는 미치지 못한다(IU, International Unit: 비타민량 효과 측정용 국제단위). 당신이 얼마나 많은 비타민D를 가지고 있는지 당신의 비타민D 상태를 의학적으로 진단하는 작업은 25-하이드록시비타민 D3라는 또 다른 호르몬 전구체의 혈액검사를 통해 이뤄진다. 미국 국립보건원에 따르면 리터당 이 혈액검사 수치가 30나노몰 이상이 되어야 적절한, 즉 건강한 비타민D 상태라고 할 수 있다.*

그러나 하루 600IU의 비타민D를 섭취하는 사람 중에도 25-하이드록시비타민 D3 혈액검사 수치가 30나노몰 이하인 사람이 매우 많다. 그래서 기능의학 임상연구센터에서 제시하는 비타민D 수치는 하루

* 나노몰은 화학의 측정 단위로 1몰의 1천분의 1이다. 몰은 분자 단위로 측정한다. 즉 우리가 지금 이야기하고 있는 것은 아주아주 작은 단위이다.

2,000IU였다. 그러나 주의가 필요하다. 간혹 비타민D 과다 섭취가 혈중 칼슘 수치를 증가시켜 심장병 발병 위험을 높일 수 있기 때문이다. 따라서 '좋은 것은 많을수록 더 좋다'는 결론에 섣불리 이르지 않는 것이 중요하다.

우리 연구소 연구 팀은 비타민D의 세계적 권위자인 마이클 홀릭Michael Holick 박사와 비타민D에 관한 임상 연구에 참여했다.* 홀릭 박사는 위스콘신대학교에서 박사를 했는데 그의 지도교수는 1968년에 비타민D를 발견한 헥터 델루카Hector DeLuca 박사였다. 두 사람은 1973년에 25-하이드록시비타민 D3를 사용해 비타민D 상태에 대한 진단을 함께 만들었다. 홀릭 박사가 보기에 우리는 비타민D에 있어서도 비타민C와 비슷한 상황에 이르렀다. 즉 비타민D 생산을 떨어뜨리는 햇볕 차단용 피부 크림 사용 외에도 사람들이 실내에서 보내는 시간이 많아지면서 우리는 더 이상 적정 수준의 비타민D를 얻지 못하고 있다.

홀릭 박사에 따르면 구루병 예방에 필요한 비타민D 양과 최적의 면역기능을 증진하는 데 필요한 비타민D의 양은 상당한 차이가 있다.[100] 최적의 면역기능 증진에 필요한 비타민D의 양은 표준 가이드라인보다 훨씬 높다. 홀릭 박사는 현재 우리가 입수 가능한 유전 정보가 폭발적으로 증가함에 따라 각 개인이 신체에서 비타민D를 생산하고 대사하는 방식에도 상당한 유전적 차이가 있으며 따라서 비타민D의 필요량도 개인마다 상당히 다르다는 점이 분명해졌다고 지적한다.[101] 내 경

* 의학박사이자 철학박사인 마이클 홀릭은 보스턴대학교 의과대학의 의학, 생리학, 생물물리학 교수이다.

험으로 볼 때 신체의 방어 과정에 불균형이 생긴 사람은 매일 1천IU의 비타민D 보충제를 먹는 것으로 시작해야 한다. 이 책에 실린 자가진단 질문지를 통해 당신의 신체 방어 과정에 불균형이 있는지 알아본 다음 그것을 당신의 방어 과정을 보충해야 한다는 신호로 삼을 수 있다. 물론 기능의학 훈련을 받은 건강관리 제공자라면 델루카와 홀릭이 고안한 혈액검사를 실시해 당신에게 필요한 비타민D의 양을 측정할 수 있다.

신체 방어 과정의 균형에 필요한 면역계의 자기 조정력을 강화하는 데 도움이 되는 영양 식품의 예를 하나만 더 들고 싶다. 그것은 버섯이다. 워싱턴주 기그하버에 있는 우리 기능의학 임상연구센터에서 조금만 길을 따라 내려가면 세계적인 버섯 연구자인 폴 스태머츠Paul Stamets가 살고 있다. 의료용 버섯 분야에서 쌓은 그의 특별한 지식은 타의 추종을 불허한다. 그는 면역계의 신체 방어 기능을 개선하는 데 버섯이 주는 유익함을 열정적으로 옹호하는 사람이다.[102]*

버섯이 도움을 주는 부분은 뮤코다당류라는 고유한 물질이다. 뮤코다당류는 T세포와 B세포에 메시지를 보내 이 세포들의 기능을 담당하는 유전자를 활성화시킨다. 한 가지 예를 들면 미국 국립보건원은 암환자와 에이즈 환자에게 있어 특정 종류의 버섯이 주는 부가적 효과에 관한 임상 연구에 자금을 지원했다.[103,104] 그 이유는 충분하다. 주변에 흔한 흰양송이버섯, 즉 아가리쿠스 비스포루스Agaricus bisporus를 주기적

---

* 폴 스태머츠는 2005년에 출간한 『땅을 기는 균사체: 버섯이 어떻게 세계를 구할 수 있는가 *Mycelium Running: How Mushrooms Can Help Save the World*』라는 책의 저자이기도 하다.

으로 섭취하면 유방암 발병률이 낮아진다는 연구 결과가 있기 때문이다.[105,106] 또 터프츠대학교 메이다니 박사의 연구 그룹도 흰양송이버섯 농축물의 뮤코다당균이 세포매개 T세포 활동의 일부로서 자연살해세포의 활동을 활성화시킨다는 사실을 발견했다.[107]

"최선의 수비가 최상의 공격"

이제 우리는 다시 제인의 사례로 돌아왔다. 제인이 건강을 되찾은 이유는 운이 좋아서가 아니다. 제인의 유전자가 그녀의 주변 환경에 어떤 방식으로 반응해 홍색사시동증이라는 질병이 생겼는가에 관한 올바른 질문을 던졌기 때문이다. 제인은 개인맞춤형 기능의학 프로그램을 충실히 따랐다. 프로그램을 충실히 따른 것이 그녀가 면역계와의 전투에서 승리하고 면역계를 자신의 우군으로 만들 수 있었던 핵심 요소였다.

물론 면역계 기능의 심각한 유전자 변화가 질병의 원인이 되는 경우도 실제로 존재한다. 그런 질병은 말 그대로 선천성 면역질환이다. 가령 무無감마글로불린혈증은 몸에서 성숙한 B세포를 만들지 못하는 증상이다. 또 체디아크-히가시증후군에 걸린 사람은 신경 장애, 색소 결핍증을 보이며 심각한 감염으로 자주 고생한다. 선천성 면역글로불린A IgA 결핍증은 면역글로불린이 전혀 생성되지 않는 증상이며, 비스코트-알드리히증후군에 걸리면 피부발진과 습진 등의 증상이 나타난다. 그러나 이들 선천성 면역질환군은 면역 불균형과 관련된 수많은 질병과 증상 가운데 아주 작은 일부를 차지할 뿐이다. 대다수의 만성적인 면역 문제는 주변 환경이 보내는 메시지가 유전자 발현에 미치는 영향에 원인이 있다.

기능의학에서는 이들 면역계의 불균형을 다루는 데 있어 유전자와 환경의 교차점을 중점적으로 살핀다. 기능의학의 목적은 환경요인이 신체 면역계의 불균형에 미치는 영향을 조정함으로써 면역계가 원래의 균형점을 회복하도록 하는 것이다. 그것이 가능한 이유는 무엇인가? 세포, 조직, 기관 등 신체의 생리 네트워크를 구성하는 모든 요소들이 서로 끊임없이 연락을 주고받고 있기 때문이다.

• 6장 핵심 정리 •

1. 면역계는 감염병과 염증에 맞서 신체의 방어 과정을 조정한다.
2. 여러 가지 환경 화학물질, 글루텐 등의 식품 성분, 특정 유형의 장내 박테리아, 수많은 약물 등이 모두 만성염증 질환을 일으키는 요인이 된다.
3. 비타민C와 비타민D 등의 특정 영양소를 권장섭취량 이상으로 섭취하면 면역계의 방어 기능을 강화하는 효과가 있는 것으로 나타났다.
4. 식물 식품에 들어 있는 파이토케미컬(식물 화학물질)과 식물성 약물은 만성염증 질환을 줄이는 효과가 있다.
5. 생활 습관 및 식사의 변화와 함께 특정 영양보조제를 섭취하는 프로그램을 충실히 따르면 적합한 면역 방어 과정을 회복하는 데 효과가 있다.

7장

세포 연락

1. 당신은 관절염 같은 통증과 염증으로 고생하는가?
2. 밤에 식은땀을 흘리는가?
3. 날씨가 변하면 관절통이 오는가?
4. 신체 활동을 한 후 관절이 붓는가?
5. 아침에 일어나면 기운이 없고 오전 내내 그런 상태인가?
6. 삶의 스트레스 때문에 건강에 안 좋은 영향을 받고 있는가?
7. 늘 신경이 곤두선 채 피곤한가?
8. 나이에 비해 성욕이 적은가?
9. 만성적으로 우울한가? 우울해선 안 된다고 느끼는가?
10. 깜빡깜빡하는 일이 너무 많다고 느끼는가? 그것 때문에 걱정이 되는가?
11. 잠에 들기가 어려운가? 자다가도 자주 깨는가?
12. 부비동, 편도선, 장, 피부, 입에 만성감염이 자주 생기는가?
13. 일반의약품이든 처방약이든 항염증약을 자주 복용하는가?

14. 고혈압약을 복용 중인가?

15. 항우울제를 복용하는가?

와, 정말 많다.

당신은 누군가와 대화 중에 어떤 일 또는 다른 사람 때문에 대화를 방해받은 적이 있는가? 물론 있을 것이다. 누구나 그런 경험이 있다. 이때는 의사소통의 실제적인 과정이 방해를 받는다. 당신이 빌이라는 친구와 길을 걷고 있다고 하자. 빌이 당신에게 뭔가를 이야기하려 한다. 이것은 빌의 목소리가 일정한 패턴으로 공기를 진동시켜 당신이 가진 수신기(즉 당신의 고막과 내이의 민감한 부위)가 그것을 캐치한다는 의미이다. 이제 당신의 수신기는 빌이 일으킨 공기의 움직임을 신경계 신호로 변환시킨다. 그다음 당신의 뇌는 그 신호를 당신이 즉각 이해할 수 있는 신호로 다시 변환한다.

그런데 만약 이렇게 대화하는 중에 요란한 라디오를 울리며 지나가는 차가 있다면 어떨까. 또는 롤러블레이드를 타고 전속력으로 당신에게 달려오는 어떤 남자 때문에 순간 당신의 신경이 온통 그에게로 향한다면 어떨까. 당신과 빌의 의사소통 과정은 분명 방해를 받을 것이다. 빌도 그 남자를 보고는 자기 목소리를 더 높일 것이다. 당신이 빌의 이야기에 더 집중하도록 당신에게 보내는 신호의 강도를 높일 것이다. 그리고 이 방법은 효과가 있을 것이다.

이제 당신이 빌의 말에 답하려는 순간, 버스 한 대가 길가에 천천히 멈춰 선다고 해보자. 주변의 차량들이 경적을 울려대고 버스에서 쏟아져 나온 승객들은 목청껏 소리를 높여 핸드폰 통화를 한다. 주변 소음은 점점 더 커지고 이제 당신과 빌은 목소리를 최대한 높여야 대화가 가능한 상황이 된다.

원리상, 우리 몸의 세포가 다른 세포와 이야기를 나누려 할 때도 이와 똑같은 일이 일어난다. 세포가 주변의 다른 세포에 메시지를 보낸다. 물론 세포는 공기가 아니라 화학물질 또는 신경을 통한 전기 자극의 형태로 다른 세포에 메시지를 보낸다. 이런 메신저 화학물질에는 호르몬, 신경전달물질, 염증매개체 등 매우 다양한 것들이 있다. 이 메신저 화학물질은 세포가 다른 세포와 연락하기 위해 선택하는 서로 다른 언어 구조라고 할 수 있다. 이 메신저 화학물질은 모두 특정 메시지를 담고 있다. 그 메시지는 혈류를 통해 다른 세포의 수용체에 전달되고 수용체는 당신의 뇌가 빌의 말을 변환하듯이 그 신호를 변환시킨다.

그런데 주변의 소음이 너무 크면 당신의 뇌가 작동을 멈추듯이, 세포 수용체도 주변의 소음이 너무 크면 자신이 받아야 할 메시지를 전달받지 못한다. 생리학자들은 이것을 저항resistance이라고 부른다. 세포 수용체가 다른 세포가 전하는 메시지를 듣지 못하는 상태를 말한다. 이때 메신저는 메시지의 양을 늘리고자 하는데, 그렇게 하려면 메신저 화학물질의 양을 증가시키는 방법밖에 없다. 빌이 목소리를 더 높이는 것처럼 말이다. 그런데 메신저 화학물질의 수가 늘어나면 메시지 자체도 저항이 더 커진다는 점이 문제이다. 당신과 빌이 목소리를 최대한 높여야 그나마 대화가 가능한 것처럼 말이다. 더 나쁜 것은 이렇게 되면 신체의 다른 부위도 해를 입기 시작한다는 점이다.

두 사람이 서로 고함을 질러야 대화가 가능한 상황이 되면 어떤 일이 벌어질까? 두 사람의 시끄러운 목소리에 주변 사람들은 귀를 막을 것이다. 이런 일은 세포 연락에서도 그대로 나타난다. 만성질환의 중요한 실제 모습 중 하나는 세포 간 메시지 전달 시스템이 이처럼 소리 지르기 경쟁이 되고 만다는 점이다. 주변의 무해한 세포들에 지속적인 동반 손상을 일으키는 비상 연락 상황이 되어버린다.

이 장에서는 세포 연락 과정이 어떻게 작동하는지 알아볼 것이다. 그리고 세포 연락 과정이 균형에서 벗어나 소리 지르기 시합이 되어버릴 때 그것이 모든 만성질환의 원인이 되는 이유도 살펴볼 것이다. 그러면 어떻게 세포 연락 과정의 균형을 회복할 수 있을까? 그림5를 보자. 먼저 채소밭과 과수원으로부터 당신의 유전체 중심에 이르는 길을 따라가보자. 그러면 채소와 과일의 주요 성분이 당신의 세포 연락에 영향을 미쳐 만성질환에서 벗어난 삶을 유지할 수 있게 한다는 것을 알게 될 것이다.

스트레스에 지쳐 떨어진

무엇보다 우리의 세포는 끊임없이 서로 연락을 주고받는다는 점을 아는 것이 중요하다. 우리의 몸에서는 계속해서 화학반응이 일어나고 있다. 그리고 이 화학반응은 우리가 깨어 있든 잠들어 있든 24시간 내내 작동하는 세포 연락 체계를 통해 주고받는 메시지에 자극을 받아 일어난다. 우리 신체의 내부와 외부가 역동적 긴장 상태를 유지하고 있는 것은 이런 메시지와 신호, 알림 그리고 많은 경우 경고들 덕분이다. 이처럼 세포 연락은 신체 핵심 생리 과정의 상호 의존성을 유지하며 인간 생명체의 균형

| 그림5 | 호르몬 연락 과정

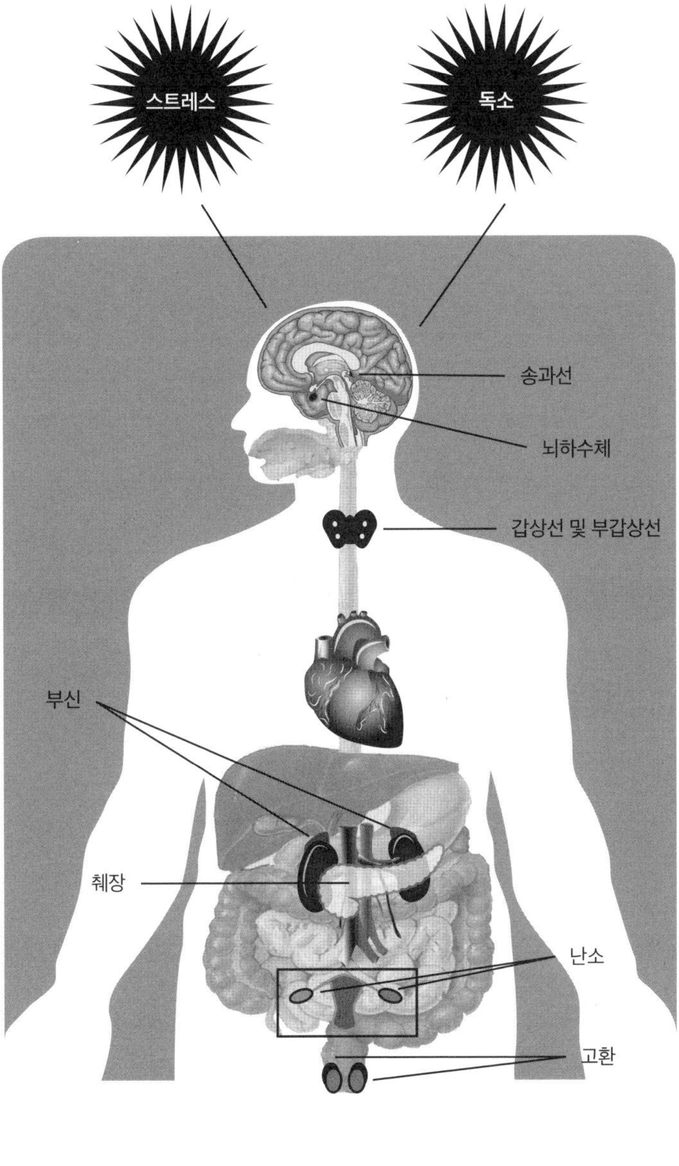

을 지속시킨다. 이 균형을 가리키는 말이 바로 신체의 항상성homeostasis이다. 항상성이란 잠시도 쉬지 않고 일어나는 메시지 전달과 조정, 신호와 반응, 변화, 재조정, 수정, 재생, 변화를 통해 유지되는 완벽한 평형 상태를 말한다.

세포 연락 과정이 어떻게 균형을 벗어나는지에 관한 우리의 임상적 이해를 비약적으로 발전시킨 과학자가 있다. 그가 바로 세계적으로 유명한 내분비학자로서, 환경 변화에 대한 동물의 생리적 반응을 가리키는 말로 '스트레스'라는 단어를 처음으로 만든 한스 셀리에Hans Selye 박사이다. 2장에서 본 것처럼 '스트레스'라는 용어는 의료와 생리학에서 가장 많이 사용될 뿐 아니라 일상 대화에서도 매우 널리 사용되는 영어 단어가 되었다. 거기에는 1956년 출간된 셀리에의 책 『삶의 스트레스*The Stress of Life*』가 출간 직후 고전이 되어 거의 모든 주요 언어로 출간된 이유도 있을 것이다.[108]*

그런데 이 모든 것은 기본적으로 싸움-도망 반응에 관한 것이다. 간단히 말하면 이렇다. 어떤 사람이 어떤 것을 위협 또는 스트레스로 인지하는 상황에 처하면 세포 연락 시스템이 뇌, 뇌 속 시상하부, 갑상선, 신장에 있는 부신, 생식선(여성은 난소, 남성은 고환) 등 신체 모든 부위에서 활발히 활동하기 시작한다. 일단 활동을 시작하면 세포 연락 시스템은 아드레날린과 노르아드레날린 등의 화학 메신저 물질을 분비하는

* 셀리에의 연구는 스트레스와 질병에 관한 우리의 이해를 심화시키는 전 세계 연구소 과학자들의 수만 건의 연구를 촉발시키는 계기가 되었다. 특히 스탠퍼드대학교의 로버트 새폴스키Robert Sapolsky 박사와 록펠러대학교의 브루스 매큐언Bruce McEwen 박사를 언급하고 싶다. 두 사람은 스트레스 생리학을 기능의학 운용 체계에 통합하는 데 크게 기여했다.

데, 이 물질들은 그 밖의 수많은 세포들의 메신저 활동을 더욱 증폭시킨다.

스트레스 요인에 대한 이 모든 반응을 생체 적응이라는 의미의 알로스타시스allostasis라고 한다. 알로스타시스는 저명한 스트레스 연구자인 브루스 매큐언Bruce McEwen 박사가 만든 개념으로 인간 생명체가 항상성을 회복하기 위한 목적으로 스스로 적응하고 변화를 일으키는 과정을 가리킨다.[109*] 각각의 스트레스 메시지에 대해 우리의 신체는 그에 맞서 싸우거나 아니면 그로부터 도망가는 방식으로 반응한다.

싸움-도망 반응은 기본적인 반응 메커니즘이다. 싸움-도망 반응은 우리가 위험을 피하게 하고 우리가 평소 같으면 할 수 없는 일을 하도록 돕는다. 차를 번쩍 들어 올려 밑에 깔린 아이를 구해내는 어머니가 전형적인 예이다. 싸움-도망 반응은 우리의 시스템이 그 효과에서 적절히 회복할 수 있을 만큼 유연하다면 우리에게 매우 중요한 메커니즘이다.

그러나 셀리에가 1만 5천 종 이상 동물에 대한 광범위한 연구에서 알아낸 바에 따르면 싸움-도망 시스템을 일상적으로 계속 일으킬 경우에 그 메시지에 대한 내성이 생긴다고 한다. 즉 신체는 그 메시지를 듣고도 더 이상 제대로 듣지 못하는 상태가 되어버린다. 셀리에는 이것을 적응adaptation이라는 말로 불렀다. 그리고 이와 관련한 일련의 과정을 임상 과정에서 추적한 뒤 일반적응증후군GAS, general adaptation syndrome이라

* 브루스 매큐언Bruce McEwen 박사는 알프레드 E. 머스키 교수이자 록펠러대학교 해럴드앤드마거릿 밀리켄해치 신경내분비연구소Harold and Margaret Milliken Hatch Laboratory of Neuroendocrinology의 소장이다.

는 이름을 붙였다.

처음에 신체의 연락 시스템이 활성화되고 아드레날린을 비롯한 스트레스 호르몬이 분비되면 당신은 각성 상태가 된다. 신경이 긴장되는 것을 느낀다. 마음이 분주해지고 근육이 수축하면서 아드레날린 과부하 상태가 된다.

그러나 스트레스에 대응해 반복적으로 각성된 후에는 스트레스 호르몬 세포의 수용체가 더 이상 그 메시지를 받지 않으려 한다. 메시지에 관해 너무 많이 들었기 때문에 그 위협이 타당하게 분비하도록 한 높은 아드레날린에서 더는 짜릿함을 느끼지 못하는 것이다. 이것을 스트레스 반응이 과다하게 축적되었다는 의미에서 알로스타시스 부하 allostatic load라고 한다.* 이제 저항성이 커진 세포 수용기를 통해 위협 메시지를 받아들이려면 이전보다 훨씬 높은 수치의 화학 메신저가 필요해지는데 이것은 우리 몸에 큰 대가를 치르게 한다. 신체 내의 어떤 것이든 양이 과도하게 많아지면 독성을 띠게 되는데, 이것은 여기에도 그대로 해당하는 말이다. 즉 알로스타시스 부하를 크게 일으키는 위협 메신저의 수치가 높아지면 뇌, 심장, 혈액세포, 소화계, 뼈, 피부, 근육, 신장 등 주변의 멀쩡한 기관까지 해로운 영향을 받는다. 그리고 이 해로운 영향은 흔히 만성질환의 형태로 나타난다. 우리 몸에서 만들어지는 스트레스 관련 물질은 그 수치가 낮을 때는 우리의 우군이지만 몸이 이 물질들에 장기간 노출되면 세포에 대해 독으로 작용한다. 이것은 우리

---

* 알로스타시스 부하에 관한 더 자세한 내용은 그의 책 『브루스 맥쿠엔의 스트레스의 종말 *The End of Stress As We Know It*』(시그마북스, 2010)을 참조하라.

몸의 물질들에 대해 섣불리 '이것은 좋다, 저것은 나쁘다' 하는 딱지를 붙여서는 안 된다는 점을 다시 한 번 상기시킨다. 모든 것은 양과 균형의 문제이다. 어떤 것이든 너무 많으면 독성을 띨 수 있다. 그것은 공기나 물도 마찬가지이다.

이렇게 되면 당신은 만성적인 수면 문제, 감정 기복, 피로, 집중력 저하, 당신의 삶에서 닥친 염려에 대한 걱정 등의 불편감을 느낄 것이다. 당신의 혈액 내 지방과 혈당 수치가 치솟을 것이며, 만성통증으로 고생할 것이다.

마침내 당신은 탈진하는 지경에 이른다. 알로스타시스 부하가 계속 더해져 결국 균형 상태가 무너진다. 당신의 몸은 이제 스트레스 호르몬 분비 능력을 완전히 상실한다. 당신의 연락 시스템은 균형을 회복하지 못한다. 항상성을 유지하려고 애쓰는 통제 메커니즘은 완전히 고장났다. 그 결과로 어떤 사람은 신경쇠약을 일으킨다. 오늘날에는 이것을 탈진burnout이라고 부른다. 다시 말해 일반적응증후군GAS의 세 번째 단계에 이르면 사람들은 기름이 다 떨어지고 만다out of GAS.

그런데 화학적 연락 시스템으로 긴밀히 서로 연결된 우리의 신체는 그 시스템에 가스가 떨어지면 다른 신체 기관에도 안 좋은 영향을 미치게 된다. 사람들은 갑상선 기능 저하를 호소한다. 여성들은 에스트로겐 호르몬이 줄어드는 것을 느낀다. 갱년기 여성들에 관한 연구를 보면 알로스타시스 부하가 높은 여성들은 낮은 여성들보다 식은땀, 안면 홍조, 수면장애, 감정 기복, 우울감 등을 더 많이 겪는다고 한다.[110,111]

남성들도 고통을 겪는다. 당신은 '고개 숙인' 남자를 위한 테스토스테론 대체 약물 광고가 봇물처럼 쏟아지는 것을 보았을 것이다. 갱년기를 앓는 남성들 역시 갱년기 여성이 겪는 것과 비슷하게 호르몬 변화를 경험한다. 즉 그들은 알로스타시스 부하로 인해 활력 상실, 근육량 감소, 무력감, 감정 기복을 더 크게 느낀다. 테스토스테론 대체 약물은 일반적응증후군의 증상만을 치료할 뿐이다. 그 약물들은 세포 연락의 핵심 과정에 일어난 불균형이라는, 증상의 원인을 다루지 않는다.

신체의 기름이 다 떨어졌다는 것은 단지 막연한 느낌에 그치지 않는다. 실제로 치매, 심장발작, 궤양, 염증성 대장 질환, 뼈 상실로 인한 골다공증, 근육 감소, 고혈압, 당뇨, 만성 신장질환 등이 모두 세포 연락 시스템의 불균형으로 인한 최종 산물이다.

스트레스 반응을 넘어

그러나 지금까지 살펴본 스트레스 반응, 일반적응증후군GAS, 알로스타시스 부하 등은 세포 연락 시스템의 불균형이 어떻게 만성질환을 일으키는가를 이해하는 출발점에 불과하다. 지금 새롭게 일어나는 과학 연구를 통해 여러 가지 만성질환의 근본 원인이 세포 연락 시스템의 불균형으로 신체의 염증 조절에서의 이상이 생겼기 때문이라는 점이 밝혀졌다. 일부 과학자들, 그중에서도 보스턴 브리검여성병원과 하버드대학교 의과대학의 폴 리드커Paul Ridker와 피터 리비Peter Libby 등의 의사는 세포 연락 시스템의 이상으로 생긴 만성염증은 대부분의 만성질환에서 나타나는 전형적인 특징이라고 주장한다.[112,113]

리드커와 그의 연구 그룹은 간에서 생성되는 염증 메신저 물질을 확인하는 작업을 선구적으로 실시했다. 이 염증 메신저 물질을 고민감도 C반응성 단백질hs-CRP이라고 한다(C반응성 단백질: 염증에 따라 만들어지는 단백질의 일종으로 체내 수치가 높으면 우리 몸에 염증이 있다는 것을 의미한다-옮긴이). 혈중 hs-CRP 수치가 높으면 세포 연락 시스템 균형에 이상이 생겨 만성염증으로 진행될 수 있음을 가리키는 생체지표라는 사실이 밝혀졌다.[114] 혈액에서 hs-CRP 수치가 2mg/dL를 넘으면 심장병, 관절염 초기 단계, 비만, 제2형 당뇨병 위험이 증가하는 것과 연관이 있다.[115] (미국 심장학회/질병통제예방센터AHA/CDC의 위험성 평가 지침: 관상동맥질환 위험도 계산에서는 저위험 1mg/L, 중등도 위험 1-3mg/L, 고위험도 〉3mg/L로 분류하고 있다. 그러나 뇌졸중에 대해서는 연구자별로 여러 결과를 내놓고 있어서 아직 정확한 위험 수치를 정하지 못하고 있다-감수자) 세포 연락 과정에 생긴 불균형이 염증을 일으키고, 이 염증이 다시 질병으로 이어지는 연결 고리가 된다.

피터 리비의 연구 그룹에서는 세포 연락을 조정하는 여러 가지 물질에 이상이 생겼을 때 만성적인 염증 상태가 될 수 있다는 사실을 밝혀냈다. 세포 연락을 조정하는 이 물질들은 인터루킨-1, 인터루킨-6, 종양괴사인자-알파TNF-a 등 서로 다른 이름으로 불리지만 한 그룹으로 묶어 사이토카인cytokine이라고 통칭한다. 이 물질들은 면역계 내의 세포 유전자에서 만들어지는데 주변 환경의 어떤 요인이 면역계 내의 이 유전자를 활성화시킨다. 이 유전자는 사이토카인 생산을 제어하며, 사이토카인은 신체 기관들 사이의 염증 커뮤니케이션을 제어한다. 일단 사이토카인이 혈류에 방출되면 신체 특정 부위의 특정 염증을 제어하는 다른 물질도 다량으로 함께 쏟아진다.[116]

이것이 통증, 발적, 부기 등 염증의 증상이 신체 한 부위에만 나타나는 것처럼 보여도 실제로는 염증이 신체 한 부위에만 생기지 않는 이유이다. 염증 메신저는 혈액을 타고 온몸을 돌아다니며 영향을 미친다. 이처럼 만성염증은 신체 시스템에 생긴 문제로 봐야 한다.*

그러나 신체 시스템에 생긴 염증이 만성질환의 원인이 되는 경우는 어떤 요인이 세포 연락 과정에 이상을 일으켜 신체 시스템이 균형에서 벗어났을 때이다. 그런 경우가 아니면 염증 메커니즘은 건강 유지에 필수적인 중요한 치유 과정이다. 이 과정이 억압되면(많은 약이 염증 과정을 억제한다) 신체의 정상적인 회복 과정의 불이 꺼지며, 감염 및 만성질환 예방에 필요한 건강한 염증 수치의 평형이 깨질 수 있다.

NSAID 문제

염증을 다스리는 데 흔히 사용하는 비스테로이드성 항염증제NSAID, nonsteroidal anti-inflammatory drug에 관하여 많은 연구가 있었다. NSAID에는 아스피린, 이부프로펜, 인도메타신, 케토프로펜 등이 있다. 우리는 조금만 아파도 이 약들을 먹는다. 두통이 있는가? 아스피린 두 알을 털어 넣는다. 근육통이 있는가? 원인이 테니스엘보이든 파킨슨병이든 이부프로펜을 먹는다. 통풍, 관절염, 열, 생리통이 있다면 비마약성, 비중독성인

* 급성염증은 다르다. 급성염증은 부상의 결과로서 신체 일부에 한정되어 염증이 나타난다. 가령 팔에 긁힌 상처가 났을 때 혈액과 체액이 상처 부위에 몰려 피부가 발갛게 부어오르는 증상은 긁힌 부위에서만 나타난다. 피부가 나으면 증상도 사라진다. 조깅을 너무 많이 해서 정강이통이 생겼다면 정강이만 아프다. 그러나 부상이 다 낫기도 전에 다시 운동을 한다면 국부적 급성염증이 만성으로 변해 몸 전체의 기능에 영향을 줄 수 있다.

NSAID가 당신의 통증을 덜어줄 것이다.

NSAID의 효과는 세포 내 시클로옥시게나제COX라는 효소의 활동을 증가시키는 세포 연락 과정을 차단함으로써 일어난다. COX 효소의 활동 증가로 일어나는 효소 반응은 마치 확성기로 소리를 키우는 것처럼 한 가지 물질을 다른 물질로 변환시켜 염증 과정을 증폭시킨다. 염증 메신저 hs-CRP의 혈액 내 수치가 일정 수치에 이르면 COX 활동이 과도하게 일어나 당신의 자연 방어 또는 자기치유 메커니즘이 최고조로 진행되고 있다는 의미이다. 그런데 실제로는 두 가지 형태의 COX가 존재한다. COX-1은 건강한 신체 기능을 지속시켜 염증 과정의 균형을 유지하는 효소이며, COX-2는 염증 반응이 활성화될 때마다 선택적으로 일어나는 효소이다.

그런데 대부분의 NSAID는 두 효소를 모두 차단한다. 이것은 당신이 급성질환 때문에 NSAID를 먹더라도 COX-1 효소가 가진 좋은 측면까지 모두 차단시켜버린다는 의미이다. 그리고 이런 일이 계속 일어나면 궤양, 신장 문제, 심장병 발병 위험이 높아진다. 매년 10만 명 이상의 사람이 NSAID 과다 복용으로 인한 출혈로 병원 응급실에 실려 온다.[117] 그리고 매년 1만 명 이상이 이 때문에 사망한다. 그렇다면 너무 많은 사람이 너무 많은 NSAID를 너무 많이 복용한다고 확실하게 말할 수 있다.

이에 대해 우리는 무엇을 할 수 있을까? 어떻게 하면 통증을 덜고, 우리 몸이 스스로의 방식대로 염증 과정을 관리할 수 있을까? 이에 대한 답을 찾으려면 염증 과정이 작동하는 방식을 더 깊이 들여다볼 필요가 있다.

염증 과정은 특정 요인이 면역계의 경고 반응을 촉발시킬 때부터 시작된다는 점을 유념해야 한다. 이것은 우리가 스트레스에 노출되었을 때 스트레스 호르몬 분비가 활성화되는 것과 다르지 않다. 그런데 스트레스의 경우에 호르몬 메신저를 분비하는 것은 내분비계이지만, 염증의 경우에는 세포 연락 메신저인 사이토카인을 분비하는 일을 면역계가 한다.

사이토카인은 혈류를 타고 전신을 돌아다니다 세포 표면의 수용기에 도착한다. 세포 표면의 수용기는 이 염증 신호를 포착한 다음, 세포막을 통과해 세포 내부로 메시지를 변환해 전달한다. 이로써 세포 간 신호전달 과정이 촉진된다. 이것은 기본적으로 세포 외부의 신호를 일련의 세포 내 반응으로 변환시키는 과정이다.

이 과정은 세포 내에서 이어달리기와 비슷한 양상으로 진행된다. 세포 표면의 수용체가 세포막을 통해 염증 신호를 세포 안으로 밀어 넣으면 출발 신호가 울린다. 그리고 그 즉시 키나아제라는 물질이 달리기 주자처럼 꼬리에 꼬리를 물고 달리기 시작한다. 각각의 키나아제가 자기 옆의 키나아제에 염증 메시지를 전달하면서 세포 내 더 깊은 곳까지 염증 신호를 가져간다. 이때 앵커레그, 즉 릴레이의 마지막 구간을 담당하는 키나아제 메신저가 바로 핵인자카파베타NF-kB, Nuclear Factor Kappa Beta라는 물질이다. NF-kB는 유전체가 자리 잡고 있는 세포핵 한가운데까지 염증 신호를 가져간다. NF-kB는 마침내 결승선을 넘어 염증 전달 물질의 생산을 제어하는, 당신의 생명의 책, 즉 유전체에 적힌 유전자 암호에 도착한다. 이때 세포의 유전자 발현이 활성화되면서 몸 전체로 염증 메시지가 퍼져나간다.

신호전달이라는 이어달리기의 전체 과정은 세포 내에서 매우 신중하게 제어되는데 염증의 균형을 유지하는 일은 건강에 매우 중요하기 때문이다. 이어달리기에서 각각의 키나아제 주자들은 특정 유전자의 통제를 받으며, 이들 각각의 유전자는 사람마다 고유하다. 따라서 여기서 또 한 번 확인하는 사실은, 세포 연락 시스템을 통한 주변 환경에 대한 반응은 개인마다 다르다는 점이다. NF-kB의 분비 스위치를 켜거나 끄면서 염증반응을 조절하는 과정의 유전자 발현 부분이 중요한 핵심이다.

그런데 NSAID는 신호전달의 마지막 활동을 차단함으로써 효과를 낸다. 염증을 일으키는 마지막 물질의 활동을 방해하는 것이다. 염증 제어의 자연스러운 과정을 대놓고 간섭한다고도 할 수 있다. 신체가 유전자 발현이라는 상류 부분에서 염증을 제어한다면, 항염증약은 유전자 조정 과정의 하류 부분에서 염증의 증상만을 제어한다고 볼 수 있다. 어떤 의미에서 항염증약은 염증 메시지가 전달되는 정교한 과정을 강탈한다고 말할 수 있다.

식물영양소의 효과

2002년에 우리 기능의학 연구 그룹은 신체가 세포 간 정보 전달 과정을 제어하는 방식을 살펴보았다. 그 목적은 유전자 조정 과정의 하류 부분에서 COX를 차단하는 것이 아니라 유전자 발현이라는 상류 부분에서 세포 간 정보 전달 과정을 조정하는 방법을 알아내기 위해서였다. 우리는

NSAID의 부작용 위험을 줄이는 동시에 염증과 항염증 제어 사이에 적절한 균형을 유지하고자 했다. 간단히 말해 우리는 이 연구 사례가 자연이 정답을 알고 있는 경우라고 생각했다. 그리고 우리는 자연이 만든 위대한 설계를 흉내 내는 방법을 찾아야 한다고 보았다.

2003년에 우리는 첫 스크리닝 연구를 시작했다. 연구의 목적은 특정 자연 물질이 자연의 염증 과정을 모방할 수 있는지 판단하는 것이었다. 그것은 이른바 고위험 연구 프로젝트였는데, 스크리닝 작업이 제대로 진행될지 전혀 알 수 없었기 때문이었다.

걸러낸 각각의 물질에 대해 우리가 던진 질문은, 그 물질이 기존 NSAID처럼 COX-1과 COX-2를 차단하는 역할을 하느냐, 아니면 염증 신호가 유전자 발현에 영향을 주는 상류 부분에서 작용하느냐 하는 점이었다. 우리는 다양한 문화권에서 항염증 효과로 인해 오래도록 사용해온 자연 물질에서 시작했다. 그중에는 생강, 유향乳香(보스웰리아 세라타*Boswellia serrata*), 향신료 심황에 들어 있는 커큐민 등이 있었다. 연구 결과는 놀라웠다. 우리가 분석한 300여 가지의 자연 물질 가운데 일부는 실제로 NSAID처럼 COX-1과 COX-2를 차단해 미미하게나마 항염증 작용을 수행했다. 그런데 다른 그룹의 물질들은 COX를 직접 차단하지는 않았지만 염증 매개체 생산을 조정하는 유전자 발현을 제어했다. 즉 이들 물질은 자연의 설계를 그대로 흉내 내고 있었다.

연구 결과 발견한 놀라운 사실은 우리가 걸러낸 자연 물질 가운데 최고의 물질은 홉에서 추출한 이소후물론이라는 복합물이라는 사실이었다. 이소후물론 함유 홉 농축물의 항염증 작용은 COX-1과 COX-2를 차단하는 자연 물질의 항염증 작용보다 훨씬 우수했다.

그렇다면 염증을 관리하기 위해 당장 밖에 나가 맥주를 퍼마셔야 하는 걸까? 그렇지는 않다. 이 발견은 이후 더욱 많은 연구를 자극했으며, 나의 40년 과학 연구에서 가장 의미 있는 발견을 이루어냈다. 그리고 그것은 나의 동료 매튜 트립Matthew Tripp 박사의 과학적 직관 덕분에 가능한 일이었다. 당시 매튜 박사는 메타프로테오믹스MetaProteomics라는 연구소에서 연구개발 부회장으로 있으면서 연구를 진행하고 있었다. 세포생물학자인 매튜는 수십 년 전에 유전자 발현의 제어에 관한 연구를 수행하면서 당시로서는 새로운 주요 조정 물질군을 발견하는 데 크게 기여했다. 그것은 앞서 말한 신호전달 이어달리기 팀에서 주자로 달리는 키나아제였다. 현재까지 300가지가 넘는 키나아제가 발견되었는데 이 키나아제들은 세포 바깥의 화학 메신저가 세포 내 유전자에 말을 걸고 유전자 발현을 조정하는 방식을 제어한다. 매튜 트립의 머리가 무슨 생각으로 차 있는지 알 수 있을 것이다.

그날 매튜는 내 방에 들어와 컬러 차트 한 장을 내 책상 위에 올려놓았다. 그러고는 아무 말도 하지 않은 채 내 반응을 지켜보고 있었다. 나는 몸을 숙여 차트의 데이터를 유심히 들여다보았다. 나는 그 자료들을 보고 한 대 얻어맞은 것 같았다. 그것은 식물영양소라고 부르는 식물 내 특정 물질이 세포 외부 물질과 유전체 내 특정 부위의 연락 방식에 어떻게 선택적으로 영향을 미치는지에 관한 프레젠테이션 자료였다. 나에게 그 자료는 조물주와 개인적인 만남을 갖는 것이나 다름없었다.

그러면 차트에 실린 데이터의 어떤 점이 그토록 놀라웠을까? 우선 식물영양소phytonutrient는 무엇이고 어떤 일을 하는지부터 살펴보자. 식물영양소는 식물 안에 들어 있는 화학적 화합물chemical compounds인데

'phyto'는 그리스어로 '식물'이라는 뜻이다. 식물영양소는 진화 과정에서 식물 세계를 방어하는 능력을 갖게 되었다. 식물은 햇볕, 해충, 곰팡이, 병충해로부터 도망갈 수 없으므로 위험한 환경에서 스스로를 지키는 물질을 직접 만들어야 한다. 그리고 그 과정에서 과일과 야채가 자기만의 색깔과 향, 맛을 갖게 된다.

그런데 많은 식물영양소가 세포에 의해 잘 흡수되지 않는다. 세포막을 잘 통과하지 못하는 것이다. 그러나 매튜가 제시한 자료에는 식물영양소가 세포 기능에 선택적으로 영향을 미칠 수 있다고 분명히 나와 있었다. 어떻게 그럴 수 있을까? 매튜 트립이 제시한 차트에는 식물영양소가 세포 표면의 특정 수용체에 들러붙은 뒤 키나아제 네트워크를 통해 자신의 메시지를 세포에 진달한다고 나와 있었다. 이제 키나아제 네트워크는 메시지에 담긴 특정 정보를 유전체 내의 특정 부위에 가져가 당신의 유전자가 그 정보를 읽고 발현하게 한다. 그런데 식물에 따라 각기 다른 식물영양소를 함유하고 있으므로 식물영양소가 키나아제 네트워크에 영향을 주는 방식도 모두 다르다고 할 수 있다.

이것은 식물 식품과 식물에서 추출한 식물성 약물이 그 종류마다 키나아제 네트워크를 조정하는 방식이 다르며 그에 따라 세포 기능에 영향을 주는 방식도 다르다는 것을 의미했다. 따라서 다양한 식물 식품을 섭취하는 우리 인간은 오랜 진화를 거치며 식물 속에 내장된 여러 가지 보호 기능의 이익을 한껏 누릴 수 있다. 이것이 2005년에 우리가 이루었던 위대한 발견이었다. 그것은 내가 개인적으로 참가한 연구 가운데 가장 큰 의미를 지닌 과학 발견이었다. 과학자들이 하는 것처럼, 우리도 이 효과에 '선택적 키나아제 반응조절selective kinase response modulation'이라는 이름을 붙였다. 그리고 이 효과를 내는 식물영양소를 '선택적 키나아제 반응조절제selective kinase response modulator, SKRM'라고 불렀다.[118]

이후 많은 연구자들이 감초, 녹차, 적포도 껍질, 크랜베리, 석류, 블루베리 같은 식물 식품에 들어 있는 특정 식물영양소가 지닌 SKRM 효과를 확인했다. 그리고 매튜 트립 연구 팀의 박사와 의학박사들은 많은 논문을 발표해 SKRM이 세포 연락의 균형을 잡는 데 잠재적으로 중요한 역할을 한다는 점에 관한 우리의 지식과 이해를 확장시켰다. 그럼으로써 그들은 세포 연락이라는 핵심 과정에 생긴 불균형을 바로잡는 개인맞춤형 프로그램을 설계하는 데도 크게 기여했다.[119~121]

키나아제 네트워크: 복잡성과 다양성

키나아제 네트워크를 깊이 이해할수록 그것이 매우 복잡하다는 점이 드러났다. 키나아제 네트워크는 상호작용하는 수많은 요소들로 구성된 네트워크이다. 세포 표면으로부터 유전체로 특정 신호가 이동하는 단일한 경로는 존재하지 않는다. 그보다는 수많은 경로들이 교차한다. 그런데 키나아제 네트워크가 이렇게 복잡성을 띠는 데는 그만한 이유가 있다. 즉 자연의 설계상 시스템의 안정성을 보장하기 위해 그렇게 되어 있는 것이다. 어떤 일을 수행하는 시스템이 복잡할수록 그 일을 실행하는 경로와 방법도 복잡해지고 그에 따라 재앙적 사태에 대한 취약성도 낮아진다. 다양성은 곧 안정성을 의미한다. 세포 내에서도 그러하며 이것은 세포 주변 환경에도 그대로 반영된다.

당신은 열대우림에 가본 적이 있는가? 열대우림의 숲은 바닥부터 우거진 숲 지붕에 이르기기까지 종種 다양성이 넘쳐나는 곳이다. 식물과 꽃, 착생식물, 온갖 종류의 나무, 작은 곤충에서 거대 포식자, 딱정벌레와 나비, 양서류와 파충류, 다양한 크기와 모양과 색상의 새, 수많은 포유류에 이르기까지 다양한 종의 생물이 열대우림에 서식한다. 열대우림 생태계의 한 생물이 멸종한다면 안타까운 일이지만 다른 생물들이 멸종한 생물이 남긴 기능적 틈새를 메워주기 때문에 열대우림은 건재하다.

이제 옥수수밭에 서보라. 종 다양성이 조금도 없는 곳이다. 끝없이 펼쳐진 아이오와 대초원이나 뉴저지의 모래 평지에는 옥수수 한 가지 작물만이 자란다. 만일 해충과 질병이 옥수수를 공격한다면 전체 옥수수 생태계가 위험에 처해 옥수수 농사를 완전히 망칠 수도 있다. 이 때문에 농부들은 살충제, 제초제, 기타 식물에 쓰는 약들에 의존한다. 해충과 질병을 박멸하는 합성 살충제로 종 다양성의 부재를 보완하는 것이다. 그러면서 옥수수 생태계를 종 다양성 부재로 생긴 불안정성으로부터 보호한다.

인체의 생리에서도 다양성은 곧 안정성을 의미한다. 훈련된 운동선수의 심장 리듬은 소파에 앉아 TV만 보며 시간을 보내는 사람의 심장 리듬보다 훨씬 복잡하고 다양한 자원을 가지고 있다. 사실, 가장 단순한 심장 리듬은 심장 질환이 있는 사람에게서 나타난다. 심장이 병에 걸리면 걸릴수록 심장은 복잡성을 잃고, 복잡성이 줄면 환경 변화에 직면해 불안정해지며, 그러한 변화에 적응하거나 저항할 수 있는 다양한 자원이 부족해진다. 사람이 건강 상태에서 질병 상태로 넘어가면서 생리적 시스템의 복잡성은 계속 감소해 말기 질병 상태에서는 기본적인 생리를 지원하는 몇 가지 중요한 특성만 남게 된다. 이 중 하나라도 위태로워지면 사망에 이를 수 있으며, 여러 개가 위태로워지면 사망이 확실시된다.

이 모든 것은 세포 내 연락을 제어하는 네트워크인 키나아제 네트워크의 복잡성이 외부에서 들어와 게놈으로 향하는 메시지 전달을 미세 조정하는 능력에 필수적이라는 점을 강조하기 위해서이다. 키나아제 계열은 세포 내에서 함께 작용하여 메시지 전달을 조절한다. 키나아제 계열은 풍부하고 다양한 어휘를 통해 유전자와 정밀하게 소통하며 이러한 정밀성이야말로 변화하는 주변 상황에 대응해 유기체가 생리적 회복력을 갖는 관건이 된다.

우리는 앞에서 스트레스에 대한 싸움-도망 반응의 회복과 관련해 회복력에 대해 이야기했다. 회복력을 갖지 못하는 경우에 신체는 스트레스 적응 현상을 나타내며, 세포 연락 과정에 불균형이 생긴다는 점을 이야기했다. 회복력이 떨어지면 장기臟器의 남은 예비력organ reserve(신체 기관의 기능 비축분)이 감소하고 생물학적 나이가 증가해 건강 상실의 핵심 요인이 된다. 신체 회복력을 만드는 작업은 키나아제 네트워크를 통해 고도로 정밀한 세포 연락이 이루어지는 세포 차원에서 일어난다. 따라서 키나아제 네트워크의 기능 상태는 인간의 건강에 매우 중요하다. 실제로 암과 같은 중증 질환의 경우 특정 키나아제의 유전자 손상이나 돌연변이 발생이 그 원인일 수 있다는 사실이 밝혀졌다. 조절 네트워크에서 단 하나의 키나아제에만 변화가 생겨도 세포의 생리가 정상에서

암으로 바뀔 수 있다고 한다.

이 글을 쓰는 지금, 키나아제에 생긴 변화를 다루는 작업이 암 연구와 치료에서 획기적인 추진력이 되고 있다. 방법은 간단하다. 암세포 게놈의 유전자 분석을 통해 악성 키나아제의 존재를 진단한 다음, 해당 환자의 악성 키나아제에 맞춰 특정 키나아제 억제 약물을 투여한다. 현재 미국의 거의 모든 주요 암치료센터에 게놈 진단 실험실이 있으며, 현재 개발 중인 최신 항암제는 다름 아닌 악성으로 변한 돌연변이 키나아제를 억제하는 특정 약물이다. 한편, 미시건주 그랜드 래피즈에 있는 밴앤델연구소Van Andel Institute, 매사추세츠주 케임브리지에 있는 브로드 연구소Broad Institute 및 기타 여러 학술 및 상업 암연구소에서 이 분야에 대한 연구가 빠르게 진행되고 있다. 이는 급성질환 치료에서 개인맞춤형 의학의 적용이 증가하고 있음을 보여준다.

SKRM과 인간의 건강

식품에 함유된 천연 식물영양소가 키나아제 네트워크에 어떤 영향을 미치는지 이해한 우리 연구 팀은 특정 식물영양소가 특정 키나아제 계열에 어떤 영향을 미치는지 살펴보았다. 그 결과, 식물영양소는 키나아제 억제 약물만큼 키나아제 계열의 특정 키나아제에 강한 영향을 미치지 않았다. 식물영양소는 키나아제 계열의 다양한 키나아제에 영향을 주며, 그 영향은 약물처럼 극적이지 않고 미약하다는 사실을 발견했다. 전통적인 약리학 용어로 말하면 식물영양소의 생리활성물질은 저효능의 '지저분한 약물dirty drug'에 해당했다. 이것은 식물영양소의 생리활성 물질이 좋은 약물이 달성하는 수준의 정밀한 키나아제 제어 수준에는 미치지 못한다는 것을 의미한다.

우리 연구 팀은 진화 과정에서 음식 속 생리활성 물질이 키나아제 계열의 많은 키나아제에 미약한 변화만 일으키는 식의 반응을 선호하게 된 이유가 궁금했다. 그 답은 분명했다. 만약 음식 속 생리활성 물질이 약물처럼 극적인 효과를 낸다면 우리가 매 끼니 먹는 식사와 간식이 우리의 생리 과정을 온통 뒤흔들 것이다. 우리의 세포 기능은 마치 요요현상처럼 급격하게 오르내릴 것이다. 음식 속 식물영양소가 우리의 유전자에 '부드럽고 조용하게' 말을 건다는 사실은 우리의 세포 기능의 안정성, 즉 회복력을 제공한다. 그리고 회복력은 건강을 의미한다.

식물영양소가 내는 효과는 비타민의 효과와는 다르다. 식단에 비타민이 결핍되면 영양결핍 질환이 생길 수 있다. 한편 식물영양소가 내는 효과는 유전자가 환경 변화에 반응하는 방식을 제어하기 때문에 비타민보다 미묘하고 복잡하다. 식물영양소는 식물이 적대적인 환경의 스트레스로부터 자신을 방어하기 위해 생성하는 화학물질이라는 점을 기억하라. 식물에 가해지는 스트레스가 클수록 식물은 더 많은 식물영양소를 생산한다는 사실을 우리는 알고 있다. 사람들이 유기농 과일과 채소를 비유기농보다 선호하는 이유도 이것이다. 유기농 농부는 살충제와 제초제, 기타 식물 약품을 사용하지 않기 때문에 유기농 식물은 환경의 위협으로부터 자신을 더 강력하게 방어해야 하며 따라서 더 많은 식물영양소를 생산하게 된다. 인간이 식물 음식을 섭취하면 이런 항스트레스 물질이 유전자에 전달되는 메신저 형태로 전환되어 생리 회복력을 높이는 데 사용된다.

따라서 우리가 던진 다음 질문은 '특정 식품의 SKRM(선택적 키나아제 반응조절제) 효과가 인간의 세포 기능을 개선하고 만성질환의 증상을 완화하는 데 임상적 가치가 있는가?'였다. 우리의 기능의학 임상연구센터에서는 첫 번째 임상 개념 입증 연구를 수행했다.* 2005년부터 2012년까지 일련의 인간 임상시험에서 홉에서 추출한 특정 이소후물론 식물영양소가 골관절염과 퇴행성 관절 질환 등의 염증성 질환에 미치는 영향을 평가했다.[122,123] 골관절염과 퇴행성 관절 질환은 NSAID(비스테로이드성 항염증제)로 치료하는 가장 흔한 질환 중 두 가지이다(사람을 대상으로 하는 모든 임상시험에서 하는 것처럼 이 연구도 외부 기관 검토위원회가 임상시험의 모든 프로토콜을 검토하고 승인하여 안전성과 과학적 엄정성을 검증했다).

연구 결과, SKRM(선택적 키나아제 반응조절제) 효과가 있는 식물영양소가 골관절염의 통증과 염증을 줄이는 데 임상적으로 중요한 역할을 하며 소화관, 신장, 혈관에도 안전한 것으로 밝혀졌다. 다시 말해, 우리는 자연의 지능이 식물영양소 물질에 내장되어 있음을 보여주었다. 골관절염을 앓고 있는 연구 참가자를 대상으로 한 연구에서 위약을 섭취한 그룹에 비해 SKRM 식물영양소를 섭취한 그룹에서 염증의 생체지표가 감소하는 것을 관찰했다.[124] 한편 이 연구에서 이러한 식물영양소가 NSAID와 같은 강력한 COX 억제제는 아니라는 점을 분명히 했다.

결론은? 이 연구들은 특정 음식이 키나아제 조절 네트워크를 통해

---

* 이 연구는 다음 이들의 의학적 지도 아래 수행되었다. Joseph Lamb, MD; Robert Lerman, Ph.D.; Jack Kornberg, MD; Daniel Lukaczer, ND; Barbara Schiltz, RN, MS; and Lincoln Bouillon, MS, MBA.

유전자에 메시지를 전달하는 물질을 함유하고 있다는 사실을 확인했다. 또 유전자에 전달되는 메시지가 염증 매개체의 생성과 배출을 제어한다는 사실도 확인했다. 실제로 음식에는 우리 유전자에 전달되는 정보가 담겨 있으며, 따라서 염증 관련 유전자 발현을 조절하는 데 있어 음식이 하는 역할은 생리적 회복력과 전반적인 건강에 분명하고 확실한 영향을 미친다고 할 수 있다.

식품 가공이 식물영양소에 미치는 영향

식품 가공이 우리의 건강에 해로운 이유는 식품을 가공하는 핵심 목적 중 하나가 식품에서 식물영양소를 제거하는 것이기 때문이다. 그렇다면 왜 식품에서 식물영양소를 제거할까? 식물영양소는 흔히 쓴맛을 내는데 이는 식물영양소가 식물의 스트레스에 맞서 싸우는 과정에서 '쏘기' 때문이다. 식품업계로서는 식물영양소를 제거하면 풍미를 개선할 수 있다는 이점이 있다. 실제로 식단에 포함된 식물영양소의 양을 나타내는 식물영양소 지수를 보면 가공식품을 많이 섭취할수록 식물영양소 지수가 감소한다는 사실이 분명히 드러난다.*

이와 대조적으로 만성질환이 드물게 발생하는 인구 집단에서는 일반적으로 식물영양소 지수가 높게 나타난다. 이카리아섬, 코스타리카,

* 식물영양소 지수는 헤더 빈센트Heather Vincent 박사와 그녀의 플로리다대학교 연구 그룹에서 만들었다.

사르데냐, 오키나와, 캘리포니아 로마 린다 등의 블루존 지역에 사는 사람들은 더 건강하게 더 오래 살며, 식단에 채소류를 더 많이 섭취한다.

당신이 무슨 생각을 하는지 안다. 로마 린다? 샌 버나디노 카운티 한가운데에 있는 도시? 물에 화학물질이 침출되어 나오고 서풍을 타고 로스앤젤레스에서 오염물질이 불어오는 군수공장이 있는 도시? 그 지역의 다른 모든 인구와 유사한 질병 패턴을 나타낼 것으로 예상되는 그곳? 그 로마 린다가 장수 지역이라고?

그도 그럴 것이 로마 린다에는 제칠일안식일 예수재림교회 신자들이 많이 거주하고 있다. 그들은 견과류와 콩이 풍부한 채식 위주의 식단을 따른다. 그들은 '부정하다'고 여기는 특정 음식을 피하며 율법에 맞게 정결한 생활을 한다. 또 담배, 술, 마약을 하지 않으며 안식일을 철저히 지킨다. 로마 린다의 재림교회 신도들은 다양한 유전적 배경을 가지고 있지만, 이러한 관습 덕분에 로마 린다는 오염된 공기와 물에도 '불구하고' 통계적으로 장수 도시로 꼽힌다. 이는 우리의 수명과 건강을 결정하는 것은 유전자가 아니라 우리가 유전자와 어떻게 소통하는지에 달려 있다는 사실을 다시 한 번 보여준다.

가공식품은 식물영양소를 거의 함유하고 있지 않다. 설탕과 지방이 많은 식품, 동물성 식품, 흰 밀가루 식품은 식물영양소 함량이 매우 낮다. 한편 식물영양소 함량이 특히 높은 식품도 있다. 앞서 언급했듯이 유기농 과일과 채소는 비유기농 과일과 채소보다 식물영양소 지수가 더 높다. 유기농 채소와 과일은 환경 스트레스로부터 자신을 방어하기 위해 더 열심히 싸워야 하므로, 스트레스와 싸움을 대신해주는 살충제, 제초제, 살균제로 곱게 자란 식품보다 더 많은 식물영양소를 만든다.

당신의 키나아제 네트워크에 영향을 미치는 강력한 건강 메시지를 보내고 싶다면 유기농 베리, 적포도, 셀러리, 피망, 케이퍼(지중해 연안산 서양풍조목, 그 꽃봉오리의 초절임), 딜(허브의 일종. 흔히 야채로 피클을 만들 때 넣음), 물냉이, 십자화과 채소, 홉, 토마토, 대황, 마늘, 시금치, 팥을 섭취하라.

만약 당신이 식사에서 섭취하는 식물영양소의 양이 키나아제 세포 연락 네트워크에 영향을 미칠 정도가 안 되는 상황이라면 SKRM(선택적 키나아제 반응조절제) 농축물을 함유한 영양보조제를 복용할 수 있다. 식물영양소의 이런 영양상 격차를 인지하지 못하고 지나는 경우가 많은데, 영양보조제의 개발로 특정 영양소를 우리의 건강 문제를 다루는 데 사용하는 능력에 있어서 흥미로운 새 장이 열리고 있다.

특정 식물영양소의 필요량은 개인의 유전적 소인에 따라 사람마다 크게 다르다는 점을 다시 한 번 지적할 필요가 있다. 매사추세츠주 월섬에 있는 인터루킨 유전학연구소의 케네스 콘만Kenneth Kornman 박사와 그의 동료들은 2007년에 염증 매개체 인터루킨-1의 수용체를 코딩하는 유전자의 특정 SNP(특정 변이)를 가진 사람들이 특정 야채 농축물을 함유한 식물영양소 보충제를 복용한 뒤에 반응이 증가했다고 보고한 바 있다.[125] 이 농축물에는 특정 염증 유전자 SNP의 세포 연락을 조절하는 특정 SKRM이 포함되어 있다. 이것은 최적의 신체 기능을 촉진하는 데 각 개인이 섭취해야 하는 특정 영양소의 수치를 기록하는 영양유전체학nutrigenomics이라는 새롭게 떠오르는 분야를 실제에 응용한 사례이다. 이는 각 개인의 게놈 패턴 평가를 기반으로 특정 유전적 요구를 충족하는 영양 제품을 제조할 수 있는 새로운 영양의 시대를 여는 것이다.

작업에 적합한 도구

21세기가 시작되기 전까지만 해도 영양이 세포 연락에 영향을 미치는 과정에 관하여 큰 관심은 없었다. 그러다 2000년 이후 이 영역에 대한 정보가 폭발적으로 증가했다. 이 장에서 살펴본 것처럼 세포 연락 네트워크에 생긴 불균형이 거의 모든 만성질환과 관련이 있다는 사실은 이제 잘 알려져 있다. 또 우리는 식단, 생활 습관 및 환경요인이 키나아제 기능에 영향을 미쳐 신체의 세포 연락 과정의 균형에도 영향을 준다는 사실을 알게 되었다. 중요한 것은, 식물영양소와 그것이 지닌 SKRM(선택적 키나아제 반응조절제) 기능이 유전자 발현을 변화시켜 신체 핵심 과정의 균형을 회복하고 유지하는 데 있어 어떤 역할을 하는지 새롭고 근본적으로 이해하는 것이다.

그럼에도 만성질환 관리에 있어서 의약품이 할 수 있는 역할이 여전히 존재할까? 이에 대한 답은 분명히 '그렇다'이다. 그러나 여기에는 의료 소비자가 의약품 사용에 관하여 올바른 질문을 던져야 한다는 전제가 붙는다. 이들 의약품은 미국 식품의약국FDA에서 특정 질병과 상태의 증상에 대하여 승인한 약품이라는 점을 기억해야 한다. 그리고 이들 고역가 의약품은 고효능을 내도록 만들어졌다는 점도 기억해야 한다. 다시 말해 이 약품들은 유전자 발현 과정의 하류에서 과도하게 활성화된 특정한 생리 과정을 차단하는 효과를 내는 약품들이다. 가령 스타틴(혈관 내 콜레스테롤 억제제)은 간에서 콜레스테롤 생성을 조절하는 체내 효소를 차단한다. 제산제는 위산 분비의 생리적 과정을 차단하며 혈압약은 혈관 탄력을 조절하는 호르몬의 활동을 차단한다. 또 항우울제는 신경전달물질인 세로토닌이 체내에서 제거되는 방식을 차단한다. NSAID(비스테로이드 항염증약)는 염증 물질 생성에 영향을 주는 COX 효소를 차단하는 효과를 낸다. 이 약품들은 모두 효과가 뛰어나지만, 오히려 지나치게 강력한 효과 때문에 애초에 목표한 대상을 넘어 신체의 다른 기능에 영향을 주어 약물 부작용을 일으킬 소지도 있다.

또 이 약품들은 일시적으로 사용하도록 만든 것으로 대부분의 약품이 1~2년 사용을 기준으로 실시한 임상 연구에 기초해 FDA의 승인을 받는다. 1~2년을 지나 이 약품을 계속 복용하면 신체가 약품에 내성이 생겨서 처음에 소량의 약품으로 냈던 것과 동일한 효과를 내려면 더 많은 용량을 복용해야 한다. 이렇게 되면 약물 부작용의 가능성도 더 높아진다.

이 문제는 특히 만성질환 환자들에게 더 크게 해당한다. 이 약들의 장기 안전성에 관한 데이터가 2년 임상 연구 기간을 넘지 않음에도 불구하고 만성질환 환자들은 이 약들을 수십 년 복용하는 경우도 있다. 장기간 약물 복용에 따른 잠재적인 부작용에 관해서는 아직 블랙박스로 남아 있다. 어떤 일이 일어날지 아무도 모른다. 약물이 각 개인에게 미치는 영향의 유전적 편차가 매우 크다는 점을 감안하면 이런 우려는 더욱 커진다.

이 모든 것의 핵심은 무엇일까? 의약품은 단기적인 건강 문제의 관리에는 효과적이지만, 만성질환 관리에 있어 장기간 의약품을 사용한다면 안전성과 효과 면에서 심각한 우려를 낳을 수 있다. 한편 식물영양소는 신체의 생리적 회복력과 전반적인 건강에 유익한 방식으로 유전자 발현에 영향을 준다. 물론 식단과 생활 습관의 변화가 단기적인 건강 문제와 급성 통증을 즉각적으로 개선하지는 못한다.

이처럼 의약품과 식물영양소는 서로를 보완하는 관계이다.

이런 이유로 기능의학에서는 세포 연락 과정의 불균형을 다룰 때 맨 먼저 생활 습관과 영양 변화 프로그램부터 시작한다. 이 프로그램은 특정 유전자가 발현되는 방식을 중재하는 한편으로 장기간의 부작용 가능성은 최소화하는 프로그램이다. 이 프로그램을 일찍 시작하면 만성질환의 진행을 되돌리거나 아예 처음부터 피할 수 있다. 만약 그러지 않는다면 증상이 심각해질 때를 대비해 약을 준비해야 할 것이다.

이러한 개인맞춤형 프로그램은 안전한 치료법을 설계하기 위한 가장 오래된 인간 실험, 즉 진화와 궤를 같이한다. 즉 생명체는 음식에 든 생리활성 물실과 자신의 건강 유시 사이에서 최적의 접점에 이르기 위해 수백만 년에 걸쳐 선택적으로 생존해왔다. 인간은 음식에 든 항스트레스 물질을 자신의 항스트레스 물질로 사용해왔다. 음식의 생리활성 물질은, 단기 치료에는 좋지만 장기 부작용 가능성이 있는 약물보다 오랜 기간에 걸쳐 만성질환을 조절하는 데 더 효과적이라고 밝혀질 수도 있다. 추가 연구를 통해 이 점이 더 분명해질 것이다.

지금까지 우리는 세포 메시지가 어떻게 생성되고 신체 기능을 조절하는 데 어떤 영향을 미치는지 살펴보았다. 우리는 생활 습관, 식단 및 환경 변화로 스트레스를 관리하는 것이 세포 연락 과정의 불균형으로 생긴 만성질환 관리의 주요 치료 목표라는 점을 알게 되었다. 이제 이 세포 메시지들이 어떻게 신체의 한 부위에서 다른 부위로 전달되는지 질문해야 한다. 이 질문을 통해 다음 장에서 논의할 다섯 번째 핵심 생리 과정인 세포 수송 과정으로 나아가자.

• 7장 핵심 정리 •

1. 만성질환과 관련된 다양한 증상들은 세포 연락 과정에 생긴 이상 때문에 일어난다.
2. 스트레스 또는 알로스타시스 부하, 환경 독소, 식단, 건강 수준, 특정 파이토케미컬(식물 화학물질)에 영향을 받아 세포 연락 과정에 이상이 생기면 거의 모든 만성질환에서 나타나는 염증 반응을 일으킬 수 있다.
3. 염증은 생활 습관과 식단, 환경에 대한 유전자 발현의 기능으로 개인 편차가 매우 크다.
4. 식품 가공은 세포 연락을 돕는 다수의 주요 조정 물질들을 제거한다.
5. 세포 연락에 이상이 생기면 에스트로겐, 테스토스테론, 인슐린과 같은 호르몬 수치에 불균형이 일어날 수 있다.
6. 고민감도 C반응성 단백질hs-CRP, 인슐린, 에스트로겐, 테스토스테론 및 기타 생체지표의 평가를 통해 세포 연락 과정을 개선하는 프로그램으로 다수의 만성질환을 예방하고 치료할 수 있다.

8장

세포 수송

1. 뇌 흐림을 자주 경험하고 집중하기가 어려운가?(뇌 흐림: 과로, 수면 부족, 스트레스 등으로 생기는 건망증, 집중력 부족 증상)
2. 혈당 수치가 정상보다 높은가?
3. 고단백 음식을 먹으면 소화장애를 자주 일으키나?
4. 특히 식사 후에 졸음이 쏟아지나?
5. 체중이 늘었는가? 특히 복부에?
6. 혈중 중성지방 수치가 증가했나?
7. 고혈압이 있는가?
8. 지난 몇 년간 근육이 줄어든 것을 느꼈는가?
9. LDL 콜레스테롤 수치가 정상보다 높은가?
10. 스타틴 계열 약물을 복용하는가?
11. 혈중 알부민 또는 헤마토크릿 수치가 낮다는 말을 들은 적이 있은가?
12. 의사가 식단에서 콜레스테롤 섭취량을 줄이라고 지시한 적이 있는가?

13. 신장 기능이 저하되었다는 말을 들은 적이 있는가?

14. 시력이 이전보다 안 좋아졌다고 느끼는가?

15. 심장과 혈관 건강에 대해 걱정되는 점이 있는가?

슈퍼마켓에는 식료품이 가득한데 당신의 찬장은 텅 비어 있다. 당신은 배가 고프다. 이 문제를 어떻게 해결할까? 자동차, 자전거, 도보 등 믿을 수 있는 교통수단으로 마트에 가서 음식을 산 뒤 집으로 가져와 조리해 먹는다. 문제는 해결된다.

우리의 세포도 배가 고프다. 세포가 지속적으로 일을 하려면 영양분이 필요하며, 영양분을 공급받기 위해서는 세포 역시 운반 시스템이 필요하다. 이 운반 시스템은 필수 영양분이 저장된 장소에서 운반 시스템의 고속도로라고 할 수 있는 혈류를 통해 세포 입구까지 필수 영양분을 가져온다. 그러면 세포는 영양분을 섭취해서 신체의 건강 기능을 돕는다.

실제로 우리의 세포에 필요한 세 가지 필수영양소인 지방, 탄수화물, 단백질은 모두 각각의 운반체와 각각에 고유한 운반 시스템을 가지고 있다. 짐작하듯이 이들 운반체는 개인에 따라 유전적으로 고유하며 각 개인의 생활 습관과 식단, 환경으로부터 영향을 받는다.

이 운반체는 어떻게 작동할까? 지방을 수송하는 운반체 자체는 지용성이어서는 안 된다. 지방은 주로 물로 구성된 혈액에서는 녹지 않으므로 지방을 담은 운반체인 지脂단백질lipoprotein은 수용성을 띤다. 우리가 콜레스테롤로 알고 있는 VLDL, LDL, HDL 등이 모두 지단백질이다(VLDL: 초저밀도 지단백질, LDL: 저밀도 지단백질, HDL: 고밀도 지단백질).

반면 탄수화물은 수용성 운반체인 포도당 형태로 혈액으로 직접 운반된다. 그런데 포도당이 세포에 도달한 뒤에는 복잡한 호르몬 조절 시스템에 의해 포도당의 세포 내 이동이 제어되며, 그중 가장 중요한 호르몬이 인슐린이다.

한편 신체의 세포가 구조와 기능을 유지하는 데 필요한 단백질을 운반하는 운반체는 아미노산과 혈중 단백질 알부민이다. 이것은 콜레스테롤과 마찬가지로 간에서 만들어진다.

비타민과 미네랄 역시 각자의 운반체를 가지고 있다. 비타민A, D, E, K는 지용성 비타민으로 지방을 운반하는 지단백질에 의해 운반된다. 한편, 그 밖의 비타민들은 수용성 비타민으로 다양한 단백질 운반체에 의해 운반된다.

이 운반 시스템은 모두 엄격한 통제를 받는다. 신체의 연락 호르몬과 신호 물질은 물론이고 필요 영양소를, 건강 유지를 위해 그것을 필요로 하는 '모든' 세포에 제대로 전달하려면 엄격한 통제를 받는 수밖에 없다. 만약 이 운반체에 고장이나 결함이 생기면 그 운반체가 담당하는 세포는 영양결핍 상태에 처하게 된다. 이러한 운반체의 고장과 결함은 도로의 교통 체증과 비슷한 양상으로 나타나는데, 차량의 진행이 서서히 느려지다 마침내 차들이 멈춰 서듯이 영양 운반 시스템의 끝부분인 저장조직에도 심한 정체가 일어나는 것이다. 이것은 해당 영양물질을 필요로 하는 신체 조직과 신체 기관의 세포에 충분한 양의 영양물질이 전달되지 못하고 있다는 의미이다.

차량 정체의 경우에는 차량들이 차를 돌려 집으로 돌아가지 않는 한 어쨌든 목적지에 도달하게 된다. 그러나 우리 몸에서는 충분한 양의 영양소가 세포에 전달되지 못하면 해로운 영향이 생긴다. 이러한 영양결핍 상태는 그 세포가 담당하는 신체 기능에 변화를 일으키며 이를 바로잡지 않은 상태로 시간이 흐르면 신체 기능에 생긴 변화가 신체에 해로운 영향을 주어 만성질환으로 이어진다. 가령 지방 운반 과정에 문제가 생기면 심장병과 뇌졸중이 일어날 수 있고, 탄수화물 운반에 문제가 생기면 당뇨와 치매가 생길 수 있다. 그리고 단백질 수송 과정에 문제가 생기면 근육 손실이, 비타민과 미네랄 수송 과정에 문제가 생기면 골다공증과 빈혈 등 영양결핍에 따른 질병이 발생할 수 있다.

그러나 신체 수송 과정의 결함에 대해 특히 주목할 만한 점은 이로 인해 발생하는 만성질환을 식단의 변화를 통해 예방하고 되돌릴 수 있다는 것이다. 이것은 다행스러운 일이다. 만성질환을 치료하는 표준 치료제들이 이로움도 있지만 부작용도 일으킬 수 있기 때문이다. 지방 수송 시스템의 불균형으로 흔히 생기는 심장병을 치료하기 위해 오늘날 널리 사용하는 약물이 이것을 잘 보여주는 사례라 할 수 있다.

지방 수송과 심장병

당신은 플라크가 무엇인지 알고 있을 것이다. 플라크는 동맥벽에 달라붙어 동맥을 막는 지방 침전물을 말한다. 그런데 플라크의 발견이 19세기 후반까지 거슬러 올라간다는 사실을 알고 있는가? 당시 독일의 루돌프 피르호Rudolf Virchow 박사는 그때만 해도 흔치 않았던 심장병과 플라크의 연관성에 주목했다. 플라크와 심장병의 연관성은 이후에 확인되었다.

러시아의 생리학자 니콜라이 아니치코프Nikolai Anitschkow가 토끼에게 지방과 콜레스테롤이 많이 든 사료를 먹이자 같은 종류의 플라크가 만들어진 것이다.

지방과 콜레스테롤, 콜레스테롤과 플라크, 플라크와 심장병의 연관성은 1948년 매사추세츠주에서 프레이밍햄Framingham 심장연구가 진행되면서 더 자세히 탐구되었다. 이 연구의 목적은 처음에 프레이밍햄 주민 5천여 명의 행동과 습관을 분석해 동맥 플라크로 인한 심장병 발병률과 그들의 식생활 습관 사이의 연관성을 알아보는 것이었다. 이 글을 쓰는 현재, 프레이밍햄 연구는 3세대에 접어들었다. 연구를 통해 많은 것이 밝혀졌는데 플라크의 원인으로 지목된 높은 혈중 콜레스테롤 수치 등 이제는 누구나 아는 심장병 위험 요인의 목록이 만들어진 것도 이 연구가 내놓은 결과물 중 하나였다.[126]

실제로 혈중 콜레스테롤 중 10퍼센트만이 음식 속의 동물 제품에 든 콜레스테롤에서 직접 얻는다. 혈중 콜레스테롤의 대부분은 간에서 만들어진다. 콜레스테롤은 지단백질에 의해 혈류를 타고 운송되어 동맥에 이르는데, 프레이밍햄 심장연구를 통해 밝혀진 사실은 LDL(저밀도 지단백질)과 VLDL(초저밀도 지단백질)이 콜레스테롤을 운반하면 심장병 발병률이 증가하는 한편, HDL(고밀도 지단백질)이 운반하면 심장병 발병률이 낮아진다는 사실이다.

그렇다면 왜 어떤 콜레스테롤은 심장병의 위험 요인이면서 또 어떤 콜레스테롤은 우리를 심장병에서 지켜주는 걸까? 우리는 '좋은' 콜레스테롤, '나쁜' 콜레스테롤이라고 흔히 말하지만 그 답은 콜레스테롤 자체에 있지 않다. 사실 그 용어들은 정확하지 않다. 오히려 답은 수송에 대한 경험에서 모두 얻을 수 있었다.

이와 관련해 먼저 알아야 할 것은 콜레스테롤은 적절한 형태로 적절한 신체 부위에서 사용 가능하다면 신체가 적절하게 기능하는 데 매우 중요한 물질이라는 점이다. 콜레스테롤은 세 가지 필수 기능을 수행한다. 첫째, 콜레스테롤은 신체의 모든 세포가 자신을 보호하는 세포막을 형성하는 데 사용된다. 둘째, 콜레스테롤은 테스토스테론, 에스트로겐 및 코르티솔과 같은 스테로이드 호르몬이 만들어지는 원료 물질로 사용된다. 마지막으로 콜레스테롤은 지방의 소화와 흡수에 필요한 담즙산염을 만드는 데 사용된다. 콜레스테롤이 불충분하면 이러한 주요 기능이 손상될 수 있다. 그 결과 성욕 저하, 스트레스에 대한 내성 저하, 심지어 면역력 저하 등의 온갖 건강상 문제가 일어날 수 있다.

이른바 '나쁜 콜레스테롤'인 LDL은 간에서 특정 단백질 운반체를 통해 동맥벽으로 운반되어 다양한 조직 내 세포에서 사용된다. 한편 '좋은 콜레스테롤'인 HDL은 동맥벽에서 콜레스테롤을 주워 담아 간으로 가져가 분해와 배설 임무를 담당하는 다른 단백질 운반체에 의해 운반된다. 동맥벽에 유입되는 콜레스테롤과 동맥벽 밖으로 배출되는 콜레스테롤의 균형에 따라 콜레스테롤이 건강과 질병에 미치는 영향이 결정된다.

건강과 관련된 거의 모든 문제와 마찬가지로 여기서도 균형이 무엇보다 중요하다. 동맥벽으로 향하는 콜레스테롤 운송량이 과도하게 많아지면 LDL 수치는 매우 높아지고 HDL 수치는 매우 낮아져 심장병 위험이 확실히 증가한다. 그렇다면 이와 정반대로 LDL 콜레스테롤 수치를 최대한으로 낮추면 이것이 곧 최적의 건강 상태라고 지레짐작하기 쉽다. 그러나 그렇지 않다. 최적의 건강 상태는 LDL과 HDL 수치가 적절한 균형을 이룰 때 달성된다. LDL과 HDL의 두 가지 운반체가 모두 필요하며, 그것도 적절한 비율을 이뤄야 한다.

예컨대 LDL 콜레스테롤은 뇌 기능과 기분 조절에 중요한 역할을 하는 신경 스테로이드에서 발견되는데 LDL 수치가 너무 낮으면 뇌 건강에 좋지 않다. 연구에 따르면 콜레스테롤 수치가 지나치게 낮을 경우 우울증, 심지어 자살 생각이나 자살 행동과도 상관관계가 있다고 나타났다.[127,128] LDL이 충분하지 못하면 전반적인 행복감에도 좋지 않은 영향을 미치며 생명체의 생존에도 불리할 수 있다. LDL이 부족하면 비타민A, D, E, K 등 지용성 비타민에 의한 보호 기능이 제대로 수행되기 어렵다. 이것은 필요 영양소가 결핍되어 시스템이 고장 나는 것을 의미한다. 자기 꼬리를 물려고 한자리를 맴도는 개와 마찬가지로 건강상 위험은 계속 높아진다.

여기서 언급해야 할 또 하나의 심장병 위험 요인이 있다. 그것은 콜레스테롤 불균형을 일으키는 주요 작용 인자인 스트레스이다. 나는 몇 년 전 어느 날 혈액검사를 받은 환자가 검사실을 나와 차에 타자마자 주차장 나무를 들이받는 장면을 가까이서 목격했다. 환자는 다친 곳은 없었지만 검사실로 돌아왔을 때 가벼운 쇼크 상태였다. 우리는 그녀의 혈액을 다시 채혈했다. 두 번의 채혈 사이에 음식과 음료를 전혀 섭취하지 않았는데도 사고 후 그녀의 LDL 콜레스테롤 수치가 30퍼센트나 치솟았다.

운동선수를 대상으로 한 연구에서도 스트레스가 LDL 수치에 미치는 영향이 확인되었다.[129] 24시간 동안 진행되는 르망 자동차 경주에 참가한 일류 포뮬러원 드라이버들은 음식을 전혀 먹지 않았음에도 경기 중 LDL 수치가 높아졌으며 실제로 경주가 끝난 후에도 한동안 LDL 수치가 높게 유지되었다고 한다. 일반적으로 매우 건강한 선수들의 신체도 경쟁과 위험이 없고 이에 수반되는 스트레스에 적응할 기회가 있을 때만 콜레스테롤 수치가 균형을 회복한다.

이 경우 어떤 일이 일어날까? 스트레스 호르몬이 체내에서 콜레스테롤을 동원하여 혈액으로 가져와 LDL 콜레스테롤을 높인다는 증거가 있다. 콜레스테롤은 일종의 경보 화학물질로, 생리적으로 스트레스를 받으면 스트레스의 신호로 혈중 LDL 콜레스테롤 수치가 급격히 올라간다.

스타틴

이제 시간의 태엽을 앞으로 감아 프레이밍햄 연구에서 1970년대 초로 이동해보자. 장소는 지구 반대편 일본 산쿄회사의 미생물학자 엔도 아키라Endo Akira의 연구실이다. 농장에서 자란 엔도는 어렸을 때 알렉산더 플레밍이 곰팡이에서 페니실린을 발견한 것에 완전히 매료되었다. 그는 플레밍이라는 자신의 우상을 뒤따르고 싶었다. 산쿄회사에서 그가 맡은 일도 바로 그 일이었다. 즉 곰팡이에서 산업적 가치가 있는 물질을 찾아내는 것이었다. 당시 엔도는 과일주스를 가공하는 데 사용할 수 있는, 곰팡이에서 만들어지는 특정 효소를 찾고 있었지만 그의 관심은 그보다 훨씬 넓었다. 실제로 엔도는 다양한 종류의 곰팡이의 효능을 조사하던 중에 동물의 콜레스테롤 생성을 막는 페니실리움 시트리눔Penicillium citrinum이라는 곰팡이 종을 발견했다. 스타틴 계열의 약물은 이 예상치 못한 발견으로부터 탄생했다.[130]

머크연구소의 알프레드 앨버츠Alfred Alberts 박사는 엔도의 발견에 착안하여 혈중 콜레스테롤 수치를 낮추기 위해 FDA 승인을 받은 최초의 스타틴 약물인 로바스타틴(성분명: 메바코르)을 개발했다. 그 후 나의 동료이자 절친한 친구인 로저 뉴턴Roger Newton 박사와 당시 워너 램버트/파크 데이비스Warner-Lambert/Parke-Davis의 죽상동맥경화증 연구 팀에서 세계에서 가장 널리 처방되는 약물인 리피토(스타틴계 약물)를 개발했다.

잘 알려진 것처럼 스타틴은 간에서 콜레스테롤 생성을 차단한다. 이는 분명 동맥벽에 전달되는 LDL의 양이 줄어드는 것을 의미한다. 이때 동맥벽에서 콜레스테롤을 주워 담는 HDL의 양도 함께 감소하는 경우가 종종 있다. 그런데 동맥벽에 전달되는 LDL 양의 감소분이 동맥벽에서 제거되는 HDL 양의 감소분보다 크다. 균형이 약간 맞지 않게 되는데 이로 인해 혈중 콜레스테롤 수치가 낮아지면서 심장질환의 위험도 함께 낮아지게 된다.

여기서 잠깐. 혈중 콜레스테롤 수치의 감소는 심장병 발병률 감소와 연관이 있지만 그렇다고 해서 콜레스테롤이 반드시 심장병을 유발하는 것이라고 봐야 할까? 그렇지는 않다. 연관성이 인과관계를 증명하는 것은 아니다.

스타틴과 콜레스테롤에 관한 이야기는 이제부터 무척 흥미로워진다. 그렇다. 의학 연구에 따르면 심장마비를 겪은 사람이 스타틴 약물을 복용하면 두 번째 심장마비를 예방할 수 있다고 한다.[131] 맞다. 연구에 따르면 혈중 LDL 콜레스테롤 수치가 높은 남성이 스타틴을 복용하면 첫 번째 심장마비를 예방할 수 있으며 이점은 작지만 확실하다. 그리고 그 이점은 남성에게만 발생한다. 한편 남성과 다른 유형의 심장병을 앓는 여성은 스타틴을 복용해도 일반적으로 첫 번째 심장마비를 예방할 수 있는 이점이 없다.[132] 실제로 스타틴을 복용하는 폐경 후 여성은 스타틴 복용으로 인해 제2형 당뇨병에 걸릴 위험이 더 높다는 증거도 있다.

스타틴에 대한 다양한 반응이 우리에게 말해주는 것은 스타틴의 활성이 단순히 콜레스테롤 합성을 억제하는 문제 이상인 것 같다는 것이다. 오히려 스타틴은 동맥벽의 염증을 막는 작용제 역할을 한다. 동맥벽의 염증은 일반적으로 콜레스테롤의 LDL 운반체를 산화시켜 손상을 가하는데 스타틴은 염증을 차단함으로써 동맥벽의 손상을 예방하는 일을 효과적으로 수행하는 것이다.* 이 발견은 우리를 과거로(그러나 미래 같은 과거로) 데려간다. 플라크의 발견자인 루돌프 피르호Rudolf Virchow는 1879년에 죽상동맥경화증이 동맥벽의 손상으로 인한 것이라고 처음으로 주장한 바 있다. 21세기 초에 이르러 피르호의 모형이 실제로 정확하다는 사실이 밝혀졌다. 염증은 면역반응을 촉발해 지방 침전물을 남긴다. 지방 침전물은 면역반응을 더 크게 유발하고 더 많은 플라크가 쌓여 동맥벽을 더 악화시킨다. 동맥 손상은 부분적으로 염증에 의해 발생하는데, 스타틴은 동맥 손상을 유발하는 염증을 예방할 수 있는

* 여기서 건강 팁 하나. 콜레스테롤을 함유한 유일한 식품인 동물성 제품을 요리할 때는 낮은 온도로 요리하라는 것이다. 그렇게 하면 산화 과정을 완화할 수 있다.

것으로 보인다.

그러나 스타틴은 부작용을 일으킬 수도 있다. 특히 하나는 코엔자임Q10의 생성을 차단하여 스타틴 복용 시 종종 심각한 근육통을 유발할 수 있다.[133]

얼마 전 나는 어느 대형 보험회사의 고위 임원을 소개받았다. 그를 더그라고 부르기로 하자. 더그는 매우 건장하고 건강해 보이는 외모에 비흡연, 규칙적인 운동, 건강한 식단 등 절제된 습관을 가진 사람이었다. 하지만 그는 확실한 A형 성격의 소유자였다. 무슨 일을 하든 주변의 요구와 기대 이상을 해냈다. 그래서인지 순환기내과 전문의는 더그의 LDL 콜레스테롤 수치가 데시리터당 110밀리그램으로 '너무 높다'며 스타틴 약을 처방했다. 의사는 더그의 콜레스테롤 수치를 100 이하로 낮추기를 원했다. 스타틴은 더그의 LDL 수치를 85로 떨어뜨렸다. 그러나 다음 순환기내과 진료에서 의사는 최적의 건강에 필요한 LDL 기준치가 60 미만으로 바뀌었다며 스타틴 복용량을 늘렸다.

내가 더그와 만난 지 몇 달 후, 그는 기억력이 흐려지고 남성의 활력이 줄어들고 있다며 기운이 거의 없다고 했다. 더그는 이 모든 증상, 그 중에서도 발기부전이 자신이 복용 중인 스타틴과 관련이 있는지 궁금해했다. 나는 스타틴 자체가 아니라 그것의 복용량 때문에 생긴 문제일 수 있다고 답했다. 그리고 스타틴이 운반체의 불균형을 초래해 세포 내 콜레스테롤 결핍이 생겼을 수 있다고 답했다.

실제로 그랬다. 더그는 순환기내과 전문의에게 스타틴 복용량을 조절해달라고 청했다. 그러자 심혈관질환 위험을 과도하게 높이지 않으면서도 스타틴의 부작용이 해결되었다. 더그와 의사는 LDL 수치가 너무 높지도, 그렇다고 스타틴 약물이 너무 많지도 않은 적절한 균형점을 함께 찾아낸 것이다.

이처럼 스타틴 약물은 중증 또는 진행성 심장병 환자에게 매우 유익하지만 부작용을 유발할 수 있고 유익한 효과를 일부 차단할 수도 있다. 그렇다면 LDL 산화와 동맥 손상을 예방하는 다른 경로는 없는지 알아볼 필요가 있지 않을까?

그렇다. 다른 경로를 알아봐야 한다. 그리고 다른 경로는 실제로 존재한다. 이번에도 과거로(그러나 미래 같은 과거로) 돌아가 보자. 9세기 중국 당나라 시대이다. 당시 의학계에서는 홍국紅麴 쌀(실제로는 쌀에서 자란 붉은색 곰팡이)이 혈액을 '깨끗하게' 만든다고 믿었다(홍국 쌀: 중국에서 나는, 붉은빛으로 물들인 쌀-옮긴이). 오늘날에는 홍국 쌀이 혈중 콜레스테롤 수치에 미치는 영향에 대한 대조군 연구를 통해 홍국 쌀의 혈액 정화 효과가 확인되었다. UCLA 의과대학의 인간영양센터Center for Human Nutrition에서 실시한 실험에 따르면* 홍국 쌀을 먹으면 LDL 콜레스테롤이 실제로 낮아지는 것으로 나타났다.[134,135] 이 결과는 홍국 쌀이 LDL 산화를 감소시킨다는 그 밖의 연구 결과와도 일맥상통한다. 이유는 간단하다. 쌀에서 자라는 붉은곰팡이에는 스타틴 성분과 동일한 유형의 물질이 포함되어 있기 때문이다.

사실 홍국 쌀은 혈중 LDL 콜레스테롤 수치를 낮추는 식이요법의 시작에 불과하다. 특히 식물스테롤phytosterol이라고 부르는 식물영양소

---

* UCLA 의과대학 인간영양센터의 이사이자 나의 오랜 친구이며 동료인 데이비드 허버David Heber 박사MD, Ph.D.가 주도한 연구이다.

는 LDL 수치를 낮추는 것으로 알려져 있다. 식물스테롤은 콩이 대표적인 예인데 견과류, 베리류, 식물성기름 등 다양한 식물성 식품에도 함유되어 있다. 생활 습관이 산화 LDL을 증가시키는 과정을 추적한 저명한 콜레스테롤 연구자 대니얼 스타인버그Daniel Steinberg는 특정 식물영양소의 섭취를 늘리면 산화 LDL 형성을 예방할 수 있음을 보여주었다.[136] 특히 플라보노이드와 폴리페놀이 풍부한 식품(견과류와 베리류, 마늘과 양파, 포도, 코코아, 흑미, 감귤류 등)은 염증 예방 효능이 스타틴과 맞먹을 정도로 탁월한 것으로 보인다. 또한 버진 올리브오일, 아마 씨, 마늘, 차전자피 껍질, 녹차, 강황의 커큐민 등 채소와 허브에 함유된 식물영양소도 LDL 콜레스테롤 수치를 낮추며 산화 LDL을 감소시킨다. 여기서 우리는 과일과 채소가 동맥경화 및 심혈관 기능부전으로 이어지는 죽상동맥경화증을 예방하고 퇴치할 수 있는 잠재력을 다시 한 번 확인할 수 있다.

또한 비타민 B3인 니아신을 하루 2~3그램 섭취하면 LDL 수치를 낮추고 HDL 수치를 높인다고 알려져 있다.[137,138] 고용량 니아신의 임상적 이점에 대해서는 논란이 있다. 일부 사람에게는 피부 홍조가 심하게 나타날 수 있다는 점에 유의해야 한다. 고용량 복용은 비타민을 영양물질이 아닌 약물 효과를 얻기 위해 약물로 사용하는 경우이다. 적정 용량을 섭취하면 니아신은 콜레스테롤 운반체의 패턴을 LDL에서 HDL로 바꿀 수 있는 효과적인 영양요법이다.

영양물질이 혈액 내 지방과 콜레스테롤 운반에 미치는 영향 가운데 가장 널리 연구된 것은 어유(생선 기름)의 효과이다. 혈중 중성지방 수치가 높은 사람의 VLDL(초저밀도 지단백질) 수치는 연어, 청어, 정어리 등의 냉수성 생선을 자주 섭취하거나 매일 3그램의 오메가-3 어유를 보충제로 섭취하면 감소시킬 수 있다.[139] 알다시피 오메가-3 지방산은 인체 신진대사에 필수적인 필수지방산이다.

그 밖에도 우리가 알게 된 흥미로운 사실이 있다. 비타민D와 비타민A가 산화 LDL 수치를 낮추고 콜레스테롤 수송의 제어를 개선할 수 있다는 사실이 밝혀진 것이다.[140] 이러한 추가 지식을 통해 알 수 있는 것은 생선의 오메가-3 지방산과 균형 잡힌 수준의 비타민D와 A를 함께 섭취한다면 콜레스테롤의 건강한 수송을 돕는 매우 효과적이고 중요한 방법이 된다는 것이다.[141,142]

이 세 가지 영양소, 즉 오메가-3 지방산, 비타민D, 비타민A를 모두 함유한 천연 공급원이 있을까? 바로 대구 간유이다. 나는 수십 년 전에 1960년대와 1970년대에 대구 간유를 관절염과 관절 통증을 포함한 다양한 건강 문제의 해결책으로 내세워 '대구의 아버지'라는 애칭으로 널리 알려진 건강 운동가 데일 알렉산더Dale Alexander를 만났다. 알렉산더는 생선 기름과 염증의 연관성에 대한 과학적 설명이 없던 당시에 의료계로부터 큰 비판을 받았다. 그러나 40년이 지난 지금, 그에 대한 과학적 설명이 있다. 대구 간유에 높은 수치로 함유된 에이코사펜타엔산EPA과 도코사헥사엔산DHA이라는 오메가-3 오일이 실제로 염증 신호 과정을 감소시켜 항염 효과가 있다는 사실이 밝혀졌다. 또한 대구 간유의 비타민A와 D는 심장과 혈관 건강을 조절하는 유전자 발현에 도움이 되며, 비타민은 LDL의 산화를 예방하는 데도 도움이 된다고 알려져 있다. 따라서 데일 알렉산더의 주장이 틀린 것은 아니며 조금 과한 열정을 보였을 뿐이다. 다른 식품과 마찬가지로 대구 간유 역시 적정량은 괜찮지만 지나치게 많이 섭취하는 것은 좋지 않다. 특히 비타민A와 D는 너무 많은 양을 섭취하면 부작용을 일으킬 수 있다.

기능의학 임상연구센터에서 밝혀낸 바에 따르면, 깨끗한 대구 간유를 하루 2~3그램 섭취하면 안전하고 효과적인 일일 복용량이 된다. 여기서 '깨끗한'이란 대서양에서 잡은 대구에서 추출한 오일이 아니어야 한다는 의미이다. 대서양에서 나는 대구의 간은 살충제와 다이옥신에 오염된 것으로 밝혀졌다. 대서양이 아닌 태평양 알래스카 해역에서 잡은 대구 간에서 추출한 오일을 선택하라. 대구 간유의 원산지는 라벨에 표시되어 있다. 태평양 알래스카 해역의 대구 간유는 더 깨끗할 뿐 아니라 비타민A와 비타민D가 EPA, DHA와 유익한 균형을 이루고 있다. 그것은 이 지역에 나는 대구의 특별한 먹이 공급원 때문이다.

그러나 올바른 콜레스테롤 균형을 유지하는 데 도움이 되는 것은 특정 음식만이 아니다. 운동이 무엇보다 중요하다는 말을 우리는 부모님, 자녀, 미셸 오바마 영부인, 유명 피트니스 전문가 그리고 의사로부터 끊임없이 들었다.

실제로, 운동의 이익을 설파하는 모든 사람의 말이 옳다는 것은 과학에서도 명확하게 드러난다. 규칙적인 유산소운동은 혈중 지방 수송에 변화를 일으켜 혈중 HDL 콜레스테롤 수치를 높이고 LDL 및 VLDL 수치를 낮춘다. 운동은 또한 스트레스를 줄여준다. 한때 심장마비에서 살아남은 사람들은 의사로부터 운동을 하지 말라는 권고를 받았다. 그러나 시대가 바뀌었다. 오늘날에 심장병 환자를 심장재활 프로그램에 참여시키지 않는 순환기내과 전문의는 업무 태만으로 간주되며 최악의 경우 의료과실로 소송을 당할 수도 있다. 미 공군의 켄 쿠퍼Ken Cooper 박사가 처음에 체력검사로 시작한 에어로빅은 이제 공인 치료법으로 자리 잡았다. 운동이 심혈관계의 재활을 조절하는 유전자를 작동시킨다는 사실을 알게 되면서 스포츠의학은 이제 어엿한 의학의 한 분야가 되었다.

하지만 운동이 중요한 또 하나의 이유가 있다. 그것은 혈류가 지방 운반체의 유일한 이동 경로가 아니라는 점에 있다. 또 다른 지방 운반 시스템이 있으니 바로 림프계이다. 림프계는 신체의 각종 분비샘을 연결하는 네트워크로 림프액은 림프계를 타고 호르몬과 기타 물질을 운반한다.

지방, 심장질환 그리고 림프계 수송

나는 1982년 터키에서 세계 최초로 관상동맥 우회술을 실시한 유명한 흉부외과 의사 제럴드 르몰리Gerald Lemole로부터 림프계에 관하여 많은 배움을 얻었다. 르몰리는 림프계 수송에 문제가 있으면 심혈관질환이 생길 수 있다는 점에 대해 분명한 생각을 가지고 있었다. 그의 이런 생각은 30년간 흉부외과 전문의로서 관찰한 바를 바탕으로 한 것이다. 르몰리가 심장질환에 대해 어떻게 말하는지 보자.

첫째, 심장질환은 혈중 콜레스테롤 수치와 상관관계가 낮다. 물론 심장질환과 혈중 콜레스테롤 수치가 연관성이 있지만, 일반적으로 생각하는 것만큼 긴밀하거나 상호적이지 않다. 즉 콜레스테롤은 그 자체로 심장질환의 원인이라고 할 수 없다. 둘째, 심혈관질환은 주로 근육이 없는 신체 부위의 동맥에서 발생한다. 이 부위에서 림프계는 산화된

LDL 등의 지단백질과 콜레스테롤을 운반하는 데 중요한 생리적 역할을 한다. 셋째, 심혈관질환에 걸린 사람은 림프계도 손상된 경우가 많다. 마지막으로, 앉아서 생활하는 방식은 개인의 심혈관질환 위험을 확실히 높인다.

르몰리에 따르면 이러한 요인들에 공통되는 핵심은 림프계에 펌프가 없다는 사실이다. 순환계에는 심장이라는 펌프가 있지만 림프계에는 펌프가 없다. 림프계를 통해 물질이 이동하는 유일한 방법은 신체 스스로가 기계적으로 움직여야 한다. 신체가 움직이지 않으면 몸에 림프정체lymphostasis가 생긴다. 즉 지단백질을 운반하는 림프액이 림프계를 통해 제대로 흐르지 않는 상태가 되는 것이다.[143] 림프액의 흐름이 원활하지 않거나 흐름이 느려져 멈추면 심혈관질환의 원인이 될 수 있다.

즉 림프계의 흐름을 원활하게 하기 위해서는 본인 스스로 신체 활동을 하는 수밖에 없다. 그 밖에 마사지, 요가, 지압, 레이키 또는 지압 등의 수기요법도 도움이 된다. 이러한 신체 활동을 대체할 수 있는 것은 없다. 어떤 알약과 분말약, 물약으로도 신체 활동이 림프계를 통해 지방과 콜레스테롤을 계속 움직여 필요한 곳으로 이동시키고 몸 밖으로 배출하는 효과를 얻을 수 없다.

나는 LDL 수치가 높고 HDL 수치가 낮은 초기 심혈관질환의 생체지표를 가진 많은 사람에게서 운동과 수기요법이 어떤 효과를 내는지 직접 보았다. 많은 사람이 매일 걷기와 림프 순환에 초점을 맞춘 마사지에서 시작한다. 그런 다음 개인맞춤형 식단 프로그램을 병행하면서 더 큰 활동량으로 나아간다. 신체 기능의 건강과 웰빙감을 개선하는 동시에 심혈관질환의 위험을 낮추는 데 이보다 좋은 방법은 없다.

탄수화물 운반

우리 몸은 주로 물, 단백질, 지방, 뼈에 든 미네랄, 소량의 탄수화물로 되어 있다. 그리고 이 소량의 탄수화물은 대부분 포도당이라는 당분 형태로 되어 있는데 포도당은 소량이지만 신체 세포의 주요 에너지원으로서 우리 몸에서 중요한 역할을 한다.

포도당은 물에 녹는 당분이므로 지방과 달리 섭취 후 위장 장벽을 통과해 혈류로 직접 운반된다. 즉 운반 샤페론(도우미)이 필요하지 않은 것이다. 캔디바를 먹으면 15분도 되지 않아 캔디바에 들어 있는 모든 당분이 혈액에 도착한다. 일반적으로 혈중 포도당의 총량은 약 5그램이며, 0.5온스 캔디바 한 개에 들어 있는 포도딩의 양은 15그램, 많게는 20그램이므로 캔디바 하나를 먹고 15분이 지나면 혈중 당 수치가 최소 세 배로 증가한다는 계산이 나온다. 이 정도의 혈당이면 거의 당뇨병에 맞먹는 수치이다.

정상적으로 기능하는 신체는 포도당을 혈류에서 신체 조직으로 매우 빠르게 운반하기 때문에 다행히도 이런 일은 일어나지 않는다. 포도당 수송은 상당 부분 인슐린 호르몬으로 통제되는 엄격한 조절 과정을 통해 이루어진다. 인슐린 그리고 인슐린과 반대로 혈당을 높이는 글루카곤은 췌장의 특수 세포에서 분비된다. 탄수화물이 포함된 식사와 간식을 먹으면 랑게르한스섬이라고 하는 이 특수 세포에서 인슐린을 혈류로 분비해 신체의 모든 세포로 운반한다. 인슐린은 세포가 포도당 수송체라는 특수한 문을 통해 포도당을 받아들이도록 지시하는 역할을 한다. 이것이 포도당이 혈액에서 빠져나가는 방법이다. 그래서 당신이 캔디바 하나를 먹는다고 해서 당뇨병에 걸리지는 않는 것이다. 이 복잡한 세포 수송 및 연락 시스템이 정상적으로 작동하는 한 모든 것이 놀랍도록 잘 작동한다.

그런데 세포 수송 시스템에 결함이 있는 경우가 매우 많아 인슐린과 세포 사이에 연락 문제가 발생하는 경우도 많다. 세포의 연락 장치가 인슐린의 수송 메시지를 이해하지 못하면(즉 인슐린 메시지에 저항하면) 췌장은 포도당을 혈액에서 세포로 옮기기 위해 더 많은 인슐린을 지속적으로 분비한다(세포 연락 과정에서 메시지를 전달하기 위해 더 많은 메신저 화학물질을 내보내는 '더 크게 말하기'와 비슷하다). 이러한 인슐린 저항성은 전 세계적으로 유행병처럼 번지고 있는 만성질환인 제2형 당뇨병의 초기 단계에 해당한다.

원래는 청소년형 당뇨병과 구별하기 위해 성인-발병 당뇨병으로 알려졌지만, 현재 많은 청소년과 어린이가 성인형 당뇨병 진단을 받는 상황이기에 '제2형 당뇨병'으로 이름이 바뀌었다. 제1형 당뇨병이 자가면역 반응으로 랑게르한스 세포들을 파괴하여 췌장이 인슐린을 분비 못 하는 것이라면 제2형 당뇨병은 개인의 유전자와 식단, 생활 습관 및 환경의 불일치로 인한 포도당 수송의 불균형에서 기인한다. 제1형 당뇨병은 아직 치료법이 없지만 전 세계 당뇨병 발병의 거의 80퍼센트를 차지하는 제2형 당뇨병은 식생활 습관을 개선하여 당 수송 불균형을 바로잡는 것으로 치료가 가능하다.

우리는 이러한 생리적 불균형에 대해서 최근 몇 년간 많은 것을 배웠다. 그리고 거기에 이름까지 붙였다. 바로 '대사증후군'이라는 이름이다.

인슐린 저항성과 대사증후군

1976년 나는 워싱턴주 시애틀에서 열린 당뇨병 관련 의학 콘퍼런스의 연사로 참여했다. 내 강연은 사람들이 인슐린 저항성으로 인해 균형 잡힌 포도당 수송 상태에서 오늘날 제2형 당뇨병으로 진단하는 포도당 수송 결함 상태에 이르는 수년에 걸친 이행 과정에 관한 것이었다. 내 발표가 끝난 뒤 저명한 당뇨병 전문의가 손을 들며 내가 설명한 '이행' 같은 것은 존재하지 않는다고 말했다. "당뇨병에 걸리거나 걸리지 않거나 둘 중 하나죠."라고 그는 단호하게 말했다.

그의 주장은 의학자들 사이에서 흔한 주장이었지만 그가 발표할 당시에 이미 그런 의견에 대해 많은 빈박 연구가 진행 중이었다. 1949년 런던 유니버시티칼리지 병원 및 의과대학 학장이었던 해럴드 힘스워스Harold Himsworth 박사는 의학 학술지 『란셋*The Lancet*』에 포도당 수송이 제대로 이루어지지 않아 생기는 당뇨병에 관한 중요한 논문을 발표했다.[144] 힘스워스에 따르면 포도당 수송 결함은 췌장에서 인슐린을 분비하지 못해서가 아니라 인슐린의 작용에 문제가 있기 때문이다.

1968년 스탠퍼드대학교 의과대학의 존 파쿼John Farquhar 박사와 제럴드 리븐Gerald Reaven 박사는 인슐린 저항성에 관한 연구를 발표했다.[145,146] 연구에서 그들은 인슐린 저항성을 포도당 수송이 적절하게 진행되는 상태와 제2형 당뇨병의 발병 사이에 생기는 일련의 증후군으로 정의했다. 그로부터 20년 뒤 미국의 저명한 내분비학자 리븐은 유명한 강연에서 이 증후군에 대해 자세히 설명했다. 그는 신체 생리의 기능적 불균형을 일으키고 개인의 유전자와 생활 습관 사이의 역기능적 교차점에서 비롯되는 일련의 증상, 즉 오늘날 우리가 대사증후군이라고 부르는 것에 대해 자세히 설명했다. 리븐은 대사증후군은 질병이 아니라는 점을 강조하면서 대사증후군의 특징으로 높은 혈중 중성지방 수치, 낮은 HDL 수치, 혈압 상승, 높은 혈당 수치, 복부비만(과체중 또는 심한 비만의 사과 모양 체형)을 나타내는 생체지표를 열거했다.* 리븐의 주장은 이러한 모든 특성이 인슐린 저항성과, 포도당 내성(생체의 포도당 처리 능력)을 손상시키는 포도당 수송의 불균형이라는 공통된 원인에서 비롯한다는 것이다.[147]

오늘날 의사들은 이 증상군을 진단 기준으로 환자가 제2형 당뇨병에 걸릴 가능성이 있는지, 잠재적으로 심장병, 치매, 통풍, 지방간 질환 및 기타 질병에 걸릴 수 있는지 검사한다. 한 사람이 이러한 진단 기준에 많이 해당할수록, 그리고 그의 검사 수치가 정상에서 벗어날수록 제2형 당뇨병에 가까워졌다고 본다.

만약 당신에게 위 증상의 일부 또는 전부가 있거나 의사가 대사증후군에 대해 이야기한 적이 있다면 당신만 그런 것이 아니다. 2011년 『당뇨병 관리*Diabetes Care*』 저널에 보고된 연구에 따르면 미국 성인 인구

---

* 특히 다음의 기준:
- 공복 혈중 중성지방: 150mg/dL 이상
- 감소된 HDL 콜레스테롤: 남성 40mg/dL 미만, 여성 50mg/dL 미만
- 혈압 상승: 수축기 혈압 130mmHg 이상, 이완기 혈압 85mmHg 이상 또는 이전에 진단된 고혈압 치료
- 혈당 상승: 공복 혈중 100mg/dL 이상
- 복부비만: 허리둘레-엉덩이 비율 남성 0.90 이상, 여성 0.85 이상 또는 체질량지수BMI 30 이상
- 뇨알부민 크레아티닌 배설율 30mg/g 이상

의 4분의 1 이상이 대사증후군을 앓고 있으며, 피마 인디언의 경우처럼 인종적, 민족적 차이가 두드러지는 일부 유전자 집단에서는 대사증후군의 유병률이 50퍼센트를 넘는다.[148]

앞서 피마족 사례에서 보았듯이 대사증후군 증상은 유전자와 환경 요인이 교차하는 지점에서 발생한다. 피마족의 경우, 오랜 기간에 걸쳐 그들의 세포 수송 및 세포 연락 과정에 문제를 일으켜 인슐린 저항성을 유발한 요인은 식단과 활동 패턴의 급격한 변화였다. 하지만 인슐린 신호와 포도당 수송을 제어하는 조절 네트워크에는 수많은 유전적 변이가 있으며, 개인에 따른 차이가 매우 크다. 따라서 대사증후군을 가진 모든 사람이 동일한 질환을 가지고 있으며 동일한 치료를 받아야 한다는 생각은 전혀 다당하지 않다. 우리가 편리하게 대사증후군이라고 뭉뚱그려 부르는 질환은 개인의 지문만큼 사람에 따라 다를 수 있다.

대사증후군을 관리하는 다른 방법

대사증후군과 제2형 당뇨병은 기능의학 임상연구센터에서 한동안 중점적으로 연구한 두 가지 질환이다. 센터에서는 두 질환을 앓고 있는 환자를 대상으로 한 임상시험에서 중요한 결과를 얻었다.

한 임상시험에서는 매일 걷기 프로그램과 함께 '수정 지중해식 식단'이라고 부를 만한 식단 플랜을 구성했다. '수정'이라고 부르는 이유는 정제 탄수화물의 양을 제한했기 때문이다. 알다시피 지중해식 식단은 여러 연구에서 인슐린 감수성을 호전시키고 대사증후군과 제2형 당뇨병의 부작용을 개선시키는 것으로 나타났다.[149] 지중해식 식단은 혈당 부하가 낮은 식단으로, 식사 후 혈당 수치를 급격히 상승시키지 않는다. 혈당 수치가 급격히 상승하지 않으면 췌장이 인슐린을 분비해야 하는 압력이 줄고, 포도당을 신체 조직에 즉시 운반해야 하는 필요도 준다.

우리는 임상시험 참가자들에게 칼로리 제한을 두지 않았다. 혈당 부하가 낮다고 인정한 음식 목록에 있는 것이면 원하는 만큼 먹도록 했다. 대신, 단 음식, 흰 밀가루 음식, 간편식과 스낵류, 가당 음료 등 혈당 부하를 높이는 음식 목록에 있는 음식은 모두 피하도록 했다. 우리가 보기에 설탕과 인공감미료로 낸 단맛은 음식에 대한 반응을 완전히 다르게 바꾸며 혈당 반응에도 이상을 일으킨다.

대조군은 이렇게 수정한 지중해식 식단만을 따랐다. 반면, 두 번째 그룹은 여기에 특정 식물영양소가 함유된 의료용 식품을 추가했다. 이 식품은 인슐린 신호를 안정시켜 포도당 수송을 개선하기 위해 우리 연구 팀에서 개발한 것으로, 이번 임상시험이 첫 번째 시험이었다.

그리고 두 그룹 모두 매일 걷기 프로그램을 따랐다. 이는 어슬렁어슬렁 걷는 산책이 아닌 보통의 걷는 속도로 매일 최소 20분씩 걷는 아주 단순한 프로그램이었다. 연구에 따르면 규칙적인 걷기는 앉아서 생활하는 사람들의 인슐린 감수성을 개선할 수 있는 것으로 밝혀졌다.

12주간의 실험 후 가장 눈에 띄는 결과는 체중 감소였다. 참가자들은 평균적으로 일주일에 약 1파운드(약 0.5킬로그램)의 체지방을 감량했다. 검사 결과도 마찬가지로 긍정적이었다. 모든 참가자에서 인슐린 저항성 및 대사증후군 지표 가운데 70퍼센트가 사라졌다.

그중에서도 가장 주목할 만한 결과는 두 번째 그룹이 섭취한 특정 식물영양소가 함유된 의료용 식품의 효과였다. 이들의 결과는 대조군의 긍정적인 결과를 능가했다. 실제로 두 그룹 간의 차이는 너무도 현저해 우리가 엑셀 스프레드시트에 데이터를 입력하고 참가자별로 비교하는 순간 확연히 드러났다. 식물영양소를 보충한 그룹은 LDL 감소, HDL 증가, 중성지방 감소에서 30퍼센트 이상의 개선 효과를 보였다. 우리의 연구는 지중해 식단으로 인슐린 저항성 관리에서 이룰 수 있는 탁월한 결과를, 포도당 수송에 도움이 되는 식물영양소를 보충한 식단으로 더욱 개선할 수 있음을 입증하였다.* 우리가 보기에 이것은 인슐린 저항성 및 대사증후군 환자가 지중해식 식단에 특정 식물영양소를 보충할 경우, 지중해식 식단만 취하는 경우보다 우수한 건강 결과를 얻을 수 있음을 보여주는 최초의 임상시험이다.[150]

식물영양소와 포도당 수송

그렇다면 우리의 임상시험에서 지중해식 식단을 보완한 의료용 식품에 든 식물영양소에는 어떤 것들이 있었을까? 우리는 전 세계에서 채취한 200여 가지의 식물과 향신료 추출물을 대상으로 했다. 그중 의료인류학을 참고해 토착 문화권에서 당뇨병 관리에 사용한다고 알려진 성분들을

* 역시 12주간 진행된 대규모 추후 연구를 통해 이 결과가 다시 확인되었다. 코네티컷대학교, 플로리다대학교 의과대학, 캘리포니아대학교 어바인캠퍼스 의과대학에서 대사증후군이 있는 참여자들을 대상으로 검사한 결과, 식물영양소를 풍부하게 함유한 의료용 식품을 보충한 프로그램이 더 우수한 결과를 보인 것으로 나타났다.

광범위하게 선별한 후 선정했다. 코넬대학교 연구 약리학자이자 임상시험 수석 과학자인 존 바비쉬John Babish 박사는 각 추출물이 포도당 수송에 미치는 영향을 평가하는 일련의 실험을 통해 선별 작업을 수행했다. 바비쉬의 실험 결과, 인슐린 신호 네트워크에 영향을 주는 선택적 키나아제 반응 조절제SKRM로 작용하는 물질에서 유익한 활성이 가장 높게 나타나는 것으로 확인되었다.[151] 이 물질은 당뇨병 동물실험에서 높은 활성도를 보였으며, 임상시험에서 사람에게도 똑같이 활성도가 높은 것으로 나타났다.

그렇다면 인슐린 감수성과 균형 잡힌 포도당 수송에 도움이 되는, 가장 활성도가 높은 SKRM 식물영양소는 무엇일까? 콩에서 추출한 피토스테롤, 리그난, 이소플라본, 홉에서 추출한 이소후물론, 아카시아 나무Acacia nilotica 껍질에서 추출한 안토시아닌이 상위 5위에 들었다. 적도 아프리카에서 발견되는 아카시아 나무는 수세기 동안 약용으로 사용되어왔으며, 주로 아카시아 나무껍질로 만든 차를 당뇨병 증상이 있는 사람에게 마시게 했다. 아카시아 나무껍질 추출물은 자생지와 우리 실험실에서 모두 강력한 효능이 입증되었다. 이 다섯 가지 식물영양소를 조합해 건강식품으로 제조한 결과, 임상시험 참가자의 인슐린 신호와 포도당 수송이 뚜렷하게 개선되었다.

내가 얻은 교훈: 개인적인 메모

이러한 결과는 나에게 특별한 울림을 주었다. 나는 50년 가까이 기초 및 임상 연구에 종사한 과학자로서 세포생물학 스크리닝 실험부터 다양한 당뇨병 모형을 통한 동물실험, 인간 임상시험에 이르기까지 실험 데이터가 보여주는 일관성에 놀라움을 금치 못했다. 내가 이 실험을 통해 얻은 교훈은 식물계의 자체 실험실에서 제조된 생리활성 화합물이 세포 연락과 수송에 미치는 영향을 통해 인간의 생리와 건강에 매우 구체적인 방식으로 그리고 상당한 정도로 영향을 미칠 수 있다는 점이었다.

이번 임상시험 결과는 만성질환을 안전하고 효과적으로 관리하는 데 있어 의료용 식품의 역할을 확대하는 가능성을 열어준다. 의료용 식품은 정상적인 식단만으로 영양 필요량을 충족할 수 없는 질병의 식단 관리를 위해 특별히 제조되고 의도된 식품으로 정의할 수 있다. 의료용 식품은 1988년 FDA의 희귀의약품법Orphan Drug Act 개정안에 따른 규제를 빋으며 '연빙 식품, 의약품 및 화장품법Federal Food, Drug, and Cosmetic Act'의 일반식품 및 안전표시 요건의 적용을 받는다. 의료용 식품은 기능의학 전문의가 의료 영양요법을 시행할 때 사용하는 주요 도구 중의 하나이다.

마지막으로, 이번 임상시험을 통해 각 환자와 참가자의 고유한 유전적 잠재력을 최적화하기 위해서는 개인맞춤형 치료 프로그램이 필요하다는 점이 다시 한 번 확인되었다. 모든 사람을 위한 완벽한 약이 없는 것처럼 모든 사람을 위한 완벽한 식단이란 존재하지 않는다. 일반적인 고려 사항이 전체 계획을 수립하는 데 도움이 될 수 있지만, 전체적인 접근 방식은 언제나 각 개인에 맞게 미세 조정되어야 한다. 즉 의료진은 모든 사람이 따라야 할 규칙을 설정하지 않도록 주의해야 하며, 각 개인에게 맞춤화할 수 있는 지침과 목표를 제시해야 한다. 이에 대한 자세한 내용은 11장에서 살핀다.

• 8장 핵심 정리 •

1. 영양소와 호르몬, 기타 세포 전달 물질의 세포 수송 결함은 심장병과 제2형 당뇨병을 비롯한 많은 만성질환의 원인이 된다. 특히, 제2형 당뇨병은 인슐린 신호에 대한 저항성 때문에 포도당 수송에 문제가 생겨 발생한다.
2. 스타틴은 세포 내 콜레스테롤을 감소시키지만, 코엔자임Q10과 신경 스테로이드와 같은 다른 중요한 세포 물질도 감소시킬 수 있다.
3. 오메가-3 지방산은 뇌, 눈, 심장 및 신장의 적절한 기능을 보장하는 중요한 세포 구성 물질이다. 대구 간유는 오메가-3 지방산의 훌륭한 공급원이며 비타민A와 D를 함유하고 있다는 장점도 있다.
4. 지방과 지용성 비타민을 효율적으로 운반하는 데 필수적인 림프계는 신체 활동과 수기요법을 통해 기능을 개선할 수 있다.
5. 보충 식물영양소를 포함한 개인맞춤형 치료 생활 습관 프로그램은 인슐린 감수성을 개선하는 것으로 나타났다.

9장

에너지

1. 이유를 알 수 없거나 설명하기 힘든 피로를 자주 느끼는가?
2. 8시간을 자도 충분하지 않다고 느끼는가?
3. 가벼운 운동과 활동에도 근육통이 일어나는가?
4. 뇌 흐림(브레인 포그)을 느낀 적이 있는가? 자주 느끼는가?
5. 한 줄로 된 계단을 오르는 데 어려움이 있는가? 계단을 오를 때 심하게 숨이 차는가?
6. 매사에 열정이 없는가? 활력이 떨어지는가?
7. 예전에는 무시하며 넘어갔던 주변의 소란을 더 이상 참을 수 없다고 느끼는가?
8. 운동 후 기분이 좋지 않을 것 같아 운동이 포함된 활동을 시작하기가 걱정되는가?
9. 완전히 녹초가 된 것 같은가? 자주 그런가?
10. 일상생활의 문제에 대처할 에너지가 부족하다고 느끼는가?

11. 이유 없이 두통이 자주 발생하는가?

12. 후각과 미각이 예전보다 안 좋아졌다고 느끼는가?

13. 잊어서는 안 되는 것을 잊어버리는가?

14. 실제 나이보다 늙었다고 느끼는가?

15. 감기 낫는 데 오래 걸리는가?

이제 60줄에 접어든 존은 삶이 멈췄다는 느낌이 들었다. 이전과 완전히 다른 방식으로 삶과 건강에 대해 생각해야 했다. 계기는 집에서 아내와 함께한 생일 파티였다. 자녀들과 그들의 배우자들도 스카이프를 통해 축하 인사를 전했지만 조금도 활력을 느낄 수 없었다. 그런데 존에게 더 큰 충격을 안긴 일이 있었다. 30대부터 함께 골프를 치고 점심을 먹었던 여덟 명의 절친한 친구들의 모임인 '더 가이즈'라는 모임이었다. 그날도 존의 생일 파티를 겸해 아침에 골프 시합을 하고 점심에 클럽에서 함께 식사를 했다. 30대 때는 일과 스포츠, 정치에 관한 대화가 주를 이뤘지만 최근, 특히 그날 생일 모임에서는 몸의 통증, 불편함, 점점 늘어나는 한계 목록을 어떻게 다루고 있는지에 관해 이야기했다. 그들은 그것을 그저 노화 과정의 일부로 여겼다.

'더 가이즈' 멤버 중 특별히 아픈 사람은 없었다. 다행히도 그들 모두 그들의 부모와 현대인들이 앓고 있는 관절염과 심장질환, 당뇨, 암 등의 심각한 질병은 없었다. 다만 활력이 넘치던 지난 시절의 에너지가 더는 없다고 느낄 뿐이었다. 존과 마찬가지로 친구들 역시 몸은 피곤한데도 숙면을 취하지 못했다. 한때는 매일 아침 일어나면 개운하고 상쾌한 기분으로 일할 준비가 되었지만 이제는 그렇지 않았다. "늙어가는 과정일 뿐." 한 명이 체념하며 말하자 다른 친구들도 고개를 끄덕였다.

그러나 필립과 래리는 고개를 끄덕이지 않았다. 둘은 언제나 다른 여섯 친구보다 활기가 넘쳤다. 존에게 없는 에너지와 열정이 있었다. 이에 대해 존은 필립이 선천적으로 유전자를 잘 타고났다고 말했다. 그러면서 클럽을 챙겨 나가는 필립에게 말했다. "자넨 에너지 유전자에서 좋은 패를 받았군."

필립은 껄껄 웃으며 존의 등을 두드리며 말했다. "믿기지 않겠지만 말이야, 생일 친구. 이 에너지는 내가 만든 거라고. 맞아, 나도 나이를 먹어. 하지만 건강하게 먹지."

존은 집에 오는 내내 필립의 말을 곰곰이 생각했다. '건강하게 나이 먹는다'는 필립의 말은 점점 무기력하게 신체 통증과 활동 제약, 활력 저하로 이어지는 자신의 상태보다 훨씬 나아 보였다.

우리는 에너지가 무엇인지 안다. 에너지란 일과 놀이 등 일상적인 활동을 지속할 수 있는 힘과 활력을 말한다. 에너지는 육체적 에너지뿐 아니라 정신적 에너지도 있으며, 일반적으로 신체 휴식과 정신적, 감정적 활동을 통해 재충전할 수 있는 어떤 것이다.

생체 에너지bioenergetics란 생체의 에너지 흐름을 지속시키는 일련의 세포 과정을 가리키는 과학 용어로서 살아 있는 생명체에 동력을 공급하는 에너지를 일으키고 사용하며 전환시켜 생리 과정에 도움을 주는 방식을 말한다. 다시 말해, 우리들 각자의 에너지가 작용하는 방식이다.

에너지는 우리 몸 안, 세포의 미토콘드리아에서 만들어진다. 그림 6에서 이것을 확인해보라. 2장에서 배운 것처럼 미토콘드리아는 세포

| 그림6 | 세포 미토콘드리아와 에너지 과정

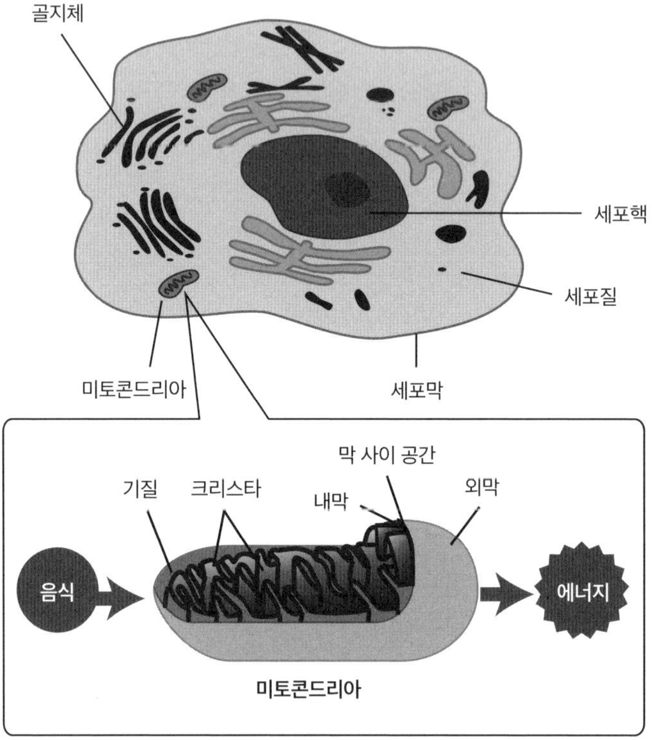

소小기관으로, 장기가 신체에서 특정 목적을 수행하듯이 세포 내에서 특정 목적을 수행한다. 미토콘드리아가 수행하는 특정 목적은 음식으로 섭취한 지방, 단백질, 탄수화물을 에너지로 전환하는 것이다. 미토콘드리아는 신진대사라는 고도로 정교하고 복잡한 과정을 통해 이를 수행한다. 그런데 나이가 들면서 미토콘드리아에서 만드는 생체 에너지, 즉 미토콘드리아가 에너지를 만들어내는 전환 과정이 퇴화하기 때문에 존을 비롯한 6명의 더 가이즈 멤버는 예전보다 활력이 줄고 더 빨리

피곤해진다고 느낀다. 문제는 생체 에너지가 감소하는 이유이다.

먼저, 에너지가 어떻게 생성되는지부터 알아보자. 다시 말하지만 미토콘드리아에서 진행되는 에너지 생성 과정을 신진대사, 특히 유산소 대사라고 부른다. 간단히 말해, 섭취한 음식물이 연소되는 것, 즉 산소와 결합하는 것을 말한다. 그러나 이러한 연소 행위는 장작불에 땔감을 던져 활활 태우는 것과는 다르다. 오히려 그 반대이다. 미토콘드리아의 연소 과정은 벽난로의 장작불과 달리, 음식에서 나오는 에너지가 다 타버리지 않도록 매우 신중하게 제어된다. 미토콘드리아의 생체 에너지 생성 과정에서는 대사 과정을 통해 방출된 에너지를 포집하여 아데노신 삼인산ATP, 니코틴아미드 디뉴클레오티드NADH, 플라빈 아데닌 디뉴클레오티드FADH 등 세 가지 특정 화합물의 형태로 에너지를 저장한다. 이렇게 저장된 화학물질은 신체 조직 내의 다른 부위로 에너지를 전달하여 세포가 근육 수축, 신호전달, 뇌 기능 유지, 조직 복구 등 신체의 핵심 생리 과정을 지원하는 모든 일을 할 수 있도록 에너지를 공급한다. 말하자면 ATP, NADH, FADH는 세포가 사용하는 에너지 연료이다. 본질적으로 우리가 하는 모든 활동은 이러한 세포 에너지 연료의 생산과 관리에 달려 있다. 그리고 세포 에너지 연료를 생산하고 관리하는 데는 미토콘드리아가 적합한 기능을 발휘해야 한다.

그렇다면 미토콘드리아가 제대로 기능하도록 하는 비결은 무엇일까? 2장에서 미토콘드리아의 유전 정보 중 일부가 어머니, 즉 모계 DNA에서 온다고 말한 것을 기억하는가? 이는 미토콘드리아의 생체 에너지가 일정 부분 유전된다는 것을 의미한다. 그러나 어디까지나 '일정 부분만' 그렇다. 실제로 미토콘드리아의 기능은 수천 개의 유전자에 의해 조절되며 그 유전자들의 대부분은 생활 습관, 환경, 식단에 의해 유전자 발현에 영향을 받는다. 이것은 노화에 따른 대부분의 에너지가 유전자와 환경 및 생활 습관 요인의 상호작용에 의해 조절된다는 것을 의미한다. 주변 환경, 먹는 음식, 운동 방법과 운동량 등의 요인이 모두 미토콘드리아의 기능을 조절하는 유전자에 메시지를 전달함으로써 우리의 에너지 수치에 영향을 미친다. 따라서 여기서도 미토콘드리아의 적절한 기능을 보장하는 비결은 환경과 유전자의 교차점에서 일어나는 일이라고 할 수 있다.

그렇다. 미토콘드리아에서 생체 에너지를 만들어내는 핵심 생리 과정은 나이가 들어감에 따라 감퇴한다. 그러나 환경, 생활 습관 및 식단을 조절해 생체 에너지의 효율성을 높임으로써 생체 에너지 생성 과정의 감퇴 현상을 얼마든지 지연시킬 수 있다. 그렇다면 나이가 들어감에 따라 미토콘드리아 기능을 조절하는 유전자 발현에 영향을 미치는 요인에는 어떤 것이 있을까? 이 장에서는 이에 대해 알아보자.

미토콘드리아와 생물학적 노화

미토콘드리아에서 산소를 사용해 음식을 대사하는 인간의 생리적 능력은 에너지 생성에서 산소를 사용하지 않는 유기체에 비해 에너지 우위를 갖는다. 즉 산소를 사용하지 못하는 유기체는 인간처럼 음식물을 이산화탄소와 물, 요소, 무기염류로 완전히 분해시켜 모든 에너지를 짜내지 못한다. 전 세계의 에너지 경쟁에서는 산소를 사용하는 자가 더 효율적으로 승리한다.

문제는 대사 과정에서 산소를 사용하는 것이 양날의 검과 같다는 점이다. 대사 과정에서 산소를 사용하면 한편으로 에너지 우위를 갖지만 다른 한편으로는 부식성이 있다는 점이다. 즉 산소가 철을 녹슬게 하는 것처럼 세포도 산화, 즉 '녹이 스는' 것이다. 이로 인한 손상은 생물학적 노화를 가속화하여 심장병, 당뇨병, 신장질환, 관절염, 치매, 파킨슨병과 같은 기타 퇴행성 신경질환 및 근육 손실과 같은 여러 만성질환의 진행을 촉진한다.

1950년대에 네브래스카대학교 의과대학의 의과학자 덴햄 하먼Denham Harman은 노화에 관한 흥미로운, 그러나 당시에는 논란이 많았던 이론을 제안했다. 그는 미토콘드리아에서 나타나는 산소의 부식 효과를 자유 라디칼free radical이라는 화학반응에 비유했다. 자유 라디칼은 반응성이 매우 높고 실제로 폭발성이 있는데 사실 이 용어는 원래 불꽃놀이에서 유래했다. 하먼은 산소가 미토콘드리아에 입히는 손상 효과를 '자유 라디칼 병리free radical pathology'로 칭하며 시간이 지남에 따라 부식 활동이 폭발적으로 증가하는 특성을 보인다고 했다.

비유를 들어 주방 조리대에 버터 스틱을 놓아두면 어떤 일이 일어나는지 보자. 처음 며칠은 버터의 모양과 냄새가 그대로 유지된다. 그러다 어느 순간 버터는 끈적끈적한 방울 모양으로 변하면서 고약한 냄새와 맛을 내기 시작한다. 이러한 산패酸敗는 자유 라디칼 화학반응이 일어난 결과이다. 버터의 항산화 성분이 유해 산소를 없애는 데 전부 사용되고 나면 그다음 부식 반응이 방어 작용을 하지 못해 버터는 산패하여 고약한 냄새를 내게 된다. 하먼 박사는 노화와 노화 질환이

자유 라디칼 병리와 관련된 생물학적 산패의 한 가지 형태라고 주장했다.[152]

나는 1983년 독일에서 열린 의학 콘퍼런스에서 덴햄 하먼과 함께 섰던 강연 무대를 기억한다. 당시 우리 두 사람은 과학계가 하먼의 가설을 질병 과학의 중요한 기여로 인정하기까지 얼마만큼의 시간이 걸릴지 궁금해했었다. 이제 우리는 알게 되었다. 수천 명의 연구자가 50년 이상 연구한 끝에 21세기의 첫 10년에 이르러 마침내 의학계가 하먼의 이론을 받아들였다. 또 제약 업계는 이를 수용해 활성산소 병리와 관련된 질병을 치료하는 여러 가지 성공적인 약물을 개발했다.

미토콘드리아에 산소의 부식 효과를 막는 자체 방어 기능이 없는 것은 아니다. 미토콘드리아는 수천만 년에 걸친 진화를 통해 수많은 방어 기능을 만들었다. 이 기능 덕분에 산소가 입히는 손상으로부터 끊임없이 자신을 지켜야 하는 상황에서도 미토콘드리아는 음식물을 계속해서 에너지로 변환시킬 수 있다.

이러한 방어 기능을 하는 성분을 항산화물질이라고 하는데, 비타민 C와 E 등의 비타민이 그것이다. 그 밖의 항산화물질로는 산소가 손상을 입히기 전에 이를 제거하는 목적으로 미토콘드리아 세포 내에서 만들어지는 슈퍼옥사이드 디스뮤타제SOD, 카탈라아제, 글루타치온 과산화효소 등의 효소도 있다.

글루타치온은 이러한 항산화 성분 가운데 가장 중요한 역할을 한다. 5장에서 글루타치온이 독소를 해독하는 과정에서 접합효소로서 중요한 역할을 한다고 말한 것을 기억할 것이다. 여기 9장에서 살펴볼 내용은 글루타치온이 산소에 의한 미토콘드리아 손상으로부터 미토콘드리아를 보호하는 역할도 한다는 점이다. 글루타치온은 이처럼 중요하고 다양한 역할을 수행하기 위해 글루탐산, 시스테인, 글리신의 세 가지 아미노산으로 구성된다. 시스테인은 황을 함유한 아미노산으로, 글루타치온을 생성하려면 충분한 양의 시스테인이 공급되어야 한다. 시스테인은 양질의 단백질로부터 공급받는다. 따라서 저단백질 식단을 섭취하거나 황 함유 아미노산이 충분히 들어 있지 않은 단백질을 섭취하는 사람은 신체가 필요로 하는 충분한 글루타치온을 생성하는 능력이 저하될 가능성이 높다. 일반적으로 질이 좋지 않은 식단과 과음, 화학물질에 노출되면 글루타치온 보호 시스템에 과부하가 걸리며 산화로 인한 손상에 미토콘드리아가 취약해질 수 있다.

하지만 미토콘드리아 손상을 막는 방어책에 글루타치온만 있는 것은 아니다. 전체 항산화물질이 팀을 이루어 부식성 형태의 산소를 제거한다. 비타민C와 비타민E는 앞에서 이미 말했다. 비타민E는 일반적으로 비타민E의 성분인 토코페롤뿐 아니라 토코트리에놀이라는 슈퍼 항산화물질을 포함하는 자연적인 형태로 섭취하는 것이 가장 좋다(토코페롤과 토코트리에놀 모두 현미, 통곡물, 콩에 가장 많이 함유되어 있다). 그 밖에 항산화물질 팀에는 티아민(비타민B1), 리보플라빈(비타민B2), 니아신(비타민B3)과 같은 복합 비타민B군도 있다. 미토콘드리아가 방어 기능을 발휘하기 위해서는 셀레늄과 마그네슘과 같은 미네랄도 필요하다. 이들 미네랄은 미토콘드리아 내의 슈퍼옥사이드 디스뮤타제SOD, 카탈라아제, 글루타치온 환원효소, 글루타치온 산화효소 등의 항산화 효소를 활성화시킨다.

중요한 소식은 항산화 효소의 활동을 조절하는 유전자 발현의 스위치를 켬으로써 항산화 효소 시스템을 선택적으로 활성화하는 다양한 식물영양소에 대한 연구가 진행 중이라는 점이다. 베리류, 녹차, 포도 및 땅콩 껍질, 로즈메리, 타임(백리향), 바질, 강황 등의 향신료에 든 식물영양소는 모두 미토콘드리아에 가해지는 산화 손상을 제어하는 식으로 유전자 발현을 조절하는 것으로 밝혀졌다.

마찬가지로 운동도 미토콘드리아에 가해지는 산화 손상을 제어하는 식으로 유전자 발현을 조절한다. 운동은 상대적이다. 고도로 훈련된 운동선수의 근육 미토콘드리아 신진대사 능력은 앉아서 생활하는 사람보다 두 배 이상 높다. 그 이유 중 하나는 운동이 실제로 세포 내 미토콘드리아 생성을 더 많이 자극하기 때문이다. 이것을 미토콘드리아 생합성mitochondrial biogenesis이라고 하는데, 말 그대로 미토콘드리아의 수를 증가시킨다는 뜻이다.

지금까지 밝혀진 바에 따르면 미토콘드리아 생합성을 자극하는 데 보다 효과적인 운동 형태가 있다.[153] 특히 유산소성 심혈관 운동과 무산소성 근력 운동을 교차 훈련하는 것이 효과적이다. 즉 조깅, 자전거, 수영, 계단 오르기, 조정, 춤과 같은 중간 강도의 유산소운동과 웨이트트레이닝, 등척等尺운동(벽, 책상 등 고정된 것을 세게 밀거나 당겨서 하는 근육 훈련-옮긴이), 고강도 맨손체조 또는 짧은 시간 동안 고강도로 하는 저항운동 등의 무산소운동을 번갈아 하는 운동 형태를 가장 권장한다. 운동의 목표는 폐와 심장을 단련하여 산소 사용 능력을 키우는 동시에 근육에 산소 부족 상태oxygen debt를 만들어 미토콘드리아 생합성을 자극하는 것, 즉 미토콘드리아에 자극을 주고 유전자에 메시지를 보내 미토콘드리아 수를 늘리는 것이다.

이러한 종류의 교차 트레이닝을 정기적으로 하는 사람들의 근육조직을 촬영한 현미경 사진을 에어로빅만 하거나 앉아서 생활하는 사람의 근육 사진과 비교해보면 매우 흥미롭다. 실제로 교차 트레이닝 프로그램을 하는 사람의 세포에 미토콘드리아가 가장 많고, 유산소운동만 하는 사람은 그보다 약간 적으며, 앉아서 생활하는 그룹의 미토콘드리아 수는 다른 두 그룹보다 훨씬 적다는 것을 알 수 있다. 이를 보면 운동이 유전자에 말을 건다는 사실을 분명히 알 수 있다. 그리고 유전자가 목소리를 크게 낼수록 세포의 생체 에너지가 더 많이 증가한다.

그 밖에 우리가 알게 된 것은 운동을 일상생활의 일부로서 규칙적으로 해야 한다는 점이다. 존은 생일 골프 모임과 필립과 나눈 대화를 마치고 골프 클럽을 나오며 규칙적인 운동에 대해 생각했다. 한동안 골프 라운딩을 하지 않아서 그런지 팔과 등에 통증이 느껴졌다. 필립과 래리는 둘 다 헬스클럽에 소속되어 정기적으로 출석하는 운동광이었다. 필립은 더 가이즈 멤버들이 놀려대던 요가도 하고 있었다. 그러나 존 자신은 규칙적인 운동 루틴에 신경을 쓴 적이 없었고, 출장이 잦은 영업 책임자라는 직업 때문에 운동이 어려웠다. 또 체력에 자신이 있어서인지 운동이 불필요하다고 생각했다. 존은 일주일에 16시간씩 이동하며 회의에 참석했고 고객과의 풍성한 점심과 저녁 식사를 주관했다. 매일 밤 다른 시간대에서 고작 5시간밖에 못 자면서도 피곤함을 거의 느끼지 못했다. 주말에 집에 돌아와서도 18홀을 다 치는 것을 예사로 생각했었다. 그런데 이제 9홀을 치고도 근육이 쑤시기 시작했다.

존이 그렇게 된 이유는 간단하다. 운동을 하지 않은 존의 몸은 신체 활동에 필요한 에너지를 공급하는 미토콘드리아의 용량을 초과하고 말았다. 그래서 골프채를 휘두를 때마다 젖산이라는 노폐물을 만들어내기 시작했다. 이러한 현상은 우리 몸에서도 일어난다. 젖산이 신체 조직에 쌓여 일정 수치에 이르면 신경을 자극해 뇌에 통증 메시지를 보낸다. 모든 형태의 격렬한 활동이 게놈에 미토콘드리아 기능을 증가시키라는 신호를 보내지만, 가끔씩 하는 골프로는 신체 조직에 젖산이 축적되는 시점을 늦추거나 그 한계치를 유지하기에 충분치 않다. 규칙적인 운동, 특히 교차 트레이닝을 통해서만 많은 신체 활동을 하고도 신체가 젖산을 생성하지 않고 통증을 느끼지 않을 수 있다. 이처럼 운동을 통해 미토콘드리아 기능이 향상되며 이렇게 향상된 미토콘드리아 기능은 규칙적으로 운동을 해야만 지속적으로 유지될 수 있다.

지속적인 운동은 근력과 지구력뿐 아니라 몸 전체의 통증 증상에도 좋은 영향을 준다. 흔한 두통이 미토콘드리아 기능부전과 관련이 있다는 사실을 알고 있는가?[154] 근육에 젖산이 과다 축적되듯이 뇌 신경세포의 미토콘드리아 예비량도 용량을 초과할 수 있다. 근육을 단련하는 규칙적인 교차 트레이닝으로 뇌의 신경세포를 단련할 수 있다. 즉 운동은 머리부터 발끝까지 통증 해독제이다.

좋은 산화제

산화제가 우리 몸에 해를 입힌다면 산화제가 완전히 없는 것이 좋을까? 이제 여러분이 책의 이쯤에서 짐작하듯이 이에 대한 대답은 '아니오'이다. 우리 몸의 생리학은 결코 '전부 아니면 전무'의 방식이 아니다. 너무 적은 것도 너무 많은 것만큼이나 몸의 균형을 깨뜨릴 수 있다. 중요한 것은 균형이다. 우리가 건강을 유지하는 이유는 신체의 모든 생리 과정에서 복잡하고 때로는 매우 정교한 균형이 이루어지기 때문이다.

물론 우리 몸은 여러 중요한 신체 기능에 산화제를 사용한다. 그런 기능 중 하나가 면역이다. 백혈구는 차아염소산염이라는 부식성 형태의 산소를 방출해 외부에서 침입한 세포를 '죽인다'. 아마 당신의 집에도 차아염소산염이 있을 것이다. 표백제이기 때문이다. 차아염소산염은 T세포에 의해 생성되며, 세포가 외부에서 침입한 생물과 접촉하면 말 그대로 차아염소산염을 방출해 침입자를 표백해 죽게 만든다. 그러나 표백제를 너무 많이 사용하면 인접한 건강한 세포에 부수적인 손상을 입히고 에너지를 생성하는 미토콘드리아에도 손상을 줄 수 있다.

여기서 핵심은? 에너지를 생산하고 외부 침입자가 입히는 해로부터 우리 몸을 방어할 정도의 산화작용이 필요하다는 것, 그러나 그 방어 작용으로 인해 미토콘드리아와 세포의 다른 구성 요소에 손상을 입힐 정도로 산화가 많이 일어나서는 안 된다는 것이다.

에너지 과정의 균형과 생체 에너지의 효율성을 유지하며 생물학적 노화를 막는 가장 좋은 방법은 식물영양소가 풍부한 식물성 식단을 섭취하고(매일 갓 짜낸 야채주스 한 잔이 도움이 된다) 규칙적인 교차 훈련 운동 프로그램을 실천하는 것이다.

만약 에너지 과정이 균형을 잃고 생체 에너지가 그에 영향을 받으면 어떤 일이 벌어질까? 이제부터 그것을 살펴보자.

부식성 산화

부식성 산소가 가장 많이 생성되는 장소가 미토콘드리아이다. 부식성 산소는 역설적이게도 산소가 부족할 때 만들어지는데 이것을 미토콘드리아의 변증법이라고 할 수 있다. 즉 각각의 미토콘드리아는 정반합의 변증법처럼 자기 안에 파괴의 씨앗을 가지고 있다. 이러한 상태는 고산 등반가(에베레스트산의 데스존에 대해 들어보았는가?)(데스존은 산의 고도가 약 8,000~8,500미터 사이로 등산가들이 산소 부족으로 많이 죽고 다치거나 실종되는 구역이다-옮긴이) 그리고 장시간 유산소운동 한계를 넘어서는 익스트림스포츠 선수, 부상 또는 산소를 운반하는 혈액순환 장애로 산소가 부족한 사람, 심시어 심한 빈혈 환사에게서 볼 수 있나. 소직에 산소가 부족하면(이를 저산소증이라고 한다) 미토콘드리아는 부식성 산소 물질을 만들어 산소가 부족한 신체 조직과 기관에 손상을 가하기 시작한다. 대부분의 경우 부식성 산소 물질은 세포의 항산화 보호 시스템에 의해 포획되어 독성이 제거되지만 생성된 독소의 양이 시스템의 처리 용량을 초과하면 손상이 발생하며 그 결과, 생체 에너지가 감소하게 된다.

그러므로 규칙적인 운동 프로그램도 너무 무리하게 해서는 안 된다. 규칙적인 운동 조절을 통해 통증 역치를 연장시킬 수 있지만 지칠 정도의 무리한 운동은 오히려 미토콘드리아 손상의 위험을 높일 수 있다. 여러 익스트림 어드벤처 레이싱과 울트라마라톤 대회에서 경기 후 혈액검사 결과, 일부 참가자가 실제로 미토콘드리아 손상을 입은 것으로 나타났다.[155] 심각한 경우, 유산소운동 한계를 너무 오래 초과한 나머지 신체 기능이 정지하고 대회 코스에서 쓰러지는 참가자도 있었다.

또 우리는 캘리포니아대학교 버클리캠퍼스의 생화학 명예교수인 브루스 에임스Bruce Ames 박사의 탁월한 연구를 통해 부식성 산화 과정이 우리의 생명의 책 자체를 훼손하고 결국에는 손상시킬 수 있다는 사실도 알게 되었다.[156] 우리 게놈의 DNA는 포트 녹스(켄터키주에 있는 미 연방 금괴 저장소)보다 훨씬 안전한 금고에 보관되어 있으므로 이런 일이 쉽게 일어나지는 않는다. 하지만 세포에서 생성되는 부식성 산소에 과도하게 노출되면 보안이 뚫리고 DNA가 손상되어 게놈에 담긴 유전적 메시지의 명확도가 떨어질 수 있다.

DNA 손상이 발생하는 위치와 세포가 이를 얼마나 잘 인식하고 복구할 수 있는지에 따라 그것이 건강에 미치는 영향은 부정적인 것에서 치명적인 것까지 다양하다. 하지만 암, 관절염, 심장질환, 신경계와 뇌의 퇴행은 모두 이러한 DNA 손상으로 촉발될 수 있다. 뇌는 DNA 손상에 특히 취약한데 그것은 이상하게도 뇌의 항산화 방어 시스템이 매우 약하기 때문이다.

나는 1990년에 매사추세츠공과대학교MIT의 웨인 맷슨Wayne Matson 박사와 당시 하버드대학교 의과대학과 보스턴 브리검여성병원의 연구신경과 전문의였던 플린트 빌Flint Beal 박사를 처음 만났을 때 부식성 산화제와 알츠하이머, 파킨슨, 루게릭병 같은 뇌질환의 연관성에 대해 알게 되었다. 이들은 1980년대 후반에 덴햄 하먼의 자유 라디칼 병리이론으로 수많은 신경퇴행성 질환의 특징인 뇌 손상을 어떻게 설명할 수 있는지 탐구했다. 맷슨과 빌은 특히 부식성 산화 물질의 생성 원인을 알고 싶었다. 그들은 뇌세포 자체가 부식성 산소를 생성한다는 사실을 발견했다.[157] 뇌세포는 독성 화학물질, 스트레스 반응, 면역체계의 염증 메시지 등 주변 환경으로부터 경고 메시지를 받으면 산소를 생성하는데 이 모든 것이 뇌세포의 미토콘드리아 기능장애를 유발할 수 있다.

이러한 경보반응은 식단에 포함된 물질이 염증반응을 일으키는 정도에 따라 뇌의 특정 세포에 전달될 수 있으며, 잠재적으로는 ApoE4 유전자와 같은 유전 감수성 요소에 전달될 수도 있다. ApoE4 유전자는 지난 20년에 걸쳐 일반 집단에 비해 알츠하이머와 심장병 발병률이 훨씬 높은 사람들에게서 발견되는 것으로 확인된 유전자이다. ApoE4 유전자에 대해 추가 조사한 결과, 이 유전자를 가진 사람은 부식성 산화의 생성과 그 영향에 더 취약하며, 식단 중 포화지방의 부작용에도 더 민감하다는 사실이 밝혀졌다.[158,159]

그러나 이것은 ApoE4 유전자 마커를 보유한 사람에게 희소식이다. 왜냐하면 이 유전자를 가진 사람이 알츠하이머나 심장병에 걸릴 운명이 아니라 생활 습관, 환경, 식단을 개인맞춤화하여 두 질환에 대한 취약성을 완화하라는 신호로 작용하기 때문이다. ApoE4 유전자 마커를 가진 사람은 우선 포화지방 섭취를 최소화하고 보호 항산화제와 식물영양소 섭취를 극대화해야 한다.

계속적인 연구를 통해 이런 결론이 확인되고 있다. 즉 마찬가지로 식단의 영향을 받는 두 가지 증상, 바로 인슐린 저항성과 제2형 당뇨병 환자에게서 신경퇴행성 질환의 위험이 더 크다는 사실이 드러났다.[160] 수잔 크래프트 박사가 말한 제3형 당뇨병, 즉 뇌의 당뇨병에 관한 연구를 기억하는가?[161] 크래프트 박사는 제2형 당뇨병 환자가 나이가 들수록 치매 위험이 증가한다는 결정적인 증거를 바탕으로 이를 '발견'했다. 식단과 질병 사이의 상관관계는 무시하기에는 너무 강력하다.

담배를 피우지 않고 채식 위주 식단을 유지하며 설탕과 포화지방 섭취를 최소화하고 규칙적으로 운동하는 사람은 이러한 습관을 전혀 따르지 않는 사람에 비해 알츠하이머병 발병률이 50퍼센트 이상 감소한다는 추가 연구 결과가 발표되었다.[162] 당신은 어떤지 모르지만 내 생각에 제약 업계에서 알츠하이머병 발병률을 절반으로 줄이는 약을 내놓는다면 우리 모두 가격에 상관없이 그 약을 원할 것이다. 그런데 더 중요한 것은 이것이다. 바로, 상대적으로 저렴한 비용으로 식생활 습관에 변화를 준다면 미토콘드리아 손상과 부식성 산소 때문에 뇌 건강과 기능이 입는 영향으로부터 신체와 뇌를 보호할 수 있다는 것이다. 저렴한 가격에 더 큰 보상을 얻을 수 있다.

만성피로증후군과 미토콘드리아 에너지

미국 남서부 지역은 만성피로증후군을 발견하기에는 적절치 않은 곳처럼 보이지만 1980년대에 만성피로증후군의 첫 사례가 발견되고 보고된 곳이다. 이 증상을 일종의 증후군으로 분석한 사람은 당시 네바다주 인클라인 빌리지에서 내과 의사로 일하고 있던 폴 체니Paul Cheney였고, 그는 의학박사이자 철학박사였다.

체니는 이 증후군에 대해 쉽게 피로해지고 근육에 힘이 빠지며 신체 분비선이 부어오르며 뇌 흐림 현상이 생기고 이전에 잘하던 운동을 하기 힘들며 하루 종일 잠만 자고 싶은 생각이 드는 특징이 있다고 설명했다. 처음에는 이런 증상을 보이는 소수의 환자 그룹이 있었지만 이

후 이 증후군에 대한 보고가 급속히 증가하면서 전 세계적인 건강 문제로 인식되기 시작했다. 이 증후군은 원래 뇌의 염증으로 일어나는 근육통을 의미하는 근통증성 뇌염 등 여러 이름으로 불렸지만 결국 만성피로증후군chronic fatique syndrome, 약자로 CFS로 널리 알려지게 되었다.

전 세계의 의료 조사관이 이 증후군의 원인을 찾기 위해 노력했다. 그들 중 대부분이 이 증후군이 만성 바이러스 감염에서 비롯되었다는 이론에 무게를 두었지만 세계 최고의 바이러스 학자들도 원인이 될 만한 특정 바이러스를 찾는 데는 실패했다. 이후 시간이 지나면서 이 질환에는 면역계 기능에 이상을 일으키는 여러 가지 원인이 함께 작용한다는 것이 분명해졌다.

내가 폴 체니를 처음 만난 것은 애리조나주 스코츠데일의 유능한 가정의학과 의사이자 나의 절친한 친구 스콧 릭든Scott Rigden을 통해서였다. 1980년대 후반, 우리 센터의 연구 그룹은 이 두 의사와 함께 만성피로증후군의 원인을 보다 정확하게 규명하는 데 도움이 될 만한 생체지표를 찾으려 했다. 1990년에 우리의 데이터를 살펴본 결과, 우리는 CFS가 미토콘드리아를 유독 물질로 오염시켜 미토콘드리아의 생체 에너지가 감퇴되는 문제가 있다고 보았다. 우리는 30명의 CFS 환자 그룹을 대상으로 소규모 임상 연구를 실시했다. 그 결과 미토콘드리아 기능장애의 결과로 일어나는 부식성 산소의 생체지표 발생률이 매우 높다는 사실을 발견했다. 특히 이 생체지표는 혈청 지질 과산화물을 측정하여 혈액의 산패와 8-하이드록시데옥시구아노신8-OHdG이라는 부식성 산소 물질에 의한 DNA 손상을 측정했다.

이후 30명의 환자 그룹은 미토콘드리아의 생체 에너지를 개선하고 부식성 산소의 영향을 줄이는 12주 프로그램에 참여했다. 이 프로그램에서는 쌀 단백질이 풍부한 저알레르기 식단을 섭취하고 아연, 코엔자임Q10, 리포산, 비타민E 등 미토콘드리아 기능을 돕는 영양소를 다량 보충하도록 했다. 12주 후, 미토콘드리아 기능장애를 나타내는 생체지표가 현저히 개선되었고 환자들의 CFS 증상도 호전되었다.[163]

이 연구 결과가 발표되자 워싱턴주립대학교의 생화학 교수인 마틴 폴Martin Pall 박사가 반응을 내놓았다. 그는 자신 역시 CFS 환자였다고 털어놓으면서 유럽에서 미국으로 돌아오는 비행기에서 피로와 뇌 흐림 증상을 느꼈고 처음에는 이것이 시차 적응 때문이라고 생각했다고 했다. 하지만 증상이 점점 악화되고 예리했던 기억력이 흐려지자 교수직을 휴직하고 회복에 집중해야겠다고 생각했다. 폴은 자신의 남은 여력과 생화학 교육 경험을 모두 동원해 자신의 상태를 이해하고 해결책을 찾는 데 집중했다.

폴은 여기에 온전히 2년을 투입했다. 폴은 미토콘드리아 생체 에너지 기능장애를 연구하는 우리 팀의 연구와 그 밖의 다른 연구를 비롯해 찾을 수 있는 모든 연구를 수집했다. 그러면서 미토콘드리아 기능에 대한 자신의 이해로 그 연구들을 뒷받침했다.[164]

특히 미토콘드리아 기능에 유전적 결함을 가지고 태어난 아이들을 관리하는 방법을 연구하는 애틀랜타 에모리대학교 의과대학 분자의학 센터에서 수행한 연구가 핵심적인 근거가 되었다. 이 센터의 연구진은 영양 관련 물질인 N-아세틸 카르니틴, 코엔자임Q10, 리포산, N-아세틸 시스테인이 이 어린이들의 미토콘드리아 기능장애 증상을 완화할 수 있다는 사실을 발견했다.

폴은 이 모든 것을 종합하여 면역계의 활성화로 인해 CFS 환자의 미토콘드리아가 손상된다는 가설을 세웠다. 그런 다음 그는 미토콘드리아가 ATP를 생성하고 신진대사를 촉진하는 데 도움이 되는 영양물질을 고용량으로 투여하는 치료 계획을 세웠다. 폴 자신이 그 계획의 첫 번째 시험 환자가 되었고 1년 후 그는 건강을 되찾았다.

폴의 치료 계획은 이후 수많은 다른 의사들이 CFS 환자를 치료하는 데 채택되었다. 하지만 이 치료법에 '미토콘드리아 소생술'이라는 이름을 붙인 것은 폴 체니 자신이었다.

면역계 활성화가 CFS 환자의 미토콘드리아를 손상시킨다는 마틴 폴의 가설은 스트레스가 미토콘드리아 건강과 생체 에너지에 어떤 악영향을 미칠 수 있는지 명확하게 보여준다. 스트레스는 우리의 생활 습관과 환경이 미토콘드리아 기능 조절 유전자에 보내는 가장 큰 신호 중 하나이다. 간단히 말해, 스트레스가 오래 지속되면 스트레스 호르몬인 아드레날린이 미토콘드리아를 자살에 이르게 할 수도 있다.

앞서 살펴본 이카리아와 같은 블루존 사람들이 더 오래, 더 건강하게 산다는 사실이 흥미로운 이유는 그들의 생활 습관을 정의하는 특징 중 하나가 공동체의식이며 또 하나는 한가한 휴식 시간을 갖는다는 점이다. 공동체의식은 혼자 사는 외톨이라도 필요한 경우에 주변의 도움을 받을 수 있고 다른 사람들이 자신을 돌보고 있음을 알고 있다는 것을 의미한다. 휴식 시간을 갖는 것은 모든 사람이 자신의 몸과 마음, 영혼을 회복하는 시간을 따로 가져야 함을 의미한다. 이것은 삶의 필수적인 부분으로 간주되며 모든 사람이 이것을 알고 있고 또 서로에게 기대한다. 이 두 가지 기대는 홀로 24시간 인터넷과 상호작용하는 삶과는 정반대로서, 모두 알로스타시스 부하의 감소와 스트레스 호르몬 수치 감소와 관련이 있다. 블루존 사람들의 미토콘드리아는 자신을 파괴할 필요가 없다. 그들의 미토콘드리아는 생활 습관 때문에 손상되거나 부식성 산화제에 오염되지 않는다. 그 결과는? 블루존 사람들은 세포 에너지 비축량을 보존하며, 생물학적 나이가 다른 집단보다 젊고, 따라서 더 오래, 더 건강하게 산다.

미토콘드리아를 보호하는 특별 영양소

규칙적인 운동과 건강한 식물성 식단은 미토콘드리아 기능을 건강하고 효율적으로 유지시킨다. 그러나 미토콘드리아가 손상을 입으면 그 이상의 무언가가 필요할 수도 있다. 이에 미토콘드리아 기능을 보호하는 역할뿐 아니라 미토콘드리아 손상을 치료하는 메커니즘으로서 식물영양소의 역할이 새로운 과학으로 부상하고 있다. 이 과학은 식물 유래 화합물이 건강에 영향을 미치는 방식에 관한 중요한 발견을 촉진하고 있다.

식물 유래 화합물이 건강에 미치는 영향을 이해하는 데 적절한 틀이 있다. 그것은 매사추세츠대학교 공중보건대학 교수인 에드워드 캘러브리즈Edward Calabrese 박사가 밀레니엄 시대에 접어들면서 이 맥락에서 정확하게 부활시킨 호메시스hormesis라는 개념이다. 호메시스는 특정 치료 시 매우 낮은 수준의 노출만으로도 예상치 않은 커다란 생물학적 효과가 나타나는 것을 말한다. 호메시스 물질은 복용량을 늘림에 따라 치료 효과가 증가하는 것이 아니라 적은 용량으로도 큰 영향을 준다.[165,166]

우리는 미토콘드리아 보호와 관련하여 특정 식물영양소에 매우 적은 양으로 노출되는 것만으로 미토콘드리아 기능의 복잡한 과정을 조절하는 정확한 제어 지점에서 유전자 발현에 영향을 미칠 수 있다는 사실을 알게 되었다.[167*] 이것이 의미하는 바는 적시에 적절한 식물영양소를 섭취하는 것만으로 섭취량과 흡수량을 기준으로 예상한 것보다 훨씬 큰 영향을 건강에 미칠 수 있다는 것이다.

이는 마치 침술과 비슷하다. 즉 신체의 적절한 부위에 작은 영향을 주는 것만으로 상당히 큰 변화를 일으킬 수 있다는 것이다. 그런데 여기서 중요한 것은 대사 조절 지점, 즉 작은 영향으로 유전자 발현의 실제적인 변화를 촉진하는 복잡한 유전자 네트워크의 특정 조절 지점이다. 그 한 가지 예로 바다에서 추출한 특정 유형의 오메가-3 지방산과 인지질을 미량으로 섭취한 CFS 환자의 건강 결과에 긍정적인 임상 효과가 나타난 사례를 들 수 있다. 분자의학연구소 소장인 가스 니콜슨 Garth Nicolson 박사는 CFS 환자에게 위 물질을 하루에 3그램 정도 투여했다. 우리 체내에 1만 5천 그램 이상의 지방이 있다는 점을 감안할 때 3그램의 지방은 이내 체내의 다른 지방에 희석될 것이라고 예상하는 것이 일반적이다. 그러나 이 경우 니콜슨이 결론 내린 것처럼 그 물질은 호메시스 효과를 냈다.[168] 즉 복용량은 미미했지만 이 특정 물질은 세포에서 신호전달을 제어하는 유전자를 조절해 유전자 발현에 영향을 미쳤고, 이것이 환자의 증상에도 영향을 주었다.

---

* 국립노화연구소 신경과학실험실의 마크 맷슨Mark Mattson 박사와 그의 연구 팀이 실시한 연구 결과를 토대로 했다. 이 연구는 미토콘드리아 기능에 긍정적 효과를 보이는 식물영양소의 호메시스 메커니즘을 살피는 연구였다.

그렇다면 미토콘드리아 기능에 호메시스 영향을 미치는 것으로 알려진 식물영양소에는 어떤 것들이 있을까? 포도 껍질과 땅콩의 레스베라트롤, 녹차의 에피갈로카테킨 갈레이트EGCG, 강황의 커큐민, 홉의 이소후물론, 메밀의 케르세틴, 물냉이, 딜(허브의 일종. 흔히 야채로 피클을 만들 때 넣음)이 모두 효과가 있다. 그런데 이것들은 최소한으로 가공한 자연식품과 영양보충제 형태로 섭취할 때 최적의 효과를 낸다.

칼로리 제한

블루존 사람들의 또 다른 특징은 최소한으로 가공한 식물성 식품과 칼로리가 상대적으로 낮은 음식을 주로 먹는다는 점이다. 가령 이카리아 사람들은 신선한 과일, 와인, 올리브오일을 즐겨 먹으며 대부분의 선진국에 비해 칼로리를 제한한 식단으로 생활한다.

이것은 특별히 새로운 개념은 아니며, 한동안 많은 연구에서 칼로리를 일부 제한한 식단이 미토콘드리아 생체 에너지에 미치는 영향에 초점을 맞추었다. 칼로리 제한이 건강 유지와 수명 연장의 방법이 될 수 있다는 사실은 1950년대 코넬대학교의 클라이브 맥케이Clive McCay 교수와 그의 학생들이 대조군보다 25퍼센트 적은 칼로리를 섭취한 쥐의 기대수명이 35퍼센트 가까이 늘어난 것을 관찰한 실험실에서 처음 밝혀졌다.[169] 음식의 칼로리를 제한하면 질병 발생률이 낮아지고 수명이 길어진다는 사실은 편형동물에서 원숭이까지 다른 많은 동물 종에서도 유사한 결과가 나타났다.

원숭이를 대상으로 한 연구는 특히 주목할 만하다. 위스콘신대학교에서 20년간 진행된 연구는 지금까지 영장류 모형에서 칼로리 제한에 관한 최장기 통제 연구에 해당한다. 연구 시작 당시 대조군과 칼로리 제한군의 동물은 거의 같은 나이였다. 연구가 끝날 무렵의 결과는 분명하고도 놀라웠다. 대조군 원숭이들은 노인처럼 보였다. 구부정한 자세를 취하고 있었고 털의 질감이 좋지 않았으며 색이 희미해졌고 거동이 제한적이었다. 한편 칼로리를 제한한 원숭이 그룹은 대조군보다 훨씬 젊어 보이고 젊게 행동했을 뿐 아니라 혈액 생체지표도 훨씬 더 건강한 것으로 나타났다. 결론은 다시 한 번 명확했다. 칼로리 제한이 장기적으로 건강과 기대 수명을 개선하는 것으로 밝혀진 것이다.[170]

문제는 왜 그런가 하는 점이다. 그에 대한 답은 음식 칼로리를 제한한 동물 그룹과 음식에 제한을 두지 않은 동물 그룹에서 발현되는 유전자 수와 유전자 유형에서 찾을 수 있다. 칼로리 제한 그룹의 유전자 발현은 스트레스 반응을 낮추었으며 시간이 지남에 따라 미토콘드리아 기능을 개선하는 효과를 냈다.[171]

이러한 증거에 따르면 과다한 양의 칼로리를 오랫동안 섭취하면 미토콘드리아 소진이 발생한다는 결론을 내릴 수 있다. 특히 설탕, 가공 밀가루 제품, 농축 지방 및 오일, 과도한 동물성 단백질처럼 급속도로 작용하는 속효성 에너지원에서 나온 칼로리일 경우 더욱 그렇다.

칼로리 제한 효과에 관한 또 하나의 흥미로운 점이 있다. 최근의 발견에 따르면 다양한 식물영양소가 미토콘드리아 기능에 미치는 호메시스 효과는 칼로리 제한으로 유전자 발현에 미치는 영향과 비슷하다고 한다.[172] 이것은 식물성 식품을 중심으로 한 식단으로 자연스럽게 적정량의 칼로리 감소를 실천한다면 미토콘드리아 생체 에너지를 조절하는 유전자에 이중으로 유익한 영향을 미칠 수 있다는 뜻이다. 즉 미토콘드리아의 기능을 개선하는 동시에 산화의 부식성 효과로 인한 부작용의 가능성도 줄일 수 있다는 것이다.

덴햄 하먼은 1950년대에 다음 세기에는 우리가 먹는 음식이 활성산소 병리에 미치는 영향과 건강, 질병, 노화에 미치는 영향에 대해 훨씬 많은 것을 알게 될 것이라고 예측했다. 그의 말은 옳았다. 오늘날 우리는 매일 새로운 교훈을 배우고 있다.

하지만 우리가 배우고 있는 것 중 많은 부분이 적용되지 않고 있다. 어머니가 사시는 시니어 레지던스(노인을 위한 거주 시설)가 생각난다. 평균 연령이 80대인 100여 명의 은퇴한 노인들로 구성된 커뮤니티인데 그곳 거주자 대부분은 제2형 당뇨병, 치매, 실명에 가까운 황반변성 등 세 가지 주요 건강 문제 중 하나 이상을 앓고 있다. 이런 사정은 미국 전역과 전 세계의 노인 거주 시설도 마찬가지이다. 그러나 이 시설의 비극은 고령의 거주자들이 일상생활에 도움을 받아야 한다는 점이 아니다. 진짜 비극은 주방에 있다.

시설에서 제공되는 음식은 마치 의도적으로 부식성 산소를 증가시키고 거주자들의 미토콘드리아를 자살의 길로 보내도록 설계된 것 같다. 식사는 혈당 부하가 높은 음식으로 구성되어 있고, 설탕과 포화지방으로 가득 차 있으며, 상점에서 구입한 양상추 샐러드에 지방과 설탕을 듬뿍 뿌려 영양가가 전혀 없는 드레싱을 바르는 것 외에는 사실상 신선한 음식이 조금도 없다. 나는 이것이 범죄일 뿐 아니라 비극이라고 생각한다.

물론, 함께하는 식사가 음식 자체보다 중요하다고 볼 수도 있다. 식사는 입주자들이 함께 모여 친목을 도모하고 대화를 나누는 시간으로, 그곳에서 제공되는 음식은 입주민들이 편안하고 즐겁게 즐길 수 있도록 돕는 것이 목표이다. 그런데 이러한 목표는 약간의 창의적인 메뉴 계획만으로 달성할 수 있다. 그리고 이 식단 계획은 미토콘드리아 재앙으로 인한 노화 질환을 예방하는 영양의 중요성에 대한 인식을 기반으로 해야 한다.

나는 다른 노인 거주 시설도 보았다. 건강에 대한 인식이 높은 그곳에서는 혈당 부하가 낮은 메뉴를 제공하고 설탕을 최소화하며 영양이 풍부한 음식을 제공하고 있었다. 그런 시설에서는 노인들이 기억력을 잃거나 보행기나 전동 스쿠터로 걷거나 시력을 잃는 경우가 더 적었다.

나는 이미니와 함께 사는 입주자 한 분이 피로와 기력 저하, 건망증, 쇠약감 등 미토콘드리아 손상 증상으로 삶의 질이 떨어지고 값비싼 의료 서비스를 이용해야 하는 심각한 문제를 호소하는 것을 듣고 놀라지 않았다. 그것은 미토콘드리아 생체 에너지의 손실이 사람들의 실생활에서 어떤 의미를 갖는지 보여주는 실제 사례였다. 그리고 우리 모두가 더 오래 사는 세상에서 건강한 노화를 보장하지 않는 방법에 대한 현실의 교훈이다. 자, 이제 내가 할 말은 충분히 한 것 같다.

존과 '더 가이즈' 친구들

집에 돌아온 존은 필립과 래리가 점심 식사 때 다른 이들이 맥주 두세 잔씩을 마신 것과 다르게 한 잔씩만 마셨다는 사실을 떠올렸다. 그리고 두 사람 모두 메인 코스로 샐러드만 먹었지만 더 젊고 활기차 보였다는 사실, 두 사람이 디저트를 먹지 않았다는 사실도 생각났다. 존은 여기에 어떤 패턴이 있는 것 같았다. 필립과 래리의 열정에 비결이 있는 것 같았다. 존은 그들처럼 행동한다면 자신의 잃어버린 활력을 되찾는 데 도움이 되지 않을까 궁금해졌다.

나는 이 이야기의 뒷부분을 알고 있다. 존이 필립에게 전화해 기능의학 전문의를 소개해달라고 부탁했기 때문이다. 존은 자신의 생체 에너지와 건강을 스스로 관리하기 시작하면서 삶에 몇 가지 변화를 가져왔다.

그렇다고 존이 헬스클럽에 가입한 것은 아니다. 대신에 규칙적인 걷기 프로그램을 꾸준히 실천했다. 아내도 함께했고 최근에는 두 사람 모두 자전거를 타기 시작했다. 식단에도 변화를 주었는데 존은 이것을 '전환점'이라는 말로 표현했다. 이제 고기는 식단의 가장자리로 밀려나 빈도가 점점 줄었다. 대신 채소가 식사의 중심이 되었다. 단 음식과 가공식품이 식단에서 자취를 감췄지만 놀랍게도 존은 그것들이 조금도 그립지 않았다.

존이 활력 부족자에서 활력 생성자가 되는 데는 오랜 시간이 걸리지 않았다. 또한 존의 몸은 노화 유전자가 아닌 활력 유전자의 유전적 발현과 일치되는 방식으로 새로운 모습과 형태를 갖추어갔다. 존의 변화는 '신체 구조를 바로잡으면 신체 기능도 바르게 따라온다'는 라이너스 폴링의 말을 보여주는 전형적인 사례가 아닐까.

사실 신체 구조는 신체의 기능에 대해 많은 것을 알려준다. 다음 장에서는 신체 구조에 대해 알아본다.

• 9장 핵심 정리 •

1. 우리 몸의 에너지는 세포의 미토콘드리아에서 생성된다. 미토콘드리아에서 탄수화물, 단백질, 지방을 대사해 세포 에너지를 생성하는 것이다.
2. 에너지 생성 과정에서 비타민, 미네랄, 오메가-3 지방산, 식물영양소를 적절하게 섭취하는 것이 매우 중요하다.
3. 미토콘드리아의 기능 이상은 세포 손상을 초래해 생물학적 노화와 만성질환을 가속화시킬 수 있다.
4. 비타민E, 셀레늄, 비타민C, 코엔자임Q10, 리포산, N-아세틸시스테인과 같은 특정 항산화제는 미토콘드리아 손상으로부터 보호해준다.
5. 유산소운동과 무산소운동을 번갈아 하는 교차 트레이닝 운동은 미토콘드리아 기능을 강화하고 세포의 에너지 생성을 개선하는 데 도움을 준다.
6. 만성피로증후군은 미토콘드리아의 기능 이상과 관련이 있다.
7. 인슐린 저항성과 그것의 관련 질환인 제2형 당뇨병은 뇌의 미토콘드리아 기능을 저하시켜 치매를 유발할 수 있다.
8. 미토콘드리아 소생 프로그램은 세포의 에너지 생성 과정을 개선할 수 있다.

10장

신체 구조

1. 시간이 지날수록 키가 작아지고 있다고 느끼는가?

2. 허리에 문제가 있는가?

3. 목이 따끔거리는 적이 있는가? 자주 그런가?

4. 휴대폰을 가끔 사용하는가? 아니면 온종일?

5. 당화혈색소 수치가 높다는 말을 들은 적이 있는가?

6. 숯불에 구운 음식이 식단에 자주 오르는가?

7. 기억력에 문제가 있는가?

8. 칼로리를 엄격하게 관리하는데도 체중 문제가 있는가?

9. 엉덩이 대 허리둘레의 비율이 1 이상인가?

10. 플라스틱 용기에 담긴 음식과 음료를 많이 섭취하는가?

11. '늘 추위를 타는' 사람에 속하는가?

12. 골 질량이 줄었다는 말을 들은 적이 있는가?

13. 폐경 중인가?

14. 유제품을 거의 먹지 않는가?

15. 채소보다 동물성 단백질을 훨씬 많이 섭취하는가?

1951년 미국 국립과학원의 8월 회보에는 두 명의 저자인 화학자 라이너스 폴링Linus Pauling과 로버트 코리Robert Corey가 단백질 구조와 단백질 기능의 관계를 연구한 7편의 논문이 실렸다.[173~179] 같은 해에 폴링은 '분자 의학Molecular Medicine'이라는 제목의 강연을 했는데 '분자 의학'이라는 말은 그로부터 2년 전 그가 처음으로 만든 용어이자, 학회지에 실린 7편의 공동 논문의 실제 적용을 구체화한 용어였다. 실제로 폴링은 인간 생명 작용의 구조를 분자 수준에서 이해하면 그것이 어떤 방식으로, 왜 그렇게 기능하는지 알 수 있다고 말했다. '구조를 바르게 하면 기능은 저절로 따라온다'는 그의 명언처럼 말이다.

우리는 생리적 구조라고 하면 골격, 근육, 결합조직, 장기 등을 떠올린다(그림7 참조). 그리고 이런 구조들이 불변하며 영구적이라고 가정한다. 그러나 사실은 그렇지 않다. 우선, 적혈구는 3개월마다, 소화관 점막은 며칠마다, 뼈는 몇 년에 한 번씩 교체되는 등 우리 몸의 모든 구성 요소는 주기적으로 교체된다. 이러한 구조 요소들의 최소 단위 구성물이라고 할 수 있는 분자 수준에서는 장기와 결합조직을 구성하는 단백질, 골격의 골 무기질인 수산화인회석이라는 칼슘 화합물, 지방 저장소의 지질, 근육의 아미노산, DNA의 핵산 등이 모두 매일 분해되고 다시 만들어지고 있다. 이처럼 신체의 구조는 쉬지 않고 변화하고 있다.

이 사실이 중요한 이유는 신체 구조가 신체의 기능에 영향을 미치기 때문이다. 신체의 각 구성 요소가 어떤 것이며 왜 거기에 있는지, 다

| 그림7 | 신체 구조와 신체 기능의 연결 방식

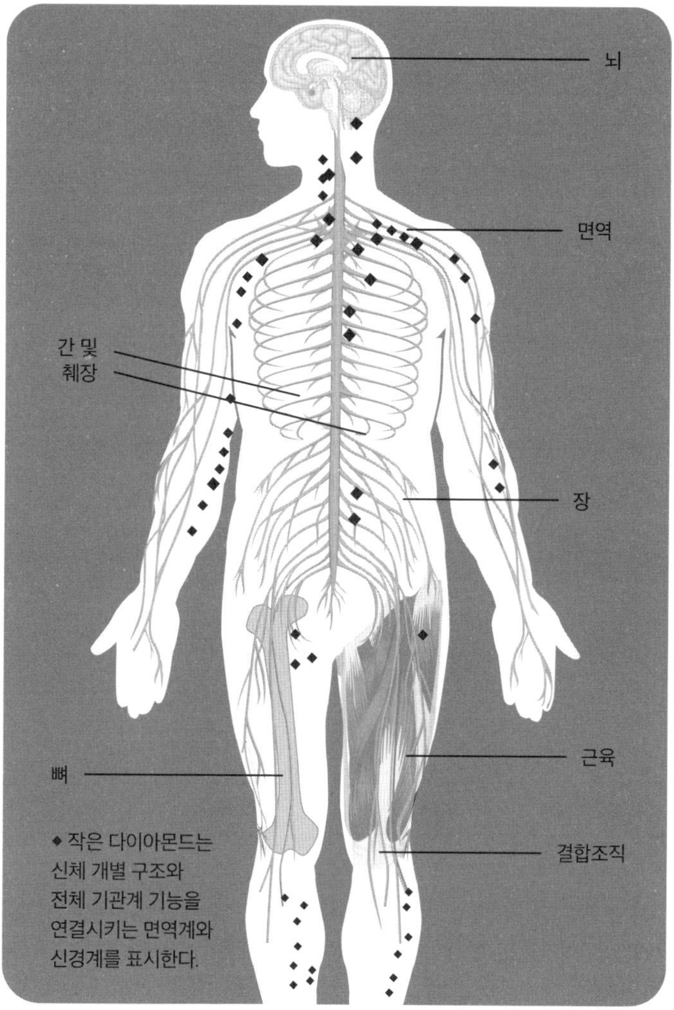

른 구성 요소나 구조와 어떻게 연결되는지 안다면 각각의 구성 요소가 신체 기능에 어떻게 영향을 미치는지 알 수 있다. 만약 우리가 신체 구조와 기능의 관계에 대한 폴링의 통찰력을 따른다면, 즉 모든 차원의 신체 구조가 변화할 수 있다면 그 결과로 신체 기능이 어떻게 변화할 수 있는지도 이해할 수 있다.

게놈 혁명의 여파로 의학은 이제서야 신체 구조와 기능의 관계가 건강에 어떤 영향을 주는지 완전히 인식되고 있다. 신체 구조를 만들고 유지하는 것이 신체 기능이 발현되기 위한 지속적인 과정이라고 한다면 만성질환은 신체의 구조적 문제에서 비롯되어 기능적인 증상으로 나타난 것이라고 볼 수 있다. 우리는 신체 기능에서 일어나는 증상을 고지려 노력하지만 근본적인 구조적 문세가 해결되지 않으면 증상은 지속되며 실제로 더 악화될 수도 있다.

게놈 혁명이 우리에게 가르쳐준 것은 우리가 자신의 신체 구조와 대화를 나누고 그것에 영향을 미칠 수 있다는 점이다. 우리의 유전자는 분자, 세포, 조직 및 장기 구조, 전체 유기체 수준 등 모든 수준에서 신체 구조의 생성과 관련된 정보를 담고 있다. 홀로그램처럼 각 차원의 구조는 다른 구조에 반영되며 각 차원을 그것과 다른 차원에서 확인할 수 있다. 그런데 여기서 환경, 생활 습관, 식단 등의 요인은 홀로그램의 모든 차원에 영향을 미쳐 유전 메시지가 표현되는 방식에 영향을 미칠 수 있다. 2장에서 설명한 것처럼 환경, 생활 습관, 식단은 모두 유전자에 후성유전학적 흔적을 남기며 특정 유전자의 목소리를 높이거나 줄일 수 있다. 이는 모든 차원의 신체 구조가 변화할 수 있으며 그에 따라 신체 기능도 변화할 수 있음을 의미한다.

10장에서는 신체의 구조와 기능의 변화라는 생리적 과정이 어떻게 건강에 영향을 미치는지 알아본다.

신체 구조에 말 걸기, 그러나 휴대폰으로는 곤란

건축의 관점에서 인체 구조를 이야기하는 것은 다소 식상한 방식이지만 완전히 부적합한 것은 아니다. 도시의 초고층 빌딩과 마찬가지로 인간의 신체도 안정성을 유지하도록 설계되었다. 이런 안정성 덕분에 초고층 빌딩도 인간도 시간의 흐름을 견디며 자연과 중력의 힘에 맞서 똑바로 서 있을 수 있는 것이다.

자, 이제 초고층 빌딩이 움직일 수 있다고 해보자. 정지 상태일 때 적용되던 안정성의 공학기술이 움직이는 건물에도 적용될까? 아마 그렇지 않을 것이다. 움직이는 건물에서는 정지된 건물보다 구조물의 구성 요소를 정렬하는 작업이 훨씬 복잡할 것이다. 추가적인 리엔지니어링(재설계)이 필요할 것이다.

초고층 빌딩은 움직이는 동안 안정성을 유지해야 할 뿐 아니라 통신, 수리, 에너지 생산, 기계적 활동 등 모든 기능을 계속 작동시켜야 하는 또 다른 공학적 과제를 안는다. 이는 수많은 복잡한 상호작용이 필요한 엄청난 공학 과제로서 사람의 신체가 하는 일이 바로 이것이다.

그런데 신체 구조의 복잡성은 그 자체로 우리에게 어려움을 안긴다. 인생을 살아가면서 으레 일어나는 일들 때문에 뼈, 근육, 신경의 정렬이 틀어질 수 있다. 살면서 누구나 목이 아프거나 허리를 삐끗한다.

테니스를 한 번도 치지 않았는데 테니스엘보에 걸리기도 한다. 이러한 증상은 신체 구조에 문제가 있다는 신호이다.

신체의 구조적 정렬이 변화하면 그에 따라 신체의 기능도 변화한다. 통증은 이러한 신체 구조와 기능의 변화 중 하나이다. 그런데 염증과 신체 부종 그리고 방어와 수송 등 눈에 보이지 않는 핵심 생리 과정에서 일어나는 변화도 신체 구조가 변화하며 그에 따라 신체 기능에 변화가 생긴 예이다.

신체 구조의 변화와 신체 기능의 변화는 관련이 있다. 이 연관성은 아유르베다와 중국 의학이 시작된 이래로 줄곧 관찰되어왔다. 약 2천 년에 걸쳐 이런 전통 의학 수련자들은 치료용 마사지, 카이로프랙틱, 정골요법, 요가 및 여러 형태의 운동, 침술 등 다양한 형태의 수기手技요법을 발달시켜왔다. 이러한 모든 요법의 핵심은 뼈, 근육, 신경의 정렬을 적절하게 생성하거나 회복하여 신체가 움직일 때 받는 스트레스와 긴장을 효과적으로 관리할 수 있도록 하는 것이다.

서구의 일부 의료계에서는 수기요법의 효능에 대한 논란이 최근까지도 계속되고 있다. 그것은 수기요법이 어떻게 세포 기능을 변화시켜 건강과 질병에 직접적인 영향을 미치는지에 관한 직접적인 지식이 없었기 때문이다. 하지만 우리를 둘러싼 수많은 미신과 마찬가지로, 이러한 인식도 게놈 혁명의 발견으로 바뀌기 시작했다. 버몬트대학교 의과대학의 신경학자인 헬레네 랑주뱅Helene Langevin과 그녀의 동료들은 이러한 물리요법이 갖는 생리적 효과에 관하여 새로운 관점을 제시하고 있다. 랑주뱅의 연구 팀은 세심하게 통제된 조건에서 피부에 침을 삽입했을 때 세포 기능에 미치는 영향을 측정했다. 피부 바로 아래에는 세포 외 기질extracellular matrix이 자리 잡고 있는데 이는 결합조직에 있어서 접착제 같은 역할을 한다. 이 부위는 뇌와 신체 여러 부위로 신호를 보내는 신경으로 가득 차 있다. 깃털이나 손톱으로 팔 안쪽을 따라 가볍게 스쳐보라. 이때 우리는 간지러움과 따끔거림 등의 감각을 직관적으로 느낄 수 있다. 그런데 랑주뱅과 그녀의 연구 팀이 발견한 사실은 직관적으로 느끼기 어려운 부분이다. 그것은 피부와 그 바로 아래 세포 외 기질을 통과하는 신호가 특정 신호전달 경로를 활성화하여 유전자 발현에 영향을 미친다는 것이다. 이것은 세포의 행동을 조절하며 그에 따라 세포의 기능도 조절한다.[180,181]

침술이 세포 기능에 미치는 영향에서 추론해볼 때 운동을 비롯한 다양한 형태의 물리요법이 어떤 의미를 갖는지에 관하여 힌트를 얻을 수 있다. 운동을 포함한 물리요법 역시 몸을 대상으로 하는 일종의 수기요법으로, 이러한 수기요법으로 내보내는 기계적 신호는 세포 외 기질의 신경을 통해 전달된다. 그리고 이 신호를 신경계와 근골격계 내 세포 표면의 수용체가 수신해 세포의 기능 발현을 변화시킨다. 이처럼 우리의 유전자와 물리적 환경, 건강은 놀라운 연관성을 보이고 있다.

그러한 연관성은 나 자신의 사례를 통해서도 확인할 수 있었다. 나 역시 물리요법에 대해 오랫동안 회의적인 태도를 지닌 사람이었다. 나는 다른 치료법이 먹히지 않던 장기적인 건강 문제를 특정 수기요법으로 '해결했다'는 환자들의 이야기를 듣고도 믿지 않았다. 그들이 말하는 '해결'이란 그저 플라시보(위약, 가짜약) 효과라고만 여겼다.

나는 대학 농구선수 시절에 입은 허리 부상때문에 한쪽으로 몸을 움직일 때마다 허리가 '삐끗하는' 심각한 문제가 있었다. 1년에 수천 마일을 이동하는 나는 비행기 자체의 불편함에 더해 허리가 안 좋은 상태로 8시간, 10시간, 14시간 동안 비행기에 앉아 있어야 했는데 그것은 정말로 고역이었다. 마침내 나는 인근의 카이로프랙틱 의사를 소개받았다. 의사가 내 허리를 마사지하자 불과 몇 분 만에 통증과 불편함이 크게 줄었다. 현재 나는 세계 여러 지역의 카이로프랙틱과 정골의학 의사 목록을 가지고 다니며 이동 중에도 계속 치료를 받는다. 이러한 치료의 효과는 위약이 아니라 진짜라고 단언해도 좋을 정도이다.

우리의 신체 구조에 말을 거는 또 하나의 흥미로운 예가 있다. 하지만 그것의 실제 임상 적용은 그리 만족스럽지 않다. 우리 몸에 전자기장을 생성하고 전달하는 구조가 있다는 생각은 1985년 로버트 베커Robert Becker 박시가 자신의 저서 『신체 전기*The Body Electric*』에서 처음 설명했다. 베커 박사가 책에서 지적한 바와 같이, 뇌파(뇌전도)와 심장의 심전도 또는 심전도 패턴은 신체의 전자기장을 반영한 것이다.[182]

우리는 세포 차원에서 미토콘드리아가 음식을 에너지로 전환할 때 작은 전자기장이 생성된다는 사실을 알고 있다. 통제된 연구에 따르면 미토콘드리아가 높은 자기장에 노출되면 미토콘드리아의 기능이 변화하는 것으로 나타났다.

본질적으로 우리는 전기적 존재이다. 우리 몸의 구조는 안테나와 송신기처럼 특정 주파수의 저에너지 방사선을 수신하고 발신한다. 이것이 의미하는 바는 우리의 신체 구조와 그 구조에 따른 기능이 우리 주변의 전자기 환경에 영향을 미치며 주변의 전자기 환경은 다시 우리의 생리에 영향을 미친다는 것이다.

이제 우리는 전자기장 공해 문제에 대해 이야기하려 한다. 전자기장 공해electromagnetic pollution란 환경건강 트러스트Environmental Health Trust의 설립자이자 회장인 데브라 데이비스Devra Davis 박사가 처음 사용한 용어로* 특정 형태의 비非이온화 방사선에 노출될 경우 건강에 미치는 잠재적 영향을 말한다. 우리는 이온화 방사선, 즉 자외선 및 X선 형태의 방사선에 노출되었을 때 건강에 미치는 위험에 대해서는 알고 있다. 한편 비이온화 방사선에는 휴대폰 통신에 사용되는 전자기 스펙트럼 영역의 마이크로파 부분에 해당하는 특정 주파수의 배경 방사선이 있다.

현재 전 세계 인구수만큼의 휴대폰 가입자가 있다고 가정할 때 전자기장 공해는 새롭게 떠오르는 연구 분야로 아직은 논란의 여지가 있지만 잠재적으로 매우 중요한 분야이다.** 무엇보다 우리는 전자기장 공해가 건강에 미치는 영향에 관한 경고와 주의에 귀를 기울이지 않는다. 이 문제를 제기하고 방송을 통해 보도하며 신중하게 검토해야 한다는 점에서 매우 안타까운 일이다.

우리 몸의 구조가 비이온화 형태의 전자기 방사선이 가하는 건강 악영향에 취약하며, 이것이 주로 신경계와 면역계에 영향을 주며 그 영향이 미미하더라도 장기간 노출될 경우 심각한 영향을 미칠 수 있다고 주장하는 전문가는 데이비스 박사만이 아니다.[183,184] 세계보건기구WHO도 주의보를 발령했으며, 국제암연구소는 휴대폰에서 방출되는 무선 주파수가 인체에 암을 일으킬 수 있다고 주장한다.[185]***

---

* 5장에서 말했듯이 그녀는 피츠버그대학교의 전염병학 교수이다.

** 다음을 참조: http://www.itu.int/en/ITU-D/Statistics/Documents/facts/ICTFactsFigures2013-e.pdf.

*** 다음을 참조: http://www.iarc.fr/en/media-centre/pr/2011/pdfs/pr208_E.pdf.

이러한 경고는 아직 과학적으로 입증되지 않았지만 확실하게 밝혀질 때까지는 휴대폰 사용 시에 헤드셋을 끼고, 휴대폰을 귀에 직접 대지 않는 것이 좋다. 귀는 뇌와 가까운 거리에 있다.

단백질의 구조와 기능 그리고 건강

1951년 폴링과 코리가 발표한 7편의 논문의 핵심 메시지는 단백질의 구조가 변하면 단백질의 기능도 변하며, 나아가 그 개인의 신체 기능까지도 변할 수 있다는 점이었다. 이 결론을 끌어낸 연구는 많은 부분 폴링이 1940년대 후반 생화학자 하비 이타노Harvey Itano와 공동으로 수행한 겸상(낫 모양)적혈구빈혈에 대한 획기적인 연구로부터 나왔다. 두 사람은 겸상적혈구빈혈이 헤모글로빈 단백질 분자의 일부에 생긴 유전적 변형 때문에 발생한다는 사실을 밝혀냈다.[186] 간단히 말해, 겸상적혈구 형태의 헤모글로빈은 정상 헤모글로빈과 모양이 다르며, 그 차이로 인해 겸상적혈구 형태의 단백질 분자는 유연성이 떨어진다. 결과적으로 겸상적혈구 형태의 헤모글로빈은 적혈구의 모양을 변형시켜 마치 낫으로 밀밭을 베는 것처럼 혈류를 차단하여 신체에 손상을 입힌다. 이러한 손상은 신장, 심장, 간 등 다양한 장기 및 기타 조직에 심각한 증상을 유발할 수 있으며, 이는 모두 분자 모양에 생긴 이상 변화 때문에 일어나는 일이다.

그래서 폴링은 이를 '분자 질병'이라고 부르며 외부 침입자가 반응을 일으켜 질병이 발생하는 전염병과 구별을 지었다. 외부 침입자는 항생제로 죽일 수 있지만, 체내에서 생성된 단백질은 다른 단백질과 구조가 다르더라도 죽일 수 없다. 의학적 관점에서 볼 때 분자구조의 이상으로 발생하는 분자 질병을 치료하기 위해서는 외부 유기체를 제거하는 약리학적 접근 방식과는 완전히 다른 방법이 필요하다.

많은 만성질환이 특정 단백질의 모양이 변형된 결과로 생긴다. 물론 모든 단백질 변형이 겸상적혈구빈혈처럼 유전적 특성의 결과로 생기는 것은 아니다. 오히려 단백질이 체내에서 생성된 '후에' 단백질 세포에서 발생하는 변화 때문에 생기는 만성질환이 더 많다. 이러한 변화를 번역 후 변형post-translational modifications이라고 하며 개인의 생활 습관, 식단 및 환경요인과 사건들로부터 영향을 받는다(번역 후 변형: DNA가 mRNA 전사 과정을 거쳐 최종 단백질로 번역이 일어난 이후에 추가적으로 생기는 변형-옮긴이).

가장 널리 알려진 번역 후 변형 단백질에는 임상에서 당뇨병 측정에 사용되는 당화혈색소라는 변형된 헤모글로빈 단백질이 있다. 일반적으로 포도당의 당분은 혈액에서 헤모글로빈과 결합하는 양이 매우 적기 때문에 헤모글로빈 단백질과 결합하는 포도당 수치는 보통 5퍼센트 미만으로 미미하다. 그러나 혈당 수치가 높은 당뇨병 환자는 포도당이 헤모글로빈 단백질과 결합하여 당화혈색소라는 변형된 단백질을 생성한다. 당화혈색소 수치가 6퍼센트 이상이면 당뇨병 생체지표에 해당한다. 가령 6퍼센트를 약간 넘으면 초기 제2형 당뇨병의 신호로 간주되며 8퍼센트 이상이면 당뇨병 조절 이상으로 본다(당뇨병의 진단 기준은 당화혈색소 6.5퍼센트 이상이며, 당뇨병의 치료 목표는 일반적으로 당화혈색소를 6.5퍼센트 이하가 되도록 조절하는 것이다-감수자).

또한 헤모글로빈이 자리 잡은 적혈구의 수명은 4개월이므로 당화혈색소 수치를 통해 시간에 따른 평균 혈당 수치를 알 수 있다. 한 번의 혈당 측정만으로는 마지막 식사 시간, 섭취한 음식, 인슐린 작용에 영향을 미치는 여러 가지 상황에 따라 다양한 결과가 나올 수 있는데, 당화혈색소 검사는 당뇨병 환자의 장기적인 혈당 수치에 관한 정보를 얻을 수 있다. 당화혈색소 검사는 당뇨병의 진단뿐 아니라 당뇨병 관리에도 중요한 검사 도구이다.

딱딱한 단백질을 만들다

혈액에서 당과 결합하는 단백질에는 헤모글로빈만 있지 않다. 단백질이 당과 결합해 일으키는 반응 과정을 당화glycation라고 하는데 당화는 '딱딱한' 단백질도 생성한다. 딱딱한 단백질이 만들어지는 이유는 무엇일까. 실제로 단백질과 당이 결합할 때 일어나는 일은 빵을 구울 때 딱딱한 빵 껍질이 만들어지는 현상과 유사하다. 처음에는 모양과 맛에서 별다른 빵의 특징이 없는 덩어리 반죽이 오븐에 들어가지만 반죽이 구워지면서 온도가 가장 높은 반죽 겉 부분이 반죽의 안쪽과 완전히 다른 모양과 맛의 바삭바삭한 빵 껍질로 변한다. 식품 화학자들은 이렇게 빵 껍질이 만들어지는 현상을 마이야르 반응Maillard reaction이라고 부른다. 밀가루 전분의 포도당과 밀가루 단백질의 아미노산에 열을 가할 때 일어나는 화학반응이다. 이것은 혈당에 열을 가하지 않아도 헤모글로빈 단백질과 반응해 당화혈색소라는 딱딱한 단백질을 형성하는 것과 정확히 일치한다.

실제로 당화는 딱딱한 단백질 덩어리를 형성하는데 이것을 최종당화산물advanced glycation end-products, AGE이라고 부른다. 최종당화산물은 기본적으로 신체에 이질적인 단백질 구조이므로 면역 염증반응을 일으킬 수 있다. 실제로 면역세포 표면에는 최종당화산물 수용체라는 것이 있다. 이것을 RAGEreceptors for advanced glycation end-products라고 부른다.

우리에게 중요한 건강 이야기는 지금부터이다. 혈액과 조직에 딱딱한 단백질인 AGE가 많을수록 면역반응으로 야기되는 각종 AGE 관련 만성질환의 위험도 커진다. 다시 말해 AGE가 많을수록 세포는 더 많이 분노한다enRAGEd. 이것이 세포 연락 과정의 이상으로 인한 인슐린 저항성과 당뇨병, 그리고 단백질 구조 변화로 생기는 심장질환 및 관절염 위험 증가가 연관성을 갖는 방식이다. 독립적인 질병처럼 보이지만 실제로는 핵심 생리 과정에 일어난 동일한 이상으로 인해 발생하는 것이다.

이뿐만이 아니다. 우리는 조리한 음식을 통해 단백질 당화산물을 섭취하게 되면 심각한 결과를 초래할 수 있다는 사실을 알게 되었다. 음식을 고온에서 조리하면 최종당화산물이 당 독소로 변한다. 뉴욕 마운트시나이병원 아이칸의과대학의 노인병 및 완화의학 교수인 헬렌 블라사라Helen Vlassara 박사는 이러한 당 독소가 동물과 사람에게 미치는 영향을 조사했다. 그것은 결코 좋은 영향이 아니었다. 가령 육류를 숯불에 구울 때 생기는 딱딱한 껍질은 당 독소를 만들어 체내에서 생성된 AGE가 면역 염증반응을 일으키는 것과 동일한 방식으로 면역 염증반응을 일으킨다. 건강에 미치는 악영향도 비슷하다.

블라사라 박사의 연구를 통해 설득력 있게 밝혀진 사실이 있다. 사람들이 열처리 가공된 식품을 점점 많이 먹게 되면서 당 독소 섭취량도 증가했으며, 이러한 당 독소 섭취 증가가 제2형 당뇨병, 신장질환, 치매와 같은 만성질환의 발병률을 증가시키고 있다는 사실이다. 동물실험에서도 실험동물이 당 독소를 섭취해 염증반응이 증가하면 위의 질병들이 더 많이 진행되었다. 사람의 경우, 이러한 질병을 앓고 있는 사람들의 혈중 당 독소 수치가 더 높은 것으로 나타났다.[187,188] 여기서 얻을 수 있는 교훈은 탄 고기의 섭취를 줄이고 조리 온도를 전체적으로 낮추는 것이다. 조리 온도를 낮추면 당 독소 생성이 감소한다.

핵심은, 체내에서 생성되는 단백질이든 음식으로 섭취하는 단백질이든 단백질 구조에 변화가 생기면 단백질의 생리적 효과, 즉 기능 방식에도 변화가 생긴다는 것이다.

극단적인 예로 1986년 영국에서 처음 발견된 소 해면상뇌증Bovine spongiform encephalopathy, BSE을 들 수 있다. 어떻게 보면 이 모든 것이 역사의 우연으로 일어난 일이다. 소는 전통적으로 식물성 사료를 먹고 자랐으며, 영국 소의 경우 대부분의 소 사육 농가에서 대두박을 사료로 썼다(대두박: 콩에서 기름을 짜내고 남은 찌꺼기. 가축의 사료나 비료 따위로 쓴다). 하지만 1980년대 초 대두박 가격이 상승하기 시작했고, 영국 농장에서는 콩을 거의 재배하지 않고 가격도 통제할 수 없었기 때문에 목축업자들은 소와 양 등 죽은 동물이나 병에 걸린 동물의 사체를 대체 사료로 사용하게 되었다.

이 대체 사료가 도입된 지 몇 년이 지나지 않아 많은 소가 이상한 질병의 징후를 보이기 시작했다. 네 발로 서지 못하고 공격적으로 변했으며 치매 증상을 보였다. 얼마 후 소들이 죽어나가기 시작했다. 부검 결과 소의 뇌와 척수에 해면상 변성이 발견되었고 수의사들은 이 병을 소 해면상뇌증이라고 명명했다. 사람들은 이것을 광우병이라고 불렀다.

이 신경퇴행성 질환은 약 2년 반에서 8년 정도의 긴 잠복기를 지니며 4~5세 사이의 다 자란 소에게 발병하는 치명적인 질병이다. 18만 마리 이상의 소가 광우병에 걸린 것으로 확인되자 영국 당국은 기다리지 않고 전면적인 살처분 조치를 통해 440만 마리를 도살했다.

살처분 조치는 어떤 의미에서 때늦은 것이었다. 왜냐하면 이 질병이 인간에게 전염되었다는 사실이 뒤늦게야 밝혀졌기 때문이다. 죽은 동물의 뇌, 척수, 소화관으로 오염된 대체 사료를 먹인 소를 사람들이 먹었다면 그들 또한 영향을 받지 않을 수 없었다. 그리고 인간에게 생긴 변종 해면상뇌증에는 크로이츠펠트-야콥병(vCJD 또는 nvCJD)이라는 이름을 붙였다. 크로이츠펠트-야콥병으로 2009년 10월까지 영국에서 166명, 그 외 지역에서 44명이 사망했다.

이제 이야기는 당시 크로이츠펠트-야콥병을 연구하던 캘리포니아 대학교 샌프란시스코 의과대학의 신경과학 연구원인 스탠리 프루시너Stanley Prusiner 박사의 실험실로 넘어간다. 프루시너 박사의 연구 팀은 BSE와 CJD를 유발하는 감염원이 기존에 알려진 것처럼 바이러스가 아니라 정상 단백질의 구조가 변형된 때문이라는 사실을 밝혀냈다. 프루시너는 이 변형된 단백질을 '단백질protein'과 '감염infection'의 합성어인 '프리온prion'이라고 불렀다. 그의 발견은 라이너스 폴링이 말한 질병 구조-기능 모형이 실제로 작동하는 전형적인 사례로 입증되었다. 프루시너가 증명한 바와 같이, 프리온은 천연 단백질이 번역 후 변형된 것으로, 이러한 변형으로 인해 프리온 단백질은 화씨 600도의 조리 온도에서도 안정적으로 유지되며 감염력을 갖는다.[189] 아이러니하게도 감염성 프리온 단백질은 베타 병풍 구조의 모양을 하고 있다. 베타 병풍 구조는 폴링과 코리가 1951년 논문에서 처음 정의한 구조였다.

이 이야기에는 과학계에서 종종 보이는 흥미진진한 요소가 있다. 칼턴 가이두섹Carleton Gajdusek 박사는 1950년대 뉴기니의 사우스포레 부족을 괴롭혔던 CJD와 유사한 또 다른 불치성 신경퇴행성 질환인 쿠루kuru의 원인을 발견한 공로로 1976년 노벨 생리의학상을 수상했다. 가이두섹은 이 질병의 원인을 죽은 노인의 뇌를 먹는 부족 의식에서 찾았으며 이러한 형태의 식인 풍습을 중단하자 CJD는 다시 발병하지 않았다.[190]

가이두섹은 쿠루가 느리게 반응하는 바이러스에 의해 발생한다고 오랫동안 확신했지만, 그 바이러스를 분리해내거나 확인하지는 못했다. 그럼에도 불구하고 1980년대에 소 해면상뇌증과 크로이츠펠트-야콥병이 처음 발병했을 때 가이두섹은 이 질환들이 동일한 감염성 바이러스에 의한 또 다른 형태의 쿠루라고 확신했다.

그런데 스탠리 프루시너의 연구는 이와 매우 다른 것을 보여주었다. 즉 바이러스가 아니라 단백질의 구조 변형이 이러한 모든 신경퇴행성 질환을 일으킨다는 것이다. 실제로 프루시너는 이 질환의 목록에 양과 염소에게 발생하는 스크래피(양의 신경계에 영향을 미치는 심각한 질병)도 추가했다.

감염성 바이러스가 원인이라고 주장하는 사람들과 음식으로 전달되는 변형된 구조의 단백질이 원인이라는 프루시너의 발견을 지지하는 사람들 간의 싸움이 계속되었다. 이 논쟁은 1997년 스탠리 프루시너가 신경퇴행성 질환의 발병에 프리온이 작용한다는 사실을 발견한 공로로 노벨 생리의학상을 수상하면서 종결되었다.

이 이야기에서 배울 수 있는 여러 가지 교훈이 있다. 하나는 과학계가 새로운 정보를 접했을 때 기존의 생각을 바꾸지 않으려는 고집과 자만심에서 결코 벗어나지 못했다는 점이다. 또 하나의 교훈은 대부분의 경우 시간이 걸리더라도 궁극적으로 진실이 승리한다는 것이다. 아마도 가장 중요한 교훈은 구조가 기능에 영향을 미친다는 점이며, 그리고 우리가 먹는 음식을 통해 건강과 질병에 큰 영향을 미치는 구조적 정보가 전달될 수 있다는 것이다.

자연은 매우 선택적으로 특정 구조에 정보를 담는다. 즉 음식 분자의 원자가 지금과 같이 배열되어 있는 이유는 그 특정한 배열이 신체에 특정한 지능을 부여하는 일관된 정보를 구성하기 때문이다. 그 구조가 바뀌면 구조에 담긴 정보가 바뀌고 이에 따라 유전자 발현 패턴과 그에 따른 신체의 기능 방식도 바뀐다.

화학과 생물학에서 식물과 동물의 정상 상태의 존재 구조를 '원래 구조native structure'라고 부른다. 그런데 '원래 구조'에는 오른손잡이와 왼손잡이의 특성이 있다는 사실을 알고 있는가? 즉 분자에는 오른손잡이 또는 왼손잡이의 특성이 있다는 것이다. 가령 포도당과 같은 당류는 왼손잡이이며, 아미노산은 오른손잡이이다. 만약 오른손잡이에게 설탕을, 왼손잡이에게 아미노산을 먹이려고 하면 그 사람은 자신에게 맞지 않는 물질을 대사하느라 곤란을 겪을 것이며 실제로 병에 걸릴 확률도 높다. 그런데 많은 합성 물질이 천연 물질의 오른손 버전과 왼손 버전을 혼합해 만든다. 그중 한 손만이 진짜 천연 물질인 것이다. 오른손 버전과 왼손 버전을 섞어 제조한 의약품은 둘을 마구 섞어버린 탓에 부작용을 일으킬 가능성이 높다.

무엇보다 구조에 손을 대는 것은 기능에 손을 대는 것과 같으므로 각별한 주의를 기울여야 함을 의미한다. 개인 차원에서 보더라도 이러한 과학적 사실을 통해 얻을 수 있는 교훈은 자연에 가까운 음식을 섭취할수록 신체 기능에 더 잘 맞을 뿐 아니라 건강에도 유익하다는 것이다. 우리의 생활 리듬은 실제로 우리가 섭취하는 음식의 구조를 통해 조율된다. 사실, 음식은 정보이다.

비만은 신체 구조의 문제

우리 시대의 가장 중요한 건강 문세 중 하나는 신체 구조의 면에서 허리둘레-엉덩이 비율의 상승에 따른 건강상 악영향이다. 즉 비만을 말한다. 이것을 복부 비만이라고도 하는데, 신체의 지방 축적분이 복부 내 지방의 형태로 허리 주위에 집중되어 있는 것을 말한다. 이러한 유형의 과도한 지방 축적은 제2형 당뇨병, 심장병, 뇌졸중, 치매, 신장질환, 유방암 및 전립선암과 같은 만성질환의 발병률 증가와 관련이 있다는 사실은 이제 잘 알려져 있다. 실제로 복부에 축적된 지방이 신체 다른 부위에 축적된 지방보다 이러한 질병을 일으킬 위험이 더 높은데 복부 지방이 혈류를 통해 장이나 간과 직접 연락하기 때문이다. 구조, 즉 신체의 어디에 위치하느냐에 따라 그 기능이 결정된다는 사실을 여기서도 확인할 수 있다.

복부 지방이 다른 유형의 지방보다 만성질환에 걸릴 위험을 더 높이는 이유를 알려면 지방 축적이 어떤 특성을 갖는지 알아야 한다. 우선, 지방조직을 구성하는 세포를 지방세포라고 한다. 오랫동안 의학계는 지방세포에 거의 관심을 기울이지 않았다. 지방세포는 여분의 칼로리를 지방 형태로 저장하는 것 외에 특별히 하는 일이 없다고 여겼기 때문이다. 그러나 1990년대부터 지방세포가 아디포카인이라는 메신저 물질을 생산해 혈류로 분비한다는 사실이 추가 연구를 통해 밝혀지면서 모든 것이 바뀌었다. 아디포카인 계열의 아디포넥틴, 레지스틴, 렙틴은 지방이 저장된 지방조직으로부터 신체의 다른 부위로 메시지를 보낸다.

여기서부터 이야기가 흥미로워진다. 지방세포는 두 가지 형태의 아디포카인 메시지를 보내는데, 하나는 우호적인 메시지이고 다른 하나는 화난 메시지이다. 화난 메시지는 지방세포를 자극해 특정 종류의 물질, 특히 발적, 부기, 통증을 유발하는 물질을 방출하게 한다. 발적, 부기, 통증은 수 세기에 걸쳐 의대생들이 염증의 특징으로 암기하는 것이기도 하다(의대생들은 염증의 특징을 'rubor(발적), calor(발열), dolor(동통)'라는 라틴어 암기법으로 암기한다). 이는 지방세포가 적대적 환경에 노출되었을 때 나타나는 증상이다. 반대로, 지방세포에게 필요한 환경이 충족되면 지방세포 유전자는 우호적인 지방세포 메시지를 전한다. 이것이 작동하는 원리는 다음과 같다.

당신이 지방과 설탕 함량이 무척 높은 식사를 했다고 하자. 이제 당신의 장 면역계는 경보를 발령해 백혈구에 경고 메시지를 보낸다. 백혈구는 혈류를 통해 지방이 저장되어 있는 지방조직으로 이동해 지방세포에 분노를 드러낸다. 그러면 지방세포는 유전자를 활성화하여 화난 아디포카인을 발현하고, 이 아디포카인은 심장, 동맥, 간, 뇌, 신장 그리고 인슐린이 생성되는 췌장 등 온몸을 돌아다니며 영향을 미친다. 지방세포는 기본적으로 이렇게 말하고 있다. "지방과 설탕을 실컷 먹어 이제 못 참겠다. 아디포카인을 내보내 내가 얼마나 화났는지 모든 이에게 알린다."

그런데 이러한 분노 지방의 발현을 촉발하는 최초의 경보 메시지를 수신하는 곳은 위장관의 면역계이다. 따라서 대부분의 분노 지방이 복부 부위에 축적되는 것이다. 복부는 화난 아디포카인의 타격을 가장 먼저 그리고 가장 크게 받는 부위이다. 이러한 이유로 지방 축적과 관련한 만성질환의 위험성은 불균형한 허리둘레-엉덩이 비율을 나타내는 복부 지방에서 가장 크게 비롯한다.

그러나 체지방이 증가하면 만성질환의 위험이 높다고 해도 지방 자체가 만성질환의 원인은 아니다. 만성질환의 원인은 지방이 얼마나 화가 났는지에 달려 있다. 그러므로 체지방이 상당히 많지만 만성질환이 없는 사람도 있고, 날씬한 사람 중에도 제2형 당뇨병, 심장병 또는 비만과 관련된 기타 질환을 앓는 사람이 있다. 질병을 일으키는 것은 지방이 아니라 지방의 구조와 그에 따른 기능이다.

칼로리 오류

우리는 오랫동안 사람들이 칼로리를 너무 많이 섭취하고 운동량이 부족하기 때문에 비만이 된다는 말을 들어왔다. 이는 에너지 보존이라는 열역학 제1 법칙을 아주 간단하게 표현한 것이다. 이에 따르면 우리는 칼로리로 측정한 에너지 섭취량을 활동으로 소모해야 하며, 그러지 않으면 사용하지 않은 칼로리는 지방으로 축적된다.

이런 설명은 매우 합리적으로 들린다. 하지만 이는 전 세계적으로 증가하고 있는 비만에 대한 완전한 설명도, 비만을 해결하는 답도 아니다. 사람은 연료를 연소시키는 엔진이 아니다. 사람은 매우 민감하고 복잡한 방식으로 에너지 흐름과 활용을 조절하는 복잡한 생리적 존재이다. 가령, 9장에서 우리는 에너지 흐름을 유지하고 에너지 사용을 조절하는 생체 에너지가 얼마나 미묘한 과정인지 살펴보았다.

여분의 칼로리를 지방으로 저장하는 사람들은 흔히 우리 주변에서 가장 배고픈 사람이라는 사실을 아는가? 그리고 그들은 종종 에너지가 없는 것처럼 행동한다는 사실도 알고 있는가? 그들은 체내에 저장된 에너지가 필요량을 충분히 충족하는 것처럼 보이는데 왜 그럴까? 나는 이것을 '뒤바뀐 신진대사switched metabolism'라고 부른다. 이런 사람들의 신체는 자신의 지방조직에 얼마나 많은 에너지가 저장되어 있는지 인식하지 못하는 나머지, 에너지 필요를 충족하기 위해 더 많은 에너지를 즉각적으로 요구한다. 그리고 이로 인해 배고픔 메커니즘이 작동하고 더 많은 칼로리가 지방으로 저장되어 비만으로 이어지는 나선형 구조가 반복된다.

원인은 무엇일까? 무엇이 신진대사를 뒤바꾸는 것일까? 획기적인 연구를 통해 마침내 이 질문에 대한 답이 제시되었다. 그 답은 바로 각 개인의 구조와 기능에 관한 것이다. 따라서 개인이 물려받는 비만 유전자가 따로 있다는 생각은 내려놓을 때가 되었다. 비만이 가족 간에 유전된다는 사실은 밝혀졌지만 비만을 유발하는 유전자는 아직 발견되지 않았으며 앞으로도 발견되지 않을 것이다. 대신에 우리는 생체 에너지를 조절하는 생리 과정을 담당하는 수백 개의 유전자가 존재한다는 사실을 알게 되었다. 그리고 생체 에너지와 식욕, 지방 저장, 신진대사와의 연관성을 조절하는 수백 개의 유전자가 존재한다는 사실도 알게 되었다. 구체적으로는 다음과 같다(비만과 관련된 유전자로 FTO, MC4R, LERP, POMC, LEP 등 다양한 유전자가 발견되었으나 유전적 요인만으로 비만이 결정되지는 않으며, 식단, 신체 활동, 사회경제적 지위, 문화적 영향과 같은 생활 방식이 비만 발생에 주요한 역할을 한다-감수자).

첫째, 우리는 지방이 축적되는 신체 부위와 축적되는 방식에 호르몬이 영향을 미칠 수 있다는 것을 알게 되었다. 즉 에스트로겐 호르몬과 스트레스 호르몬인 코르티솔 수치가 높으면 복부에 지방이 축적된다.[191] 이것은 7장에서 설명한 알로스타시스 부하가 비만으로 이어질 수 있다는 뜻이다.

둘째, 우리는 독성 화학물질이 미토콘드리아를 오염시켜 (결코 오지 않을) 만일의 사태, 즉 음식이 떨어지는 경우를 대비해 지방조직에 칼로리가 쌓이게 만든다는 사실을 알게 되었다. 이는 신체의 해독과 방어 과정에 문제가 생길 경우에 비만으로 이어질 수 있다는 가능성을 암시하며, 실제로 이 분야에 관한 엄청난 양의 연구가 진행되어왔고 지금도 계속되고 있다.

이 이야기는 2005년에 약 6천 마일이나 떨어져 있지만 공동 연구하는 두 교수의 100여 편이 넘는 논문에서 시작되었다. 미네소타대학교 공중보건학 교수인 데이비드 제이콥스David Jacobs 박사와 대한민국 경북대학교 의과대학 예방의학과 교수인 이덕희 박사는 체내 잔류성 유기오염물질Persistent organic Pollutants, POPs의 수치와 비만 및 제2형 당뇨병 사이의 관계를 연구했다. 우리는 5장에서 지금까지 알려진 어떤 과정으로도 분해되지 않는 잔류성 화학물질인 비스페놀A BPA를 논의하면서 잔류성 유기오염물질에 대해 이미 살펴보았다. 환경에 광범위하게 존재하는 POPs는 우리 체내에 유입되는 경우가 많다. 제이콥스와 이덕희 박사는 POPs와 비만, 만성적인 제2형 당뇨병 사이에 통계적 연관성이 있는지 알고 싶었다.

이를 알아보기 위해 연구 팀은 1960년대 초 미국 질병관리본부에서 시작한 종합적인 설문조사인 국민건강영양조사 NHANES를 참고했다. 미국 성인과 어린이의 건강 및 영양 상태를 평가하는 것을 목표로 한 이 조사는 설문조사와 신체검사를 병행하는 독특한 방식으로 진행되었다. 1999년에 이르러 NHANES는 매년 미국 15개 주에서 약 5천 명의 전국 대표 표본을 조사하는 지속적인 프로그램이 되었다. 인구통계학적, 사회경제적, 식단 및 건강 관련 평가가 의학적, 치과적, 생리학적 측정값과 함께 추적되었다.

수집된 데이터는 미국 국민의 건강과 영양에 대한 포괄적인 그림을 제공하면서 과학자들과 대중이 활용할 수 있는 귀중한 정보의 보고가 되었다.

처음 NHANES 데이터를 분석한 제이콥스와 이덕희 박사는 일반적인 생각과 달리 비만과 제2형 당뇨병 사이에 강한 상관관계가 없다는 사실에 다소 놀랐다. 다만, 감마-글루타밀 트랜스펩티다제(γ-GT) 혈중 농도가 약간 높게 나타났다. γ-GT는 그간 알코올 또는 약물 독성으로 인한 간 손상을 나타내는 생체지표로 알려졌는데 알코올과 약물 문제가 없는 사람에게서 γ-GT 수치가 소폭 상승해 비만과 당뇨병 사이의 연관성을 나타내는 것은 극히 드문 일이었다.

제이콥스와 이덕희 박사는 γ-GT 수치, 비만과 당뇨병 이 세 요소 사이의 연관성을 찾아야 했다. 약간 어리둥절한 면이 있었다. 두 사람은 체내에서 γ-GT의 주요 기능이 글루타치온 생성이라는 것을 알고 있었다. 9장에서 살펴본 것처럼 글루타치온은 미토콘드리아가 부식성 산소에 손상을 입지 않도록 보호하는 역할을 하며, 5장에서 보았듯이 화학물질 해독의 핵심 구성 요소이기도 하다. 제이콥스와 이덕희 박사는 γ-GT가 약간 증가한 것은 신체가 해독이 필요한 화학물질에 노출되어 글루타치온 생성을 증가시킨 결과일 수 있다고 생각했다.

이 가설을 확인하기 위해 연구 팀은 비만인 사람들을 제2형 당뇨병 환자와 그렇지 않은 사람들로 나누어 혈중 POPs 수치를 조사했다. 이 분석의 놀라운 결과로 만성질환 연구 분야에 지각변동이 일어났다. 분석 결과, 비만이지만 당뇨병이 없는 사람보다 제2형 당뇨병을 앓고 있는 동시에 비만인 사람의 POPs와 γ-GT 수치가 훨씬 높게 나타났다. 이는 POPs가 당뇨병의 발병과 연관 있음을 시사하는 것이었다.[192] 그런데 이 결과는 한편으로 POPs의 축적이 곧 비만의 유행과도 인과관계가 있지 않을까 하는 의심을 갖게 했다.

두 사람은 비만과 당뇨병이 급속히 증가하고 있는 대한민국을 비롯한 다른 국가로 연구를 확장했는데 역시 동일한 상관관계를 발견했다.[193,194] 두 사람은 이제 우리가 사는 환경이 신체 구조와 기능에 어떤 영향을 주는지에 관하여 새로운 이해의 장을 열었다고 확신했다.

전 세계의 연구 그룹이 제이콥스와 이덕희 박사의 분석을 더 심화하여 자신들의 가설을 확인했다. POPs와 비만의 연관성은 비만을 유발

하는 물질인 비만유발물질obesogen이라는 이름이 붙을 정도로 공식적으로 인정을 받았다.[195]

이것을 다시 한 번 정리해보자. 이는 우리 몸을 이해하는 데뿐만 아니라 미국과 점점 더 많은 선진국 및 개발도상국이 겪고 있는 비만 문제에 대한 실마리를 제공하는 데도 반드시 필요하기 때문이다.

비만은 단순히 칼로리 과잉의 문제가 아니다. 비만은 환경오염 물질이 체내에 축적된 상태에서 잘못된 유형의 칼로리를 너무 많이 섭취한 결과이다. 정리해보자.

- 우리가 섭취하는 음식에 담긴 나쁜 정보는 화난 지방을 만들어낸다.
- POPs는 미토콘드리아를 오염시켜 음식을 에너지로 변환하는 능력을 떨어뜨리고, 부식성 산소의 생성을 증가시키며, 처리되지 않은 음식 칼로리가 지방세포에 저장되도록 유도한다.
- 이는 우리 몸의 구조에 변화를 일으키며 그것은 생리적 기능에도 변화를 가져온다.

악순환이라는 표현이 어울린다. 지방을 화나게 하는 음식을 섭취하면 지방조직에 POPs가 축적되어 지방조직이 더 화를 내고 미토콘드리아의 생체 에너지 능력이 감소해 더 많은 지방이 저장된다. 이러한 악순환은 현재 전 세계적인 유행병이 되고 있는 제2형 당뇨병 등의 만성 질환으로 이어진다.

비스페놀A와 구조-기능 관계

이 지점에서 중요하게 다시 등장하는 것이 BPA이다. 5장에서 모든 종류의 액체를 담는 병과 기타 용기에 전 세계적으로 사용된 가소제인 BPA라는 합성 화합물이 자연 발생 호르몬을 수용체에서 제거하는 과정과 생리 기능을 조절하는 세포에 BPA 자신의 메시지를 보내는 과정을 설명했다. 그런데 주변 환경의 BPA 수치가 매우 낮다는 점 때문에 오랫동안 BPA가 인체의 생리에 영향을 미치지 않는다고 여겨왔다는 점이 중요하다.

그러나 비극적이게도 이 가정은 틀린 것으로 나타났다. 2012년, 뉴욕대학교 의과대학 소아과 연구진의 획기적인 논문이 미국의학협회지 JAMA에 발표되었나.[196] 어린이와 청소년을 대상으로 한 단면 연구에서 연구 대상자의 소변 내 BPA 수치가 비만과 상당한 관련이 있다는 사실이 밝혀졌다. 같은 해 중국의 한 연구에서도 어린이의 BPA 수치와 비만 사이에 동일한 연관성이 있다고 보고되었다.[197] 이러한 연구 결과는 POPs와 비만의 관계에 대한 제이콥스와 이덕희 박사의 연구 결과를 뒷받침한다. 이 연구들은 BPA가 비만유발물질이며 당뇨병 및 심장병과 같은 만성질환의 위험 요소임을 분명히 보여준다.

이는 레이첼 카슨Rachel Carson이 『침묵의 봄*Silent Spring*』이라는 책에서 제기한 질문을 떠올리게 한다. 즉 인체 건강에 영향을 준다고 알려진 물질이 인체에 영향을 미치지 않으려면 어느 정도의 양이어야 하는가라는 질문이다. BPA 사례에서 알 수 있는 것은, 이 질문에 대한 답은 우리가 어떤 효과를 찾는가에 따라 달라진다는 것이다. 앞서 9장에서 살펴본 호메시스 효과는 매우 낮은 양의 노출로도 인체의 구조와 기능이 영향을 받을 수 있다는 것이었다. 더구나 이 효과는 당장 분명히 드러나지 않으며 우리가 알아보는 데 꽤 오랜 시간이 걸릴 수도 있다.

어린이를 대상으로 한 BPA에 대한 연구에 따르면 BPA와 같은 비만유발물질은 우리의 생명의 책인 DNA에 후성유전학적 표식을 남기며 유전자가 발현되는 방식을 변화시킨다. 더욱 문제가 되는 것은 이러한 후성유전학적 표식 중 일부가 생식세포, 즉 여성의 난자와 남성의 정자처럼 성적 번식이 가능한 세포의 게놈에 위치하여 다음 세대에 전달될 수 있다는 점이다. 특정 비만유발물질에 낮은 수치로 노출되더라도 다음 세대의 게놈 발현 패턴에 변화가 일어나 그들의 생리 구조와 기능에 이상을 일으키는 실제적인 위험성이 존재한다.

이것이 갖는 의미는 매우 광범위하다. 우리 주변에는 비만유발물질이 존재하며, 비만유발물질이 비만 관련 만성질환과 갖는 연관성은 이제 이론에 그치지 않는다. 나는 우리 사회가 급격한 변화를 겪는 과정에서 전 세계인의 생리 구조와 기능을 변화시키는 요인에 있어 이전과 완전히 다른 현실에 직면해 있다고 본다. 당신은 한 세기 전에 살았던 사람들의 사진을 본 적이 있는가? 그들과 지금 우리의 신체 구조가 크게 다른 것이 단순히 유행의 변화 때문일까? 결코 아니다. 그 변화는 더 근본적인 성격을 갖는다.

이에 대한 가장 흥미로운 관점 중 하나가 20세기 초 볼티모어에 살던 치과 의사 웨스턴 프라이스Weston Price의 1939년 저서 『영양과 신체 퇴화*Nutrition and Physical Degeneration*』에 나온다.[198] 웨스턴과 그의 아내는 약 30년 동안 전 세계를 두루 돌아다녔다. 이 시기는 20세기 초반으로, 여행지에서 만난 많은 사람들이 원래의 생활 습관과 식단에서 점점 멀어져 산업화된 사회로 옮겨가던 시기였다. 프라이스는 30년에 걸쳐 같은 가족의 생활상을 여러 차례 촬영했다. 아이들의 외모와 건강상 변화를 기록했다. 특히 흰 밀가루와 설탕을 식단에 포함시킨 이후, 그리고 '발전된' 기술을 통해 '더 편리한' 생활 습관을 갖게 된 이후에 일어난 중대한 변화에 주목했다. 프라이스는 신체 구조의 변화가 어떻게 신체 기능의 변화를 가져오는지 보여주는 변화들을 직접 관찰하고 상세히 기록함으로써 '영양학의 찰스 다윈'으로 불렸다. 그의 저서는 지금도 고전으로 추앙받고 있다.

프라이스의 관찰과 추측, 결론의 구체적 내용이 무엇이든 그의 책이 제기하는 질문은 중요한 의미를 갖는다. 오늘날 어린이들의 시력이 점점 떨어지고, 치아 교정에 더 많은 치과 기구가 필요해지고 있다. 비만이 증가하고 알레르기, 천식, 습진이 급증하고 있다. 이 점을 고려할 때 이러한 증상들이 환경, 식단, 생활 습관 등의 요인으로 인한 후성유전적 변화의 결과가 아닌지 깊이 생각해볼 필요가 있다. 그리고 이에 대해 우리가 할 수 있는 일이 무엇인지 생각해보아야 한다.

갈색지방, 베이지색지방 그리고 비만유발물질

비만유발물질은 우리 몸속 모든 종류의 세포와 다양한 방식으로 상호작용하지만 그중에서 가장 중요한 상호작용은 갈색지방이라는 열 생성 세포와의 상호작용이다. 지방세포에는 흰색과 갈색의 두 가지 유형이 있는데 백색지방세포는 지방을 저장하는 역할을 하며, 갈색지방세포는 열에너지를 생성하는 일을 한다. 갈색으로 나타나는 이유는 세포의 미토콘드리아에 철분이 다량 함유되어 있기 때문이다. 그리고 철분은 에너지와 해독 과정에 관여하는 미토콘드리아 막 내부의 시토크롬에 들어 있다(반면 백색지방세포는 지방을 저장하는 기능을 하므로 철분 함유 시토크롬이 훨씬 적은 다른 구조로 되어 있다). 갈색지방세포가 생성하는 열에너지 덕분에 외부 온도가 매우 낮아도 내부 체온을 일정하게 유지할 수 있다.

곰처럼 겨울잠을 자는 동물은 갈색지방세포의 수치가 높기 때문에 휴면기를 견디기에 충분한 열에너지를 저장할 수 있다. 유아도 갈색지방 수치가 매우 높다. 최근까지만 해도 유아의 갈색지방세포는 성인이 되면 소실되는 것으로 이해했지만 첨단 진단 기술을 통해 성인의 목, 어깨, 등 위쪽에서 활성 갈색지방을 확인할 수 있었다.[199]

그런데 비만유발물질은 갈색지방의 활동을 오염시켜 열에너지의 생산 및 보존과 관련한 온갖 문제를 일으킨다. 그 문제 중 하나가 추위에 점점 예민해지는 것이고 또 다른 문제가 바로 비만이다. 비만유발물질에 오염된 갈색지방세포는 음식의 칼로리를 열로 전환하지 못하게 되고 나머지 칼로리는 백색지방세포에 지방으로서 저장될 수 있다. 앉아서 생활하는 습관은 갈색지방세포의 활동을 감소시키는 또 다른 원인으로, 게을러지면 음식물을 제대로 열로 변환하지 못하게 된다. 규칙적인 운동이 필요한 또 하나의 이유이다. 음식에 들어 있는 특정 성분도 갈색지방세포의 활동을 감소시키는데 비만을 유발하는 강력한 성분 중 하나가 많은 가공식품과 음료에 들어 있는 고과당 옥수수 감미료이다.

그러나 갈색지방세포를 게으르게 만드는 음식이 있듯이 갈색지방세포를 깨우고 활동을 증가시켜 비만을 예방하거나 역전시키는 데 도움이 되는 음식도 많다. 여기에는 카엔 고추를 비롯한 고추과 채소, 사과와 껍질을 깐 땅콩, 포도, 베리류, 녹차, 계피, 버진 올리브오일, 홉의 이소후물론, 생선의 오메가-3, 칼슘이 풍부한 저지방 요거트가 있다.

이 분야에서 가장 흥미롭고 새로운 발견 중 하나는 2008년 하버드대학교 세포생물학 교수인 브루스 스피겔만Bruce Spiegelman 박사가 발견한 베이지색지방이다.* 스피겔만 박사는 베이지색지방세포가 백색지방에 들어 있음을 발견하고는 운동과 식단 변화를 통해 베이지색지방세포를 열을 생성하는 활성 지방세포로 유도할 수 있다는 사실을 밝혀냈다. 즉 베이지색지방세포를 활성화하면 분노 지방을 건강한 지방으로 바꿀 수 있다는 것이다.[200] 예상하는 것처럼 이는 인슐린 감수성에 좋은 영향을 미치며 제2형 당뇨병과 기타 만성질환의 위험을 낮출 수 있다.

이것은 무슨 의미일까? 간단히 말해 정크푸드를 엄청나게 먹고 한자리에 앉아 움직이지 않는 사람이 식물영양소가 풍부한 비가공 음식을 규칙적으로 섭취하는 운동가로 변신한다면 급격한 체중 감소 이상의 효과를 낼 수 있다는 것이다. 실제로 새로운 낮은 초깃값을 설정할 수 있다. 즉 신체가 자연스럽다고 느끼는 체중을 만들어 유지할 수 있는 것이다.

이러한 변화는 신체 구조의 변화가 신체 기능의 변화로 이어져 장기적으로 건강에 긍정적인 영향을 미친다는 것을 보여준다. 이러한 변

---

* 브루스 스피겔만은 하버드대학교 의과대학 세포생물학 및 의학부 스탠리 J. 크스마이어 교수이다.

화를 요요현상(체중 감량 후 거의 항상 반등하여 더 높은 체중으로 되돌아가는 가짜 체중 감량)이 생기는 여러 다이어트 방법들과 비교해보라.

골격과 갈색지방의 연관성

신체 구조에 관한 우리의 이야기는 이제 골격에 이른다. 일반적으로 신체 구조에 대해 이야기할 때 가장 먼저 떠오르는 것이 골격이다. 중력에 대항해 우리의 몸을 바로 세우고 움직이고 활동하게 해주는 것은 결국 골격이다. 나는 오래전 처음 의학 수련을 받을 때 골격에 대해 그렇게 생각했다. 당시 의학교실에는 사람의 '실제' 골격이 걸려 있었고 나는 골격이 신체의 각종 부위가 들러붙어 있는 뼈대에 불과하다고 생각했다. 얼마나 틀린 생각이었는지.

인간의 골격이 지닌 핵심은 신체 구조를 바로잡고 그에 따라 신체 기능이 바르게 작동하도록 하는 것이다. 물론 골격은 뼈이다. 그러나 뼈는 뼈의 광물화된 부분 내의 골수, 일부 피질 또는 치밀한 부분, 일부 섬유주 또는 그물망과 같은 해면질 부분으로 구성된다. 이것들 모두는 평생에 걸쳐 스스로를 교체하는 활성 구성 요소이다.

골수는 적혈구와 백혈구가 생성되는 곳이다. 골수가 건강하지 않으면 심각한 빈혈과 면역결핍을 겪을 수 있다. 칼슘의 일종인 수산화인회석이라는 구조 단백질로 된 피질골과 섬유주는 골격의 강도를 유지시켜준다. 피질골과 섬유주는 또한 신체의 다른 기관과 소통하는 신호 물질을 생성하고, 신체의 다른 기관은 이 뼈들과 소통하는 물질을 생성한다. 이처럼 골격은 서로 연결된 7가지 핵심 생리 과정 중 하나로서 서로 간에 그리고 외부 환경과 소통하는 유전자에 의해 제어된다는 사실을 알 수 있다.

따라서 베이지색지방세포가 골격과 대화하는 신호 물질을 생성해 뼈 건강을 개선한다는 사실은 그리 놀랍지 않다.[201] 무엇보다 이것은 지방세포의 구조와 기능에 변화가 생기면 뼈의 구조와 기능에도 영향을 미칠 수 있다는 것을 의미한다. 그러나 이것은 시작일 뿐이다. 다음의 이야기를 더 들어보면 무슨 말인지 알 수 있을 것이다.

이야기는 이렇게 시작한다. 건강한 베이지색지방세포는 뼈세포를 향하여 골형성단백질BMP, bone morphogenic protein이라는 신호를 보낸다. 뼈세포는 이에 반응하여 오스테오칼신과 오스테오프로테제린이라는 신호 물질을 생성해 인슐린 활동과 혈당 수치에 영향을 미친다. 이처럼 갈색지방에서 시작해 뼈, 그리고 인슐린을 분비해 혈당을 조절하는 췌장에 이르기까지 그 연결 관계는 명확하다. 건강한 골격구조는 신체의 건강한 기능을 유도하며 이로써 여러 가지 만성질환의 위험을 줄일 수 있다.

이를 보여주는 또 하나의 강력한 예가 골격구조가 건강하지 않을 때 일어나는 일이다. 가령 손목, 고관절, 척추의 골절 발생률을 높이는 뼈 손실을 특징으로 하는 골다공증이라는 만성질환이 그것이다. 골다공증은 골격을 보호하는 에스트로겐 호르몬이 난소에서 더 이상 생성되지 않는 폐경 후 여성에게 자주 나타나는 질환이지만 남성에게도 나타날 수 있다.

의학계에서는 골다공증이 에스트로겐 분비가 감소한 결과일 뿐 아니라 칼슘과 비타민D가 부족한 식단, 그리고 개인의 체중부하 운동 부족 때문에 발생하는 것으로 보았다. 이는 부분적으로 사실이지만 이 이야기에는 더 살펴보아야 할 것이 있다. 이제 우리는 뼈 건강이 좋지 않은 이유가 화난 지방이나 관절염처럼 신체의 다른 부위에서 오는 염증 신호의 영향 때문이라는 사실도 알게 되었다. 실제로 골다공증, 류머티즘성관절염, 심장질환 사이에는 강한 연관성이 있다. 만약 당신이 이러한 만성질환 중 하나를 앓고 있다면 다른 질환도 함께 앓고 있을 가능성이 높다. 그 이유는 이 질환들 모두가 핵심 생리 과정에 일어난 문제점을 함께 갖는다는 단순한 이유 때문이다. 따라서 기능의학은 개별 질병의 진단보다 질병을 일으킨 핵심 생리 과정의 불균형과 상호 연관성을 관리하는 데 더 중점을 둔다.

실제로 2009년 우리 기능의학 임상연구센터의 연구 팀은 보스턴대학교 의과대학의 내분비학자인 마이클 홀릭Michael Holick 박사와 함께 폐경 후 여성 그룹을 대상으로 14주 동안 선택적 식물영양소 보충제로 강화한 지중해식 저당부하 식단을 제공하는 임상실험을 진행했다. 두 가지 유의미한 결과를 얻었다.[202] 첫째, 표준 식단을 섭취한 같은 연령대의 여성에 비해 뼈 건강 관련 생체지표가 의미 있게 개선되었다. 둘째로 염증이 감소하고 심혈관 위험 요소가 개선된 것으로 나타났다. 식단과 뼈 건강의 상호 연관성이 실제로 확인된 것이다.

최근에 개발된 데노수맙denosumab(상품명은 프롤리아)이라는 골다공증 치료제를 들어본 적 있는가? 이 약은 뼈 속의 염증 신호를 차단해 뼈 손실을 예방하는 작용을 한다. 데노수맙은 뼈의 염증이 신체 다른 부위의 염증과도 관련이 있다는 이해에 토대를 둔 약이므로 이 약의 개발자가 류머티즘성관절염 및 염증 관련 만성질환의 치료에도 데노수맙을 사용할 수 있을지 연구하는 것은 놀라운 일이 아니다.

이처럼 우리는 폴링의 분자 의학 모형에서 도출된 신체 구조와 기능의 관계에 대한 혁신적 사고가 현재 의학 분야에서 실제로 적용되고 있는 것을 목격하고 있다. 의학 연구자와 의사들이 환경과 생활 습관, 식단의 특정 요인들이 유전자 발현에 영향을 미치는 방식에 관하여 점점 더 많이 이해함에 따라 이러한 응용 분야는 계속 확대될 것이며 그에 따라 우리의 건강도 개선될 것이다.

데보라와 브루스 부부는 70대 초반의 매력적이고 활동적인 부부이다. 그런데 남편 브루스가 점점 쇠약해지고 몸을 움직이기 힘들어지자 식단에 변화를 주면 도움이 되지 않을까 해서 우리의 의료 영양 전문가에게 의뢰를 해 왔다. 우리는 브루스의 병력, 신체검사, 생체지표, 기능평가를 검토한 결과, 그가 근육량이 감소하는 근감소증을 앓고 있으며 이는 근저에 놓인 만성염증성 질환이 근본 원인일 수 있다는 결론을 내렸다. 하지만 브루스에게는 관절염과 같은 전통적인 자가면역 질환의 징후는 보이지 않았고, 오히려 대사 요인이 염증을 유발하는 것으로 나타났다. 또 브루스에게 골밀도 검사를 실시한 결과, 골다공증을 앓는 여성의 수치가 나왔다.

브루스가 쇠약함을 느끼고 몸을 움직이기 어려웠던 것도 이상한 일이 아니었다. 나이가 들면서 근육량이 감소하는 것은 장애와 부상으로 이어지는 주요 원인이며, 체력 저하의 원인이기도 하다. 근육량 감소는 시간이 흐르면서 조금씩 일어나기 때문에 인식하지 못하는 경우가 많기에 '노화의 일부'일 뿐이라고 생각하는 것이 일반적이다. 많은 노인이 근육량이 줄어드는 것을 어쩔 수 없는 일로 받아들여 보행기나 지팡이를 짚고 다니거나 전동 장치를 사용하는 일이 점점 더 많아지고 있다. 그러나 사실 근감소증은 만성염증, 인슐린 저항성, 체중부하 운동의 부족 그리고 영양 불균형 등 다양한 요인으로 발생하는 것으로 인식되고 있다.

우리는 브루스에게 개인맞춤형 프로그램을 설계했다. 인슐린 민감성을 개선하고 염증 가능성을 줄이며 단백 동화 호르몬 활동을 증가시켜 손실된 근육을 재건하는 프로그램이었다. 여기에는 매일 근력 및 컨디셔닝 운동, 단백질 함량을 높이고 혈당 부하를 낮추며 특정 식물영양소에 중점을 둔 식단, 저용량 테스토스테론 대체요법 처방, 브루스의 영양 요구량 격차를 줄이는 영양 보충 프로그램 등이 포함되었다.

우리는 최소 12주의 개인맞춤형 생활 습관 플랜을 제공하는 것을 선호한다. 물론 사람마다 다르겠지만 내가 보기에 만성적인 건강 문제가 있는 사람의 신체 구조와 기능을 실질적으로 바꾸려면 적어도 그 정도의 시간이 필요한 것 같다. 더욱이 프로그램을 시작한 처음에는 호전이 더딜 수 있고, 처음 며칠 또는 몇 주 만에 원하는 효과가 나타나지 않으면 좌절감을 느끼기 쉽다. 효과가 있으려면 3개월이 걸린다고 처음부터 예상하면 프로그램을 끝까지 지속하는 데 도움이 된다.

그런 일이 브루스에게 일어났다. 처음 몇 주 동안은 눈에 띄는 진전이 별로 없었고, 실제로 9주째가 되어서야 개선 속도가 빨라졌다. 효과가 미미했지만 브루스는 예상보다 훨씬 더 큰 변화를 경험했다고 말했다. 생애 처음으로 자신의 건강을 스스로 관리할 수 있다는 '힘이 생겼다'고 느꼈다. 그리고 기꺼이 12주를 기다린 끝에 효과를 볼 수 있어 기쁘다고 말했다.

확실히 브루스는 프로그램으로 효과를 보았다. 보행기를 버리고 다른 사람의 도움 없이 혼자 움직일 수 있게 되었다. 후속 검사 결과, 브루스는 체중이 크게 증가하지 않고도 근육량이 증가한 것으로 나타났다. 지방이 근육으로 대체된 것이다. 골밀도와 염증의 생체지표도 개선된 것으로 나타났으며 무엇보다 중요한 것은 '활력'을 되찾았다고 느꼈다는 점이다.

아내 데보라에게도 유익이 있었다. 데보라는 12주 동안 체중도 줄었고, 정기 검진에서 담당 의사의 말에 따르면 여러 가지 지표가 개선되었다. 실제로 골밀도검사 결과 골다공증 약을 처방할 필요가 없을 정도로 개선되었다고 했다. 의사는 데보라에게 "무엇을 하든 계속하세요."라고 말했다.

데보라와 브루스 부부의 사례가 건강과 웰빙에 관하여 알려주는 것은 더 있다. 그것은 사회관계 구조가 우리 삶의 기능에 큰 영향을 미칠 수 있다는 사실이다. 폴링의 구조-기능 모형은 모든 차원에서 작동한다. 폴링은 평생 두 번의 노벨상을 받았는데 하나는 분자 차원의 구조가 건강에 미치는 영향을 연구한 공로로 수상한 노벨 생리의학상이고, 또 하나는 핵무기 실험 중단을 위해 전 세계적인 노력으로 수상한 노벨 평화상이다. 두 영역 모두에서 우리가 구조를 어떻게 다루느냐가 우리의 기능에 영향을 미친다. 이제 이것을 우리들 한 사람 한 사람, 개인의 차원에서 실천해야 할 때이다.

• 10장 핵심 정리 •

1. 신체의 구조는 신체의 기능과 연관되어 있다. 신체의 구조와 신체의 기능에 영향을 미치는 중요한 요인은 영양과 신체 활동이다.
2. 신체 구조의 적절한 정렬은 건강 유지에 매우 중요하다.
3. 전자기 방사선에 노출되면 면역 및 신경계 기능에 변화가 생길 수 있다.
4. 혈당 수치가 높아지면 당단백질이 생겨 여러 만성질환의 원인이 된다. 가공식품을 최대한 줄인 저당부하 식단으로 이 문제를 예방할 수 있다.
5. 비만은 단순히 칼로리가 너무 많아서 생기는 것이 아니라 체내 염증을 증가시키는 음식을 섭취한 결과이기도 하다.
6. 음식과 물에 섞인 독소에 노출되면 비만으로 이어질 수 있다.
7. 뼈 손실은 영양 부족, 체중부하 운동의 부족, 소화 문제, 염증, 인슐린 저항성 등의 요인으로 인해 발생할 수 있다.

3부

당신에게 맞는 건강관리 계획 세우기

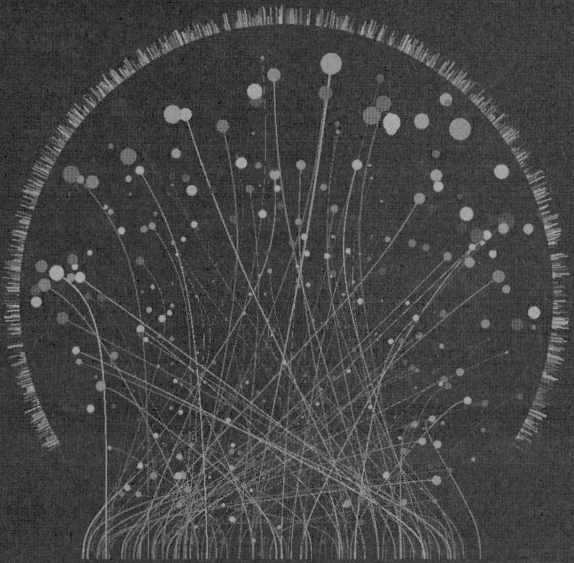

THE DISEASE DELUSION

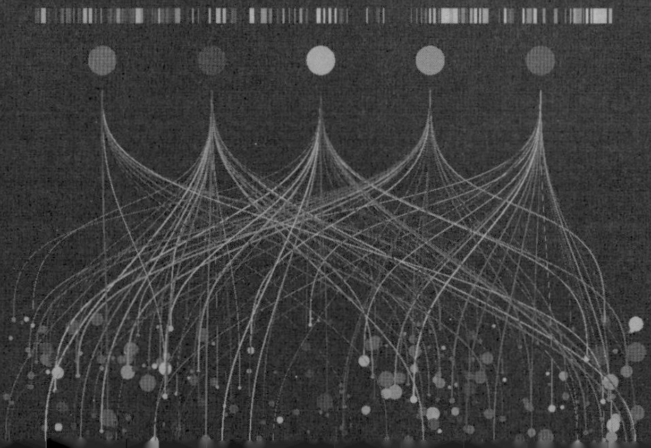

지금까지 우리는 의료 관리에 관한 새로운 사고방식이 필요한 이유, 그리고 건강관리에 있어 각 개인이 할 수 있는 새로운 역할에 대해 살펴보았다. 지금부터는 이 새로운 접근 방식의 실제적인 기초 사항에 대해 살펴본다. 이를 통해 각 개인에게 맞는 맞춤형 건강관리 계획을 세울 수 있을 것이다.

독자들은 기본 프로그램을 출발점으로 삼고, 8개의 자가진단 질문지에 답해봄으로써 각 생리 과정의 불균형을 바로잡고 자신의 필요에 따라 불균형에서 회복할 수 있을 것이다.

11장

당신의 건강에 대한 새로운 접근 방식

건강이란 무엇일까? 세계보건기구는 1946년에 이 질문에 대한 답을 제시했다. "건강이란 단순히 질병이나 허약함이 없는 상태가 아니라 신체적, 정신적, 사회적으로 완전히 안녕한 상태"라고 유엔의 보건 당국은 말했다.[203] 이는 매우 훌륭한 정의이며, 우리 모두가 달성하고자 하는 높은 목표이다. 문제는 이 목표를 '어떻게' 달성하느냐이다.

이 질문에 의학의 아버지인 고대 그리스의 전설적인 의사 히포크라테스가 내놓은 답이 오늘의 우리에게 전해오고 있다. 그것은 라틴어로 '자연의 치유력vis medicatrix naturae'이라는 것으로, 생명체에 적절한 환경, 식단, 생활 습관이 제공되면 생명체가 스스로 치유할 수 있다는 생각이다. 오늘날 히포크라테스의 이런 생각은 게놈 혁명의 렌즈를 통해 재조명받고 있다. 우리는 유전자 혁명으로 환경이 우리의 유전자 발현에 미치는 영향과 그 영향으로 개인의 건강과 질병 패턴을 결정하는 방식을 변화시킬 수 있게 되었다.

지금까지 책의 앞 장에서 설명한 내용들, 즉 게놈 혁명에서 발견한 것들 그리고 시스템생물학적 관점에서 바라본 만성질환에 관한 지혜는 모두 그 관점을 실천에 옮기기 위한 목적이다. 그리고 그 생각을 실제로 적용한 것이 '우리 시대의 의료 혁명'이라 할 수 있는 기능의학 모형이다. 환자 중심의 기능의학 모형은 각 개인이 자신의 건강관리에 전적으로 참여하도록 요구한다. 기능의학의 관점은 간단하다. 개인맞춤형 건강관리 프로그램을 통해 식단과 생활 습관, 환경에 변화를 주면 유전자가 발현되는 방식과 우리의 건강 패턴에 직접적인 영향을 미칠 수 있다는 것이다.

개인맞춤형 건강관리 프로그램을 통해 식단과 생활 습관, 환경에 변화를 주는 것, 이것이 당신이 해야 할 일이다. 당신이 선택한 건강 전문가의 도움과 지원을 받아 자신의 건강 문제를 해결하고 유전적 잠재력을 최적화하는 방식으로 생활하는 당신만의 맞춤형 계획을 설계하고 실행하게 될 것이다. 11장에서 이것을 다룰 것이며, 당신은 자신의 건강을 살펴보고 완전히 새로운 방식으로 건강을 관리하는 도구를 얻을 수 있을 것이다.

이 건강관리 도구들은 새로울 뿐만 아니라 지금까지와는 다른 것이다. 이 책의 이전 장에서 우리는 지금까지 알던 것과 완전히 다른 의학적 사고 개념을 소화했다. 이제 익히 알던 것과 매우 다른 건강에 대한 해결책과 치료법을 실제로 적용해야 할 때이다. 이 치료법을 시작하기 전에 새로운 사고의 핵심 원칙을 다시 한 번 살펴보자. 다음의 다섯 가지로 요약할 수 있다.

1. **우리의 건강은 유전자에 의해 미리 결정된 것이 아니다.** 만성질환을 일으키는 단일 유전자는 존재하지 않는다. 건강과 질병의 패턴은 유전자의 발현 방식에 따라 결정되며, 유전자 발현은 운동, 스트레스, 오염물질, 방사선, 특정 음식, 식물영양소 등 우리 몸의 세포에 신호를 보내는 다양한 생활 습관, 식단 및 환경요인에 영향을 받는다. 그리고 그 영향은 실제로 바뀔 수 있다.

2. **만성질환은 하나 이상의 핵심 생리 과정의 불균형으로 인해 발생한다.** 이러한 불균형은 유전자와 생활 습관, 식단 및 환경의 상호작용에서 일어난다. 핵심 생리 과정의 불균형은 신체 기능에 이상을 일으키며 시간이 지남에 따라 신체의 기능 변화는 우리가 '질병'이라고 부르는 특정한 징후와 증상으로 나타난다. 생활 습관, 식단, 환경에 변화를 줌으로써 핵심 생리 과정의 균형을 회복할 수 있다.

3. **질병이 없다고 반드시 건강한 것은 아니다.** 만성질환 진단은 기능 저하 기간을 지난 이후 내려지곤 한다. 아직 기능 저하가 시작되지 않았거나 이제 막 기능 저하가 시작되었다면 지금이 당신의 건강에 가장 긍정적인 영향을 미칠 때이며, 바로 지금이 개인맞춤형 생활 습관 개선을 실행하기에 가장 좋은 시기이다.

4. **생활 습관, 식단 및 환경요인에 대한 생리적 반응은 각자의 유전적 구성에 따라 사람마다 다르다.** 모든 개인의 유전적 구성은 고유하므로 생활 습관, 식단 및 환경에 대한 반응도 각기 다르다. 한 개인에게 최적화된 생활

습관, 식단 및 환경이 다른 이에게는 독이 될 수도 있다.

5. **약물은 급성질환 관리에는 효과적이지만 만성질환을 장기적으로 관리하는 데는 부적절할 수 있다.** 대부분의 의약품은 표적 질병과 관련된 복잡한 생리적 네트워크의 특정 단계를 차단하는 효과를 내도록 만들어졌다. 그러나 시간이 지남에 따라 약물의 효과는 표적 질병과 무관한 부수적 해를 입히는 잠재적 악영향을 가져올 수 있다. 대부분의 만성질환은 장기적으로 관리해야 한다는 점에서 증상의 진행을 가능한 한 늦추고 건강한 기능 유지를 위해 최대한 적은 용량으로 사용하는 것이 안전한 약물 사용법이다.

이것이 기능의학에서 개인맞춤형 생활 습관 건강관리 방식을 고안한 배경이다. 기능의학은 만성질환의 원인, 즉 핵심 생리 과정의 불균형을 치료하는 데 초점을 맞춘다. 그 불균형의 결과로 나타나는 증상과 징후를 치료하는 데 초점을 맞추지 않는다.

우리보다 앞서 이러한 접근 방식을 취한 이들이 없는 것은 아니다. 중국의 전통의학과 인도의 아유르베다 요법도 기능의학과 유사한 철학이 그 기초를 이루고 있었다. 실제로 동양의 의사들은 세포생물학, 유전학, 병리학에 관한 지식이 전혀 없던 때부터 직접 관찰을 통해 오늘날 기능의학에서 적용하는 것과 매우 유사한 개념을 받아들였다. 전 세계에 기능의학의 메시지를 전하는 나의 입장에서 가장 뿌듯한 점은 서양과 동양의 의학적 사고를 통합하고 양쪽의 모범 사례를 통합하려는 움직임이 활발해지는 것이다. 게놈 혁명으로 탄생한 혁신적인 생각으로 기존의 관찰을 새롭게 바라보고, 각 개인이 다양한 관점의 지식과 경험을 최대한 활용할 수 있는 새로운 의학이 탄생하는 것을 지켜보는 일은 매우 흥미롭다.

기능의학의 운영 모형에서 이것을 어떻게 통합하는지 다시 한 번 소개한다.

| 그림1 | 기능의학의 운영 체계

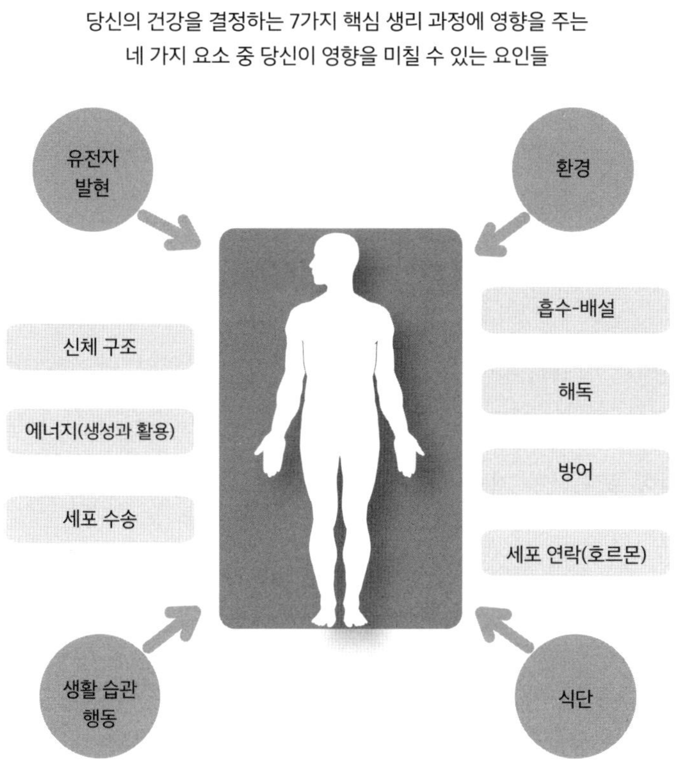

개인맞춤형 건강관리 도구

기능의학이라는 새로운 의학을 실행하기 위해 당신이 할 수 있는 일에는 어떤 것이 있을까? 이 책 전체에 걸쳐 우리는 생활 습관, 식단, 환경 등의 요인에 대해 살펴보았다. 우리는 누구나 건강관리의 도구가 되는 이 요인들을 가지고 있다.

생활 습관은 우리가 살아가는 방식인 일련의 행동과 습관이다. 누구나 자기만의 식단과 식사 방식이 있으며, 모든 사람이 다양한 환경에서 살아가고 있다. 환경은 지구의 어느 반구에 사는지, 더운 기후인지 추운 기후인지, 선진국인지 개발도상국인지, 도시인지 시골인지, 산인지 해안인지 등 큰 범주에서부터 집, 직장, 편의시설 등 보다 세분화된 범주에 이르기까지 다양하다.

생활 습관, 식단, 환경의 세 요인이 모두 유전자가 발현되는 방식과 시간이 지남에 따라 건강이 형성되는 방식을 결정하는 데 중요한 역할을 한다는 사실은 언뜻 당연해 보이지만 그렇지 않다. 이것은 지난 세기에 박테리아 감염이 질병을 일으킨다는 생각만큼이나 의학적 사고에 있어 혁명적인 개념이며, 앞으로의 의학 치료에도 큰 영향을 미칠 것이다.

생활 습관, 식단, 환경의 세 요인을 변화시키는 과정에서 당신이 어떤 결정을 내리는지는 매우 중요하다. 이 점에서 당신이 영향을 줄 수 있는 부분과 줄 수 없는 부분에 대한 기준을 세워놓고 결정할 필요가 있다.

식단

식단을 먼저 이야기하는 이유는 음식은 누구나 가장 확실히 통제할 수 있다고 생각하기 때문이다. 또한 음식은 개인맞춤형 프로그램의 기초로서, 앞서 언급했듯이 한 사람의 고기가 다른 사람에게 독이 될 수 있다는, 즉 한 사람에게 건강을 가져다주는 음식이 다른 사람의 건강에는 재앙이 될 수 있다는 것이 음식에서만큼 분명한 경우도 드물기 때문이다. 환경, 식단, 생활 습관의 세 가지 요소 중 특히 식단이 중요한 이유는 우리는 먹지 않고는 살 수 없는 존재이기 때문이다. 음식은 생존에 필수적인 요소이다.

우리는 다양한 음식을 골고루 적당량 섭취해야 한다는 것을 주변에서 듣고 책에서 읽고 TV에서 보기 때문에 잘 안다. 하지만 21세기 미국에서는 너무 적게 먹어서가 아니라 너무 많이 먹어 영양실조에 걸린 사람이 많은 것이 사실이다. 이를 '과다섭취 영양결핍'이라고 하는데, 칼로리 결핍이 아니라 '빈 칼로리empty calories(영양가 없이 열량만 높은 음식)'가 넘쳐서 일어나는 일이다. 빈 칼로리는 우리의 유전자에 경고와 위험 메시지를 보낸다. 빈 칼로리로 인한 영양 부족은 비만, 당뇨병, 심장병, 골다공증, 치매 및 염증 관련 만성질환으로 이어질 수 있으며, 7가지 핵심 생리 과정 모두에 이상을 일으킬 수 있다.

따라서 당신에게 적합한 식단은 무엇보다 당신의 핵심 생리 과정의 불균형을 바로잡고 필수영양소를 적절히 제공해야 한다. 또한 입맛에도 맞으며 즐겁고 편안하게 먹을 수 있는 음식이어야 한다. 당신의 식단에 포함시켜야 할 사항과 제외해야 할 사항은 다음과 같다.

당신의 식단에 포함시켜야 할 사항	당신의 식단에서 제외해야 할 사항
혈당 부하가 낮은 음식	식사 후 혈당이나 인슐린을 급격히 상승시키는 음식
오메가-3 오일이 적절히 함유된 음식	트랜스지방 또는 부분적으로 경화된 식물성 기름이 함유된 음식
건강한 유전자 발현을 돕는 높은 수치의 식물영양소	알레르기 또는 염증을 유발하는 식품 또는 재료가 함유된 음식
개인적 필요량을 섭취하는 데 필요한 특정 영양소가 많이 함유된 음식	빈 칼로리 간식
장내 미생물의 건강한 균형을 유지하는 데 도움이 되는 성분을 함유한 음식	섬유질이 빈약한 과다 가공식품

우리는 지금 일반적으로 건강 식단의 기본이라고 하는 지중해식 식단에 대해 이야기하고 있다. 지중해식 식단은 개인별 식단 계획에 따라 먹어야 할 음식과 먹지 말아야 할 음식이 모두 포함된 식단이다. 이 식단에는 동물성 및 식물성 식품의 다양한 저지방 단백질이 포함되어 있다. 당분이나 흰 밀가루 제품 등의 가공식품이 적고, 식물성 영양소 필요를 충족하는 적절한 양의 통과일, 채소, 콩류, 쌀, 향신료가 포함되어 있으며 지방의 균형을 맞추기 위해 오메가-3 오일이 함유된 식품이 다량 포함되어 있다.

여러 연구를 통해 지중해식 식단이 건강의 기준이 되는 식단으로서 효과가 있다는 사실이 확인되었다. 지중해식 식단이 장기적으로 건강에 미치는 영향을 평가한 가장 흥미로운 연구는 서유럽 11개국의 건강한 70~90세 남녀 1,507명을 대상으로 10년 동안 모든 원인에 의한 사망률을 검토한 유럽 건강노화 종단연구Healthy Aging Longitudinal in Europe, HALE이다. 2004년에 발표된 이 연구 결과에 따르면 연구 참여자의 사

망률은 이러한 식단이나 유사한 건강한 생활 습관을 실천하지 않은 사람보다 50퍼센트나 낮았다.[204]

여기서 간단히 논외로 하자면, 이 연구에 대한 미흡한 언론 보도로 인해 우리는 우선순위를 잘못 알 수 있다. 만약 70~90세 사이의 인구에서 모든 원인에 의한 사망을 절반으로 줄일 수 있는 약이 개발되었다면, 지구상 모든 노인이 처방전을 받기 위해 줄을 서서, 아마 몇 주 동안 전 세계 언론의 헤드라인을 장식했을 것이다. 그런데 여기서 우리가 내리는 식단 처방은 세계 언론의 관심을 조금도 받지 못하는 것 같다.

어쨌든 HALE은 지중해식 식단이 긍정적인 건강 결과를 위한 완벽한 기준을 만들 수 있다는 수많은 과학적 근거 목록에 또 하나의 근거를 추가했다. 한 가지 요소만 더 추가하면 되는데, 그것은 당신의 건강 관리 계획에 따라 개인맞춤형 식단을 구성하는 것이다. 지중해식 식단을 기준으로 일반적인 식단 계획의 권장 및 금지 사항을 지킨 다음, 당신의 영양 요구량을 충족시키고 면역 부작용을 피하는 특정 식품을 추가하거나 빼면 당신만을 위한 최적의 식단 계획이 마련될 것이다.

생활 습관

생활 습관은 확실히 매우 광범위한 영역이다. 그것은 우리가 종종 '레크리에이션'이라고 부르는 개인적인 습관, 운동 활동의 수준과 내용, 스트레스의 알로스타시스 부하 등 우리의 생리와 기능에 영향을 미치는 것들이 포함된다.

당신이 해야 할 운동 프로그램	당신이 하지 말아야 할 운동 프로그램
지구력, 근력 및 유연성을 키우는 운동	당신의 신체 능력을 초과하는 운동
맥박과 호흡을 유산소 트레이닝 영역으로 가져오는 운동(180에서 나이를 뺀 값으로 계산)	심각한 근육통이나 관절 긴장을 유발하는 운동
관절과 근육에 무리가 가지 않는 운동	주당 총 120분 미만의 운동
일주일에 5~6일 일상적으로 할 수 있는 운동	적절한 준비운동 없이 과도한 체력을 요구하는 '주말 전사' 활동(주말 전사: 격렬한 운동을 주말에 몰아서 하는 것)

이 중 첫 번째인 개인적 습관은 이미 잘 알려진 사실로서 덧붙일 것이 없다. 흡연은 우리를 죽이며, 알코올과 약물 남용은 삶을 엉망으로 만든 다음 우리를 죽음으로 몰아간다. 따라서 흡연과 음주, 약물 남용 등의 습관은 모두 피해야 한다.

운동은 건강의 모든 측면에 매우 중요하므로 식단과 마찬가지로 일반적인 기준에서 시작한 다음 당신의 필요에 맞춤한 세부 사항을 추가하는 것이 좋다. 다음은 당신이 해야 할 운동과 하지 말아야 할 운동이다.

일주일에 최소 120분 이상의 기준에서 볼 때 한 회당 20분 이상씩 매주 5~6회 운동하는 것이 좋다. 시간이 부족하다는 핑계는 먹히지 않는다. 우리는 매일 먹고, 마시고, 숨 쉬는 데 시간을 쓰는데 운동은 이러한 활동만큼이나 핵심 생리 과정을 개선하는 데 중요하다. 옷을 입고 벗고, 샤워하고, 워밍업(준비운동)과 쿨다운(마무리 정리운동)에 필요한 '추가' 시간을 포함해도 운동 시간은 하루 중 4퍼센트도 되지 않는다. 운동을 통해 얻을 수 있는 이점, 즉 운동이 유전자에 전하는 긍정적인 메시지를 고려할 때 운동은 개인이 할 수 있는 가장 안전하고 가치 있는 투자이다.

지구력, 근력, 유연성 등 당신이 정한 최종 목표 중 하나에 더 많은 시간과 노력을 추가하라. 그렇게 해서 당신의 핵심 생리 과정에서 드러난 불균형을 바로잡음으로써 운동에 대한 투자를 더 강화할 수 있다. 운동에 더 많은 시간을 투자하는 것은 누구에게도 해가 되지 않는다. 하지만 추가 운동이 당신의 신체 능력을 초과하거나 근육과 관절에 지나친 부담을 주지 않도록 유의해야 한다.

개인맞춤형 건강관리 계획의 생활 습관 요소에서 중요한 세 번째 단계는 알로스타시스 부하를 관리하는 것이다. 스트레스를 완전히 피할 수 있는 사람은 아무도 없다. 우리는 누구나 때로 세상의 무게를 어깨에 짊어지고 있다고 느끼거나, 힘든 일에 부딪히거나, 특정한 압박감 때문에 미쳐가고 있다고 느낄 때가 있다. '알로스타시스 부하'라는 비유가 이를 잘 말해준다. 그것은 마치 우리의 생리 기능에 무거운 짐을 얹어놓은 것과 같다.

그런데 이제 우리가 알게 된 사실이 있다. 스트레스 요인 자체가 아니라 스트레스 요인에 대한 우리의 반응이 세포 연락 과정을 경보 상태로 증폭시켜 다른 생리 과정에도 영향을 미친다는 것이다. 또한 우리는 세포 연락 과정에 변화를 주고 경보를 약화시키는 데 수년 동안 제시된 다양한 이완 및 마음챙김mindfulness 기술을 통해 스트레스 반응에 대처하는 방법도 알게 되었다. 이 주제에 관하여 내가 들은 최고의 조언은 이 생각을 강하게 지지하는 사람 중 한 명인 순환기내과 전문의 로버트 S. 엘리엇 박사의 조언이었다. 그는 1985년에 A형 성격에 대한 베스트셀러인 『스트레스 때문에 죽을 만한 가치가 있는가?: 스트레스가 당신을 위해 일하게 하는 법*Is It Worth Dying For?: How to Make Stress Work for You, Not Against You*』을 저술했다.[205] 몇 년 전 나는 엘리엇 박사와 함께 강의를 한 적이 있는데 강의 후 저녁 식사 자리에서 그는 다음과 같이 자신의 이론을 분명하게 밝혔다. "인생에는 두 가지 규칙이 있습니다. 첫 번째 규칙은 이해하기 쉬운 것으로, 사소한 일에 너무 신경 쓰지 말라는 것입니다. 두 번째는 조금 더 복잡합니다. 사소한 일이 우리를 죽일 수 있다는 점입니다."

나는 엘리엇 박사의 조언을 토대로 나만의 알로스타시스 부하 관리 프로세스에 그것을 통합했다. 이 프로세스를 6단계로 나누어 여러분과 공유하고자 한다.

1. 알로스타시스 부하가 당신의 건강에 영향을 미친다는 사실을 인식한다.
2. 당신의 알로스타시스 부하를 증가시키는 개별 요인들을 확인한다.
3. 그중 당신이 어느 정도 통제할 수 있는 요인과 그렇지 않은 요인을 구분한다.
4. 통제할 수 있는 요인에 집중해 그 부하를 줄이는 행동을 취한다.
5. 사소한 것에 지나치게 신경 쓰지 않는다. 우리를 죽이는 것이 아니면 대개는 사소한 것이다.
6. 장기적으로 건강에 악영향을 미치는 것에는 무엇이든 신경을 많이 쓴다.

환경

환경은 지구상의 모든 공동체와 함께 공유하는 것인데 개인이 자신의 환경을 통제할 수 있을까? 1968년 산타바바라 캘리포니아대학교의 생태학자 개럿 하딘Garrett Hardin은 「공유지의 비극*The Tragedy of the Commons*」이라는 제목의 과학저널 에세이에서 이러한 좌절감을 드러냈다. 하딘은 우리가 공유자원으로 간주하는 공기, 물, 토지를 개인의 이익을 위해 악용할 경우에 그 대가로 공익이 희생될 수 있다고 보았다. 하딘은 이에 대한 기술적 해결책은 존재하지 않으므로 개인의 책임에 대한 새로운 사고방식이 요청된다고 말했다.[206] 즉 한 개인이 내리는 결정과 그가 취하는 행동이 전체 사회에 미치는 영향을 고려해야 한다는 것이다.

한 개인이 주변 환경과 공유자원에 미치는 자신의 영향을 이제 인식했다고 하자. 그는 어떻게 행동해야 할까? 게놈 혁명 덕분에 우리는 그에 대한 가이드라인을 갖게 되었다. 이것은 우리의 유전자가 환경에서 수신하는 메시지를 관리하는 기준이라고 할 수 있다.

- 가능한 유기농 식품을 먹는다.
- 과도한 햇빛 노출을 피한다.
- 금속 또는 유리 용기에 담은 깨끗한 물을 마신다.
- 휴대폰을 사용할 때는 헤드셋을 낀다.
- 가공식품과 합성 성분이 들어간 개인 위생용품을 피한다.
- 식사 전 손을 씻는다.
- 나쁜 건강 습관을 조장하는 환경을 피한다.

• 주변 환경을 안전한 생활공간으로 설계한다.

누구나 정원을 가꿀 수 있다. 작은 아파트의 창가 화단이나 선반에 허브를 심어도 좋고, 건물 옥상에 점점 더 보급되고 있는 도시농업도 있다. 누구나 자신의 환경을 일정 정도 통제하는 방법을 찾을 수 있다. 건강에 해로운 메시지가 아니라 유익한 메시지를 유전자에 보내는 일은 언제나 가능하다. 건강한 선택을 내리는 것이 중요하며, 그렇게 함으로써 우리가 함께 쓰는 공동 환경에도 건강하게 기여할 수 있다.

보충제와 의약품

개인맞춤형 건강관리 프로그램에서 또 하나의 핵심 요소는 건강기능식품 등의 영양보충제, 의료용 식품*, 일반의약품 그리고 적절한 경우 처방약을 사용하는 것이다. 이것은 모두 우리의 핵심 생리 과정과 건강에 영향을 줄 수 있는 건강 도구 상자에 포함된다.

기능의학 혁명에서 식이보충제, 건강기능식품, 의료용 식품은 다음 장에서 자세히 설명하겠지만 개인맞춤형 건강관리 계획에서 필요에 따라 부족한 영양소를 보충하는 목적으로 선택하는 치료법이다.

대부분의 의사들이 동의하는 것처럼 처방약과 관련해서는 환자의 식생활 습관, 환경을 고려하여 처방하는 것이 반드시 필요하다. 의사가

---

* 의료용 식품은 의사의 추천을 받아 구할 수 있다.

환자의 상황을 인지하지 못할 때 발생할 수 있는 극명한 사례 중 하나가 최근 알게 된 자몽주스가 하는 작용이다. 자몽주스는 가정에서 일상적으로 섭취하는 건강에 좋은 과일주스로서 가정에서 흔히 보는 식품 중 하나이다. 그런데 자몽주스의 독특한 식물영양소가 흔히 처방하는 일부 약물의 대사에 영향을 미칠 수 있다는 사실이 밝혀졌다. 특정 피임약을 복용하는 여성의 혈중 농도를 증가시키고 피임약의 효과에 이상을 일으킬 수 있다. 또 자몽주스에 함유된 플라보노이드(토마토 등에서 발견되는 물질로 항암 효과 및 심장질환 예방 효과가 있는 것으로 여겨짐-옮긴이)인 나린게닌은 신장 이식수술 후 거부반응을 예방하기 위해 처방하는 사이클로스포린의 대사를 감소시켜서 혈액 안에 더 오래 머무르게 한다. 이런 연구 결과들은 우리에게 어떻게 식단이 의약품에 영향을 미칠 수 있는지, 그리고 만성질환을 치료하기 위해 고안된 어떤 프로그램에서 생활 습관, 식단, 환경의 조절이 왜 그렇게 중요한지를 다시 한 번 상기시켜준다.

만약 개인맞춤형 건강관리 계획을 시작할 때 당신이 처방약을 복용 중이라면 당신의 핵심 생리 과정의 불균형이 바로잡히면서 시간이 지나면 약물 복용량이 줄거나 아예 약을 끊을 가능성도 있다. 그러므로 당신에게 약을 처방하는 의료진은 약물에 영향을 미치거나 영향을 받을 수 있는 당신의 생활 습관과 식단, 환경 등 모든 요인에 대해 알고 있어야 한다.

12주라는 기간

마지막으로, 개인맞춤형 건강관리 계획을 12주 기간으로 제안하는 이유는 무엇일까? 수년간의 경험과 많은 임상 연구를 통해 세포생물학과 유전자 발현 패턴에 실질적인 변화가 일어나기까지 평균 12주가 걸린다는 것이 분명해졌기 때문이다. 물론 생활 습관과 식단, 환경의 개인맞춤형 변화의 효과를 즉시 느끼는 사람도 있고, 앞의 브루스처럼 더디게 느끼는 사람도 있다.

생활 습관, 식단, 환경을 바꾸는 것은 특정 증상을 치료하기 위해 약을 복용하는 것과는 성격이 다르다는 점을 기억해야 한다. 알약이나 주사제는 복잡한 생리 네트워크에서 특정 단계의 기능을 차단하거나 변경시키는 작용을 한다. 대부분의 경우 알약과 주사제는 상당히 빠르게, 많은 경우 즉시 효과를 볼 수 있다. 그러나 생활 습관, 식단, 환경을 바꾸는 프로그램은 유전자 발현 패턴과 해당 유전자가 생리적 네트워크에 작용하는 통제의 성격을 변화시키는 것을 목표로 한다. 이러한 변화는 연쇄적인 작용과 반응 속에서 하나의 변화가 다른 변화를 일으키는 일련의 과정을 통해 발생하며 오랜 기간에 걸쳐 이루어진다.

여기서 한 가지 제안을 하겠다. 지금 바로 자리에 앉아 당신의 건강 문제를 목록으로 작성해보라. 당신을 매우 괴롭히는 건강상 문제는 무엇인가? 꼭 바꾸고 싶은 것은 무엇인가? 늘 피곤함을 느끼는 것이 지긋지긋할 수도 있고, 매일 아침 식사 때마다 알약 네 알을 먹는 것이 지겨울 수도 있다. 하루 24시간 내내 느끼는 관절 통증이 완전히 없어지지는 않더라도 조금이나마 개선되기를 원할 수도 있다. 이제 이러한 각

불만 사항의 심각도를 1~5점 척도로 평가해보자(가장 부담이 적은 상태는 5점, 가장 심한 경우 1점). 개인맞춤형 건강관리 프로그램을 시작할 때 당신의 상태를 기억하기 위해 기록한 종이를 잘 보관한다. 12주 후 프로그램을 마친 이후 이 종이를 다시 살펴본다.

12장

당신의 기본 프로그램 세우기

2012년, 우리 기능의학 임상연구센터의 연구 팀은 130명의 과체중 여성과 남성 그룹을 대상으로 16개월 동안 기능의학 기반 중재 프로그램을 실시했다. 짐작할 수 있듯이 16개월 동안 연구 참여자들과 자주 만나다 보면 그들을 잘 알게 되고 그들의 삶과 고민 그리고 그들이 어떤 사람인지 이해하게 된다. 연구 참여자들의 식단, 생활 습관 및 환경과 관련한 기본 행동이 참여자들의 건강 결과에 중대한 긍정적 영향을 주었다는 사실이 연구 예비 결과에서 드러나자 우리 연구 팀은 매우 만족스러웠다.

식단, 생활 습관 및 환경과 관련한 기본 행동은 WHO에서 정의한 건강 개념을 모든 사람이 충족하도록 돕는 기본 프로그램으로, 개인맞춤형 건강관리 계획을 세우는 완벽한 출발점이 된다.

이 기본 프로그램은 80:20 원칙에 따라 작동한다. 즉 식단, 생활 습관 및 환경과 관련한 기본 행동이 개인의 생활 속에 자리 잡을 경우 그 사람은 건강 개선 과정의 80퍼센트를 달성한 것과 마찬가지이다. 13장에서 자세히 살피겠지만 나머지 20퍼센트는 이러한 기본 행동에 각 개인의 생리 과정 불균형을 해결하는 구체적인 행동을 더하는 방법으로 달성할 수 있다.

나는 1990년대 후반 '사막의 폭풍' 작전에 참전한 고위급 육군 지휘관이 건강 상담을 위해 우리 연구소를 찾아왔을 때 위에 말한 80퍼센트의 기본 효과가 실제로 작용하는 것을 보았다('사막의 폭풍' 작전: 1991년 걸프전 당시 미군을 중심으로 한 연합군의 바그다드에 대한 공습 작전명-옮긴이). 그는 전쟁에서 돌아온 직후부터 몸이 좋지 않았다. 54세의 나이에 피로감과 더불어 근육 약화가 심각하게 진행되었으며 무엇보다 기억력 저하가 가장 큰 문제였다. 그는 심혈관질환과 활동불능증extertion intolerance의 가족력에 대해서는 알고 있었지만 여태까지 그런 문제를 겪은 적은 없었다. 실제로 그는 사막의 폭풍 작전에 참여하기 전에는 철인경기 선수로 활약했고, 이전에도 군 복무 중 전투 상황에 투입되어 문제없이 복무한 경험이 있었다. 군의관들은 전염병이나 중독 또는 분명한 진단을 내리기 위해 광범위한 검사를 실시했지만 모두 음성으로 나왔다. 그가 받은 유일한 의학적 진단은 외상 후 스트레스 장애PTSD였고, 휴식과 상담이 필요하다는 것이었다.

우리 연구원들은 극심한 신체적, 정신적 스트레스를 받는 동물의 회복력 연구를 통해 전반적인 건강과 기본적인 영양이 회복력 향상에 있어 무엇보다 중요하다는 사실을 알고 있었다.[207] 그리고 이 지휘관에게 전반적인 건강과 기본적 영양 두 가지 모두 결핍되어 있다고 판단했다. 또 우리 연구 팀은 그의 지금 상태가 수개월간 야영했던 사막에서 노출된 특정 물질에 대한 유전적 민감성 때문일 수 있다는 가설을 세웠다.

이에 따라 연구 팀은 지휘관의 전반적인 건강을 강화하고 회복력을 돕는 기본 프로그램과 함께 그의 해독 및 세포 에너지 대사를 강화하기 위한 프로그램을 이중으로 처리하기 위한 계획을 세웠다.

가장 흥미로웠던 점은 기본 프로그램의 첫 번째 단계를 실행한 뒤 생리 과정의 불균형을 회복하는 맞춤형 프로그램의 복잡한 요소로 넘어가기도 전에 그가 체력을 회복했다는 점이었다. 그는 단 6개월 만에 회복되어 현역에 복귀했다.

이 사례는 개인맞춤형 건강관리 프로그램을 시작할 때 간단한 첫 단계를 실행하는 것이 얼마나 중요한지 교훈을 주었다. 첫 단계의 실행으로 얻는 건강에 대한 보상은 매우 크다.

기능의학의 기본 프로그램은 식단 및 식이 보조제, 운동, 스트레스 관리, 환경 관리에 대한 권장 사항으로 구성되어 있다. 이것들은 모두 유전자와 상호작용을 통해 7가지 핵심 생리 과정의 균형에 영향을 미치는 요인들이다.

당신이 프로그램의 권장 사항을 준수하고 자신의 기본 프로그램을 스스로 세운다 하더라도 가족의 건강 기록을 통해 자신의 유전적 취약성에 관한 정보를 알아두는 것이 좋다. 구체적으로 다음 중 하나에 해당하는 가족력이 있는가?

1. 심장질환
2. 당뇨병
3. 암
4. 고혈압

5. 우울증 또는 정신질환

6. 자가면역 질환 또는 염증성 질환

7. 비만

8. 골다공증

9. 치매

10. 알레르기, 아토피성 피부염 또는 천식

11. 알코올중독 또는 약물 남용

12. 정서적 또는 심리적 소진burnout

13. 선천성 유전질환

14. 빈혈

15. 녹내장 또는 황반변성 등의 안과 질환

다시 말하지만 이 질환 중 어느 것도 반드시 유전되는 것은 아니다. 하지만 이 질환들에 대한 가족력이 있다면 당신이 거기에 유전적 민감성을 가지고 있을 가능성이 있음을 시사한다. 가족의 건강 이력은 '들어가며'와 13장에 실은 건강 자가진단 질문지에 대한 답, 그리고 4장~10장의 질문지에 대한 답과 함께 당신의 건강 강점과 약점이 무엇인지 패턴을 찾는 데 도움이 된다. 우리 중 많은 사람이 부모나 조부모가 앓은 질환을 다시 겪을 운명이라고 느낀다. 또는 가족이 이전에 받아본 적 없는 진단을 받으면 당황하게 된다. 그러나 일란성 쌍둥이의 질병 유병률에 대한 연구에 따르면 유전된 유전자만으로는 건강 증상을 유발하거나 예방하는 데 결정적인 영향을 미치지 않는 것으로 나타났다. 오히려 여러 질환에 대한 개인의 다양한 유전적 민감성은 생활 습관, 식단, 환경에 의해 달라질 수 있다. 결국 가족은 유전자뿐 아니라 생활 습관, 식단, 환경의 세 가지도 공유한다. 그런데 유전자는 변하지 않지만 식생활 습관, 환경은 얼마든지 변화시킬 수 있다.

기능의학에서 제안하는 기본 프로그램은 당신의 유전자 발현에 변화를 일으켜 만성질환을 치료하며 당신의 모든 핵심 생리 과정에서 균형을 바로잡아서 건강 상태로 나아가기 위한 첫 단계이다.

기준 식단

이제 당신은 영양이 유전자 발현에 큰 영향을 미친다는 점을 충분히 알았을 것이다. 어떻게 먹느냐가 건강에 중요하다는 것은 이제 더 이상 비밀이 아니다. 이를 뒷받침하기 위해 7가지 핵심 생리 과정 사이의 적절한 균형을 유지하려면 어떤 식단을 짜야 하는지 11장에서 기본적인 기준을 제시했다. 그것의 기본 목표는 생리적 스트레스를 낮추고 세포, 조직 및 기관에 영양분을 충분히 공급해 건강한 생리 기능을 조절하는 것이다.

기본적으로 우리는 식사 후 혈류로 방출되는 호르몬과 세포 매개물질의 균형을 안정화시켜 경보 유전자가 아닌 건강 증진 유전자가 발현하도록 도움을 주는 식품을 찾고 있다. 이러한 기준 식단에는 다양한 식품이 포함되는데 그중에서도 신선하고, 최소한의 가공을 거친 유기농 식품, 천연 식품, 다양한 색상의 식품, 저당분 식품, 포화지방이 적은 식품 등을 특징으로 한다. 생선의 경우에 '자연산'이란 오메가-3 오일을 함유한 자연산 생선을 말한다. 다양한 색상으로 식단을 짜야 하는 이유는 무엇일까? 신선한 과일, 채소, 콩의 색상은 식물영양소가 함유되어 있다는 것을 나타낸다. 다양한 색상의 식단을 통해 우리의 유전자 발현에 고유하고 유익한 영향을 미치는 다양한 식물영양소를 섭취할 수 있다.

당신의 유전적 특이성에 따라 어떤 음식이 문제가 되는지 알기 전까지 기준 식단에서는 일반적인 알레르기 유발 식품을 멀리한다. 식품 알레르기 또는 민감성을 유발하는 일반적인 식품에는 글루텐 함유 곡물, 배양하지 않은 유제품, 조개류, 감귤류, 달걀, 효모 또는 곰팡이가 핀 식품, 땅콩, 통콩(통째 그대로의 콩), 여러 첨가물이 포함된 가공식품 등이 있다(배양유제품, 발효유제품은 발효 과정 중에 유당이 제거되어서 소화에 용이하다 감수자).

기준 식단에서는 튀긴 음식과 지방이 많은 음식도 피한다(동물성 지방이든 식물성기름이든). 그리고 음식은 가능한 한 낮은 온도에서 조리할 것을 권한다. 낮은 온도에서 오래 조리하는 것이 고온으로 단시간 조리하는 것보다 당 독소 형성을 방지할 수 있다는 점에서 바람직하다.

마지막으로, 기준 식단에 소화가 잘되는 음식이 포함되어 있는지 확인해야 한다. 프로바이오틱스가 풍부한 요구르트를 적극 권장하지만 수용성 및 불용성 식이섬유를 충분히 섭취하는 것도 잊지 말아야 한다. 식물성 식품이 60~70퍼센트, 동물성 식품이 30~40퍼센트인 식단을 구성하면 이 요건을 충족할 수 있다.

그렇다면 채식주의자는 이 기준 식단을 실천할 수 없는가? 그렇지 않다. 그렇지만 채식 식단을 짤 때는 철분, 비타민B12, 칼슘과 같은 영양소에 불균형이 일어나지 않도록 유의해야 한다. 감자 칩, 청량음료,

딱딱한 사탕만 먹는 채식주의자의 식단을 건강하고 현명한 식단이라고는 할 수 없을 것이다.

기준 식단으로 생활하는 일주일이 구체적으로 어떤 모습인지 궁금한가? 전체 메뉴 계획과 다양한 요리 레시피는 부록A에 나와 있다. 하지만 그것 외에 얼마든지 더욱 다양하고 당신에게 만족스러운 식단을 짤 수도 있다. 아침 식사로 홈메이드 그래놀라나 매콤한 당근 머핀을, 점심 식사로 샐러드나 캐서롤이나 해쉬, 저녁 식사로 닭고기와 브로콜리 볶음에서부터 아시아풍의 바다 가리비까지 다양한 메뉴를 구성할 수 있다. 부록A에 실은 식단 계획은 그대로 따라야 하는 규범이 아니라 기준 식단에 다양한 종류의 음식을 포함시킬 수 있다는 점을 알려주는 사례라는 점을 기억하라. 부록A의 식단 계획은 당신이 식당에서 식사를 하거나 이동 중에 식사할 때 좋은 선택을 내리는 데 도움을 줄 것이다. 이 식품들은 기본 목표를 달성하는 데 위에 명시된 기준을 충족하는 식품이다.

또 기준 식단의 레시피는 대부분 4~6인분으로 되어 있다. 이는 의도적인 것이다. 첫째, 남은 음식을 때로 유용하게 쓸 수 있다. 둘째, 더 중요한 것은 당신이 배우자와 파트너, 룸메이트, 가족과 함께 살고 있을 가능성이 높으며, 우리가 배운 바에 따르면 식단을 바꾸는 일은 당신에게 중요한 주변 사람이 함께 참여할 때 더 큰 효과를 낸다는 사실이다. 실제로 참여는 모든 행동 변화의 핵심이다. 무엇보다 주변 사람들은 당신의 지원자 역할을 한다. 또 함께 사는 사람들도 당신의 개인 맞춤형 건강관리 프로그램의 영향을 받을 수 있다. 이러한 경험을 모두가 공유할 수 있다면 그들 역시 더 건강한 식단을 가질 수 있다. 함께 식료품을 쇼핑하고 함께 식사를 준비하는 과정에서 이 모든 경험은 단순한 공동사업joint venture이 아니라 함께하는 모험joint adventure이 될 수 있다.

기준 식이보충제 프로그램

2009년 노벨 생리의학상은 텔로미어를 발견하고 텔로미어를 생성하는 효소인 텔로머라아제에 대한 선구적인 연구로 엘리자베스 블랙번Elizabeth Blackburn, 캐롤 그리더Carol Greider, 잭 소스탁Jack Szostak 등 세 명의 과학자에게 수여되었다. 텔로미어는 게놈의 각 염색체 끝에 있는 독특한 화학구조로, 염색체와 염색체가 담고 있는 정보를 손상으로부터 보호하는 역할을 한다. 하지만 이 일을 하는 과정에서 텔로미어가 짧아지면 염색체가 손상되기 쉽고, 이로 인해 게놈은 도서관의 귀중본 페이지가 훼손되는 것처럼 훼손되기 쉽다. 손상으로 인해 유전암호의 완전성이 상실되면 건강과 회복력과 관련된 핵심 생리 과정에도 이상이 생긴다. 이처럼 텔로미어가 짧아지면 심혈관질환, 당뇨병, 치매, 암 등 우리가 두려워하는 모든 만성질환의 발병률이 증가한다.

이제 우리는 식생활 습관, 환경이 텔로미어의 길이를 결정하는 데 중요한 역할을 한다는 사실을 알게 되었다.[208,209] 유럽에서 진행된 한 연구에서는 영양이 풍부한 지중해식 식단을 섭취하는 사람들에 대해 5년 동안 텔로미어의 길이가 얼마나 짧아지는지 조사했다. 이 연구에 따르면 텔로미어 길이가 체중, 체질량지수, 허리둘레, 허리둘레-신장비율(체질량지수를 대신할 비만 및 건강 지표로 제안되고 있는 지표-옮긴이)의 감소를 '유의미하게 예측하는' 것으로 나타났다. 이 모든 것의 결론은 이것이다. 즉 텔로미어가 길수록 비만이 적으며, 지중해식 식단은 텔로미어 길이를 결정하는 주요 차별화 요인이라는 점이다. 5,862명의 여성을 추적한 또 다른 연구에 따르면 기능의학의 기본 프로그램에 정의된 식단과 생활 습관을 준수하는 사람들의 텔로미어가 훨씬 긴 것으로 나타났다.[210] 전립선암 환자를 대상으로 한 딘 오니시Dean Ornish와 노벨상 수상자인 엘리자베스 블랙번의 연구에 따르면 생활 습관과 식단의 적극적인 개입으로 짧아진 텔로미어 길이를 복구하는 텔로머라아제 효소의 활동이 증가된다는 사실이 밝혀졌다.[211] 2013년 오니시-블랙번 연구 팀은 종합적인 생활 습관 및 식단 중재 프로그램을 준수한 전립선암 환자의 텔로미어 길이가 10퍼센트나 유의미하게 증가했다고 『란셋 종양학*The Lancet Oncology*』에 보고했다(이에 비해 대조군은 오히려 3퍼센트 감소했다). 이 연구에서 생활 습관 및 식단 중재 프로그램을 더 많이 준수할수록 텔로미어의 길이가 더 많이 증가한다는 사실도 발견되었다.[212] 결론은 우리의 건강에 필수적인 텔로미어 길이를 유지하고 증가시키는 데 영양이 매우 중요하다는 것이다.

우리는 또 비타민B3(니아신), 엽산(비타민B9), 비타민B12가 모두 텔로미어 길이를 유지하는 데 중요한 역할을 한다는 것을 알고 있다.[213] 호주의 국책 연구기관인 연방과학산업연구기구CSIRO의 영양학 수석 과학자인 마이클 페넥Michael Fenech은 특정 영양소가 우리 생명의 책이 손상되지 않도록 보호한다는 점을 규명한 수많은 연구를 발표했다.[214,215] 미국 국립환경보건과학연구소는 35~74세의 여성 586명을 대상으로 비타민과 미네랄 보충제가 텔로미어를 보호하는 데 어떤 역할을 하는

지 조사한 흥미로운 연구 결과를 발표했다. 매일 종합비타민 보충제를 복용한 여성은 그러지 않은 여성에 비해 텔로미어가 5퍼센트 더 길었고[216] 매일 3그램의 오메가-3 지방산을 보충한 여성도 텔로미어가 더 긴 것으로 나타났다.[217]

이들은 건강에 대한 중요한 관찰 결과이다. 이는 영양소가 세포의 기능에 있어서 단지 괴혈병, 각기병, 펠라그라, 구루병과 같은 비타민 결핍 질환으로부터 우리를 보호하는 것 이상의 일을 한다는 것을 말해준다. 텔로미어 길이의 보존은 생물학적 나이의 핵심 지표인 장기臟器의 남은 예비력organ reserve(신체 기관의 기능 비축분)을 말해주는 세포 차원의 척도이다. 균형 잡힌 종합 비타민-미네랄 보충제와 생선 오일 보충제가 단지 '비싼 소변'을 만드는 것 이상의 역할을 한다는 점은 이제 분명해졌다. 이러한 영양소는 우리의 가장 소중한 자산인 생명의 책의 DNA를 보호해 건강 수명을 연장하는 데 도움을 준다.

따라서 신중한 기준 식이보충제 프로그램은 개인맞춤형 건강관리 프로그램에 있어서 합리적인 구성 요소라 할 수 있다. 프로그램에는 다음과 같은 일일 복용량이 포함되어야 한다.

- 최소 1천 IU의 비타민D가 함유된 종합 비타민-미네랄 보충제
- 1천~2천 밀리그램의 비타민C
- EPA/DHA가 함유된 오메가-3 오일 2~3그램
- 최소 30억 마리 생균이 함유된 프로바이오틱스 보충제

기준 운동 프로그램

만보계를 구하라. 정말이다. 가까운 스포츠용품점에 가라. 디지털에 관심이 많다면 스마트폰에서 만보계 앱을 찾을 수도 있다. 걸으면서 당신의 걸음 수를 추적하라. 만보계나 만보계 앱 외에 따로 구입해야 하는 장비는 없다. 걷지 못할 장소도 거의 없다. 운동 프로그램을 시작하기에 걷기보다 좋은 방법은 없다. 당신의 목표는 점차 하루에 최소 1만 보를 걷는 지점에 도달하는 것이다.[218]

1만 보는 많아 보이지만 생각보다 적은 걸음 수이다. 하루 세 번 개를 데리고 나가면 매일 약 6천 보를 걷게 된다. 걸음 수가 금방 늘어나는 것을 알 수 있다. 13장에서 설명하겠지만 혈당과 인슐린 조절을 크게 개선하는 식후 15분의 산책만으로 약 2천 보나 걸을 수 있다. 따라서 하루 1만 보 목표는 비현실적인 것이 아니다. 하지만 대부분의 사람들이 걷는 양이 목표에 미치지 못하는 경우가 많으므로 처음에는 의식적인 노력이 필요하다.

하지만 그 노력이 그럴 만한 가치가 있다는 데는 의심의 여지가 없다. '앉아서만 생활하던' 대학생을 대상으로 한 연구에 따르면, 하루 1만 보 걷기 목표를 달성한 대학생은 불과 6주 만에 혈압이 낮아지고 심혈관 건강이 개선된 것으로 나타났다.[219] 다른 여러 연구에서도 1만 보 걷기 목표치를 달성하면 심혈관 기능, 심리적 안녕감, 혈중 콜레스테롤 및 HDL 수치가 개선되는 것으로 나타났다.[220~223]

증거는 이것 말고도 많다. 연구에 따르면 규칙적인 걷기 프로그램을 중단한 후 며칠이 지나자 인슐린 감수성이 감소하고 체지방이 축적되는 것으로 확인되었다.[224] 인슐린 감수성의 손상은 체지방이 축적되기 전에 발생한다. 다시 말해, 제2형 당뇨병을 유발하는 것은 비만만이 아니라 생리적 신체 단련의 변화로 인한 세포 연락 과정의 변화라는 것을 가리킨다. 따라서 하루에 1만 보 걷기는 분명 노력할 만한 가치가 있다. 멈추지 말라.

이미 정기적인 활동 프로그램에 참여하고 있다면 어떻게 해야 하나? 상관없다! 하지만 규칙적으로 해야 하고, 강도와 시간에 있어서 적절한 목표를 달성해야 한다. 구체적으로는 유산소운동 영역(목표 맥박수: 180에서 자신의 나이를 뺀 수치)에 들어가 20분간 유지해야 하며, 적어도 주 5회 이상 시행해야 한다. 또는 일주일에 최소 150분간 유산소운동에 속하는 활동을 한다고 생각하면 된다.

유산소운동과 무산소운동, 심혈관 건강과 근력 및 유연성 강화 운동을 적절히 혼합해 일상에서 즐겁게 규칙적으로 할 수 있는 운동을 찾아서 하라. 중요한 것은 지금 바로 실천하는 것이다.

기준 스트레스 관리 프로그램

빠르게 변화하고 시간에 쫓기는 오늘날의 글로벌 사회에 살고 있는 거의 모든 사람이 어떤 형태로든 스트레스를 관리함으로써 유익을 누릴 수 있다. 우리는 누구나 할 것 없이 과도한 스트레스를 짊어지고 살며, 이는 결국 회복탄력성을 약화시킨다. 지금 당장 일을 끝내야 한다는 압박감이 감옥이 되어 우리의 마음을 구속하고 몸을 억압한다.

그러나 음악을 듣고 자연을 즐기며 예술 작품을 감상하고 정원을 가꾸는 데, 그리고 가만히 있거나 조용히 묵상과 기도를 하는 데 매일 조금의 시간을 할애한다면 우리의 핵심 생리 과정을 새롭게 하고 평화감을 심어주는 유전적 발현을 유도할 수 있다.

이것을 시작하는 간단한 방법이 있다. 인지행동치료CBT와 마음챙김mindfulness이라는 치료법은 기존의 행동치료법과 명상을 결합해 스트레스와 불안을 줄여준다. 먼저, 당신에게 스트레스 반응을 일으키고 압박감과 불안을 유발하는 생활 속 사건들을 목록으로 작성하라. 그리고 그것들의 우선순위를 정한 다음, 그에 대한 당신의 신체 반응을 조절하기 위해 당신의 마음챙김 접근 방식을 만들어보라.

이러한 접근 방식을 만드는 일은 쉽지 않다. 다음에 스트레스 요인에 직면했을 때 어떻게 대응할지 생각하며 미리 준비하는 연습이 필요하다. 그러나 사색과 조용한 자기 성찰을 통해 준비에 들인 시간은 다음에 스트레스 반응을 촉발하는 사건이 닥쳤을 때 큰 도움이 될 것이다. 때로는 자기 성찰 자체가 마주하고 싶지 않은 긴장을 유발할 수도 있다. 하지만 이러한 긴장에 직면하는 연습은 대비의 핵심 부분으로, 대비는 긴장을 유발하는 문제에 직면했을 때 반복적으로 느끼는 고통에 대한 해결책이 될 수 있다.

명상적 이완의 기술은 배울 수 있고 계발할 수 있지만, 제대로 하려면 안전하고 조용한 장소와 하루에 최소 20분의 시간이 필요하다. 처음에는 '바쁜 마음 증후군'에 지배를 당하기 쉽지만 문제에 어떻게 대처할지 조용히 연습하다 보면 실제로 문제가 경고 반응을 유발할 때 대처법을 실행하는 법을 터득할 수 있다.

마음챙김 기반 인지치료MBCT, Mindfulness-Based Cognitive Therapy의 기법을 익힘에 따라 각 개인은 해야 하는 일과 단순히 존재하는 것 사이의 균형을 회복한다. 우리 사회는 특정 행위에 보상을 제공하지만 사실 우리 삶의 가장 중요한 순간은 그저 현재에 존재하는 것인지도 모른다. 아무것도 하지 않은 채 존재하는 현재 순간 말이다. 행동과 존재 사이의 적절한 균형을 찾는 것이야말로 마음챙김 인지치료의 핵심 목표이다. 이는 11장에 소개한 엘리엇 박사의 두 가지 규칙을 실천하도록 돕는다. 그것은 '사소한 일에 너무 집착할 필요는 없다. 그러나 그 사소한 일들이 우리를 죽인다'는 규칙이었다.

기준 스트레스 관리 프로그램을 실행함으로써 얻을 수 있는 건강상 이득은 상당한 것으로 입증되었다. 한 연구에 따르면 마음챙김 기반 인지치료는 운동과 더불어 만성피로증후군에 대한 가장 유망한 치료법이라고 한다.[225] 또 다른 연구에서는 마음챙김 기반 인지행동치료가 걸프전 참전 군인들의 알로스타시스 부하와 관련된 만성질환 관리에 효과적이었다는 것을 보여주었다.[226] 만성 스트레스가 심한 130명의 남성과 여성을 대상으로 한 마음챙김 기반 인지치료의 무작위 대조 실험에 따르면 이 치료법은 피험자의 사회적 대처 능력을 크게 개선하고 생리적 경보 반응을 감소시키는 것으로 나타났다.[227]

최근 가장 흥미로운 연구 중 하나는 심각한 외상 후 스트레스 장애PTSD를 앓고 있는 환자를 대상으로 수행한 연구이다. 이 연구에 따르면 마음챙김 기반 인지치료는 스트레스에 대한 대처와 스트레스에 대한 중추신경계 반응을 조절하는 FKBP5 유전자에 의해 조절되는 매우 중요한 유전자 네트워크의 유전자 발현을 변화시켰다. 이 치료법을 통해

FKBP5의 발현이 증가되었고 임상적으로 외상 후 스트레스 장애 증상이 개선되었으며 기분, 기억, 감정과 관련된 뇌 부위인 해마의 부피가 커졌다.[228] 이러한 결과는 주변 환경으로부터 오는 트라우마와 스트레스 신호가 어떻게 생리적 경보 반응 안에서 유전자 발현을 변화시킬 수 있는지 보여주는 강력한 증거이다. 또한 마음챙김 기반 인지치료가 외상성 스트레스와 관련한 핵심 생리 과정의 불균형을 어떻게 바로잡을 수 있는지도 보여준다.[229, 230]

다시 강조하지만 스트레스 대처 기술을 익히는 노력은 큰 도움이 된다. 매일 20분씩 시간을 내어 마음챙김 명상을 연습하라. 이를 위한 한 가지 아이디어는 운동과 마음챙김을 결합하는 것이다. 두 가지를 병행하여 상승효과를 낼 수 있도록 1만 보를 걷는 동안 마음챙김 연습을 해보라.

기준 환경 관리 프로그램

9장에서 특정 물질에 소량 노출되어도 예상보다 건강에 훨씬 큰 영향을 미칠 수 있다는 이로운 '호메시스'에 대해 배웠다. 그런데 호메시스의 악성 버전도 있다. 가령 미량의 가소제 BPA에 노출되어도 유전자 발현과 세포 기능에 이상이 생겨 장기적으로 건강에 미세하지만 심각한 악영향을 미칠 수 있다. 자폐증에 대처하는 법에 관한 시드니 베이커의 다음의 훌륭한 지침을 기억하면 이 두 원칙을 모두 자신의 주변 환경을 관리하는 데 적용할 수 있다. "문제가 되는 것은 없애고 부족한 것은 제공하라." 구체적으로 말하면 생리적 경보 반응을 일으키는 유전자 발현 요소를 환경에서 제거하는 동시에, 생리적 회복 반응을 일으키는 유전자 발현 요소를 제공하는 것이 우리의 목표이다. 이렇게 함으로써 양쪽 모두에서 호메시스 효과를 기대할 수 있다.

이를 위해 기능의학의 기준 환경 관리 프로그램은 POPs, 납, 수은, 카드뮴, 비소 등의 독성 중금속, 자외선 및 X선과 같은 전리 방사선, 살충제와 제초제에 노출된 식품 노출을 차단하는 데 중점을 둔다.

휴대폰 사용으로 인한 비이온화 환경 에너지 오염물질은 어떻게 할까? 이에 대한 나의 대답은 휴대폰을 이어폰에 유선으로 연결한 헤드셋을 사용하는 것이다. 이렇게 하면 신체의 세포 연락 과정에 이상을 일으킬 수 있는 마이크로파 주파수에 노출되는 것을 최소화할 수 있다.

유전자 변형 식품인 GMO는 어떤가? 이것은 까다로운 문제이다. 과학자들은 유전자 변형 식물을 섭취한 동물에게 미치는 영향을 연구해왔지만 유전자 변형 식물이 동물의 건강에 악영향을 미친다는 명백한 증거를 찾지 못한 것은 사실이다. 하지만 과학자들이 유전자 발현의 미묘한 변화와 그것이 세포 생리작용에 미치는 영향을 관찰하는 새로운 방법을 개발하게 되면서 새로운 의문이 제기되고 있는 것도 사실이다.

가장 일반적으로 제기되는 질문은 다른 유기체의 외래 유전자를 삽입하여 식물의 유전자를 변형하면 식물성 식품에 알레르기 유발 단백질이 더 많이 생성되는지 여부이다. 유전자 변형 작물의 단백질 구성을 분석한 연구에서도 아직까지 이 질문에 대한 명확한 해답을 찾지 못했다.[231,232]

또 다른 질문은 GMO 품종의 식물이 야생에서 자라는 품종과는 다른 후성유전체를 가질 수 있는지, 그렇다면 그 식물을 먹는 사람에게 다른 영향을 미칠 수 있는지 하는 점이다.[233,234]

마지막으로, 우리는 동물에게 GMO 식물성 식품을 먹였을 경우의 효과 연구가 인간에 대한 장기적 안전성을 평가하는 신뢰할 만한 지표가 될 수 있는지 의문을 갖고 있다. 이러한 연구에서 흔히 사용되는 실험동물인 쥐와 생쥐는 인간에 비해 수명이 매우 짧다. 따라서 GMO 제품에 노출되는 기간도 훨씬 짧기 때문에 이러한 연구는 장기간 GMO를 사용한 인간에서의 영향에 관해 알려주는 바가 별로 없을 수 있다.[235,236]

GMO 작물 중 가장 논란이 큰 작물은 쌀이다. 전 세계 인구의 대다수가 쌀을 통해 칼로리를 얻기 때문이다. 중국의 저명한 연구자들이 수행한 여러 동물실험에서 특정 GMO 쌀의 안전성은 입증되었다.[237,238] 그러나 이 분야의 많은 사람들은 이러한 연구가 GMO 쌀이 인체 생리에 아무런 영향을 미치지 않는다고 말할 수 있을 정도로 충분한 안전성 증거를 제공한다고 확신하지 못하고 있다.

내가 보기에 GMO 식품의 장기적인 안전성과 GMO 식품이 세포에 미치는 영향을 평가하는 과학의 주제는 아직 개발 중에 있다. 전 세계적으로 식품 알레르기와 과민증이 증가하는 이유에 대하여 다음과 같은 의문이 계속 제기되고 있다. GMO 품종이 이러한 급격한 알레르기 증가와 관련이 있지 않을까? 가령 GMO 감자는 브라질너트 유전자를 삽입한 감자이다. 대두도 마찬가지이다. 두 경우 모두 브라질너트 유전자를 삽입하면 식물 단백질에서 필수아미노산인 메티오닌(유황 포함)의 수치가 증가한다. GMO 감자와 GMO 대두에 대한 알레르기 테스

트 결과, 각각 브라질너트 알레르기를 유발할 수 있는 것으로 확인되었다.[239~241]

요컨대, GMO의 안전성에 대한 최종 결론을 내리는 것은 아직은 시기상조이다. 어떤 경우에는 GMO가 식량 작물을 개선하는 데 안전하고 효과적인 것으로 입증될 수도 있고, 어떤 경우에는 건강에 장기적으로 악영향을 미칠 수도 있다. 현재로서는 소비자가 제품을 선택할 때 자신이 무엇을 섭취하고 있는지 알 수 있도록 GMO 식품이란 표시를 완전하게 공개하도록 해야 한다. GMO 식물이나 GMO 사료를 쓴 동물에서 유래하지 않았다고 확신할 수 있는 유기농 식품을 내가 선호한다는 점을 덧붙이고 싶다.

기본 프로그램에 살 붙이기

지금 바로 기능의학의 기본 프로그램을 당신의 생활에 도입하라. 당신에게 있는 특정한 핵심 생리 과정의 불균형을 분석하고 균형을 회복하는 방법을 찾을 때까지 기다릴 필요는 없다. 지금쯤이면 당신이 겪고 있는 만성질환과 건강상 문제의 원인이 무엇인지 알았을 것이다. 가능한 한 빨리 기본 프로그램을 시작하는 것이 이러한 원인을 해결하는 첫걸음이다. 또 이것은 당신이 현재 겪고 있는 특정한 불균형을 해결하는 구체적인 전략을 세우는 토대가 된다.

13장

맞춤형 건강관리 프로그램 만들기

다이애나가 기억하기로 불행이 시작된 것은 5년 전부터였다. 그때부터 지금까지 다이애나는 온갖 다이어트를 시도했지만 체중이 20킬로그램이나 늘었고, 의사로부터 처방받은 약이 여섯 가지나 되었다. 기분이 어떠냐는 질문에 그녀는 한마디로 "형편없다"고 답했다. 그녀의 불만은 이뿐만이 아니었다. 기운이 하나도 없었고 삶에 대한 열정도 줄었다. 체중 증가, 건강 악화, 우울증의 원인을 묻는 질문에 그녀는 "폐경"이라는 또 다른 한 단어로 답했다.

그렇게 5년 동안 건강이 쇠약해지던 다이애나는 겨울이 시작되자마자 독감에 걸렸다. 독감은 그녀를 완전히 쓰러뜨렸다. 휴식을 취하고 수분을 섭취하며 증상을 조절하기 위해 약을 복용하고 독감은 겨우 나았지만 겨울 내내 아팠다. 봄이 되었지만 다이애나는 예전처럼 다시 회복하지 못했다. 독감에 걸리기 전에 그녀를 괴롭혔던 모든 증상이 이제 더 심해진 것 같았다. 다이애나는 다시는 건강해질 수 없을 것이란 절망감에 빠졌다.

지푸라기 하나만 더 얹어도 낙타의 등이 부러질 상황이었다. 다이애나를 기능의학 의사에게 보낸 '지푸라기'는 그녀의 머리카락이 빠지기 시작했다는 것이다. 그것도 매우 빠르게. 그녀는 자신의 반응을 어찌할 수 없었다. 머리카락 한 움큼을 움켜쥔 자신을 보고는 어안이 벙벙해지며 눈물을 흘렸다. "나한테 무슨 일이 일어나고 있는 거죠?" 그녀는 흐느끼며 물었다. "왜 아무도 고쳐주지 않는 거죠?"

다이애나는 시애틀에 있는 우리 기능의학 임상연구센터의 의사 중 한 명을 찾아 전체적인 기능의학 검사를 받았다. 검사 결과 그녀는 신체의 해독과 방어 과정에 심각한 불균형을 보였다. 우리 팀은 그녀의 이러한 핵심 불균형을 해결하기 위해 기본 프로그램의 식단 및 식이보충제를 개별적으로 맞춘 프로그램이 필요하다는 결론을 내렸다. 특히 마음챙김에 초점을 맞춘 인지행동 연습은 다이애나와 기능의학 전문의 모두 그녀의 핵심 불균형의 주원인이라고 본 스트레스 관리에 핵심 역할을 했다. 다음은 다이애나에게 맞춘 개인맞춤형 계획의 몇 가지 조정 사항이다.

- 식물성 단백질과 쌀 단백질 보충제, 특히 해독 작용을 돕는 식물영양소를 함유한 십자화과 채소 섭취량을 늘린 저알레르기 식단을 짤 것
- 물 섭취량을 늘려 하루 최소 8온스(약 240밀리리터)의 물 6잔 마실 것
- 매일 중탄산나트륨을 보충해 알칼리 예비력을 높일 것
- 이눌린 프리바이오틱스 및 고효능 프로바이오틱스
- 해독 과정을 돕는 아래와 같은 정해진 수치의 비타민, 미네랄, 식물성영

양소를 제공하는 맞춤형 영양보충제 프로그램을 짤 것(고함량의 엽산, 비타민B12, 판토텐산, 비오틴 및 미량의 미네랄 아연을 함유한 균형 잡힌 비타민B군 보충제, 브로콜리와 방울양배추Brussels sprout 농축액으로 구성된 식물 영양소 보충제, 해독 과정에 필요한 글루타치온 기능을 돕는 N-아세틸시스테인 보충제)

다이애나는 이 프로그램을 시작한 첫 달에는 별다른 진전이 없다고 느낀 나머지 노력할 가치가 있는지 의문이 들었다. 하지만 6주가 지나자 기분이 나아지고 있다는 것을 깨달았고, 무엇보다 탈모가 멈추면서 듬성듬성했던 부위에 새 머리카락이 다시 나고 있음을 알았다. 이는 그녀가 프로그램을 계속하는 데 충분한 격려가 되었으며, 12주 후에는 그녀의 표현을 빌면 '새로운 여자'가 된 것 같은 느낌을 가질 정도로 흡족한 진전을 보았다.

실제로 다이애나는 기분이 훨씬 좋아져 무려 6개월 동안이나 프로그램을 충실히 따랐다. 6개월 동안 도합 35파운드(약 16킬로그램) 이상을 감량했고, 하루에 두 알의 약만 복용했으며, 머리카락이 풍성해졌고, 7년 동안 입지 않던 옷을 입을 수 있었다. 우울증이라는 먹구름도 걷히면서 다이애나는 삶에 대한 새로운 열정을 느꼈다.

다이애나와 그녀의 주치의는 이제 그녀의 새로운 상태를 반영해 개인맞춤형 건강관리 프로그램을 조정했다. 음식 선택의 폭을 넓히고 영양보충제 섭취량을 줄였다. 이것은 이 글을 쓰는 때로부터 6년 전의 일이다. 6년이 지난 지금도 다이애나는 활력과 체력이 넘치는 여성이다. 유전자와 환경이 상호작용한 결과로 약화되었던 그녀의 유전적 소인이 개인맞춤형 건강관리 개입과 지속적인 건강관리 프로그램으로 개선된 것이다.

다이애나의 주치의가 그녀에게 한 것처럼 어떤 책도 당신을 검사하고 당신의 가장 중요한 생리적 과정의 불균형을 정확히 찾아낼 수 없다. 어떤 책도 다이애나의 프로그램처럼 세부적인 수준까지 당신의 개인맞춤형 건강관리 프로그램을 설계할 수 없다. 이 책이 할 수 있는 것은(그리고 이 장에서 할 수 있는 것은) 당신의 관찰과 자가 평가에서 올바른 통찰을 도출할 수 있도록 분석을 구체화하는 계획 도구를 제공하는 것이다. 관찰하고 평가할 때 패턴을 찾듯이 이 장에서는 7가지 핵심 생리 과정 각각에서 불균형의 전형적인 패턴 몇 가지를 보여줄 것이다. 그리고 각 시스템과 신체 시스템 네트워크 전체의 균형을 회복하는 방법을 제안할 것이다. 추가 정보에 관한 자세한 안내는 '부록C. 기능의학 관련 참고 자료'에서 확인할 수 있다(가령, 기능의학 교육을 받은 의사의 전문적 도움, 코칭과 지원 또는 추가 정보 이용에 관한 안내).

유전자 검사는 당신이 활용할 수 있는 도구 중 하나이며 부록C에서 자세히 설명할 것이다. 유전자 검사가 미국의 모든 주에서 시행되고 있지는 않지만 현재 상업적으로 이용 가능한 서비스이다. 타액 샘플을 제출하고 DNA 분석 결과를 받아볼 수 있다. 당신의 유전자를 알면 건강상 위험 요소가 무엇인지 알 수 있으므로 해당 위험을 방지하거나 피하는 조치를 바로 지금부터 취할 수 있다. 유전자 검사는 매우 정교하고 중요한 도구로서 합리적인 가격으로 책정되어 있으며 그만한 가치가 있다.

당신의 불균형은 어디에?

하지만 지금은 자가진단 질문지를 통해 당신의 생리적 과정의 불균형이 어디에 있는지 파악한 뒤 이를 해결하는 조치를 취해야 할 때이다.

먼저 '들어가며'에서 작성한 건강 자가진단에 대한 답변을 평가하는 것으로 시작한다. 이 평가의 목표는 당신의 생리적 과정의 불균형이 어디에 있는지, 얼마나 안 좋은 상태인지 파악하는 것이다.

이것은 병을 진단하는 것과는 다르다. 그것은 감염병의 '오래된' 의학에 속하는 개념이다. 진단에서는 증상들을 살펴보고 이를 퇴치하는 방법을 처방한다. 개인맞춤형 건강관리 프로그램을 준비하는 데 있어 여러분이 찾아야 하는 것은 생리적 기능의 패턴(전체적으로 그리고 과정별로)이며, 이를 통해 오늘날 삶의 질을 떨어뜨리거나 미래의 건강과 행복을 위협할 수 있는 만성질환의 근본 원인에 영향을 미치기 시작할 수 있다.

여기서 중요한 점 하나를 덧붙이고 싶다. 의학적 개념은 아니지만 건강을 다루는 기능의학의 새로운 방식에서 신조로 여길 만큼 중요하다. 당신이 지금 만들려는 것은 '개인맞춤형' 건강관리 프로그램이므로 자기 평가에 관한 해석에서 자신을 비난하거나 죄책감을 느낄 필요가 없다. '내가 뭔가 잘못했다' 또는 '나 스스로 자초한 일이다'라는 생각은 의학을 발전시키려는 동기와 무관하며 건강의 세계에서는 설 자리가 없는 태도이다. 오히려 건강에 관한 혁신적인 발견을 당신의 필요와 욕구, 건강 상태에 적용해 장기적인 건강과 기능 개선을 추구하는 것이 중요하며 이것이 더욱 바람직한 일이다.

1장에서 처음 보았던 건강 자가진단 질문지를 다시 한 번 소개한다.

이 질문지에 대한 당신의 답변이 지금도 동일한지 확인해보라.

나의 건강 자가진단 질문지

1. 지난 2년간 당신의 건강이 더 나빠졌다고 느끼는가?
2. 지난 5년간 의도적으로 식사량을 조절하지 않았는데도 체중이 10퍼센트 이상 줄거나 늘었는가?
3. 잠이 들고 깨는 데 어려움을 느끼는가?
4. 관절과 근육 통증으로 신체 활동과 이동에 제약을 받는가?
5. 평소 뚜렷한 이유 없이 피로를 자주 느끼는가?
6. 자주 우울하거나 불안한가?
7. 기억력에 문제가 있는가?
8. 귀에서 계속 울리는 소리가 들리는가?
9. 근력이 떨어지고 있다고 느끼는가?
10. 처방약을 복용하고 있는가? 두 가지 이상의 처방약을 복용 중인가?
11. 다음의 일반의약품을 자주 복용하는가?
    a. 항염증제
    b. 제산제
    c. 진통제
    d. 수면제
12. 알레르기로 고생하는가?
13. 집중력이 떨어지거나 정신이 혼란스러운 때가 종종 있는가?

14. 평소 호흡이 가쁘거나 숨이 차는 것 때문에 자주 고생하는가?

15. 지난 몇 년간 미각이나 후각을 상실한 적이 있는가?

16. 지난 몇 년간 상당량의 근육량을 잃었다고 느끼는가?

17. 의사에게 다음 증상이 있다는 말을 들은 적이 있는가?

  a. 고혈압

  b. 고콜레스테롤혈증

  c. 고혈당

18. 잇몸 질환이나 치주 질환이 있다는 말을 치과의사에게 들었는가?

19. 변비와 설사를 자주 반복하는가? 소화기관에 통증이나 불편감을 자주 느끼는가?

20. 입냄새가 난다는 말을 자주 듣는가?

21. 이전보다 키가 줄었는가? 칼슘 침착의 증거가 있는가?

22. 때만 되면 감기나 독감에 걸리는가?

'예'라고 답한 질문의 개수를 종이에 적는다. 대부분의 질문에 '예'라고 답했다면 당신의 핵심 생리 과정에 여러 가지 불균형이 있을 가능성이 높다. 특히 1번, 2번, 3번, 10번, 11번, 17번, 22번 문항에 집중하라. 이 문항들 모두 또는 대부분에 '예'라고 답했다면 핵심 생리 과정에 여러 가지 불균형이 있다는 강력한 신호이다.

이 일곱 개 질문의 의미는 무엇일까? 이 중 6가지 질문(2, 3, 10, 11, 17, 22번)은 전반적인 건강 상태가 좋지 않다는 일반적인 신호로서 핵심 생리 과정에 불균형이 일어났음을 시사한다. 그런데 지난 2년 동안 건강이 나빠졌다고 느끼는지 묻는 첫 번째 질문은 수많은 연구에서 핵심 불균형을 나타내는 가장 중요한 조기 경고지표 중 하나로 밝혀졌다. 그 이유는 무엇일까? 대부분의 사람들은 생각보다 자신의 건강에 민감하게 반응한다. 우리는 건강의 이상 신호처럼 직면하고 싶지 않은 문제를 의식에서 차단할 수는 있어도 잠재의식은 이러한 문제를 계속 추적하며 그 결과로 전반적인 건강이 악화되었다고 느낀다.

그러나 느낌은 데이터로 뒷받침되어야 할 필요가 있다. 문제가 발생하기 전에 불균형 영역을 찾아내는 최상의 방법은 지금까지 자신의 건강 궤적을 추적하는 것이다. 그리고 이를 위한 가장 좋은 방법은 콜레스테롤, 남성 전립선 특이항원PSA, 혈당, 당화혈색소, 요산, 칼슘, 중성지방과 같은 표준 혈액 생체지표를 매년 기록하는 것이다. 연구에 따르면 혈액 생체지표 수치가 급격하게 변하면 건강에 문제가 있다는 분명한 신호로 보아야 한다. 매년 성실히 검사를 받는다면 당신의 전반적인 건강에 문제가 있다는 느낌이 객관적 데이터로 드러날 것이다.

그렇다면 그 밖의 다른 질문지 답변은 우리에게 무엇을 알려주는가? 다음은 건강 자가진단 질문지에 대한 '예' 답변이 핵심 생리 과정의

'예' 답변	핵심 생리 과정
2, 4, 9, 12, 13, 15, 16, 19, 20	흡수-배설
2, 3, 4, 7, 8, 12, 13, 20, 22	해독
4, 6, 8, 12, 13, 16, 18, 19, 20, 22	방어
2, 3, 4, 6, 15, 18, 22	세포 연락
2, 3, 4, 6, 15, 17, 18, 21	세포 수송
2, 4, 5, 7, 9, 13, 14, 16	에너지
2, 3, 4, 14, 16, 21	신체 구조

어느 과정에 해당되는지 보여준다. 일부 질문에만 '그렇다'고 답했다 해도 해당 핵심 과정에 불균형이 생겼을 가능성이 높다. 모든 질문에 '그렇다'고 답했다면 해당 핵심 과정에 확실히 불균형이 생긴 것이다.

이제 각 과정의 불균형 순위를 '예' 답변의 비율로 매긴다. 예를 들어, 6개 질문에 '예' 답변이 4개라면 10개 질문에 '예' 답변이 5개인 경우보다 불균형이 더 심하다고 보아야 한다.

물론 지금까지 배웠듯이 모든 핵심 생리 과정은 신체라는 시스템 네트워크에서 서로 연결되어 있으므로 한 가지 과정에 불균형이 일어나면 다른 과정에도 불균형이 생겼을 가능성이 높다. 그럼에도 불구하고 가장 불균형이 심한 특정 과정을 정확히 찾아내는 것은 개인맞춤형 프로그램을 설계하는 출발점이 된다. 이것은 당신의 유전체를 이해하는 첫 번째 단계로서 당신의 생명의 책을 쓰는 유전자를 이해하는 첫 번째 초안이라고 할 수 있다.

메시지 변화를 시작하다

이제 각 과정별로 구체적으로 살펴보자. 핵심 생리 과정에 대한 자가진단을 통해 당신이 불균형을 보이는 모든 생리 과정에 초점을 맞출 수 있다. 중증도 및 기타 요인에 따라 불균형을 해결하기 위한 세부 사항에 대해서는 기능의학 전문가와 상담해보는 것이 좋을 것이다. 여기서는 시작을 위한 몇 가지 일반적인 권장 사항을 안내한다.

흡수-배설

1. 당신은 변비와 설사를 번갈아 경험하는가?
2. 소화불량이 있는가?
3. 대변에 기름기가 많은가?
4. 장내 가스가 자주 나오거나 헛배가 자주 부른가?
5. 위와 장의 통증이 규칙적으로 발생하는가?
6. 위역류가 자주 있는가?
7. 두통이 자주 일어나는가?
8. 여러 음식에 알레르기가 있거나 민감한가?
9. 식사 후 관절과 근육에 통증이 있는가?
10. 입냄새가 나는가?
11. 우울한가? 감정 변화에 쉽게 영향을 받는가?
12. 식사를 관리하는데도 체중 조절에 어려움이 있는가?
13. 혈당이 높은가?
14. 신장결석으로 고생하는가?
15. 혈압이 정상보다 높은가?

4장에 소개한 위의 자가진단 질문지에 5개 이상 '예'라고 답한 경우에는 흡수-배설의 핵심 생리 과정에 불균형이 일어났음을 의미한다. 흡수-배설 과정의 균형을 회복하는 것이 대부분의 흡수-배설 문제에 대한 상식적인 접근 방식인 4R 프로그램의 목표이지만 몇몇 특정 증상에 대해서는 따로 언급할 필요가 있다.

소화불량은 흡수-배설 핵심 과정의 불균형으로 생기는 가장 흔한 증상 중 하나이다. 소화불량을 겪는 사람들은 약국 통로를 돌아다니며 진열대에 쌓인 여러 종류의 제산제를 유심히 살핀다. 당신이 소화불량을 겪고 있다면 자가진단 질문지의 2번 문항에 그렇다고 답했을 것이다. 소화불량에서 일반적으로 가장 문제가 되는 증상은 위식도역류 질환GERD과 관련된 상부 위장관 문제이다. 이러한 증상이 자주 발생한다면 특정 음식 때문에 그런 반응이 유발될 가능성이 있으므로 유발 식품을 파악하는 것이 필수적이다.

그런데 소화불량은 소화효소 결핍을 시사하거나(이 문제는 소화효소제 보충으로 쉽게 해결할 수 있다) 헬리코박터 파일로리균 감염에 의한 신호일 수도 있다.

3번 질문의 기름진 대변은 췌장에서 소화효소가 충분히 분비되지 않거나 담낭에서 담즙이 충분히 분비되지 않아 섭취한 지방이 잘 소화되지 않는다는 신호이므로 식단에서 지방의 양을 줄여야 한다. 그러나 이 두 가지 원인 요인은 담석 형성의 초기 징후이거나 필수지방산과 지용성 비타민 흡수 장애의 초기 징후일 수 있다는 사실에 유의해야 한다. 따라서 기름진 대변은 매우 심각하게 받아들여야 하는 증상이다.

만약 당신이 두통, 식후 위장 통증, 구취, 기분 변화(7, 9, 10, 11)에 관한 위의 질문에 '예'라고 답했다면 유제품, 곡물 제품, 설탕이 든 식품, 포화지방이 많은 음식이나 튀긴 음식에 민감할 수 있다. 그렇다면 장내 미생물의 건강한 균형을 유지하는 데 도움이 되는 해결책을 고려할 수 있다.

흡수-배설 과정의 균형은 면역 균형도 적절하게 회복시켜준다. 장은 면역계가 위치한 부위라는 것을 기억하는가. 그리고 이 사실은 4R 프로그램의 근간이 된다. 프로그램의 4단계는 동시에 실행할 수도 있지만 프로그램을 통해 충분한 이익을 경험하려면 최대 4주가 소요될 수 있다.

4R 프로그램을 다시 요약하면 제거Remove, 대체Replace, 재접종Reinoculate, 수리Repair이다.

우선 당신이 민감하거나 알레르기가 있는 음식을 파악하는 것에서 시작하라. 가장 좋은 방법은 의심되는 음식을 2주 동안 섭취하지 않고 증상이 개선되는지 살피는 것이다. 고생스러워 보여도 연구에 따르면 대부분의 사람은 15종 미만의 음식에서 전체 칼로리의 80퍼센트 이상을 섭취하므로 생각보다 힘든 일은 아니다. 그런 다음 4R 프로그램의 첫 R(제거)에 따라 그 음식을 식단에서 제외한다. 일반적으로 고과당 옥수수시럽 감미료가 들어간 음식과 음료 그리고 설탕, 지방, 소금이 주요 성분인 음식은 피하는 것이 좋다.

두 번째 R인 대체는 지방과 단백질을 쉽게 소화하는 데 필요한 성분을 당신의 핵심 흡수-배설 과정에 다시 넣는 것이다. 지방 함량이 매우 낮은 지중해식 식단에서는 지방과 단백질의 소화 문제가 상대적으로 적게 생긴다. 소화효소제를 찾는다면 키모트립신과 리파아제 활성이 높은 돼지 원료에서 추출한 제품을 선택하라. 키모트립신은 단백질의 분해와 소화를 돕고, 리파아제는 지방의 분해와 소화를 돕는다.

4R 프로그램의 세 번째 R인 재접종은 프리바이오틱스와 프로바이오틱스 보충제를 추가해 흡수-배설 과정을 개선하는 것을 의미한다. 프리바이오틱스는 프로바이오틱스의 먹이가 되고, 프로바이오틱스는 소화 과정에 도움을 준다. 이것은 우리 몸에 유익한 공생관계를 보여주는 완벽한 사례이다.

마지막으로, 네 번째 R인 수리는 위장 장벽을 강화하고 장내 수분의 수송과 배설을 돕는 특정 영양소를 사용해 이 과정을 수리하는 것을 말한다.

흡수-배설 과정의 불균형 자가진단 질문지에서	
당신이 다음 질문에 '그렇다'고 답한 경우	이것을 시도하라
5개 이상의 질문	4R 프로그램
질문2	위식도역류 질환을 유발하는 음식 확인
질문3	지방 섭취량을 줄임
질문7, 9, 10, 11	장내 세균총의 균형을 위한 보충제 복용

해독

1. 당신은 향과 냄새에 민감한가?
2. 음식에 민감한가? 특정 음식에 민감성을 보이는가?
3. 특정 약물에 민감한가?
4. 술에 예민한가?
5. 음식에 든 글루탐산나트륨MSG에 이상 반응을 보이는가?
6. 카페인에 민감한가?
7. 화학물질에 노출되어 아픈 적이 있었는가?
8. 담배 연기 때문에 괴롭거나 아픈가?
9. 스모그나 대기오염에 민감한가?
10. 아침에 일어날 때 종종 약에 취한 느낌이 드는가?
11. 원인을 알 수 없는 피부발진이 생긴 적이 있는가?
12. 뇌 흐림 증상을 경험한 적이 있는가?(뇌 흐림: 과로, 수면 부족, 스트레스

등으로 생기는 건망증, 집중력 부족 증상)

13. 손과 발이 저리는가?

14. 귀에서 계속 울리는 소리가 들리는가?

15. 원인을 알 수 없는 근육통이 있는가?

위에 소개한 5장 질문지의 답을 통해 환경 노출에 대한 당신의 민감도를 알아보고 만성 독성으로 일어날 수 있는 증상이 무엇인지 알 수 있다. 체외에서 온 독소이든 체내에서 만들어진 독소이든, 축적된 독소는 신체 면역계와 신경계, 호르몬을 생성하는 내분비계에 부담을 주며 그런 점에서 만성 독성의 증상들은 면역계, 신경계, 내분비계와 관련된 문제로 보일 수 있다. 또한 체지방이 많이 쌓일수록 지용성 독소가 쌓일 가능성이 크며, 이는 체지방이 만성 독성의 원인이 될 수 있다는 의미이다. 그리고 만성 독성은 대사 중독 또는 제2형 당뇨병, 심혈관질환, 고혈압, 신장질환, 파킨슨병 및 알츠하이머병 등의 신경퇴행성 질환, 특정 형태의 암의 위험성을 높일 수 있다.

따라서 이 질문지에서 높은 점수를 받았다면 해독 과정의 균형을 회복하는 개인맞춤형 건강관리 프로그램의 설계를 우선순위로 삼아야 한다. 나는 1999년에 이 주제에 관한 『원기 회복을 위한 20일 식단 프로그램*The 20-Day Rejuvenation Diet Program*』이라는 책을 썼다. 이 책에서 나는 해독 과정을 강화하는 식물영양소를 다량 함유한 20일간의 체계적인 식단을 다양한 만성 건강 문제를 가진 100명의 참가자에게 적용한 연구 결과를 소개했다. 이 식단은 십자화과 채소, 수용성 섬유질이 풍부한 콩류, 향신료 등 식물성 식품으로 된 청정 유기농 식단이었고, 가금류의 살코기와 지방이 많은 생선은 제한된 양을 섭취하게 했다. 밀가루 제품, 카페인, 설탕, 인공감미료, 초콜릿, 알코올, 합성 착색료 및 향료, 방부제는 완전히 제외했다. 의료진이 매일 모니터링한 결과, 활력 저하와 수면장애, 피로, 정신 집중력 저하, 만성 근육통 등의 증상이 40퍼센트 이상 감소한 것으로 나타났다.

다시 말해 식단 변화는 해독 과정의 균형을 회복하는 핵심 경로였다. 그렇다면 해독 과정에 도움이 되는 주요 식이보충제에는 어떤 것이 있을까? 비타민B 복합제, 철분, 아연, 마그네슘 등의 미네랄, N-아세틸시스테인, 브로콜리, 방울양배추, 녹차, 석류, 물냉이, 강황, 칡, 적포도 껍질, 홉에서 추출한 식물영양소 농축액 등이 여기에 해당한다.

20일 해독 식단

섭취 식품	제외 식품
유기농 야채	밀가루 제품
가금류 살코기	카페인
지방이 많은 생선	설탕 또는 인공감미료
비타민B 복합제	초콜릿
식물영양소 농축액	알코올
합성 착색료 및 향료	방부제

방어

1. 당신은 유행성 감기와 독감에 자주 걸리는가?
2. 조금만 운동해도 관절통이 악화되는가?

3. 원인을 알 수 없는 피부발진이 생긴 적이 있는가?

4. 햇빛에 비정상적으로 민감한가?

5. 관절이 부어오르나?

6. 손, 손목, 발목 또는 발에 만성통증이 있는가?

7. 손 악력이 점점 약해지나?

8. 근육이 빠지나?

9. 만성 부비동염에 걸리는가?

10. 무좀과 같은 진균성 감염에 자주 걸리는가?

11. 방광이나 요로 감염이 잦은가?

12. 만성적인 장 통증이나 불편감이 있는가?

13. 치주 질환과 관련된 치아 문제가 있는가?

14. 다리나 허리 통증이 만성적으로 느껴지나?

15. 정기적으로 소염제를 먹는가?

16. 감염 치료를 위해 처방받은 항생제를 자주 복용하는가?

17. 다음 중 하나의 진단을 받은 적이 있는가?

    a. 엡스타인-바 바이러스

    b. 헤르페스 바이러스

    c. 칸디다 알비칸스

    d. 라임병(보렐리아 복도페리Borrelia burgdorferi)

    e. 이질아메바, 크립토스포리듐 등의 수인성 기생충

    f. HIV(에이즈 바이러스)

    g. 거대세포바이러스

    h. 클로스트리듐

위에 다시 소개한, 6장의 방어 과정에 관한 질문은 당신이 감염과 염증을 얼마나 자주, 얼마나 심하게 겪는지 알아보는 것이 목적이다. 시간이 지남에 따라 감염이 더 자주, 심하게 발생하면 세포 매개 및 체액성 면역계의 활동이 너무 적다는 것을 나타낸다. 반면, 염증이 빈번하거나 심하다면 면역계의 두 기능 단위(세포 매개 및 체액성 기능)에서 너무 많은 활동이 일어나고 있음을 의미한다.

이에 대한 해결책은 많은 영양보충제가 주장하는 것처럼 면역계를 '강화'하는 것이 아니다. 그보다는 방어 과정의 균형을 회복해야 한다. 당신이 자가면역 질환이 있다고 해서 자신에게 알레르기 반응을 보인다고 가정하는 것은 잘못이다. 자신에 대한 알레르기 반응은 없다. 우리 몸의 면역 프로세스는 감염성 유기체와 이물질로부터 몸을 보호하기 위해 수백만 년에 걸쳐 진화해왔다. 이 과정에서 불균형이 발생하면 신체의 면역계가 이물질 또는 비정상적이라고 간주하는 물질에 노출될 때 과잉 반응을 일으키며, 이것이 염증을 유발한다. 불균형을 바로잡는 방법은 이물질에 대한 노출을 줄이고, 면역계가 염증 조절 유전자에 올바른 메시지를 보내는 데 필요한 것을 제공하는 것이다.

어떻게 하면 염증 조절 유전자에 올바른 메시지를 보낼 수 있을까? 면역반응성 물질을 제거하고 면역 안정화 물질을 보태는 것이다. 그렇다면 면역반응 물질은 어떻게 제거할 수 있을까? 먼저 당신에게 면역반응을 일으키는 물질이 무엇인지 파악해야 한다. 글루텐, 오염 물질, 이종 생물학적 화학물질, 심지어 알코올 과용도 면역반응을 일으키는 물질이 될 수 있다. 치주 질환과 같은 만성적인 구강 감염은 방어 체계의 불균형을 일으킬 수 있으며, 방어 체계의 불균형은 다시 치주 질환의 위험을 증가시킨다. 정기적으로 치과 검진을 받으며 집에서도 구강 위생을 철저히 관리하는데도 치주 질환이 있다면 방어 체계에 근본적인 불균형이 생겼을 가능성이 높다. 그리고 신체 방어 체계에 생긴 이런 근본적인 불균형이 감염의 원인일 수 있다. 또한 특정 연령대의 경우, 오래된 수은-아말감 치아 충선물에서 나온 수은이 방어 과성에 부담을 줄 수 있다. 이런 증상은 베이비붐 세대에게 많이 나타나고 있다.

면역을 안정시키는 식품과 영양소에는 버섯, 하루 1~6그램의 비타민C 보충제, 에키네시아 같은 식물성 의약품이 있다. 또 특정 보충영양소는 방어 과정의 균형을 회복하는 데 도움이 되는 것으로 밝혀졌다. 여기에는 아연, 비타민E, A, D, 오메가-3, 강황의 커큐민, 마늘의 알리신, 고추의 캡사이신 등 향신료에 함유된 다양한 식물영양소가 여기에 포함된다.*

방어 과정에 불균형이 생겼을 때는 면역계를 '강화'하지 말고 면역계를 회복하라.

1 면역반응 물질을 확인한 뒤 식단에서 제외한다.
2 면역 안정 식품을 식단에 추가한다.
3 다음 보충제를 사용한다.
 a. 아연
 b. 비타민E, A, D
 c. 오메가-3
 d. 향신료

* 방어 과정 개입에 필요한 하루 권장 복용량: 아연(10~30mg), 천연 비타민E(400~800IU), 오메가-3 EPA/DHA(3~5g), 비타민A(2,500IU), 비타민D(1,000~5,000IU), 프로바이오틱스, 녹차 에피갈로카테킨 갈레이트(100mg), 커큐민(100mg).

세포 연락

1. 당신은 관절염 같은 통증과 염증으로 고생하는가?
2. 밤에 식은땀을 흘리는가?
3. 날씨가 변하면 관절통이 오는가?
4. 신체 활동을 한 후 관절이 붓는가?
5. 아침에 일어나면 기운이 없고 오전 내내 그런 상태인가?
6. 삶의 스트레스 때문에 건강에 안 좋은 영향을 받고 있는가?
7. 늘 신경이 곤두선 채 피곤한가?
8. 나이에 비해 성욕이 적은가?
9. 만성적으로 우울한가? 우울해선 안 된다고 느끼는가?
10. 깜빡깜빡하는 일이 너무 많다고 느끼는가? 그것 때문에 걱정이 되는가?
11. 잠이 들기가 어려운가? 자다가도 자주 깨는가?
12. 부비동, 편도선, 장, 피부, 입에 만성감염이 자주 생기는가?
13. 일반의약품이든 처방약이든 항염증약을 자주 복용하는가?
14. 고혈압약을 복용 중인가?
15. 항우울제를 복용하는가?

위에 다시 소개한 7장 질문지에서 '예'라고 답한 항목이 5개 이상이면 당신의 세포 연락 과정에 불균형이 일어나 몸의 세포, 조직, 기관에 경고 메시지를 보내고 있다는 뜻이다. 즉 당신의 신경계 기능을 조절하는 신경전달물질, 염증 및 면역계 기능을 조절하는 사이토카인, 각성 및 신진대사 기능에 영향을 미치는 스트레스 호르몬, 생식 및 에너지 기능을 조절하는 스테로이드 성호르몬, 식욕과 신진대사 기능을 조절하는 지방조직의 아디포카인, 세포 에너지 기능을 조절하는 인슐린 같은 호르몬 등 수천 가지의 메시지 물질이 사방으로 전달되고 있다. 이러한 세포 연락 물질 중 하나라도 기능에 불균형이 생기면 그 밖의 다른 생리 과정들, 특히 세포 연락 과정과 밀접하게 연관된 흡수-배설, 해독, 방어 과정의 생리 기능에 이상이 생길 수 있다.

그렇다면 흡수-배설, 해독, 방어의 세 과정과 세포 연락 과정에 관한 질문지에서 모두 높은 점수를 받았다면 어디서부터 시작해야 할까? 흡수-배설 과정부터 시작해야 한다. 그것은 흡수-배설 과정이 면역계의 절반 이상이 자리 잡은 곳으로, 세포 연락 과정의 이상을 일으킬 수 있기 때문이다. 흡수-배설 과정의 균형을 회복하기 위한 계획부터 시작하라. 만약 흡수-배설 과정에 불균형이 생겼다는 증거가 없다면 그 다음 순위는 해독 과정이다. 그리고 만약 해독 과정에 불균형이 없을 경우에는 세포 연락 과정의 균형을 회복하는 데 중점을 두면 된다.

이것은 세포 연락 네트워크의 모든 요인에 영향을 미치는 접근 방식을 찾는다는 의미이다. 우리 기능의학 임상연구센터에서 수행한 여러 연구를 통해 밝혀졌듯이 폐경은 이것을 보여주는 좋은 사례이다. 이유는 다음과 같다.

호르몬은 신체에서 가장 중요한 세포 연락 물질 중 하나이며 유전자 발현을 조절하는 강력한 조절제이다. 모든 핵심 생리 과정에 영향을 주는 메시지 전달에 있어 호르몬은 중요한 역할을 한다. 실제로 호르몬은 근력과 온전함, 기분과 정신 기능, 생식 건강, 스트레스 관리, 외모와 느낌에 이르기까지 신체 기능의 모든 면에 영향을 미친다. 우리 센터의 이번 연구는 식은땀, 수면장애, 안면홍조, 기분 변화 등 심각한 부작용을 경험하는 폐경기 여성들에 초점을 맞췄다. 연구 결과, 이러한 증상들은 난소에서 에스트로겐 호르몬이 분비되지 않은 결과일 뿐 아니라 에스트로겐의 체내 대사 방식과 스트레스 호르몬인 코르티솔, 성호르몬인 프로게스테론, 인슐린과 같은 호르몬의 불균형 때문이라는 사실을 발견했다. 즉 난소 활동의 중단만이 여성들의 폐경 증상을 유발하는 것이 아니라 여러 세포 연락 물질들의 불균형이 원인이었다. 이 모든 것이 함께 작용하여 건강과 활력에 영향을 주고 있었다. 이것이 우리에게 말해주는 바는 여성들의 불편함을 완화하기 위해서는 에스트로겐의 효과를 개선하는 데만 집중할 것이 아니라 전체 시스템 내의 불균형을 관리해야 한다는 것이었다.

우리가 개발한 프로그램은 식물영양소 보충제가 포함된 식단 계획, 운동 프로그램, 이완 및 마음챙김 훈련 등을 참가자들에게 요청했다. 식단은 다음에 중점을 두었다.[242] 즉 닭고기와 생선의 살코기 단백질을 다량 섭취하고, 설탕이 많이 든 음식과 음료는 제외했으며, 섬유질이 풍부한 채소와 콩, 콩 기반 제품의 섭취를 늘렸다. 또 에스트로겐 대사를 개선하는 것으로 알려진 십자화과 채소의 섭취를 늘렸으며, 에스트로겐 세포 연락 과정을 조절하는 것으로 알려진 식물영양소 라포노사이드가 함유된 시베리아 대황Rheum rhaponticum 추출물이 포함된 보충제도 늘렸다. 십자화과 채소에서 발견되는 인돌-3 카비놀I3C과 그 유사체인 디인돌릴메탄DIM 추출물은 에스트로겐 관련 증상을 개선하는 데 도움이 되었으며, 검은 코호시 추출물Cimicifuga racemosa과 대두 식물영양소인 제니스테인 및 다이드제인은 에스트로겐 관련 세포 연락 불균

형을 관리하는 데 도움이 되었다. 연구에 참여한 여성들의 결과는 매우 긍정적이었다.[243]

남성의 세포 연락 불균형에도 같은 이야기가 적용되었다. 즉 여성들과 다른 식물영양소 추출물을 사용한 유사 식단 계획에서 남성들도 마찬가지로 긍정적인 효과를 보였다. 남성들의 세포 연락 불균형에서 보이는 가장 흔한 증상은 양성 전립선비대증BPH으로 이는 테스토스테론 대사 이상과 염증성 전달물질의 활동 증가로 인해 발생된 것이다. 식물영양소 베타시토스테롤은 십자화과 식물성 파이토케미컬인 I3C, DIM, 토마토의 붉은색 식물성 색소인 리코펜과 마찬가지로, 전립선의 세포 연락을 개선하는 데 효과가 있는 것으로 나타났다.[244]

그렇다면 신댁직인 생체동일성 호르몬 대체요법BHRT, bioidentical hormone replacement therapy을 의료적 치료에 사용할 수 있다는 의미일까? 여기서 '생체동일성bioidentical'이란 분자 차원에서 천연 호르몬과 동일한 호르몬, 즉 라이너스 폴링이 '분자교정orthomolecular'이라고 칭한 호르몬을 말한다. 내가 보기에 BHRT는 개인맞춤형 건강관리 프로그램에 사용할 수 있는 도구이지만 해당 분야의 전문 훈련을 받은 의사가 투여할 때만 사용할 수 있다. 호르몬은 세포 기능을 강력하게 조절하는 물질이라는 점을 기억해야 한다. 적정량의 호르몬 대체는 괜찮지만 그 이상은 위험할 수 있다.

마지막으로, 세포 연락 불균형에 대한 개인맞춤형 개입의 설계에 있어서 알로스타시스 부하가 어떤 역할을 하는지 기억해야 한다. 이것이 이완과 마음챙김 훈련이 세포 연락 불균형에 대한 개입의 주요 목표가 되어야 하는 이유이다. 또한 식물영양소가 풍부한 일부 식물성 의약품은 알로스타시스 부하가 문제가 되는 경우에 큰 도움을 줄 수 있다. 그중에서도 시베리아 인삼, 황금 뿌리라고 하는 홍경천, 인도 인삼인 아슈와간다는 모두 스트레스 반응과 관련한 불균형한 세포 연락을 정상화하는 세포 차원의 강장제로 오랫동안 사용되어온 약재이다. 강장제는 작용제와 길항제의 이중 역할을 한다. 즉 강장제는 세포 연락 활동이 적을 때는 반응을 자극하고, 활동이 과도할 때는 활동을 길항하여 기능을 감소시킨다. 강장제는 이 과정에서 자연적인 균형 조정자 역할을 한다.

세포 연락 과정에 불균형이 생겼을 경우에는 메신저를 죽이지 말고, 무엇이 그 메시지를 만들어내고 있는지 파악하라.

1 근본적인 염증이 있는가?
2 인슐린 저항성이 있는가?
3 체력이 떨어졌는가?
4 독성이 있는가?
5 장내 불균형이 있는가?

세포 수송

1. 뇌 흐림을 자주 경험하고 집중하기가 어려운가?(뇌 흐림: 과로, 수면 부족, 스트레스 등으로 생기는 건망증, 집중력 부족 증상)
2. 혈당 수치가 정상보다 높은가?
3. 고단백 음식을 먹으면 소화장애를 자주 일으키나?

4. 특히 식사 후에 졸음이 쏟아지나?

5. 체중이 늘었는가? 특히 복부에?

6. 혈중 중성지방 수치가 증가했나?

7. 고혈압이 있는가?

8. 지난 몇 년간 근육이 줄어든 것을 느꼈는가?

9. LDL 콜레스테롤 수치가 정상보다 높은가?

10. 스타틴 계열 약물을 복용하는가?

11. 혈중 알부민 또는 헤마토크릿 수치가 낮다는 말을 들은 적이 있는가?

12. 의사가 식단에서 콜레스테롤 섭취량을 줄이라고 지시한 적이 있는가?

13. 신장 기능이 저하되었다는 말을 들은 적이 있는가?

14. 시력이 이전보다 안 좋아졌다고 느끼는가?

15. 심장과 혈관 건강에 대해 걱정되는 점이 있는가?

여기에 다시 소개한 8장 질문지의 15개 문항은 주요 영양소인 단백질, 지방, 탄수화물과 비타민의 세포 수송을 중심으로 구성되어 있다. 만약 당신이 6, 9, 10, 12, 15번 질문에 '그렇다'라고 답했다면 지방 수송에 불균형이 생겼을 수 있다. 1, 2, 4, 5, 13번 질문에 '그렇다'고 답했다면 탄수화물 수송 불균형과 함께 탄수화물 포도당 수송 관리에 특정 문제가 있을 가능성이 높다. 3, 7, 8, 11번 문항에 '그렇다'고 답했다면 단백질 수송에 불균형이 있을 가능성이 높다.

단백질 수송의 불균형은 식단에 단백질이 부족하기 때문이거나 양질의 단백질 섭취 부족과 관련이 있을 수 있다. 식단에서 단백질은 건강에 필수적이지만 단백질의 질도 마찬가지로 중요하다. 여기서 '질'이란 단백질의 아미노산 구성이 어떻게 되는지, 그리고 그 단백질이 얼마나 소화가 용이한지를 말한다. 단백질의 소화 용이성은 매우 중요하다. 신발 가죽이 단백질로 되어 있다고 해서 단백질 필요량을 채우려고 신발 가죽을 먹는 사람은 없을 것이다.

아미노산은 단백질을 구성하는 기본 재료이다. 아미노산에는 모두 20가지가 있는데, 이것들 중의 8가지를 필수아미노산이라고 한다. 여기서 '필수'라는 것은 이 8가지 아미노산은 체내의 다른 어떤 것으로도 만들어지지 않기 때문에 신체의 단백질 형성에 필요한 아미노산 양을 충족하려면 식사를 통해 직접 섭취해야 한다는 뜻이다. 이러한 필수아미노산은 혈액 내 단백질인 알부민을 통해 운반된다. 혈중 알부민 수치와 헤마토크릿 수치가 낮으면(헤마토크릿은 단백질 부족을 나타내는 또 하나의 주요 지표이다) 아미노산 가용성과 수송에 불균형이 생겼다는 의미일 수 있다.

식단을 통해 섭취하는 고품질 단백질은 필수아미노산의 적절한 균형을 맞춰준다. 일반적으로 육류나 우유에 함유된 동물성 단백질은 식물성 단백질보다 필수아미노산 함량이 높다. 이 때문에 한때 채식주의 식단으로는 충분한 단백질을 공급할 수 없다고 여기기도 했다. 그러나 1971년 프랜시스 무어 라페Frances Moore Lappé는 자신의 고전적 저서 『작은 지구를 위한 식단*Diet for a Small Planet*』에서 이러한 생각을 반박했다.[245] 곡물과 콩류를 섞어 먹으면 동물성 단백질과 동등한 수준의 필수아미노산을 제공할 수 있다는 사실을 보여준 것이다. 라페는 중앙아메리카의 옥수수와 콩, 아시아의 쌀과 콩 등 곡물과 콩을 함께 섭취하는 여러 문화를 예로 들었다.

식단을 통해 섭취한 단백질이 적절히 소화되지 않고, 아미노산이 제대로 흡수, 운반되지 않거나 세포 내 단백질 합성에 활용되지 못하면 단백질 결핍 증상이 나타날 수 있다. 반면, 고단백 식단은 세포 수송 과정에 과부하를 일으켜 신장 기능 장애를 초래할 수 있다. 이 때문에 만성 신장질환을 앓는 사람에게는 단백질 섭취를 줄이라고 한다. 단백질 섭취를 줄이면 과도한 단백질 운반을 위해 과로하는 신장의 스트레스를 덜어줄 수 있다. 신체의 모든 것이 그렇듯 단백질 역시 너무 많지도, 너무 적지도 않은 균형이 중요하다!

만약 당신의 혈당 수송에 문제가 있다면 질문 1, 2, 4, 14번에 '그렇다'고 답했을 것이다. 이 경우, 당신의 식단에서 단백질은 더 높이고, 탄수화물 함량은 조금 낮추는 것이 좋다. 또 생선과 버진 올리브오일에서 추출한 오메가-3와 오메가-9 오일 형태의 지방은 적당히 섭취하도록 식단을 수정하는 것이 좋다. 물론 이것은 지중해식 식단의 정수이기도 하다.

포도당 수송과 활용에 문제가 생기면 가장 먼저 인슐린 저항성, 즉 신체가 생성한 인슐린을 효과적으로 사용하지 못해 포도당이 세포로 운반되지 않고 혈액에 쌓이는 현상이 나타난다. 물론 이것은 여러 핵심 생리 과정에 영향을 미치며 대사증후군으로 이어져 심혈관질환에서 관절염, 제2형 당뇨병에 이르는 다양한 만성질환을 유발한다.* 어떻게 보면 이것은 우리 시대가 앓고 있는 매우 심각한 생리적 불균형으로 우리 기능의학 임상연구센터의 직원들은 이것의 조기 발견을 위해 당화혈색소, 경구 내당능, 요산, 고민감도 C반응성 단백질hs-CRP, 중성지방

---

* 비만, 치매, 골다공증, 실명, 신장질환, 특정 종류의 암은 말할 것도 없다.

대 HDL의 비율 등의 생체지표를 정기적으로 검사해야 한다고 오래전부터 믿어왔다.

왜냐하면 1장에서 딘 오니시Dean Ornish 박사의 연구를 검토하며 살펴본 것처럼, 식단과 생활 습관의 변화는 심장으로 가는 동맥이 막힐 정도로 심각한 세포 수송 과정의 불균형까지도 바로잡을 수 있기 때문이다.

나의 친구 조셉 피스카텔라Joseph Piscatella는 이것을 보여주는 증거이다. 내가 조셉을 만난 때는 1983년 그가 저명한 순환기내과 전문의인 덴튼 쿨리Denton Cooley 박사와 함께 『너무 고민하지 않는 요리책*Don't Eat Your Heart Out Cookbook*』을 출간한 직후였다.[246] 조셉은 관상동맥 우회술을 받고 가장 오래 산 최장수 '수혜자'였다. 비흡연자로서 어린 가족을 두었고 마른 체격에 건강했던 그가 34세의 나이에 심장마비 직전이라는 청천벽력 같은 진단을 받았다. 1970년대 후반에 이런 진단을 받는다면 조기 사망에 이를 가능성도 있었다. 그러나 조셉은 관상동맥 우회술을 받은 최초의 사람 중 한 명이 되었고, 그 후 세포 수송 과정을 회복하고 유지하는 개인맞춤형 프로그램에 전념했다. 그는 자신이 지금까지 건강하게 살 수 있었던 것도 그 프로그램 덕분이라고 말한다.

식단의 변화를 통해 세포 수송 불균형을 바로잡으려면 탄수화물 섭취를 줄여 혈중 포도당의 양을 낮추어야 한다(신체는 탄수화물을 포도당으로 대사한다). 구체적으로 말하면 올바른 종류의 탄수화물을 적정량 섭취해야 한다. 올바른 탄수화물이란 통곡물로 만든 빵, 파스타, 시리얼처럼 정제되지 않은 전분을 말한다. 이렇게 하면 포도당이 천천히 혈류로 흡수된다. 탄수화물을 완전히 끊는 것은 문제가 될 수 있는데 신체는 적정량의 포도당이 공급될 때 가장 효율적으로 기능하기 때문이다. 흰 전분과 설탕 섭취를 줄이고 통곡물과 최소한의 가공을 거친 채소 및 콩의 섭취를 늘리면(이 식품들은 모두 당지수glycemic index가 낮은 식품이다) 혈당 수치에 거의 영향을 미치지 않는다.

쌀은 괜찮을까? 당지수가 높은 백미는 혈당 수치, 즉 포도당 관리에 좋지 않다. 하지만 이야기는 여기서 끝이 아니다. 역사적으로 최근까지 쌀을 주식으로 하는 나라에서도 당뇨병이 거의 발생하지 않았다. 이에 대한 한 가지 설명은 쌀에는 아밀로오스와 아밀로펙틴의 두 종류가 있다는 것이다. 장립종 쌀의 아밀로오스 전분은 화학적으로 응집성이 높아 장에서 분해되는 데 더 오랜 시간이 걸린다. 아밀로오스 전분은 서서히 방출되는 지효성持效性 탄수화물로 단립종인 아밀로펙틴 찹쌀에 비해 혈당 수치에 미치는 영향이 적다. 역사적으로 쌀을 주식으로 하는 문화권에서는 장립종 쌀을 먹으면서 음식을 에너지로 전환하는 대사를 진정시키는 한편, 포화지방이 많은 동물성 식품의 섭취를 통해 음식의 에너지 전환 대사를 가속화했다. 이것은 문화의 다른 측면과 마찬가지로 식생활에서도 음과 양이 조화롭게 반영된 결과라고 할 수 있다.

탄수화물 섭취에 유의하는 것 외에도 세포 수송을 돕는 식단을 짜려면 계피, 비터멜론(여주), 마늘, 세이지(쑥의 일종), 오레가노(허브의 일종), 홉, 콩, 연어, 견과류, 아보카도, 귀리, 가르반조(병아리콩), 렌틸콩, 강낭콩 등의 식품과 향신료에 들어 있는 식물영양소에 중점을 맞추면 좋다. 수용성 섬유질도 포도당이 혈액으로 흡수되는 속도를 늦추는 데 도움이 된다.

식단 외에 매일 규칙적인 운동도 세포 수송에 도움이 된다. 이는 여러 연구에서 확인되고 있다. 조지워싱턴 의과대학의 연구에 따르면 매 식사 후 평지를 정상 속도로 15분간 걸으면 대사증후군이나 당뇨병 전 단계 환자의 혈당 수치가 크게 낮아지는 것으로 나타났다.[247] 이 연구 결과는 메이요클리닉 의대 교수이자 세계적으로 유명한 비만 전문가 제임스 레빈James A. Levine 박사의 흥미로운 연구와도 일치한다. 레빈 박사는 사람들이 식사 후 20분간 걷는 것이야말로 운동 프로그램을 실행하는 가장 효과적인 방법임을 보여주었다. 레빈 박사가 비운동 활동 열 발생NEAT, non-exercise activity thermogenesis이라고 이름 붙인 꼼지락거리는 움직임만으로 세포 수송에 도움이 되어 혈당 수치를 낮추고 체중을 줄이는 것으로 나타났다[248](니트 다이어트라고 하며, 운동을 위해 따로 시간을 내는 것이 아니라 생활 속에서 칼로리를 소비하는 활동을 꾸준히 하는 다이어트 방법을 말한다-옮긴이).

운동 시간에 대해 말하자면 포도당 수송에 유의미하게 유익한 영향을 미치는 최소 운동 시간은 하루에 약 25분 또는 일주일에 총 150분이다. 이것은 당화혈색소 수치와 같은 생체지표의 개선으로 증명된 바이다. 세포 수송의 핵심 생리 과정의 균형을 유지하는 데 투자하는 시간치고 그리 많은 시간은 아니다.

한 가지 중요한 점은 세포 수송 불균형과 해독 과정 불균형 사이에 밀접한 관련이 있다는 점이다. 우리 연구센터의 경험으로 볼 때 혈당 부하가 낮은 식단과 운동 프로그램으로도 인슐린 저항성 문제가 해결되지 않는 경우에는 다음 단계로 신체 해독 과정에 개입해야 한다. 연구 결과에 따르면 해독 균형을 회복하는 프로그램은 혈당과 인슐린, 중성지방 수치도 개선하는 것으로 나타났다. 이는 체내 지방조직에 축적된 잔류성 유기오염물질POPs이 독성물질을 방출해 세포의 에너지 발전소인 미토콘드리아를 오염시키고 인슐린 생산과 세포 활동을 떨어뜨린다는 생각을 입증한 것이다. 이렇게 해서 포도당 수송에 문제가 생길 경우에 인슐린 저항성, 대사증후군, 제2형 당뇨병, 심혈관질환 및 기타 만성질환으로 발전하는 것은 당연한 수순이다.

한 가지 더 중요한 점이 있다. 시력에 관한 14번 문항에 대한 당신의 답변은 눈에 영양을 공급하는 복잡한 수송 과정에 대한 힌트를 제공한다. 이 수송 과정의 중심에는 눈의 황반이 있다. 황반은 음식에 들어 있는 색소를 의도적으로 농축하는 유일한 신체 조직이다. 루테인이라는 이 색소는 짙은 녹색 잎채소에 많이 함유되어 있다. 건강한 황반에는 농축 루테인이 충분히 들어 있어 조직을 노란색으로 물들인다. 안과 검진 시 의사는 황반의 색을 검사할 것이다. 색이 흐려졌다면 루테인 섭취가 부족하거나 눈에 공급되는 영양소에 불균형이 생긴 것으로 망막 손상을 일으킬 수 있다. 녹내장보다 흔한 노인황반변성AMD은 성인 실명의 주요 원인으로, 특히 노인에게 영향을 미치며 망막 손상으로 인해 시야의 중심부인 황반의 시력이 상실되는 경우가 많다.[249] 노인황반변성은 놀라운 속도로 증가하고 있다. 따라서 14번 문항에 '그렇다'고 답했다면 주의를 기울여야 한다. 그것은 중요한 조기 경고 신호일 수 있다.

세포 수송 불균형에 있어서

다음 문항에 '그렇다'고 답한 경우	세포 수송에 불균형이 일어난 영역
질문 6, 9, 10, 12, 15	혈중 콜레스테롤 및 중성지방
질문 1, 2, 4, 5, 13, 14	혈당 및 인슐린 조절
질문 3, 7, 8, 11	음식을 통한 단백질 섭취, 소화, 활용률

에너지

1. 설명하거나 이유를 알 수 없는 피로를 자주 느끼는가?
2. 8시간을 자도 충분하지 않다고 느끼는가?
3. 가벼운 운동과 활동에도 근육통이 일어나는가?
4. 뇌 흐림(브레인 포그)을 느낀 적이 있는가? 자주 느끼는가?
5. 한 줄로 된 계단을 오르는 데 어려움이 있는가? 계단을 오를 때 심하게 숨이 차는가?
6. 매사에 열정이 없는가? 활력이 떨어지는가?
7. 예전에는 무시하며 넘어갔던 주변의 소란을 더 이상 참을 수 없다고 느끼는가?
8. 운동 후 기분이 좋지 않을 것 같아 운동이 포함된 활동을 시작하기가 걱정되는가?
9. 완전히 녹초가 된 것 같은가? 자주 그런가?
10. 일상생활의 문제에 대처할 에너지가 부족하다고 느끼는가?
11. 이유 없이 두통이 자주 발생하는가?
12. 후각과 미각이 예전보다 안 좋아졌다고 느끼는가?
13. 잊어서는 안 되는 것을 잊어버리는가?
14. 실제 나이보다 늙었다고 느끼는가?
15. 감기 낫는 데 오래 걸리는가?

세포의 에너지 발전소인 미토콘드리아 기능이 저하되면 미토콘드리아 활동이 활발한 조직인 뇌, 근육, 심장에 가장 먼저 영향을 미친다.

위에 다시 소개한 9장의 질문은 당신이 기억력 문제, 기분 문제, 운동 불내성exercise intolerance(정상적인 운동을 하기 힘든 상태), 만성통증, 심혈관 긴장도 및 기능 저하 등 핵심 에너지 과정에 불균형이 있는지 알아보기 위한 질문들이다.

만약 에너지 과정에 불균형이 있다면 미토콘드리아 소생 프로그램을 통해 균형을 회복할 수 있다. 이를 위해서는 어머니에게 물려받은 분명한 미토콘드리아 DNA뿐만 아니라 미토콘드리아 기능장애를 유발하는, 당신이 통제 가능한 요인들을 살펴봐야 한다. 만약 당신이 문항 1, 2, 3, 4, 9, 10, 12, 13의 대부분에 '그렇다'고 답했다면 에너지 과정의 불균형으로 고통 받고 있을 가능성이 높으며 미토콘드리아 소생술이 큰 도움이 될 수 있다.

이는 균형 잡힌 식단에서 일반적으로 섭취하는 것보다 훨씬 많은 양의 미토콘드리아 기능 지원 물질을 섭취해야 함을 의미한다. 기본적으로 이 영양소 수치는 선천적으로 심각한 미토콘드리아 DNA 돌연변이를 가진 아동에게 사용되는 양으로 일반적으로 권장하는 것보다 몇 배나 많은 양이다.

폴은 중소기업의 창립자이자 사장이었다. 사업은 성공했지만 예전만큼 민첩하지 못하고 또 경쟁자들이 자신을 앞지르고 있는 건 아닌가 하는 걱정 때문에 괴로웠다. 운동 내성이 사라졌다는 점도 신경이 쓰였다(운동 불내성). 요즘은 골프 카트를 타고도 9홀을 겨우 돌 정도였다. 또 온몸이 아파서 이부프로펜을 땅콩 먹듯이 삼켰지만 근육통은 사라지지 않았다. 수면무호흡증도 있어 의사는 폴에게 기계에 연결된 마스크를 밤새 착용하게 했다. 잠에는 도움이 되었지만 여전히 기분이 좋지

미토콘드리아 소생술 고급 프로그램에 포함되는 영양소들

- 코엔자임Q10 50~200mg
- N-아세틸시스테인 500~3,000mg
- N-아세틸 카르니틴 200~2,000mg
- 리포산 200~2,000mg
- 니아신(B3) 50~1,000mg(고용량 복용 시 홍조 반응에 주의)
- 피리독신(B6) 10~50mg
- 리보플라빈(B2) 50~200mg
- 티아민(B1) 50~200mg
- 엽산(B9) 800~3,000mcg
- 코발라민(B12) 50~1,000mcg
- 셀레늄 50~200mcg
- 아연 10~30mg
- 아스코르브산(비타민C) 1,000~3,000mg
- 혼합 토코페롤(천연 비타민E) 100~800IU
- 비타민D3 1,000~5,000IU
- 레스베라트롤(포도) 50~200mg
- 커큐민(강황) 50~200mg
- 에피갈로카테킨 갈레이트(녹차) 50~200mg

않았다. 기계는 아내와의 부부생활에도 방해가 되었다. 폴은 삶의 모든 영역에서 예전의 활력을 잃어가고 있다고 느꼈다.

폴의 상태는 산화酸化 손상과 미토콘드리아 기능장애에서 전형적으로 함께 나타나는 증상이었다. 폴의 증상은 '너무 적게 먹는 것이 너무 많은' 식단에서 비롯했다. 간단히 말해 폴은 생체 에너지를 만들어내는 데 필요한 적절량의 영양이 부족한 상태였다. 따라서 폴의 맞춤형 프로그램을 만드는 것은 어려운 일이 아니었다. 지중해식 식단에 미토콘드리아 소생에 필요한 영양보충제(주로 항산화제와 비타민)를 추가해 매일 복용했다.* 폴의 증상은 빠르게 개선되었고 지속적으로 호전되었다. 프로그램을 시작한 지 8주 만에 수면 기계를 더 이상 사용하지 않게 되었고 수면무호흡증도 사라졌다. 상쾌한 기분으로 잠에서 깼으며 뇌가 예전의 기능을 회복했다는 느낌이 들었다. 프로그램 초기에 시작했던 매일의 가벼운 걷기 프로그램은 이제 동네 헬스클럽에서 일주일에 세 번 이상 수업을 듣는 본격적인 피트니스 계획으로 확장되었다. 이듬해 여름, 폴은 와이오밍의 로키산맥을 하이킹하는 등 젊은 시절의 활동을 다시 시작했다. 다시 청년이 된 기분이 들었다고 그는 말했다.

폴은 8주간의 미토콘드리아 소생 프로그램에 빠르게 반응했다. 대개 이런 프로그램의 효과를 충분히 보려면 최대 6개월이 걸린다는 점을 감안하면 더욱 그렇다. 그러나 오랜 시간이 걸린다고는 해도 프로그램이 진행되면서 대개의 경우 지구력이 향상되고 수면 패턴이 개선되며 피로가 감소하고 운동 후 근육통이 눈에 띄게 줄어드는 것을 느낄 수 있다. 효과를 충분히 보았고 프로그램의 치료 단계를 모두 마쳤다고 생각되면 이제 영양보충제의 양을 줄이는 유지 관리 프로그램으로 전환하는 것이 좋다. 목표는 식물영양소가 풍부한 식단과 규칙적인 근력 및 컨디셔닝 운동 프로그램을 유지해 지구력과 미토콘드리아 기능을 유지하는 것이다. 만약 해독 프로그램을 성공적으로 마친 사람이라

---

* N-아세틸시스테인(2,000mg), 리포산(2,000mg), 코엔자임Q10(50mg), 메틸코발라민(비타민B12; 500mcg), 엽산(800mcg), 비타민B1(50mg), 비타민B2(50mg), 비타민B3(100mg), 비타민B6(25mg).

면 훨씬 수월하게 식단과 운동으로 미토콘드리아 기능을 유지할 수 있을 것이다. 그런 다음 미토콘드리아 기능을 돕는 영양보충제의 섭취량을 줄여가면서 자신의 몸 상태가 어떻게 달라지는지 확인하는 방식으로 프로그램을 개인에 맞게 맞춤화할 수 있다.

다른 많은 경우처럼 폴의 경우도 문제점을 찾아내는 작업은 단순히 증상의 목록을 나열하는 것이 아니라, 지금까지와 다른 새로운 관점에서 각각의 개별 요인을 건강과 질병의 전체적인 패턴에 연결하는 작업이었다. 그러나 건강과 질병의 전체적 패턴을 볼 수 있어야 하는 위치에 있는 사람들도 언제나 그것을 볼 수 있는 것은 아니다. 나는 몇 년 전 댈러스에서 의사들을 상대로 세미나를 진행하면서 이 점을 분명히 느꼈다. 미토콘드리아 생체 에너지와 독성물질에 관한 3시간의 세션이 끝난 뒤 어느 의사가 실험실 데이터가 담긴 파일을 흔들며 나를 궁지로 몰아넣었다. 사실 그 데이터는 의사 '본인의' 데이터였다. 그는 내가 방금 설명한 바로 그 에너지 부족 증상을 겪고 있었다. 그러나 그가 보기에 미토콘드리아 기능 이상이 자신이 겪고 있는 문제의 원인이라고 가리키는 실험실 데이터는 아무것도 없었다. "한번 보세요." 그가 말했다.

그런데 내가 데이터에서 본 것은 실제로 내가 조금 전 강의한 바로 그 모형이었다. 그가 제시한 데이터를 보니 인슐린 저항성을 동반한 체질량지수와 염증 지표, 혈중 γ-GT 효소의 수치가 모두 상승해 있었다. γ-GT 효소를 기억하는가? 미토콘드리아 불균형을 유발하는 화학물질의 해독을 위해 체내에서 글루타치온을 생성하는 효소이다. 그러나 '낡은 의학old medicine' 관점에서 데이터를 보도록 훈련받은 그 의사는 새로운 이해의 패러다임을 자신이 가진 데이터에 적용하지 못했고, 그와 다른 방식으로 보지도 못했다.

이 과정에 대해 내가 그 의사와 충분히 이야기를 나누자 그는 곧장 이해했다. 이것을 이해하자 그는 해독과 미토콘드리아 소생술을 결합한 자신만의 맞춤형 프로그램을 만들어 실행에 옮겼다. 변화를 향한 첫 걸음은 종종 새로운 시각으로 상황을 보는 것이다.

신체 구조

1. 시간이 지날수록 키가 작아지고 있다고 느끼는가?
2. 허리에 문제가 있는가?
3. 목이 따끔거리는 적이 있는가? 자주 그런가?
4. 휴대폰을 사용하는가? 가끔? 아니면 온종일?
5. 당화혈색소 수치가 높다는 말을 들은 적이 있는가?
6. 숯불에 구운 음식이 식단에 자주 오르는가?
7. 기억력에 문제가 있는가?
8. 칼로리를 엄격하게 관리하는데도 체중 문제가 있는가?
9. 엉덩이 대 허리둘레의 비율이 1 이상인가?
10. 플라스틱 용기에 담긴 음식과 음료를 많이 섭취하는가?
11. '늘 추위를 타는' 사람에 속하는가?
12. 골 질량이 줄었다는 말을 들은 적이 있는가?
13. 폐경 중인가?
14. 유제품을 거의 먹지 않는가?

15. 채소보다 동물성 단백질을 훨씬 많이 섭취하는가?

신체 구조와 신체 기능이 매우 밀접한 관계임을 보여주는 극단적인 예가 있다. 그것은 어느 마약 남용자 그룹을 시간의 경과에 따라 촬영한 사진으로 나는 이보다 더 충격적인 증거를 본 적이 없다. 20대 후반~30대 초반의 남성 4명과 여성 4명 등 총 8명으로 된 그들은 모두 마약 판매 및 사용 혐의로 체포된 이들이었다.

초기 사진에는 평범하고 매력적인 8명의 사람들이 등장했다. 다음 사진은 몇 년 후 계속적인 마약 사용으로 체포된 후 촬영했다. 두 사진의 차이는 어마어마했다. 불과 몇 년밖에 지나지 않았지만 8명 모두 수십 년은 더 늙어 보였다. 얼굴이 크게 일그러져 처음 사진에 찍힌 것과 같은 사람인지 알아볼 수 없을 정도였다. 나중 사진에서 그들의 장기, 조직, 세포, 세포 하부구조가 어떻게 되었을지 나는 궁금해졌다. 본인들조차 알아볼 수 없을 만큼 노화했을 것이다. 신체 구조가 악화되면 건강과 신체 기능의 악화로 나타나는 것이 분명했다.

이른바 '기분 전환 약물'은 우리 신체가 외부 물질에 노출되면 핵심 생리 과정에 심각한 불균형이 발생해 전체적인 신체 구조와 기능에 이상을 일으킬 수 있음을 보여준다. 위 사례는 극단적인 예이지만, 사진 속 사람들의 유전자는 마약이라는 외부 침입자에게 너무 큰 소리로 적대감을 표출한 나머지 그들의 유전자 발현이 완전히 일그러졌다. 그리고 그 결과로 이들 마약 중독자의 신체 구조와 기능의 모든 측면에 급격한 변화가 일어났다.

그런데 신체 구조의 불균형은 부상이나 잘못된 자세, 적절한 근육 강화 활동과 유연성의 부족 등 훨씬 더 미묘하고 심각하지 않은 방식으로 일어날 수도 있다. 신체 구조의 불균형이 생리 기능에 미치는 영향은 약물 남용자 그룹에서 보는 만큼 심각하지는 않을 수 있지만, 그럼에도 불구하고 여타 핵심 생리 과정에 영향을 미친다.

만약 10장 질문지에 대한 당신의 답변 중 신체 구조의 불균형을 가리키는 것들이 많다면 당신의 건강과 신체 기능이 위험에 처했다고 볼 수 있다. 오늘날 가장 유행하는 신체 구조의 불균형은 다름 아닌 복부 비만이다. 안타깝게도 대부분의 체중 감량 요법은 효과가 없다. 다이어트에 성공하더라도 일시적인 효과일 뿐, 다시 원래 체중으로 돌아가는 경우가 많다. 그 이유는 체중 감량 다이어트는 칼로리 섭취량 관리에만 시나치세 집중하는 나머지, 특정 칼로리가 유전자에 전달하는 메시지의 정보 유형에 대해서는 적절히 제어하지 못하기 때문이다. 신체가 칼로리를 외래 물질 또는 적대적인 물질로 인식하는 경우에는 음식을 지방으로 저장하는 유전자에 불이 들어오고, 이렇게 '화가 난' 지방은 염증을 유발하는 아디포카인을 생성해 만성질환을 일으킨다.

많은 연구자들이 한 것처럼 우리 기능의학 임상연구센터에서도 유전자에 우호적인 메시지를 전하는 음식으로 구성된 식단이 어떻게 식욕을 적절히 조절하는지, 그리고 그런 식단이 어떻게 질병의 최대 위험인자인 분노 지방을 제거하고, 새롭고 건강한 기준set point 체중과 더 날씬한 체성분을 만들어내는지 보여주는 연구를 연이어 발표했다. 또한 연구에 따르면 다양한 질환으로 여러 가지 약을 복용 중인 중증 비만 환자가 위 우회 비만대사 수술gastric bypass bariatric surgery을 받으면 대개 수술 후 며칠 내에 약을 끊을 수 있는 이유가 밝혀졌다.[250~252] 그것은 체중이 줄기 훨씬 전부터 소화관 경로가 바뀌면서 이전과 다른 종류의 메시지가 유전자에 전달되어 분노 지방이 진정되기 때문이다. 여기서도 신체의 구조가 유전자 발현을 통해 신체 기능과 직접적으로 연결된다는 것을 알 수 있다. 그런데 수술로 비만 문제를 해결할 수도 있지만 이는 생활 습관, 식단, 환경의 변화를 통해 해결하는 것보다 훨씬 위험하고 비용도 많이 든다.

요컨대 신체 구조의 균형을 회복하는 개인맞춤형 프로그램을 설계할 때 가장 우선해야 하는 것은 식단, 생활 습관 및 환경으로부터 올바른 정보를 유전자에 전함으로써 유전자 스스로 신체 구조와 기능을 재구성하는 작업을 수행하게 하는 것이다. 유전자에 올바른 메시지를 전달하는 식단 계획(이런 식단으로 분노 지방이 줄고 근육의 미토콘드리아 에너지가 활성화된다)과 에너지 과정을 장기적으로 제어하는 데 필요한 운동 프로그램을 결합해 프로그램을 설계할 수 있다.

만약 당신의 신체 구조의 불균형이 전신 차원의 문제라면(즉 1, 2, 3, 12번 문항에 '그렇다'고 답했다면) 전신의 구조가 손상된 것으로 물리치료가 답이 될 수 있다. 정골요법, 카이로프랙틱, 치료 마사지, 침술 등이 당신의 건강을 개선하는 중요한 첫걸음이 될 수 있다. 단, 스포츠 부상이나 외상으로 인한 신체 구조의 불균형은 물리치료보다 재활 치료가 필요할 수 있다는 점에 유의하라.

골격 건강에는 적정량의 칼슘과 비타민D가 중요하다. 만약 당신이 신체 구조의 균형 회복을 위한 개인맞춤형 프로그램의 일부로 체중부하 운동을 하고 있다면 칼슘과 비타민D를 보충제로 섭취해야 한다. 단, 체중부하 운동을 하는 경우에만 보충제 형태로 섭취해야 한다. 장시간

무중력 상태의 우주 비행사는 칼슘과 비타민D 보충제를 섭취하더라도 뼈가 손실된다. 운동을 통해 유전자가 칼슘을 취합해 뼈를 만드는 단백질을 발현하도록 유도하려면 중력과 같은 저항이 필요하다. 저항이 없으면 뼈를 형성하는 특정 유전자가 정지되어 뼈 손실이 발생한다.

신체 구조의 불균형에 대해서는 생리적 측면과 물리적 측면을 함께 다루어야 한다	
체중 감량(생리적 측면)에 관해서는	유전자에 우호적인 메시지를 보내는 식단 계획을 세워 식욕을 조절하고 건강한 체중에 필요한 새로운 시작점을 설정한다.
전신 문제(물리적 측면)에 관해서는	물리치료를 받고 운동을 한다. 단, 체중부하 운동을 할 때는 칼슘 및 비타민D 보충제를 함께 복용한다.

14장

당신의 건강관리 혁명

책의 서두에서 나는 20세기 초 세균학 혁명에 버금가는 건강관리의 혁명이 일어날 것이라고 장담했다. 세균학 혁명이 전염병을 정복하고 통제하는 데 성공했다면 이번의 혁명을 통해 우리는 늘어나는 우리의 수명에 부담을 주는 만성질환에 대처하는 능력을 갖게 될 것이다.

세균학 혁명의 주역이 감염을 예방하고 증상을 완화하는 약물을 개발한 의사, 임상 연구자, 제약회사였다면 이번 혁명의 주역은 바로 우리 자신이다. 식생활 습관, 환경이 유전자 발현에 영향을 미치고 우리의 겉모습과 행동, 느낌을 결정하는 방식에 관한 앎이 비약적으로 발전하면서 우리들 각자가 건강관리 혁신에 동참하게 되었다. 의료 전문가와 협력해 개인맞춤형 건강관리 프로그램을 개발하는 것은 우리 모두의 몫이다. 앞서 말했듯이 우리는 자신의 유전적 잠재력을 최적으로 실현하는 기회와 힘을 모두 가지고 있다.

이러한 변화를 실천하는 일은 매우 시급하다. 전 세계적으로 연령과 성별, 인종을 불문하고 만성질환의 유병률이 기하급수적으로 증가하고 있기 때문이다. 만성질환의 급격한 증가는 20세기에 대유행한 전염병과 완전히 같지는 않아도 그것을 떠올리게 한다. 그러나 만성질환이라는 전염병의 현실과 정직하게 마주한다면 이 전염병이 우리에게 일으키는 해로운 건강 상태를 점진적으로 예방하고 관리하는 지식과 기술을 우리가 가지고 있다고 볼 수 있다.

그것은 인간 게놈이 어떻게 읽히는지에 대한 우리의 새로운 이해와 7가지 핵심 생리 과정들 사이의 상호작용 네트워크로서 신체에 대한 시스템생물학적 관점의 적용으로부터 시작된다. 우리는 환경적 요인과 개인의 영양 습관, 생활 방식에 따라 각 개인의 고유한 유전자 조합이 다르게 발현될 수 있음을 보았다. 우리가 가진 생명의 책(유전체)에 변화가 일어나면 신체의 핵심 생리 과정에 불균형이 나타나 우리를 질병의 길로 들어서게 만들 수 있다. 셰익스피어의 말을 빌면 "문제는 우리 별이 아니라 우리 자신에게 있다." 즉 문제는 우리의 유전자에 처음부터 박혀 있는 것이 아니라 우리가 하는 그다음 행동에 따라 얼마든지 다시 편집되고 수정될 수 있다는 것이다. 이는 유전자 결정론이 거짓임을 보이는 동시에 환경, 식단, 생활 습관을 특정 방식으로 바꾸면 핵심 생리 과정의 균형을 회복해 각 개인의 건강과 질병 패턴에 영향을 미칠 수 있다는 점을 분명히 보여준다.

혁명이 일어나고 있다

지금 우리는 도처에서 건강관리 혁명을 목격하고 있다. 만성질환에 대한 임상 연구와 현장 사례가 이것을 거듭 증명하고 있다. 비감염성 질환의 글로벌 경제 부담을 추정한 2011년 세계보건기구 정상회의에서는 2030년에 이르면 심장병, 제2형 당뇨병 등의 대사성 질환, 천식 등의 만성 호흡기질환, 만성 신장질환, 암, 치매로 인한 만성질환의 비용이 무려 47조 달러에 달할 것으로 내다보았다.[253]

마지막으로 치매는 치매 환자와 가족에게 미치는 영향과 비용에서 가장 부담이 큰 질병이다. 2012년 현재 미국에서 치매로 발생하는 비용은 암이나 심장병보다 크다. 2012년에만 2천억 달러가 넘는 비용이 지출되었다.[254,255] 지금까지는 치매 관리에 효과가 있는 약물을 개발하지 못했다. 그러나 여러 임상 연구는 생활 습관의 개선을 통해 정신기능을 개선할 수 있다는 점을 시사하고 있다. 스웨덴의 유명한 카롤린스카연구소는 식단의 변화와 운동으로 인지 기능을 개선하고 치매를 줄일 수 있다는 연구 결과를 발표했다.[256] 메이요클리닉의 연구에서는 생활 습관 의학의 조기 개입이 후기 알츠하이머 치매를 치료하기에는 역부족이만 치매의 발병은 지연시킬 수 있다고 결론 내렸다.[257] 그런데 수많은 연구에 따르면 지중해식 식단이 알츠하이머 치매와 비알츠하이머 치매의 발병률을 모두 낮출 수 있다고 한다.[258~261]

또 개인맞춤형 생활 습관의 변화, 그중에서도 포도당 수송과 인슐린 신호전달을 개선하는 건강관리 프로그램을 병행한다면 인슐린 저항성과 제2형 당뇨병 관리에 효과가 있음을 뒷받침하는 확실한 증거들도 있다. 인슐린 저항성은 수면을 방해하고 부수적으로 눈, 신장, 신경, 심장 및 동맥, 뇌 등 신체 여러 조직에 손상을 가한다는 점에서 개인맞춤형 건강관리 프로그램을 통해 건강에 유익한 영향을 줄 수 있다.

심혈관질환의 경우, 식단을 통한 개인맞춤형 건강관리 프로그램이 염증을 줄이고 지방 수송을 개선하도록 유전자에 신호를 보내는 등 분명하고 커다란 이점이 있는 것으로 나타났다. 2013년 『뉴잉글랜드 의학저널』에 발표된 연구에 따르면 버진 올리브오일과 견과류가 풍부한 지중해식 식단이 심장마비를 비롯한 주요 심혈관질환의 발생률을 낮추는 데 큰 효과가 있는 것으로 드러났다.[262] 디아나 미니치Deanna M. Minich와 공동으로 수행해 2008년 『영양학 리뷰*Nutrition Reviews*』에 게재한 연구 등 내가 직접 수행한 연구에서도 특정 식물영양소가 유전자 발현에 영향을 미치고 심혈관질환의 위험을 낮추는 선택적 키나아제 반응 조절제SKRM로서 효과가 있는 것으로 나타났다.[263] 신중하게 설계한 식단 계획에 포함된 식물영양소는 실제로 우리의 유전자에 영향을 미친다는 사실이 여러 연구를 통해 확인되었다.

스트레스는 다양한 만성질환을 유발하는 핵심 불균형의 또 다른 주요 원인이자 전염병의 원인이기도 하다. 위의 연구는 과도한 스트레스로 인한 알로스타시스 부하를 개인맞춤형 건강관리 프로그램으로 줄일 수 있다는 점을 지속적으로 보여주고 있다. 알로스타시스 부하는 심리적 스트레스 때문에 일어날 수도 있고, 생체이물질에 노출되었을 때도 발생할 수 있다. 알로스타시스 부하의 원인에 상관없이, 위 연구는 해독 과정의 균형을 회복한다면 신체 방어 시스템의 부담을 줄여 자가면역 질환을 유발하는 염증반응을 줄일 수 있다는 점을 분명히 하고 있다.

또한 유전자에 건강한 메시지를 전달하는 건강한 장내 미생물의 역할과, 질 낮은 식단으로 장내 미생물이 악영향을 받을 경우 유전자에 미치는 영향에 관한 연구도 많이 진행되었다. 이제 우리는 고지방, 고당분 음식이 대사성 내독소혈증, 즉 장에서 혈액으로 독성물질을 방출해 유전자가 환경에서 받는 경보 메시지의 총량을 증가시킨다는 사실을 알게 되었다. 그리고 이것은 지방세포와의 '나쁜' 연락을 더 악화시키고 지방세포를 화나게 만들어 질병의 위험을 더 증가시킨다는 사실도 우리는 알게 되었다. 이 점에서 개인맞춤형 식단 프로그램으로 장내 세균총의 균형을 회복하고 유전자가 수신하는 신호를 바꿀 수 있다.

이런 내용을 다시 언급하는 이유는 이전 장에 언급한 내용을 반복하기 위해서가 아니라 개인맞춤형 건강관리 개념에 기초한 기능의학 혁명을 이제 모든 사람이 활용할 수 있다는 사실을 떠올리기 위해서다. 머리에서 심장, 위장, 발가락에 이르기까지, 그리고 인지 장애에서 스트레스, 당신의 배에 있는 스페어타이어에 이르기까지(복부 비만), 과학자들은 이제 만성질환을 일으키는 일련의 과정에서 각 개인이 무엇을 할 수 있는지 보여주고 있다. 여기에서 무엇보다 중요한 것은 바로 당신이다.

당신이 움직일 차례

좋은 소식은 만성질환의 부담이 크게 증가하는 현재 상황에서 이를 관리하는 새롭고 신선한 접근 방식이 필요한 시점에 해결책이 등장했다는 것이다. 이 해결책은 우리 각자가 가지고 있는 유전적 고유성과, 모든 사람에게 맞는 만능의 치료법은 존재하지 않는다는 인식으로부터 나온 해결책이다.

인간 게놈은 수백만 년에 걸쳐 진화하면서 수많은 환경적 요인에 의해 형성되어왔다. 당신의 인간 게놈은 당신의 생명의 책에 적힌 당신만의 고유한 기술과 능력으로 다른 사람의 그것과 구별된다. 문제는 당신의 생활 습관과 식단, 환경을 어떻게 조정해 당신 고유의 유전적 잠재력을 실현할 것인가 하는 점이다.

이제 당신은 개인맞춤형 건강관리 프로그램을 만드는 도구를 가졌다. 12장에 안내한 기본 프로그램을 기본으로 13장에 제시한 지침에 따라 당신만의 건강 계획을 설계할 수 있을 것이다.

자신의 건강 계획을 스스로 설계하는 데 도움을 주는 자료는 계속해서 늘어나고 있다. 정보의 원천인 주요 웹사이트 목록은 부록C에 실었다. 기능의학 전문가를 찾고, 진행 중인 연구에 대해 자세히 알아보고, 개인적인 질문에 답을 얻고, 건강 문제에 관심이 많은 의식 있는 의료 소비자들과 소통하며, 유전자 검사를 받을 수 있는 연구소를 찾는 데 도움이 될 것이다.

이 책을 쓴 나의 목표는 사람들이 오늘날의 건강관리 혁명에 대해 더 잘 알게 하는 것이다. 그런 의식 있는 대중들은 이 책을 읽은 당신을 시작으로 조금씩 늘어날 것이다. 이 책으로 당신이 자신의 현재와 미래의 건강을 위해 변화를 일으키길 희망한다. 하지만 그것이 쉽지 않은 일이라는 점도 나는 잘 안다. 기존의 행동과 뿌리 깊은 습관을 바꾸는 일은 그것이 아무리 가치 있다 해도 결코 쉽지 않다.

어떻게 이것을 할 수 있는지 그 방법을 알려주거나 규칙을 강제로 지키게 만드는 책은 존재하지 않는다. 건강관리 프로그램을 자신에게 맞춤하는 법에 관한 가이드라인과 권장 사항이 존재하지만 그것들은 말 그대로 지침일 뿐이다. 그 지침을 진심으로 실천하려는 당신의 노력이 무엇보다 중요하다. 즉 자신만의 프로그램을 만들어 가이드라인을 실생활에 적용할 수 있는 자기만의 방법을 찾아야 한다. 좋은 소식은 당신이 노력할수록 더 바람직한 건강 결과를 얻을 수 있다는 사실이다. 그리고 바람직한 건강 결과를 얻을수록 당신이 기울이는 노력의 크기도 그만큼 커질 것이다.

측정 도구는 그리 많이 필요하지 않다. 허리둘레 대 엉덩이 비율(1 이하가 목표이다)을 재는 줄자가 필요할 수 있다. 혈압을 측정하는 휴대용 혈압계도 좋은 아이디어일 수 있다. 만보계는 벨트에 차든 스마트폰에 깔든 일일 할당량인 1만 보 측정에 반드시 필요하다. 또 부록 C에서 보듯이 건강 및 피트니스 관리용 모바일 앱 산업이 급성장하고 있다. 이 앱들은 당신의 행동과 유전자 발현 사이의 밀접한 관계를 파악하는 데 유용하다. 또한 우리의 개인맞춤형 생활 습관 의학연구소 Personalized Lifestyle Medicine Institute 웹사이트 www.plminstitute.org를 방문하면 대부분의 질문에 대한 자세한 정보와 답변을 찾을 수 있다.

우리 앞에 놓인 미래 의료 기술의 가능성은 매우 흥미진진하다. 그러나 나에게 그에 못지않게 흥미로운 것이 있다. 그것은 인류의 오랜 관찰을 게놈 시대에 탄생한 새로운 생각으로 재해석하는 작업이다. 그 작업은 최고의 지식과 실제 경험을 동양과 서양, 전통과 미래, 실험실과 마을 등 다양한 관점에서 융합하도록 촉진하고 있다.

그중에서도 가장 흥미로운 것은 기능의학 혁명이 사회에 미치는 광범위한 영향이 아닐까. 다윈은 1859년에 『종의 기원』을 출간했다. 진화와 자연에 관한 그의 묘사는 이후 사람들이 삶을 바라보는 방식에 획기적인 변화를 가져왔다. '적자생존'이라는 표어로 집약할 수 있는 다윈의 진화론은 특정 사람이 다른 사람보다 더 적합하게 태어났다는 개념으로 간단히 요약된다. 그런 사람은 유전자 룰렛이라는 도박에서 승리한 사람들이며 그 외의 사람은 운이 나빠 열등한 유전 프로필을 갖게 되었다. 가장 비극적인 것은 이러한 사회적 다윈주의가 결국 우생학, 인종주의, 제국주의, 나치즘 등 역사상 가장 추악한 이데올로기를 정당화하는 근거가 되었다는 점이다.

그러나 사회적 다윈주의는 이제 게놈 혁명으로 인해 유전자 발현과 후성유전학이라는 새로운 생물학 모형, 다시 말해 유전적 가소성이라는 모형에 자리를 내주게 되었다. 어떤 사람은 더 적합하게 태어난 더 중요한 존재라는 생물학적 편견은 이제 더 이상 설 자리가 없다. 앞으로는 각 개인의 유전적 고유성을 실현하고 자신의 건강 패턴을 스스로 주도하는 새로운 현실이 펼쳐질 것이다. '유전적 적합성'을 기준으로 기능을 구분하는 것은 인종과 성별을 기준으로 기능을 구분하는 것만큼이나 허구적이고 공허하다는 것을 이제 우리는 과학적으로 확신하게 되었다. 그런 생각은 이제 조금도 받아들일 수 없다. 우월한 유전자는 존재하지 않는다. 우수한 식단, 생활 습관, 환경이 있을 뿐이다. 그리고 우리는 누구나 이것을 스스로 만들어내는 유전적 기회를 똑같이 가지고 있다.

부록

부록A

기준 7일 식단 계획

추천 레시피

1일차 아침

뉴트리올라 시리얼 또는 아침 식사 바

칡, 메밀가루 또는 곱게 간 필베리, 호두, 참깨 2컵
굵게 간 필베리 또는 호두 1컵
통깨 1컵
잘게 썬 말린 사과, 파파야 또는 건포도 1컵
꿀 또는 농축 냉동 과일주스 또는 과일 퓌레 ½컵
참기름, 호두 또는 콩기름 ½컵
순수 바닐라 추출물 2작은술

오븐을 275도로 예열한다. 믹서기나 만능 조리기구(식재료를 섞을 때 쓰는 기구)를 사용해 칡, 견과류, 씨앗을 원하는 질감으로 갈아준다. 모든 재료를 큰 볼에 넣고 섞는다. 과일과 감미료, 오일, 바닐라를 넣고 섞는다. 물기가 없는 혼합물을 부은 뒤 가볍게 저어준다. 혼합물을 기름을 살짝 두른 베이킹팬(15"×10"×1")에 펴 바른다. 15분마다 펴주면서 1시간 동안 구운 뒤 식힌다. 시리얼로 먹으려면 작은 조각으로, 간식으로 먹으려면 큰 덩어리로 쪼갠다. 10인분.

1일차 아침

구운 사과

- 가운데를 파낸 요리용 사과 6개
- 황금 건포도 ⅓컵
- 무가당 사과 사이다 2큰술
- 물 1½컵
- 냉동 무가당 사과주스 농축액 ¼컵
- 순수 바닐라 추출물 2작은술
- 계피 1작은술
- 칡 1작은술

각 사과의 윗부분 3분의 1을 껍질을 벗긴다. 작은 베이킹 접시에 사과를 놓는다. 중간 크기의 냄비에 다른 재료를 넣은 뒤 자주 저어주며 끓인다. 불을 줄이고 약간 걸쭉해질 때까지 2~3분간 끓인다. 건포도로 사과의 빈 가운데를 채운다. 사과 위에 소스를 붓는다. 뚜껑을 덮지 않은 채로 350도에서 1~1시간 30분 굽는다. 가끔씩 포크로 찔러 사과가 쉽게 들어갈 때까지 굽는다. 오븐에서 접시를 꺼내 어느 정도 식힌다. 사과 위에 주스를 숟가락으로 두른다. 따뜻하게 제공한다. 6인분.

1일차 점심

절인 참치와 야채

- 2인치 줄리엔 스트립(채 써는 도구)으로 자른 큰 당근 2개
- 머리가 작은 콜리플라워(꽃양배추) ½개(꽃잎으로 분리한 것)
- 냉동 완두콩 1팩(10온스)
- 얇게 썬 셀러리 ½컵
- 얇게 썬 파 ¼컵
- 물기를 제거한 물포장 참치 1캔(6½온스)
- 발사믹 식초 1큰술
- 올리브오일 3큰술

당근과 콜리플라워를 바구니에 함께 넣고 10분간 찐 뒤 완두콩을 추가한다. 5분 더 조리하거나 야채가 부드러워질 때까지 조리한다. 익힌 채소, 셀러리, 파를 중간 크기의 볼에 담는다. 참치, 식초, 오일을 넣는다. 버무린 후 뚜껑을 덮고 차갑게 식혀서 낸다. 2인분.

1일차 저녁
적양배추 샐러드

굵게 다진 중간 크기 적양배추 1개
얇게 썬 무 10개
그래니 스미스(녹색이 나는 사과의 일종) 3개
  또는 기타 타르트 사과(잘게 썬 것)
다진 대파 2대
다진 셀러리 1줄기
다진 호두 ¼컵
레몬즙 1~2큰술
대시 마늘가루(Dash garlic powder)
올리브오일 2큰술
발사믹 식초 1큰술

모든 재료를 볼에 넣고 한두 번 저어주면서 1시간 동안 그대로 둔다. 4인분
-레인 모건Lane Morgan 편집, 『테리토리얼 시드 컴퍼니 가든 요리책 *The Territorial Seed Company Garden Cookbook*』에서 발췌

1일차 저녁
말린 완두와 밥

카레가루 2작은술
잘게 썬 양파 2개
잘게 썬 피망 1개
올리브오일 4큰술
현미 2컵
물 6컵
노란 완두콩 1컵

크고 무거운 냄비에 기름 3큰술을 두르고 카레, 양파, 피망을 넣은 뒤 양파가 부드러워질 때까지 볶는다. 현미를 넣고 저은 뒤 5분간 또는 밥이 하얗게 익기 시작할 때까지 조리한다. 물을 붓고 끓인다. 뚜껑을 덮고 약한 불에서 20분간 조리한다. 남은 기름에 노란 완두콩을 볶는다. 밥에 완두콩을 넣고 30분간 더 익힌다. 4인분.

2일차 아침
달걀 없는 컨트리 스크램블

물기를 제거한 잘게 으깬 일반 두부 1파운드
타마리 간장(발효 콩으로 만든 간장) 2큰술
올리브오일 2큰술
다진 양파 ½컵
깍둑썰기를 한 붉은 감자 2개
얇게 썬 신선한 버섯 ½컵
다진 피망 ½컵
다진 마늘 1쪽

타임 ½작은술

캐러웨이(씨앗을 향신료로 쓰는 회향 식물) 씨앗 ½작은술

고춧가루 ½작은술

쐐기 모양으로 자른 토마토 1개

작은 볼에 두부와 타마리 간장을 넣고 섞은 뒤 따로 둔다. 붙지 않는 큰 프라이팬에 기름을 두르고 중간 불에 달군 뒤 양파와 감자를 약 5분간 볶는다. 양파가 반투명해지고 감자가 노릇노릇해질 때까지 볶는다. 버섯, 피망, 마늘, 향신료를 넣고 고추와 버섯이 부드러워질 때까지 3~5분 더 조리한다. 볶은 야채를 볼에 옮겨 담는다. 프라이팬을 약한 불로 줄이고 두부가 마를 때까지 약 3분간 볶는다. 두부에 야채를 넣고 잘 섞은 뒤 야채가 완전히 익을 때까지 조리한다. 쐐기 모양으로 자른 토마토를 얹어 바로 낸다. 4인분.

-『딜리셔스! 컬렉션*Delicious! Collection*』에서, 수 프레드릭Sue Frederick 편집

2일차 점심

귤 아몬드 샐러드

양상추-원하는 종류로(적양상추, 빕, 로메인, 라디치오) 원하는 양만큼

다진 셀러리 1컵(또는 그 이상)

다진 파슬리 1큰술

물기를 제거한 귤(또는 생귤) 또는 물기를 제거한 과즙이 풍부한 파인애플 11온스

드레싱

타라곤 식초 또는 레몬주스 ½컵

타라곤 잎 1작은술

신선한 후추 ⅛작은술

꿀 1작은술

디종 머스터드 ½작은술

아마씨 오일 ½컵

해바라기 오일 ½컵

구운 아몬드 슬라이스 ¼컵

작은 볼이나 블렌더에 향신료와 식초 또는 레몬즙을 넣고 섞는다. 오일을 천천히 두르고 드레싱이 연한 크림색이 될 때까지 섞어준다. 1시간 냉장 보관한 뒤 샐러드 위에 얹어 낸다. 아몬드 슬라이스로 장식한다. 드레싱은 샐러드 8~12개 분량으로 넉넉히 만들어 냉장고에 보관한다.

-『죄책감 없는 탐닉*Guilt-Free Indulgence*』에서

2일차 저녁

닭고기와 브로콜리 그릴

중간 크기의 닭가슴살 2개를 껍질과 지방을 모두 제거한 후 뼈를 발라내고 ½" 크기로 자른다.
후추 ⅛작은술
다진 양파 ¼컵
올리브오일 2큰술
해동한 냉동 브로콜리 1팩(10온스)(또는 신선한 브로콜리 1파운드)을 작은 꽃 부분으로 나눈다.
신선한 레몬즙 1작은술
말린 타임 ¼작은술
쐐기 모양으로 자른 중간 크기 토마토 3개

가늘게 찢은 치킨 스트립에 후추로 간을 한다. 중간 크기의 프라이팬에 기름에 두르고 닭고기와 양파를 넣고 닭고기가 익을 때까지 빠르게 조리한다. 브로콜리, 레몬즙, 타임을 넣고 섞어준다. 뚜껑을 덮고 6분간 더 익힌다. 쐐기 모양 토마토를 넣는다. 뚜껑을 덮고 3~4분 더 조리한다. 4인분

3일차 아침

뮤슬리

튀긴 쌀 3컵
유기농 현미로 만든 건조 시리얼 1컵
콘플레이크 3컵
볶은 대두, 땅콩 또는 아몬드 1컵
해바라기씨 1컵
건포도, 말린 대추야자, 말린 체리 또는 사과, 말린 복숭아 또는 살구 조각 중 2가지를 선택(각 1컵)

모든 재료를 함께 버무려 밀폐 용기에 보관한다.
컵 10개를 만든다(이 레시피는 빠르고 맛있는 아침 식사나 간식용으로 좋으며 여행할 때 가지고 다니기에도 편리하다).
-『글루텐 없는 미식가 *The Gluten-Free Gourmet*』에서, 베트 해그먼Bette Hagman 지음

3일차 점심

퀵 퀴노아 캐서롤

퀴노아(남미에서 식용이나 술 제조용으로 기르는 작물) 1컵
껍질을 벗기고(또는 문질러서) 다진 중간 크기 감자 2개
다듬어 링 모양으로 자른 당근 2개
다진 양파 2개

갈색 렌틸콩 1컵
야채 육수 또는 토마토주스 2컵
고춧가루 1작은술(또는 기호에 맞게)
커민 ½작은술(또는 기호에 맞게)
타마리 간장 1½작은술

퀴노아를 볼에 넣고 물을 붓는다. 볼을 휘저어 고운 체나 무명천을 깐 소쿠리에 물기를 뺀다. 맑은 물이 나올 때까지 이 과정을 여러 번 반복한다. 퀴노아와 다른 재료를 모두 더치 오븐에 넣고 끓인다. 불을 줄이고 당근이 부드러워질 때까지 약 30분간 더 끓인다. 조리하는 동안 여러 번 저어주면서 필요하면 물을 더 넣는다. 4인분.

3일차 저녁

RISI E BISI

무지방 닭 육수 1¾컵(또는 14½온스 캔 1개)
장립종 현미 1컵
통조림으로 된 무염 토마토주스 8온스
잘게 다진 마늘 3쪽
신선 또는 냉동 완두콩 1컵
이탈리안 시즈닝 블렌드 1작은술
대시 화이트 페퍼(선택 사항)
잘게 썬 파 ½컵

중간 크기의 냄비에 육수를 넣고 센 불에서 끓인다. 쌀을 넣고 뚜껑을 덮은 뒤 불을 약하게 줄인다. 50분간 또는 밥이 부드러워지고 수분이 흡수될 때까지 조리한다. 밥이 익는 동안 토마토 통조림을 따서 주스 ¼컵이 되도록 담는다. 큰 프라이팬에 토마토, 주스 ¼컵, 마늘, 완두콩, 양념을 넣고 섞는다. 중간보다 센 불에서 5~7분간 또는 마늘과 완두콩이 원하는 정도로 익을 때까지 볶는다. 밥이 부드러워지면 프라이팬을 저어준다. 밥 혼합물이 뜨거워질 때까지 약 5분간 가열한다. 불을 끄고 파를 뿌린 후 낸다. 3인분.

-『지방 뺀 요리Cooking Without Fat』에서, 조지 마텔얀George Mateljan 지음

4일차 아침

바나나 쉐이크

냉동 바나나 1개
바닐라맛 아몬드밀크 ⅔컵

블렌더에 넣고 부드러워질 때까지 섞어준다. 1인분

4일차 아침

매콤한 당근 머핀

백미 가루 1컵
감자 전분 ⅓컵
타피오카 가루 3큰술
쌀겨 ½컵
계피 1작은술
베이킹소다 ¾작은술
베이킹파우더 2작은술(비알루미늄)
육두구(육두구 나무의 열매로 양념·향미료로 쓰임) ¼작은술
잘게 썬 당근 1컵
오렌지주스 ⅔컵
건포도 ⅓컵
식물성 기름 ¼컵
흑설탕 ¼컵
달걀 2개 분량의 에그 리플레이서(달걀 대용품)

큰 볼에 밀가루, 밀기울, 계피, 베이킹소다, 베이킹파우더, 육두구를 넣고 잘 섞어준다. 다른 볼에 당근, 오렌지주스, 건포도, 오일, 흑설탕, 달걀 대용품을 넣고 섞는다. 처음의 마른 혼합물에 두 번째 혼합물을 넣고 마른 재료가 촉촉해질 때까지 섞어준다. 중간 크기의 머핀 컵 10개에 기름을 바르거나 종이를 깔고 반죽을 ⅔ 정도 채운다. 5분간 그대로 둔다. 425도로 예열한 오븐에 20분간 굽는다. 머핀 10개를 만든다.
-『글루텐 없는 미식가 *The Gluten-Free Gourmet*』에서

4일차 점심

헤븐리 퀴노아 해시

생 퀴노아 1컵
물 2컵
무염 허브 블렌드 ¼작은술
잘게 썬 익힌 감자 2개
얇게 썬 양파 1개
마늘 2쪽
다진 녹색(또는 붉은색) 피망 1개
다진 파슬리 ¼컵
올리브오일 1큰술

퀵 퀴노아 캐서롤(3일차 점심) 레시피에 따라 퀴노아를 헹군다. 끓인 물에 퀴노아를 넣고 저어준 뒤 뚜껑을 덮고 알갱이가 반투명해지고 터질 때까지 15분간 끓인다. 즉시 물기를 제거한다. 퀴노아를 오일을 제외한 나머지 재료와 섞어준다. 맛을 보면서 양념을 조절한다. 해시(고기와 감자를 잘게 다져 섞어 요리하여 따뜻하게 차려 낸 것)가 완전히 데워지고 옅은 갈색이 될 때까지 기름에 볶는다. 6인분.

4일차 저녁

닭고기와 야채볶음 요리

껍질과 뼈, 눈에 보이는 지방을 모두 제거한 통닭 가슴살 1개
다진 양파 1개
올리브오일 2큰술
얇게 썬 녹색(또는 붉은색) 피망(또는 섞어서) 1개
브로콜리 꽃 2컵
중국산 식용 완두콩 꼬투리 1컵
타마리 간장

닭고기를 길이 2인치, 너비 $\frac{1}{2}$인치 정도로 얇게 자른다. 냄비나 큰 프라이팬에 기름 1큰술을 두르고 양파가 반투명해질 때까지 볶는다. 남은 기름 1큰술과 닭고기를 넣고 닭고기가 완전히 익을 때까지 중간보다 센 불에서 재빨리 조리한다. 팬에서 닭고기를 덜어내 따로 둔다. 야채가 갈색이 될 때까지 빠르게 익힌 뒤 마지막 2분 동안 완두콩 꼬투리를 넣는다. 마지막으로 닭고기를 넣고 밥 위에 얹어 낸다. 타마리 소스로 간한다. 2인분.

5일차 아침

오븐에 구운 감자 팬케이크

껍질을 벗긴 베이킹 감자 큰 것 2개(1½파운드)
오레가노 1작은술
고춧가루 ½작은술
소금 ¼작은술
후추 ⅛작은술
작은 양파 다진 것 ½개
감자 가루 2큰술
올리브오일 1큰술
쌀 식초

감자를 굵게 간 다음 찬물에 소쿠리로 헹군 뒤 최대한 물기를 짜낸다. 간 감자를 중간 크기의 그릇에 담고 양념, 양파, 밀가루를 넣어 섞는다. 이렇게 섞은 것을 감자에 골고루 펴서 8 개의 평평한 동그라미 모양으로 누른다. 오븐을 450도로 예열한다. 쿠키 시트에 오일 1$\frac{1}{2}$작은술을 바른다. 10분간 구운 후 주걱으로 팬케이크를 눌러 2~5분 더 구워준다. 주걱으로 팬케이크 주위를 풀어주며 조심스럽게 뒤집는다. 오븐에 다시 넣고 바삭해질 때까지 굽는다(5~6분). 쌀 식초를 뿌려 바로 낸다. 팬케이크 8개.

5일차 점심

토티야 칩

부드러운 옥수수 토티야 12개(봉지에 넣어 해동한 것)

오븐을 275도로 예열한다. 토티야를 4등분한다. 마른 베이킹 시트 두 개에 토티야를 한 겹으로 놓는다.
바삭해질 때까지 20~30분간 굽는다. 6인분

부드럽게 내려면: 백에서 해동한 후 꺼내서 호일로 싸거나 뚜껑을 덮은 베이킹 접시에 담아둔다. 따뜻한 오븐에서 몇 분간 가열한다. 따뜻하게 제공한다. 선택 사항: 굽기 전에 또띠아에 양파 가루, 마늘 가루, 칠리 파우더를 뿌린다.
-『맥두걸 계획*The McDougall Plan*』에서, 존 맥두걸John A. McDougall, MD, 매리 맥두걸Mary A. McDougall 지음

5일차 점심

렌틸콩 러스트 수프

다진 당근 큰 것 2개
다진 양파 1개
다진 셀러리 2줄기
생수 또는 야채 육수 7½컵
다진 마늘 2쪽
렌틸콩 1½컵(붉은색, 녹색 또는 혼합)
타임 한 꼬집
파프리카 약간
타마리 간장 2큰술
무염 시즈닝
기호에 맞게 커민 또는 고춧가루(선택 사항)

당근, 양파, 셀러리를 굵게 다진다. 다진 마늘, 렌틸콩과 함께 물이나 육수를 붓는다.(붉은색 렌틸콩은 짧은 시간만 익히면 되므로 녹색 렌틸콩이 익은 뒤 25분 후에 넣는다.) 수프를 끓인 후 타임, 파프리카, 타마리 간장을 넣는다. 매콤한 수프를 좋아한다면 카이엔, 칠리 파우더, 카레 파우더, 커민을 몇 꼬집 넣는다. 불을 중약불로 줄이고 렌틸콩이 부드러워질 때까지 뚜껑을 덮고 45분~1시간 동안 끓인다. 크리미한 질감을 원하면 수프의 절반 정도를 블렌더에 넣고 퓌레로 만들어 수프 냄비에 다시 넣는다. 4인분.
-『죄책감 없는 탐닉*Guilt-Free Indulgence*』에서

5일차 저녁

매콤한 검은콩과 토마토

다진 양파 ½개
다진 마늘 2쪽
올리브오일 1작은술
다진 조림 토마토 1캔(또는 신선한 다진 토마토 2~3개)
다진 풋고추 작은 통조림(4온스) 1개
물기를 제거한 검은콩 1캔(또는 익힌 마른 콩 1½컵)
커민 ½작은술
고춧가루 ½작은술
칠리가루 ¼작은술
다진 생 고수 1큰술(시중에서 고수를 구할 수 없으면 파슬리로 대체)

양파와 마늘에 올리브오일을 두르고 중간 불에서 부드러워질 때까지 볶는다. 토마토와 피망을 넣는다. 불을 줄이고 뚜껑을 덮지 않은 상태로 걸쭉해질 때까지 6~8분간 조리한다. 콩과 남은 재료를 넣고 저어준다. 뚜껑을 덮고 5분간 가열한다. 8인분.

6일차 아침

오트밀

물 또는 바닐라맛 아몬드밀크 1컵
천연 통곡물 오트밀 ½컵
물이나 우유를 끓인 뒤 귀리를 넣고 저어준다. 중간 불에서 약 5분간 끓이면서 가끔씩 저어준다.

6일차 아침

라즈베리 라이스 밀크 스무디

바나나 ½개
냉동 라즈베리 1줌
레몬주스 몇 방울
쌀가루를 섞어 끓인 우유죽 1컵

바나나를 껍질을 벗긴 뒤 얇게 자른다. 라즈베리, 바나나, 레몬주스를 블렌더에 넣는다. 퓌레가 될 때까지 섞은 다음 우유죽을 넣는다. 거품이 날 때까지 섞어준다. 차갑게 낸다.

6일차 점심

산타페 콘 샐러드

삶은 신선한 옥수수 3컵(또는 물기를 제거한 통 옥수수 17온스 1캔)
물기를 제거한 강낭콩 1캔(10온스)
얇게 썬 셀러리 ½컵
다진 붉은 피망 1개
다진 피망 1개
잘게 썬 대파 3개(대파 꼭지 포함)
다진 고수 ½컵(선택 사항)
카놀라유 1큰술
살사 ¼컵
고춧가루 ½작은술

큰 볼에 모든 재료를 넣고 섞어준다. 30분 이상 식힌 후 낸다. 8인분.

6일차 점심

후무스 스프레드 또는 후무스 딥

마른 가르반조 콩 1½컵(또는 물기를 제거한 2캔)
가르반조 액체 또는 생수 ¾컵
다진 마늘 4쪽
타마리 간장 1큰술
커민 2작은술
고수 1작은술
신선한 레몬즙 ¼컵
아마 오일 ¼컵
타히니(참깨 버터) ¼컵

마른 가르반조를 가려서 헹군 다음 깨끗한 물에 하룻밤 불린다. 물기를 빼고 헹군 뒤 냄비에 깨끗한 물을 붓고 가르반조 콩을 넣어 끓인다. 불을 줄이고 2시간가량 끓이면서 가끔 저어준다. 필요하면 물을 더 붓는다. 가르반조 콩이 부드러워지면(또는 통조림 콩을 사용하는 경우) 물을 따라 부은 뒤 ¾컵의 액체와 함께 블렌더에 넣는다. 마늘, 타마리 간장, 향신료를 넣고 부드러워질 때까지 섞어준다. 레몬즙, 오일, 타히니를 추가한다. 완전히 섞일 때까지 더 섞어준다. 냉장 보관했다가 필요에 따라 사용한다. 며칠 동안 보관할 수 있다. 후무스는 용도에 따라 두껍거나 묽게 만들 수 있다. 식히면 걸쭉해진다. 4컵 분량.

-『죄책감 없는 탐닉*Guilt-Free Indulgence*』에서

6일차 점심

채식 칠리

올리브오일 3큰술
굵게 다진 중간 크기 양파 1개
다진 마늘 4쪽
다진 양송이 버섯 ½ 파운드
콜리플라워 조각 2컵
껍질을 벗기고(또는 문질러서) 다진 큰 감자 1개
씨를 빼고 다진 큰 피망 1개
껍질을 벗기고(또는 문질러서) 다진 큰 당근 2개
신선 또는 냉동 옥수수 알갱이 3컵
다진 자두 토마토 1캔(28온스), 주스 포함
핀토(얼룩덜룩한 강낭콩) 또는 강낭콩 캔 1캔 (15온스, 액체 포함)
토마토 주스 1컵
커민 가루 1큰술
고춧가루 2큰술
파프리카 1작은술
무염 허브 블렌드 1½작은술
카이엔 ⅛작은술
토마토 페이스트 2큰술
레드 와인 식초 3큰술

더치 오븐에 올리브오일을 두르고 중간 불로 가열한다. 양파와 마늘을 넣고 양파가 반투명해질 때까지 약 5분간 볶는다. 버섯을 추가하고 10분 더 볶는다. 콜리플라워, 감자, 피망, 당근, 옥수수, 토마토, 콩, 토마토 주스, 커민, 고춧가루, 파프리카, 무염 허브, 카이엔, 토마토 페이스트, 식초를 넣고 저어주며 끓인다. 불을 줄여 끓인다. 뚜껑을 덮고 가끔 저어가며 야채가 부드러워질 때까지 약 30분간 조리한다. 6인분.
-『죄책감 없는 탐닉*Guilt-Free Indulgence*』에서

6일차 저녁

매콤한 가르반조 커리

올리브오일 2큰술
다진 큰 양파 1개
다진 큰 피망 1개
다진 마늘 4쪽
닭 육수 3½컵
껍질이 얇은 중간 크기 감자 6개를 껍질을 문지른 뒤 덩어리로 자른다.
물기를 제거한 가르반조 콩 2캔(15온스)(또는 삶은 가르반조 콩 4컵)
토마토 페이스트 1캔(6온스)
카레 가루 1큰술
카이엔 고추 1큰술
뜨거운 밥 3컵
다진 파

더치 오븐에 오일, 양파, 피망, 마늘을 넣고 중간 불에 올린다. 가끔 저어가며 야채가 부드러워질 때까지 약 7분간 조리한다. 육수, 감자, 가르반조, 토마토 페이스트, 카레 가루, 카이엔을 넣고 저어준다. 뚜껑을 덮고 감자가 부드러워질 때까지 30~40분간 끓인다. 숟가락으로 떠서 밥 위에 올린다. 다진 파를 얹어 먹는다. 6인분

7일차 아침

딸기 바나나 스무디

잘 익은 생 바나나 또는 냉동 바나나 1개
딸기 4개
사과 사이다 ½컵
순수한 물 ½컵

부드러워질 때까지 블렌더 또는 만능 조리기구에 넣고 섞어준다. 1인분.

7일차 점심

라이스 여름 샐러드

사이다 식초 또는 와인 식초 ½컵
마른 겨자 ¼작은술
말린 타라곤 1작은술(또는 다진 신선한 타라곤 1큰술)
현미밥 4컵
잘게 썬 대파 6개
다진 셀러리 2줄기
다진 큰 피망 1개
콜리플라워 1컵
브로콜리 1컵
다진 큰 토마토 1개
삶은 완두콩 1컵
다진 피망 4-5큰술
다진 파슬리 ¼컵
다진 오이 1개(선택 사항)
갓 빻은 후추

식초, 겨자, 타라곤을 섞어 밥 위에 부은 다음 잘 섞어준다. 밥이 따뜻할 경우에는 실온에 식힌 뒤 남은 재료를 넣는다. 밥이 식고 나면 남은 재료를 모두 넣고 부드럽게 버무린다. 뚜껑을 덮어 최소 2시간 냉장 보관한 다음에 낸다. 8인분.

7일차 저녁

오리엔탈 가리비

바다 가리비 12온스
타마리 간장 2큰술
신선한 레몬즙 1큰술
생강 가루 ½작은술

마른 겨자 ¼작은술

방울토마토 8개

중간 크기의 피망 1개(1인치 크기로 자른 것)

가리비가 얼었다면 해동한다. 얕은 유리 접시에 담는다. 타마리 간장, 레몬즙, 생강, 마른 머스터드를 넣고 섞어준 다음 가리비 위에 붓는다. 뚜껑을 덮고 실온에서 1시간 동안 그대로 둔다. 물기를 빼고 양념장을 남겨둔다. 꼬치 4개에 가리비, 토마토, 피망을 번갈아 끼워 그릴 랙에 놓는다. 양념장을 발라 불에서 5인치 정도 떨어진 곳에서 한 면당 7~8분간 굽는다. 2인분.

부록B

용어 해설

B세포(B cells): 독소에 대한 항체를 분비해 독소를 중화시키는 면역계 세포. 항체를 생성하는 세포로 알려져 있다.

HDL 콜레스테롤(HDL cholesterol): 고밀도 지단백질로 흔히 '좋은' 콜레스테롤로 부른다. HDL 콜레스테롤은 단백질 운반체로 동맥벽에서 콜레스테롤을 집어 간으로 가져가 분해해 배출하는 역할을 한다.

LDL 콜레스테롤(LDL cholesterol): 저밀도 지단백질로 흔히 '나쁜' 콜레스테롤이라고 한다. LDL 콜레스테롤은 간에서 특정 단백질 운반체를 타고 동맥벽에 전달된다.

L세포(L cells): 소장에 있는 특수 세포. 쓴맛이 나는 음식은 L세포가 글루카곤 유사 펩타이드-1을 분비하도록 자극해 혈당과 인슐린 수치 관리에 도움을 준다.

MPTP: 살충제 파라콰트를 가열할 때 생성되는 강력한 신경독소로 파킨슨병과 비슷한 증상을 유발하는 것으로 알려져 있다.

N-아세틸시스테인(N-acetylcysteine): 미토콘드리아에서 글루타치온의 전구체 역할을 하는 영양소로, 항염증 효과가 있는 것으로 밝혀졌다. 흔히 NAC라고도 한다.

T세포(Tcell): 외부 물질에 대한 즉각적 반응을 제어하고 선천성 면역에 관여하는 면역계의 특수 세포.

VLDL 콜레스테롤(Very-low-density lipoprotein): 초저밀도 지단백질. 저밀도 지단백질 LDL은 VLDL에서 분해된 산물이다.

가스트린(Gastrin): 장과 뇌 사이의 연락에 관여하는 호르몬 메신저 분자.

가이아 가설(Gaia hypothesis): 린 마굴리스Lynn Margulis 박사가 만든 가이아 가설은 진화의 진정한 원동력은 경쟁이 아닌 협력, 즉 부적응자가 적응자를 상대로 투쟁하는 것이 아니라 네트워킹이라고 주장한다.

감마-글루타밀 트랜스펩티다제(Gamma-glutamyl transpeptidase, γ-GT 또는 GGTP): 과거에는 혈중에 이 효소의 수치가 높으면 알코올이나 약물 독성으로 인한 간 손상의 신호였다. 현재는 이 효소의 수치가 높으면 독성 노출, 비만, 당뇨병과도 관련이 있다.

갑상선(Thyroid): 갑상선은 주변 환경에 대해 보초를 선다. 즉 유기체가 노출된 다양한 물질 등의 외부 환경을 감지한다.

강장제(Adaptogen): 변화하는 환경과 스트레스 상황에 신체가 적응할 수 있도록 도와주는 물질.

강직성 척추염(Ankylosing spondylitis): '대나무 척추'라고도 불리는 염증성 면역질환으로, 고유한 조직적합성 유전자를 가진 개인에게 발병할 수 있음. 80여 가지 자가면역 질환 중 하나.

강황(Turmeric): 식물성 화학물질인 커큐민이 함유되어 있어 항염 효과가 있는 것으로 입증된 향신료.

거대세포바이러스(Cytomegalovirus): 관상동맥 죽상경화증과 관련이 있는 바이러스 감염.

건강기능식품(Nutraceutical): 핵심 생리 과정의 불균형을 개선하기 위해 사용하는 특정 영양소.

건강수명(Health span): 한 사람이 질병 없이 건강하게 사는 기간.

게놈, 유전체(Genome): 한 사람의 전체 유전정보.

겸상적혈구빈혈(Sickle-cell anemia): 헤모글로빈 단백질 분자 일부의 유전적 변형으로 발생하는 세포 질환으로, 헤모글로빈이 '낫' 모양이다.

고과당 옥수수 감미료(High-fructose corn sweeteners): 고과당 옥수수 시럽에서 추출한 감미료로 많은 가공식품 제조에 사용된다.

고민감도 C반응성 단백질(hs-CRP): 여러 만성질환과 관련된 만성염증을 가리키는 혈액 지표.

고셰병(Gaucher's disease): 지방 축적을 수반하는 유전적 대사 질환.

고혈압(High blood pressure): 대사기능의 복잡한 변화로 인해 혈관 내피 순응도에 변화가 생겨 혈관 이완이 줄고 혈관 수축이 증가함으로 인해 발생하는 질환.

골다공증(Osteoporosis): 뼈 재형성의 결함과 정상적으로 미네랄화된 뼈의 소실을 특징으로 하는 대사성 뼈 질환.

골밀도(Bone density): 뼈의 질량 또는 뼈의 예비량으로, 뼈의 완전성 유지 및 골절에 대한 저항력과 직접적인 관련이 있음.

관절염(Arthritis): 관절에 영향을 미치는 전신 염증 상태. 80여 가지의 자가면역 질환 중 하나.

구연산칼륨(Potassium citrate): 신체의 산-알칼리 균형에 영향을 주는 알칼리성 염분.

그렐린(Ghrelins): 장과 뇌 사이의 연락에 관여하는 호르몬 메신저 분자.

근감소증(Sarcopenia): 근육량 감소를 설명하는 의학 용어.

글루카곤 유사 펩타이드1(Glucagon-like peptide1, GLP-1): 혈당을 낮추는 호르몬.

글루코시놀레이트(Glucosinolates): 세포 해독에 중요한 역할을 하는 양배추과 식물에서 발견되는 영양소.

글루쿠로니네이션(Glucuronidation): 영양물질에 영향을 받는 체내 해독 과정.

글루타치온(Glutathione): 미토콘드리아 기능, 산화 환원 전위, 세포 해독에 중요한 역할을 하는 인체 생리에서 매우 중요한 영양소.

글루탐산나트륨(Monosodium glutamate, MSG): 맛의 측면에서 '감칠맛'으로 인지되는 글루탐산의 전달 형태. MSG 민감성은 많은 사람이 관심을 갖는 문제이다.

글루텐(Gluten): 유전적으로 취약한 사람에게 셀리악병을 일으키는 시리얼 곡물에서 발견되는 단백질 계열.

급성(Acute): 빠르게 발병하거나 단일 발병 원인을 가진 질병 또는 부상. 많은 경우에 의료적 개입으로 해결할 수 있다.

기능의학(Functional medicine): 만성질환을 유발하는 생리적, 신체적, 정신적 기능의 불균형을 파악하는 의학적 접근 방식.

내독소혈증(Endotoxemia): 장내 독소 혈증. 장에서 혈액으로 독성물질이 방출되는 것으로 '장 누수 증후군leaky gut syndrome'이라고도 한다.

내부공생설(Endosymbiotic theory): 린 마굴리스Lynn Margulis 박사가 개발한 개념으로, 미토콘드리아는 원래 수백만 년 전에 숙주인 인간 세포에 감염된 박테리아가 그곳에 적응한 후 상호 유익한 공생관계로 인해 지금까지 남아 있다는 주장.

내분비계(Endocrine system): 신체의 호르몬 메시지 전달 시스템.

내피 기능장애(Endothelial dysfunction, ED): 만성적 손상과 부상에 대한 혈관 반응.

심장혈관 의학에서 ED에 대한 비침습적 검사는 뇌졸중, 심장마비, 관상동맥 심장질환, 울혈성 심부전, 신장질환을 예측하는 지표로 사용되기도 한다.

뇌졸중(Stroke): 뇌에 공급되는 혈액이 손실되는 심혈관질환으로, 지방 수송의 결함과 관련이 있을 수 있다.

니코틴아미드 디뉴클레오티드(Nicotinamide dinucleotide, NADH): 비타민B3(니아신)에서 추출한 물질로 세포 에너지 생산과 신진대사에 사용된다.

다발성경화증(Multiple sclerosis): 뇌와 척수에 있는 신경세포의 염증성 자가면역 질환. 다발성경화증은 지구의 위도에 따라 유병률이 증가하는 것으로 나타났는데, 이는 북반구에 더 흔하게 나타나는 비타민D 결핍과 관련이 있는 것으로 추정된다.

다운증후군(Down syndrome): 21번 염색체 돌연변이와 관련된 유전적 질환으로 21번 염색체가 3개 있다는 의미에서 '3염색체 21trisomy 21'이라고도 한다.

다이드제인(Daidzein): 에스트로겐과 관련된 세포 연락 불균형 관리를 돕는 콩의 식물 영양소.

다이메르캅토호박산(Dimercaptosuccinic acid, DMSA): 킬레이트제.

다중약물요법(Polypharmacy): 다양한 원인 요인으로 발생하는 다양한 증상을 해결하기 위해 여러 가지 약물을 함께 사용하는 것.

단백질(Protein): 다양한 필수 생리적 기능에 필요한 영양소로, 양(단백질의 칼로리 비율)과 질(식물성, 동물성, 유제품 및 달걀 공급원)에 관한 논쟁이 벌어지고 있는 영양소. 특정 단백질에 따라 특정 방식으로 배열된 긴 사슬의 아미노산으로 구성된다. 단백질의 아미노산 순서는 유기체의 유전자에 의해 결정된다.

단일 뉴클레오티드 다형성(Single nucleotide polymorphisms, SNP): 4개의 DNA 구성 요소(뉴클레오티드) 중 하나가 다른 것으로 대체되는 유전자 암호의 변경. 인간 유전자에는 질병에 대한 감수성 등의 변이를 설명하는 300만 개 이상의 잠재적 변이가 확인되었다.

당뇨병(Diabetes): 혈당 수치가 높아지는 만성질환. 제1형 당뇨병은 자가면역 반응으로 인해 랑게르한스 세포 섬이 파괴되어 췌장이 인슐린을 분비하지 못하기 때문에 발생한다. 한편 전 세계 당뇨병 발병률의 거의 80퍼센트를 차지하는 제2형 당뇨병은 개인의 식단, 생활 습관, 환경의 영향을 받는 포도당 수송의 불균형에서 비롯한다.

당 독소(Glycotoxins): 고열 조리로 인해 당과 단백질이 화학적으로 결합하여 생성되는 최종당화산물로, 염증반응 및 만성질환과 관련이 있다.

대사증후군(Metabolic syndrome): 제럴드 리븐Gerald Reaven 박사가 처음 발견한 질환으로 높은 혈중 중성지방 수치, 낮은 HDL 수치, 높은 혈압과 높은 혈당, 복부 비만(과체중 또는 심한 비만 상태의 사과 모양 체형)이 있는 경우를 말한다. 이러한 모든 질환은 내당능을 손상시키는 인슐린 저항성과 포도당 수송의 불균형으로 인해 발생한다.

도코사헥사엔산(DHA): 대구 간유 및 기타 영양 오일에 함유된 오메가-3 지방산으로 항염 작용을 한다.

디인돌릴메탄(Diindolylmethane, DIM): 십자화과 채소를 소화할 때 생성되는 식물성 화학물질.

라임병(보렐리아 복도페리)(Lyme disease*[Borrelia burgdorferi]*): 적어도 만성 단계에서는 진드기 익소데스 스카풀라리스Ixodes scapularis에 물려 발생하는 다증상, 다기관 장애. 이 박테리아는 피부에 주입되어 혈류로 빠르게 이동하고 중추신경계로 매우 빠르게 전파되어 종종 신경 증상을 유발한다. 이 질병의 특징은 진드기와 접촉한 후 며칠 이내에 발생할 수 있는 과녁 모양의 발신이다.

랑게르한스섬(Islets of Langerhans): 인슐린을 혈류로 분비하는 췌장의 특수 세포.

레스베라트롤(Resveratrol): 붉은 포도와 땅콩 껍질에서 추출한 식물영양소로 미토콘드리아 기능 및 유전자 발현과 관련된 세포 신호에 영향을 미친다.

류머티즘성관절염(Rheumatoid arthritis): 관절에 염증이 생기는 자가면역 질환.

리포산(Lipoic acid): 신진대사에 의해 생성되며 인슐린 감수성과 포도당 수송을 개선하는 것으로 알려져 영양보충제로 사용된다.

림프계(Lymphatic system): 신체의 분비샘들을 연결하는 네트워크. 이 네트워크를 통해 림프액이 호르몬 및 기타 물질을 운반한다.

마이야르 반응(Maillard reaction): 포도당 등의 환원당의 알도스(알데히드기基가 있는 단당류의 총칭) 형태가 라이신 아미노기 및 단백질과 반응해 글리코실화 생성물을 만드는 글리코실화 반응. 요리에서 글리코실화는 바삭한 빵을 만든다. 혈장에서 포도당은 단백질과 반응해 혈액에 떠다니는 '딱딱한' 단백질을 형성한다. 이를 고급 최종당화산물 또는 AGEadvanced glycation end-products라고 하는데 AGE의 축적은 생물학적 노화와 관련이 있다.

만성(Chronic): 단일한 발병 원인이나 치료법이 없는 증상, 질병, 질환. 만성 건강 문제가 있는 환자는 질병과 더불어 치료를 위해 무기한 노력하며 살아간다.

만성피로증후군(Chronic fatigue syndrome, CFS): 뼈가 쉽게 피로해지고, 근육이 약해지며, 신체의 각종 샘이 붓고, 머리가 멍해지며, 이전에는 잘 견뎌냈던 운동을 할 수 없게 되고(운동 불내증), 하루 종일 자고 싶어지는 증상을 특징으로 하는 증후군.

메탈로티오네인(Metallothioneins): 신체의 거의 모든 세포에서 발견되는 단백질 계열로, 미네랄과 단단히 결합해 대변이나 소변으로 미네랄을 체외로 배출하는 역할을 한다.

메틸렌테트라하이드로폴레이트 환원효소(Methylenetetrahydrofolate reductase, MTHFR) 다형성: 엽산으로 알려진 중요한 비타민B9의 대사조절에 큰 영향을 미치는 단일 뉴클레오티드 다형성.

면역계(Immune system): 감염과 싸우는 것을 주 임무로 하는 인체의 복잡한 감시 시스템. 감염, 독성물질 노출, 스트레스, 호르몬 불균형, 행동 패턴, 영양소 섭취 등 수많은 원인으로 인해 면역계에 불균형이 생기면 자가면역 질환과 만성질환이 발생할 수 있다.

뮤코다당류(Mucopolysaccharides): 버섯과 기타 채소에서 발견되는 독특한 종류의 물질로 면역계 기능을 돕는 것으로 알려져 있다.

미네랄(Minerals): 인체에 고유한 칼슘, 마그네슘, 칼륨 등의 물질로 신체 기능의 유지에 중요한 역할을 한다.

미세융모(Microvilli): 장의 표면을 감싸고 있는 수백만 개의 작은 주름. 장 내벽에 있는 미세융모를 통해 영양분이 흡수된다.

미토콘드리아 DNA(Mitochondrial DNA): 미토콘드리아 DNA는 어머니로부터만 유전된다.

미토콘드리아(Mitochondria): '에너지 발전소'라고 불리는 인체 세포 내의 구조물. 미토콘드리아는 우리 몸의 생화학 엔진을 지속적으로 가동시키는 에너지를 공급한다. 미토콘드리아 기능 유지는 산화 스트레스 예방에 매우 중요하다.

보스웰리아 세라타(*Boswellia serrata*): '유향乳香'이라고 하는 잇몸 수지 추출물로, 항염 효과가 있는 것으로 나타났다.

부티르산나트륨(Sodium butyrate): 단순 4탄소 지방산 부티르산의 나트륨염으로 겸상적혈구 특성을 가진 환자에게 정맥으로 투여하면 유전 질환과 관련된 헤모글로빈 병증을 예방하는 것으로 나타났다.

분자교정 의학(Orthomolecular medicine): 라이너스 폴링 박사가 만든 용어로, '바른' 또는 '올바른'이라는 뜻의 그리스어 접두어에서 유래했으며, 일반적으로 비타민,

미네랄, 영양소, 호르몬, 대사산물, 세포 구성 요소 등 인체 생리에 고유한 물질을 개인의 최적의 건강과 기능에 적합한 수준으로 혼합하여 사용하는 의학을 설명하는 데 사용.

브르카 돌연변이(BRCA mutation): 유방암 위험 증가와 관련이 있는 유전적 돌연변이.

비만유발물질(Obesogen): 비만을 촉진하는 물질로, 체내에 존재하는 잔류성 유기 오염물질POPs을 가리키는 데 사용되어온 용어.

비만(Obesity): 허리둘레 대 엉덩이 비율의 증가. 체내 지방이 내장지방으로 허리둘레에 집중된 이러한 유형의 과도한 지방 축적은 제2형 당뇨병, 심장병, 뇌졸중, 치매, 신장질환, 유방암 및 전립선암 등 만성질환의 발병률 증가와 관련이 있다.

비스테로이드성 항염증제(Nonsteroidal anti-inflammatory drugs, NSAID): 아스피린, 이부프로펜, 인도메타신, 케토프로펜 등 염증을 완화하는 데 사용되는 비마약성, 비중독성 약물.

비스페놀A(Bisphenol-A, BPA): 수십 년 동안 플라스틱 생산에 사용되어온 합성분자로, 쉽게 분해되지 않는 지속성 물질. 현재 환경에서 상당한 양의 BPA가 발견되고 있으며, 지속적인 연구를 통해 BPA 노출과 질병 유병률 증가 사이의 연관성이 입증되었다.

비암호화 DNA(Noncoding DNA): 한때 '정크 DNA'라고 부르던 비암호화 DNA에는 유전자 발현을 조절하는 정보가 들어 있다.

비타민(Vitamins): 처음에 영양결핍 관련 질병에서 건강에 대한 중요성이 확인된 화합물. 지금은 유전자 발현과 세포 기능에 영향을 미치는 것으로 밝혀졌다.

빈혈(Amemias): 영양소와 관련된 다양한 형태의 혈액학적 이상.

사이토카인(Cytokines): 면역세포에서 만들어지는 단백질로, 장기 사이의 염증 신호를 포함한 세포 연락을 제어한다.

산화 스트레스(Oxidative stress): 세포막의 구성 성분과 미토콘드리아를 손상시키고 DNA 가닥이 끊어지면서 DNA 산화를 유발하는 세포 기능의 일반적인 변화. 산화 스트레스는 식단, 생활 방식, 활동 패턴 등 다양한 요인에 의해 영향을 받을 수 있다. 높은 산화 스트레스는 노화 및 만성질환과 관련이 있다.

생강(Ginger): 전통적으로 의약용으로 사용하는 뿌리.

생물학적 노화(Biological aging): 인체가 장기臟器 예비력을 잃는 속도('장기 예비력' 참조).

생식계(Reproductive system): 생식 과정에 관여하는 남성 또는 여성의 각 기관계.

생체동일성 호르몬 대체요법(Bioidentical hormone replacement therapy, BHRT): 분자 수준에서 천연 호르몬과 동일한 호르몬을 사용하는 치료법.

생체 에너지(Bioenergetics): 유기체의 생리적 에너지와 관련된 일련의 세포 과정. 즉 에너지가 어떻게 활용, 제공, 사용, 변형되어 생리적 과정을 돕는지 설명하는 용어.

생체지표(Biomarkers): 건강 상태를 나타내는 생리적 지표.

생화학적 개별성(Biochemical individuality): 로저 윌리엄스 박사가 개발한 개념으로, 각 개인의 건강과 질병이 유전적 및 환경적 고유성과 연관되어 있다는 개념.

선천성면역(Innate immunity): 체내에 들어온 외부 분자를 잡아먹고 죽이는 목적으로 존재하는 인체 내의 특수 백혈구.

선택적세로토닌재흡수억제제(Selective serotonin reuptake inhibitors, SSRI): 신경계의 세로토닌 수치를 증가시키는 약제 계열의 항우울제.

선택적 키나아제 반응조절제(Selective kinase response modulators, SKRM): 키나아제 조절 네트워크에 영향을 미쳐 유전자 발현을 조절함으로써 유전자 발현에 영향을 주는 식물성 화학물질.

설포라판(Sulforaphane): 십자화과 채소에서 발견되는 식물영양소로 세포 해독에 중요한 역할을 하는 것으로 밝혀졌다.

섬유근육통(Fibromyalgia): 근육통, 피로, 수면장애, 인지기능 장애 및 면역 억제와 관련된 복합 질환.

세균원인설(Germ theory): 미생물이 감염성 질환을 일으킨다는 획기적인 이해.

세로토닌(Serotonin): 뇌의 중추신경계에 있는 신경 단자에서 직접 방출되는 호르몬 메신저 분자로 일반적으로 기분을 좋게 하는 신경전달물질로 알려져 있다.

세크레틴(Secretin): 장과 뇌 사이의 연락에 관여하는 호르몬 메신저 분자.

세포 외 기질(Extracellular matrix): 피부 아래 결합조직에서 발견되는 신경 네트워크로, 전신의 신호 체계로 작용.

셀리악병(Celiac disease): 시리얼 곡물에서 발견되는 글루텐이라는 단백질 계열에 소장 내벽이 손상되는 질환. 장 손상은 영양소 흡수를 방해하며 다양한 소화기 증상과 치매를 일으킬 수 있다.

소 해면상뇌증(Bovine spongiform encephalopathy, BSE): '광우병'이라고도 하며, 소의 뇌와 척수에 해면상 변성을 일으키는 신경퇴행성 질환.

소마토스타틴(Somatostatin): 장과 뇌 사이의 연락에 관여하는 호르몬 메신저 분자.

소화계(Digestive system): 함께 작용하여 음식의 소화, 영양소 흡수 및 노폐물 제거를 촉진하는 세포, 수용체, 박테리아, 신체의 조직 및 기관.

수명(Life span): 건강 상태와 무관하게 살아 있는 총 시간.

순환계(Circulatory system): 온몸에 혈액을 공급하는 심장과 혈관.

슈퍼옥사이드 디스뮤타제(Superoxide dismutase, SOD): 미토콘드리아 세포 내에서 생성되는 항산화 효소로, 손상된 형태의 산소가 손상을 일으키기 전에 제거하기 위해 생성된다.

스크래피(Scrapie): 양과 염소에 영향을 미치는 구조적으로 변형된 단백질에 의해 발생하는 신경퇴행성 질환.

스타틴(Statin): 간에서 콜레스테롤 생성을 차단해 혈중 콜레스테롤 수치를 낮추는 것으로 승인된 의약품 계열.

스트레스(Stress): 환경 변화에 대한 생리적 반응. 물리학에서 차용한 이 용어는 한스 셀리에Hans Selye 박사가 사람의 생리에 처음 적용했다.

시스템생물학(Systems biology): 신체를 핵심 생리 과정 간의 상호작용 네트워크로 보는 의학적 접근 방식.

시클로옥시게나제(COX): 염증과 관련된 세포 내 효소.

시토크롬 P450(Cytochrome P450, CYP450): 각각 고유한 유전자를 가진 50여 종의 효소로 구성된 효소 슈퍼시스템으로, 독소를 해독하고 살아 있는 모든 세포에 고유한 물질대사에 관여.

식세포(Phagocyte): 외부 물질을 집어삼키고 파괴하는 면역계 세포.

신경계(Nervous system): 뇌, 척수, 신경으로 구성된 신체의 연락 시스템.

신경전달물질(Neurotransmitters): 몸 전체에 정보를 전달하는 메신저 물질.

심전도(Electrocardiogram, EKG): 심박 리듬을 측정하는 진단검사.

십이지장궤양(Duodenal ulcer): 헬리코박터 파일로리 감염과 관련이 있는 위장관 질환.

아데노신 삼인산(Adenosine triphosphate, ATP): 세포의 미토콘드리아에서 생성되는 화합물로 에너지 생산과 관련이 있다.

아드레날린(Adrenaline): 미토콘드리아 생체 에너지 및 인슐린 균형을 포함한 인체의 여러 과정에 관여하는 주요 스트레스 호르몬.

아디포카인(Adipokines): 지방세포에서 만들어져 혈류로 분비되는 메신저 물질의 일종.

아미노산(Amino acids): 단백질의 구성 요소로, 20가지가 있으며 그중 8가지가 필수 아미노산이다.

아밀라아제(Amylase): 소화 과정에 관여하는 타액에서 분비되는 효소.

아밀로오스(Amylose): 포도당 수치에 미치는 영향이 적은 장립종 쌀.

아밀로펙틴(Amylopectin): 포도당 수치에 큰 영향을 미치는 단립종 쌀.

아슈와간다(Ashwagandha): 약용으로 사용된 오랜 역사의 강장 허브. 흔히 '인도 인삼'이라 불린다.

아유르베다 의학(Ayurvedic medicine): 인도에서 시작된 전통 의학 철학.

아토피(Atophy): 유전적 소인이 있는 알레르기 반응으로 피부발진 및 천식을 유발.

아포지단백 E 유전자(Apolipoprotein E gene, ApoE): 알츠하이머병 및 심장병 발병률 증가와 관련이 있는 유전적 변이.

알로스타시스/알로스타시스 부하(Allostasis/Allostatic load): 브루스 매큐언Bruce McEwen이 만든 개념으로, 인간 유기체의 항상성 유지를 위한 조절 과정.

알부민(Albumin): 간에서 생성되는 혈액 단백질로 단백질 충분량과 아미노산 균형의 지표가 된다.

알츠하이머병(Alzheimer's disease): 노인성 치매의 가장 흔한 원인인 진행성 신경퇴행성 장애.

암(Cancer): 세포 기능장애와 비정상적인 세포분열(종양)의 결과로 발생하는 일련의 질병. 유전적 유발 요인, 환경적 영향 또는 많은 경우 이 두 가지의 조합에 대한 전신반응의 변화를 반영.

약리학(Pharmacology): 화학물질과 그것이 인체 생리에 미치는 영향을 연구하는 과학.

약물이상반응(Adverse drug reaction, ADR): 사용이 승인된 약물의 비정형적(또는 독성의) 대사 반응.

양성 전립선비대증(Benign prostatic hyperplasia, BPH): 테스토스테론 대사의 이상과 염증성 전달물질의 활동 증가로 발생하는 전립선비대증.

에이코사펜타엔산(Eicosapentaenoic acid, EPA): 대구 간유 및 기타 영양 오일에 함유된 오메가-3 지방산으로 항염 작용을 한다.

엔타모에바 히스토리티카(*Entamoeba histolytica*): 이질아메바, 수인성 기생충.

엡스타인-바 바이러스(Epstein-Barr virus): 헤르페스 계열과 관련된 만성 바이러스 질환으로 극심한 피로를 유발.

여성건강이니셔티브(Women's Health Initiative, WHI): 폐경 증상 치료에 호르몬 대체요법을 사용하는 것에 대해 1991년 미국 국립보건원에서 시작한 대규모 연구. 호르몬 대체요법이 실제로 유방암과 심장질환의 위험을 증가시킬 수 있다고 판단되어 2003년에 호르몬 대체요법 시험이 중단되었으며, 이 발표는 우려와 혼란, 논란을 불러일으켰다. 호르몬 대체요법은 WHI 연구 결과가 발표되기 전 수십 년 동안 안전하고 효과적인 치료법으로 여겨져왔다.

염색체(Chromosome): 유기체의 유전 암호를 담고 있는 DNA 분자이다. 인간은 23쌍의 염색체를 가지고 있으며, 각 쌍의 절반은 생물학적 어머니의 난자로부터, 나머지 절반은 생물학적 아버지의 정자로부터 받는다.

염증(Inflammation): 신체의 자연스러운 면역반응. 체내 만성염증은 세포 연락 과정의 이상과 만성질환을 일으킨다.

염증성 장 질환(Inflammatory bowel disease): 궤양성 대장염과 크론병을 포괄하는 용어. 이 장애 증상은 설사, 통증, 출혈 및 기타 장 증상을 특징으로 하며 평생 재발하는 특징을 갖는다. 궤양성 대장염은 대장의 점막층에 국한되는 반면, 크론병은 장의 모든 부위에 영향을 미친다. 염증성 장 질환의 발병 기전은 복잡하다. 그러나 숙주 유전자형, 장내 세균 군집, 장 점막 면역반응의 세 가지 필수 구성 요소 간의 상호작용이 관여하는 것으로 보인다.

엽산(Folate): 엽산(비타민B9), 비타민B12, 비타민B6, 베타인은 엽산 내사회로에 도움을 주는 매우 중요한 영양소이다. 엽산 대사회로folate cycle는 S-아데노실메티오닌을 통해 활성 메틸기를 생성하는 회로이다.

영양권장량(Recommended dietary allowance, RDA): 미국 식품의약국에서 정한 건강 유지에 필요한 최소한의 영양소 수치.

영양유전체학(Nutrigenomics): 유전적으로 정해진 각 개인의 필요량을 충족하기 위해 특정 영양소의 적정 섭취량을 결정하는 것을 목표로 하는 새로운 연구 분야.

오스테오칼신(Osteocalcin): 뼈세포에서 생성되는 신호 물질로 인슐린 활동과 혈당 수치에 영향을 미친다.

오스테오프로테제린(Osteoprotegerin): 뼈세포에서 생성되는 신호 물질로 인슐린 활동과 혈당 수치에 영향을 미친다.

요산(Uric acid): 통풍과 관련이 있는 혈액 내 천연물질. 요산 상승은 산화 스트레스에 대한 반응일 수 있다. 요산은 실제로 중요한 항산화제이다.

우마미(Umami): 감칠맛. 글루탐산나트륨MSG에 의해 활성화되는 맛.

우울증(Depressioin): 뇌 화학작용의 변화와 관련된 기분장애. 환경을 포함한 다양한 변수로 인해 일어난다.

위역류(Gastric reflux): 위산과 생체 및 췌장 효소의 혼합물이 식도로 역류하는 것으로, 식도 점막을 손상시키고 위장 증상과 합병증을 유발할 수 있다.

유미즙(Chyme): 일부만 소화된 음식(섭취한 음식 위의 소화에 의해 반액상의 크림 상태로 된 물질).

유병 기간의 압축(Compression of morbidity): 제임스 프라이스James Fries 박사가 개발한 노화 이론으로, 자연적 노화가 반드시 장애와 신체 기능의 손상을 동반할 필요는 없다는 개념.

유전자(Genes): '생명의 책'인 유전암호를 담은 운반체로, 각 세포에 존재. 넓은 의미에서 인간 종 내의 유전자는 매우 유사하지만, 유전자 내에 암호화된 작은 차이(단일염기다형성)로 인해 유전자 발현에 300만 개 이상의 변이가 존재한다.

유전자 결정론(Genetic determinism): 개인의 삶에서 질병과 기능장애의 패턴을 결정하는 것은 유전자라는 생각.

유전자 발현(Genetic expression): 환경과 생활 습관이 유전자의 표현 방식과 질병 및 건강 패턴에 영향을 미칠 수 있다는 개념.

유전자 변형 유기체(Genetically modified organisms, GMO): 유전자 차원에서 변형되어 식품 공급에 도입된 작물로, 안전성 및 정보공개에 관한 논쟁이 있다.

유전자형(Genotype): 유전자형은 우리의 유전적 구성으로, 다양한 특성이 발현될 수 있는 잠재력.

유전체학(Genomics): 유전자 염기서열 분석과 후성유전학적 요인이 유전자 발현에 미치는 영향을 연구하는 학문.

음식 알레르기/음식 민감성(Food allergy/food sensitivity): 음식 알레르기는 체내에서 면역 염증 연쇄반응을 일으킨다. 음식 민감성이 있는 사람은 이전에 견디던 음식을 먹으면 불균형 증상을 경험할 수 있지만, 이러한 음식이 측정 가능한 면역 반응을 유발하지는 않는다.

의약품(Pharmaceutical): 확인 가능한 질병의 원인이나 질병 매개체를 다루기 위해 개발한 약물.

이명(Tinnitus): 귀에서 지속적으로 울리는 소리를 설명하는 의학 용어.

인간 게놈 프로젝트(Human Genome Project): 1990년 프랜시스 콜린스Francis Collins 박사의 지휘하에 시작되어 2000년 크레이그 벤터Craig Venter 박사의 추가 참여로 성공적으로 완료된 인간 게놈지도 작성 프로젝트.

인돌-3-카비놀(Indole-3-carbinol, I3C): 십자화과 채소에서 추출한 물질로 해독 과정을 돕는다.

인슐린 저항성(Insulin resistance): 당내성(생체의 포도당 처리 능력)을 손상시키는 포도당 수송의 불균형으로, 대사증후군으로 알려진 일련의 증상과 관련이 있다.

인슐린(Insulin): 췌장에서 생성되는 호르몬으로 인체 신진대사에 중요한 역할을 한다.

일반적응증후군(General adaptation syndrome, GAS): 한스 셀리에Hans Selye 박사가 개발한 스트레스 임상 모형으로, 각성arousal, 적응adaptation, 탈진exhaustion의 세 가지 반응 단계를 포괄.

자가면역 질환(Autoimmune diseases): 원인을 알 수 없는 이유로 신체가 자신의 세포와 조직에 대해 면역반응을 일으킬 때 발생하는 다양한 질환.

자연선택(Natural selection): 찰스 다윈에 의해 대중화된 이론으로 '적자생존'에 따라 진화가 일어난다는 주장.

자유 라디칼(Free radicals): 미토콘드리아에 손상을 입히는 산소 분자로, 세포 노화를 촉진한다고 추정한다.

자폐스펙트럼장애(Autistic spectrum disorder): 사회적 상호작용, 의사소통, 상상력, 행동에서 공통된 손상을 보이는 발달장애. 심각한 전반적 학습장애에서 평균 또는 우수한 인지능력에 이르기까지 다양한 수준의 능력을 함께 보인다.

자폐증(Autism): 행동, 사회적 상호작용, 인지 능력과 관련한 증상을 나타내는 신경정신과적 장애.

잔류성 유기오염물질(Persistent organic pollutants, POPs): 지용성이며 신체 조직에 축적될 수 있는 내분비 교란 화학물질로, 생리적 기능을 변형시켜 비만과 제2형 당뇨병을 유발할 수 있다.

장기 예비력(Organ reserve): 스트레스 상황의 생리적 요구를 처리하는 데 사용 가능한 장기臟器 기능의 양. 신체 기관의 기능 비축량.

장내 미생물 불균형(Dysbiosis): 장내 미생물의 불균형한 상태.

장내 미생물(Enteric microflora): 장내에서 발견되는 공생과 기생 등 다양한 종류의 박테리아(세균)를 이르는 통칭.

전립선 특이항원(Prostate-specific antigen, PSA): 양성 전립선비대증과 전립선암 모두에 대한 예후 지표로 상대적 위험도와 예후, 위험에 처한 개인의 후속 개입 조치를 추적하는 데 사용된다.

전신홍반성낭창(Systemic lupus erythematosus, SLE): 여성에게 더 높은 유병률을 보이는 자가면역 질환으로 안드로겐-에스트로겐 균형 및 에스트로겐 대사와 관련이 있을 수 있다.

접합효소(Conjugases): 주로 간에 분포하는 효소군으로 세포 해독에 관여.

정신분열증 또는 조현병(Schizophrenia): 망상과 편집증을 일으킬 수 있는 뇌 화학변화와 관련된 일련의 질환. 조현병은 특정 뇌 영역의 과도한 도파민 활동과 관련이 있지만, 도파민 수용체를 차단하는 항정신병 약물이 조현병 관리에 언제나 도움이 되는 것은 아니다.

정신신경면역학(Psychoneuroimmunology, PNI): 신체 외부 메시지를 내부 기능으로 변환하기 위해 단일 팀으로 작동하는 신경계, 내분비계, 면역계 등의 생리적 상위 시스템.

정크 DNA(Junk DNA): 유전학에서 아무 기능이 없는 것으로 여겨졌지만 현재는 유전자 발현을 조절하는 정보를 담고 있는 것으로 밝혀진 인간 게놈의 비암호화 영역.

젖산(Lactic acid): 미토콘드리아가 필요량의 에너지 생산 능력을 초과해 활동할 때 발생하는 신체 노폐물. 통증을 유발한다.

제노바이오틱스(Xenobiotics): 그리스어로 '낯선 이'를 뜻하는 'xenos'와 '생명'을 뜻하는 'bios'에서 유래했다. 인체에 고유하지 않은 이질적이며 잠재적 독성을 가진 분자를 말한다.

제니스테인(Genistein): 에스트로겐과 관련된 세포 연락 불균형 관리를 돕는 콩의 식물영양소.

주의력결핍장애(Attention deficit disorder): 뇌가 과도하게 자극받아 집중하지 못하는 상태.

중국 전통 의학(Traditional Chinese medicine, TCM): 중국 전통 의학은 중국 농촌 지역의 1차 의료에서 중요한 위치를 차지하고 있다. 5천 년의 전통으로 도시에서도 높이 평가받고 있다. 중국 정부는 전통 의학의 근본 원리를 더 잘 이해하기 위해 과학 및 임상 연구에 투자하는 한편, 한의학의 현대화에도 큰 노력을 기울이고 있다. 한의학에 대한 서양의 관심은 한의학이 여러 응용 분야에 다양한 도구를 제공함으로써 서양의학을 보완할 수 있다는 기대에서 비롯되었다. 약초는 한의학에서 매우 중요한 역할을 한다.

지방(Fat): 지방조직. 지방세포는 신진대사가 활발하며 자체적으로 메신저 분자를 정교하게 만든다.

지방세포(Adipocytes): 지방조직을 구성하는 세포로 지방조직adipose tissue이라고도 한다.

지중해식 식단(Mediterranean diet): 통곡물, 신선한 채소 및 과일, 건강한 지방 섭취를 강조하는 지중해식 식단은 많은 역학 연구에서 장수 및 삶의 질 향상과 관련이 있는 것으로 나타났다.

진단(Diagnosis): 역사적으로 의사는 임상, 실험실 및 병리학적 소견과 임상 지식 및 판단을 통해 일련의 증상 군집에 따라 질병을 정의한다. '진단' 개념은 환자에게 질병이 있다는 가정에 기초를 두는데, 이 가정은 사실일 수도 있고 아닐 수도 있다.

차아염소산염(Hypochlorite): 표백제의 화학구조를 이루며 산화를 촉진하는 부식성 산소.

천식(Asthma): 기도가 부어 쌕쌕거림과 호흡곤란을 유발하는 폐의 만성염증성 질환.

체질량지수(Body mass index, BMI): 키와 몸무게를 측정하여 체성분 또는 체지방 비율의 근사치를 구한 값. BMI는 종종 허리둘레 대 엉덩이 비율과 결합해 복부 둘레에 축적되는 지방조직인 내장 지방조직visceral adipose tissue, VAT 추정치를 제공.

촉진유전자 부위(Promoter regions): '정크 DNA'의 대체 용어로, 유전형이 표현형으로 변환하는 과정을 제어하는 게놈 부위를 가리킨다.

최종당화산물(Advanced glycation end-products): 당화 과정을 통해 형성되는 단백질 구조로 면역 염증반응을 자극할 수 있다.

치매(Dementia): 노화와 관련된 인지기능의 상실.

치주 질환(Periodontal disease): 면역반응을 유발할 수 있는 구강의 만성감염.

카탈라아제(Catalase): 신체의 세포 해독 및 항산화 시스템에 관여하는 효소.

칸디다 알비칸스(*Candida albicans*): 일반적으로 위장관에 존재하는 효모로, 과도하게 증식할 경우 질병이나 기능장애를 일으킬 수 있음.

칼로리 제한(Caloric restriction, CR): 일반적으로 칼로리 섭취량을 30퍼센트 줄이는 식이요법으로, 동물의 기대수명을 크게 늘리는 것으로 입증된 식이요법.

코엔자임Q10(CoenzymeQ10): 미토콘드리아 에너지 생성, 심장 기능 및 심근병증과 관련이 있는 영양소로 항산화 물질군에 속한다.

콜레스테롤(Cholesterol): 간에서 생성되는 분자로 호르몬과 담즙산의 전구체. 콜레스테롤은 적절한 지방 소화와 신진대사에 필요하며 세포막의 중요한 구성 요소이다. 콜레스테롤 수치는 심장병과 뇌졸중 위험을 예측하는 생체지표로 사용된다.

콜레시스토키닌(Cholecystokinin): 장에서 생성되는 신경전달 호르몬으로 식욕과 관련이 있다.

쿠퍼세포(Kupffer cells): 간에 분포하는 특수 면역세포로 염증 메시지를 전달.

크로이츠펠트-야콥병(Creutzfeldt-Jakob disease): 인간에게 생긴 소 해면상뇌증의 변종으로, 식품 공급원의 오염된 동물성 제품을 통해 인간에게 전염된다.

크립토스포리듐(Cryptosporidium): 수인성 질병을 일으키는 기생충.

클로스트리디움(Clostridium): 사람의 위장관에 정상적으로 존재하는 박테리아로, 과도하게 증식할 경우 질병이나 기능장애를 일으킬 수 있다.

키나아제(Kinase): 세포 신호 메신저 역할을 하는 물질.

킬레이트화(Chelation): 유황 아미노산 시스테인 등의 물질이 미네랄과 결합하는 현상.

탄수화물(Carbohydrate): 긴 사슬의 포도당으로 구성된 영양 분자로, 종류와 공급원에 따라 다양한 방식으로 신체에 영향을 미침.

테이-새크스병(Tay-Sachs disease): 유아기의 유전질환으로 신경세포의 점진적인 악화를 유발하며 대개 사망에 이르는 질환.

텔로머라아제(Telomerase): 손상된 텔로미어를 복구하는 효소.

텔로미어(Telomeres): 염색체를 보호하기 위해 게놈의 각 염색체 끝에 존재하는 독특한 화학구조 조각. 텔로미어는 복제 과정에서 짧아져 염색체가 손상되기 쉽다. 식생활 습관 및 환경이 텔로미어의 길이를 결정하는 데 중요한 역할을 하는 것으로 나타났다.

토코트리에놀(Tocotrienols): 비타민E의 친척으로 팜유에 많이 함유되어 있으며 항산화제 역할을 한다.

통풍(Gout): 요산의 불균형으로 인해 염증을 유발하는 자가면역 질환.

트랜스글루타미나아제(Transglutaminase): 셀리악병과 관련된 자가항원 효소.

트리글리세리드(Triglycerides): 중성지방. 혈액 내 지방의 한 형태로, 수치가 높을 경우 대사증후군, 제2형 당뇨병, 심장병 위험을 나타내는 지표가 된다.

파라콰트(Paraquat): 살충제로 널리 사용되어 온 고엽제. 파라콰트에 오염된 마리화나를 섭취한 사람에게서 파킨슨병과 유사한 증상을 유발하는 것으로 알려져 있다.

파이토케미컬(Phytochemical): 세포 연락을 변화시키는 것으로 밝혀진 식물 유래 물질 및 식물성 의약품.

파킨슨병(Parkinson's disease): 신체 움직임에 영향을 미치는 퇴행성 신경질환으로 지속적인 떨림이 특징이다.

패러다임 전환(Paradigm shift): 토마스 쿤Thomas Kuhn이 그의 저서 『과학혁명의 구조 *The Structure of Scientific Revolutions*』에서 대중화한 용어. 역사적으로 의학 분야에서 패러다임 전환의 결과로 큰 변화가 있었으며, 오늘날 의료 시스템의 역동성 또한 커다란 변화의 시기라는 점을 반영한다.

페닐알라닌(Phenylalanine): 페닐케톤뇨증 환자의 식단에서 반드시 조절해야 하는 단백질의 아미노산.

페닐케톤뇨증(Phenylketonuria, PKU): 유아기에 가장 흔한 유전적 연관 질환 중 하나. 단백질의 아미노산인 페닐알라닌이 적게 함유된 식단으로 조절하면 발달장애와 조기 사망을 예방할 수 있다.

폐경 전후(Perimenopause): 여성의 생애에서 폐경 직전까지의 기간. 세계보건기구는 폐경 전후를 호르몬 변화와 관련된 이상이 발생하기 시작하는 시점부터 마지막 월경 후 1년까지의 기간으로 정의했다.

폐경 후(Postmenopause): 폐경 이후 여성의 생애. 폐경 후 호르몬 환경의 변화로 인해 뼈 손실, 심혈관질환, 치매 등 특정 건강 위험 영역에 주의를 기울여야 한다.

폐경(Menopause): 폐경은 대부분의 여성이 인생의 50대에 겪는 정상적인 변화이나 시기는 매우 다양할 수 있다. 호르몬 수치 변동으로 인해 생리적, 인지적, 정신적, 신체적 기능에 영향을 미치는 증상이 나타날 수 있다.

폐쇄성폐질환(Obstructive pulmonary disorder): 염증과 관련이 있는 폐의 만성적인 진행성 질환.

포도당 검사(Glucose test): 장기 예비력을 측정하는 데 도움이 되는 검사. 피험자는 정해진 양의 설탕이 포함된 설탕 용액을 마신 다음 혈중 포도당 수치를 3~6시간 동안 주기적으로 모니터링하여 당 부하를 적절히 대사하는 능력을 측정한다.

포도당(Glucose): 소화과정에서 혈류로 직접 흡수되는 탄수화물로 인체 신진대사에 매우 중요하다.

표현형(Phenotype): 우리의 유전자형이 환경과 상호작용하여 특정 특성의 잠재력을 실현함으로써 외모, 행동, 느낌, 수행 방식에서 나타나는 관찰 가능한 특성.

프럭탄(Fructans): 식물성 식품의 섬유질로, 장내 공생 박테리아가 선호하는 음식.

프로바이오틱스(Probiotics): 경구(식단 또는 보충제)로 섭취하여 위장관 내에서 생존력을 유지하는 박테리아. 일부 박테리아가 인체의 생리에 유익한 영향을 미칠 수 있다는 사실은 오래전부터 알려져왔다.

프리바이오틱스(Prebiotics): 위장관 상부에서 소화되지 않는 화합물. 프리바이오틱스는 장내 특정 유형의 박테리아에 의해 발효되므로 장내 미생물의 내인성 개체군을 조절한다.

프리온(Prions): '단백질protein'과 '감염infection'이라는 단어의 합성어로, 스탠리 프루시너Stanley Prusiner 박사가 번역 후 모양이 변형된 천연 단백질을 설명하기 위해 만든 용어.

플라보노이드(Flavonoids): 세포 해독에 중요한 역할을 하는 식물성 화학물질.

플라빈 아데닌 디뉴클레오티드(Flavin adenine dinucleotide, FADH): 세포 에너지 생산과 신진대사에 관여하는 비타민B2에서 추출한 핵심 물질.

플라크(Plaque): 동맥벽에 달라붙어 막힘을 유발하는 지방 침전물. 양전자 방출 단층촬영PET으로 측정할 수 있다.

피토스테롤(Phytosterols): 식물영양소의 일종으로, 일부는 LDL 콜레스테롤을 낮추고 다른 일부는 인슐린 민감성을 개선하며 포도당 수송의 균형을 유지하는 것으로 밝혀졌다.

필수지방산(Essential fatty acids): 혈액 내 지방과 콜레스테롤을 운반하며, 인체 신진대사에 중요한 역할을 하는 영양물질.

하시모토 갑상선염(Hashimoto's thyroiditis): 갑상선 기능 저하증과 갑상선 기능 항진증이 번갈아 나타나는 갑상선 자가면역 질환으로 전신에 영향을 미치는 증상이 나타난다. 80가지 자가면역 질환 중 하나.

항산화제(Antioxidants): 일반적으로 식단을 통해 섭취하는 분자로, 산화 과정에 의한 손상을 줄이고 세포 환원의 균형(세포의 환원/산화 잠재력)을 회복시킨다. 이 활동은 신호전달과 세포 내 연락에 큰 영향을 미친다.

항생제(Antibiotics): 세균 감염을 치료하는 데 사용되는 약물

해독(Detoxification): 주로 간에서 일어나는 생리적 과정으로, 독성물질을 무독성 부산물로 변환해 신장과 장을 통해 체외로 배출한다.

허혈심장질환(Ischemic heart disease): 동맥경화로 인해 심장으로 가는 혈액 공급이 감소하는 심장질환.

헤마토크릿(Hematocrit): 빈혈 지표이면서 단백질 부족을 나타내는 혈액 지표.

헤모글로빈A1c(당화혈색소, HemoglobinA1c): 임상적으로 당뇨병을 측정하는 데 사용되는 헤모글로빈 단백질.

헬리코박터 파일로리(H. pylori): 위염과 위암을 일으키는 세균.

혈당 부하(Glycemic load): 특정 음식을 섭취한 후 혈중 당 수치를 반영한 값.

호르몬(Hormones): 최적의 건강과 신체 기능 유지를 돕는 인체 생리에 고유한 화학물질.

호르몬 대체요법(Hormone replacement therapy, HRT): 말馬 에스트로겐과 합성 프로

게스테론의 조합으로 수십 년 동안 여성 폐경기 증상 치료에 사용해왔으며, 현재는 심장질환 및 치매 위험의 증가와 관련이 있는 것으로 밝혀졌다.

호모시스테인(Homocysteine): 혈관 질환을 나타내는 혈액 생체지표.

호흡계(Respiratory system): 폐, 기관지 및 후두와 이들의 총체적인 활동으로 몸 전체에 산소를 이동시킨다.

홍색사지통증(Erythromelalgia): 발목과 발 또는 손과 팔이 주기적으로 붓고 붉게 변하며 만지면 뜨거워지는 희귀성 자가면역 질환.

환원주의(Reductionism): 개별 부분을 전체와 분리하여 보는 개별화 철학.

황반변성(Macular degeneration): 노인 실명의 가장 흔한 원인. 식이 변수가 중심와窩 소실과 황반 박리에 중요한 역할을 하는 것으로 보인다. 이는 카로티노이드, 특히 주황색 또는 노란색 계열의 색소인 루테인 계열의 식이 섭취 부족과 관련이 있다.

후물론(Humulones): 홉에서 추출한 식물영양소 화합물.

후성유전학(Epigenetics): 그리스어 접두어 'epi'는 '무엇을 넘어', '상위'라는 의미를 가지며, 후성유전학은 유전자 발현의 통제 너머에, 즉 그것의 상위에 존재하는 무엇을 가리킨다. 후성유전학적 사건은 기본 DNA 염기서열의 변화 외의 요인에 의해 매개되는 유전자 기능의 유전적 변화이다.

부록C

기능의학 관련 참고 자료

주요 자료 웹사이트

개인맞춤형 생활 습관 의학연구소(Personalized Lifestyle Medicine Institute) www.plminstitute.org

기능의학 수련의 추천

기능의학 연구소(Institute for Functional Medicine) www.functionalmedicine.org

맞춤형 의료실험실 서비스

WellnessFx www.wellnessfx.com

생활 습관, 개인맞춤형 건강, 개인

블루존(Blue Zones) www.bluezones.com

건강 및 치유를 위한 연속성센터 healthandhealingny.org

기능의학 연구소(IFM) www.functionalmedicine.org

개인맞춤형 생활 습관 의학연구소 www.plminstitute.org

TEDMED www.tedmed.com

타운센드 편지(Townsend Letter) www.townsendletter.com

베서니 헤이스 박사-트루노스건강센터(Dr. Bethany Hays—True North Health Center) www.truenorthhealthcenter.org

데이비드 펄머터 박사(Dr. David Perlmutter) www.drperlmutter.com

디아나 미니치 박사-음식과 정신(Dr. Deanna Minich—Food and Spirit) www.foodandspirit.com

딘 오니시 박사(Dr. Dean Ornish) www.ornishspectrum.com

프랭크 립만 박사-비웰(Dr. Frank Lipman—Be Well) www.drfranklipman.com

마크 하이먼 박사-울트라웰니스센터(Dr. Mark Hyman—The UltraWellness) www.drhyman.com

메멧 오즈 박사(Dr. Mehmet Oz) www.doctoroz.com

미미 구아네리 박사-퍼시픽 펄 라호야 건강 및 치유 센터(Dr. Mimi Guarneri—Pacific Pearl La Jolla Center for Health & Healing) www.mimiguarnerimd.com

사라 고트프리드 박사(Dr. Sara Gottfried) www.saragottfriedmd.com

수잔 블림 박사-블림 건강센터(Dr. Susan Blum—Blum Center for Health) www.blumcenterforhealth.com

연구기관 및 교육 자료

바스티어대학교(Bastyr University) www.bastyr.edu

브로드연구소(Broad Institute) www.broadinstitute.org

벅노화연구소(Buck Institute for Research on Aging) www.buckinstitute.org

메릴랜드대학교 의과대학 통합의학센터(Center for Integrative Medicine, University of Maryland School of Medicine) www.compmed.umm.edu

심신의학센터(Center for Mind-Body Medicine) www.cmbm.org

오클랜드 어린이병원 연구소(Children's Hospital Oakland Research Institute, CHORI) www.chori.org

클리블랜드 클리닉(Cleveland Clinic) www.clevelandclinic.org

코크란 콜래버레이션(Cochrane Collaboration) www.cochrane.org

콜드스프링하버연구소(Cold Spring Harbor Laboratory) www.cshl.edu

호주 연방과학산업연구기구(Commonwealth Scientific and Industrial Research Organisation, CSIRO) www.csiro.au

환경건강트러스트(Environmental Health Trust) www.ehtrust.org

환경 워킹그룹(Environmental Working Group) www.ewg.org
프레드 허친슨 암연구센터(Fred Hutchinson Cancer Research Center) www.fhcrc.org
제너임프린트(GeneImprint) www.geneimprint.com
건강 측정 및 평가 연구소(Institute for Health Metrics and Evaluation) www.healthmetricsandevaluation.org
시스템생물학연구소(Institute for Systems Biology) www.systemsbiology.org
분자의학연구소(Institute of Molecular Medicine) www.immed.org
인간잠재력성취연구소(Institutes for the Achievement of Human Potential) www.iahp.org
존스홉킨스블룸버그공중보건대학원(Johns Hopkins Bloomberg School of Public Health) www.jhsph.edu
오레곤주립대학교 라이너스폴링연구소(Linus Pauling Institute at Oregon State University) lpi.oregonstate.edu
메이요클리닉(Mayo Clinic) www.mayoclinic.com
모넬 케미컬센스센터(Monell Chemical Senses Center) www.monell.org
국립보건원(National Institutes of Health) www.nih.gov
예방의학연구소(Preventive Medicine Research Institute) www.pmri.org
사무엘리연구소(Samueli Institute) www.samueliinstitute.org
스크립스 통합의학센터(Scripps Center for Integrative Medicine) http://www.scripps.org/services/integrative-medicine
TRANSCEND 연구 프로그램(TRANSCEND Research Program) www.nmr.mgh.harvard.edu/transcend/
미국 국립의학도서관(United States National Library of Medicine, PubMed) www.ncbi.nlm.nih.gov/Pubmed
밴앤델연구소(Van Andel Institute) www.vai.org

인식 제고 및 지원 단체

자폐증연구소(Autism Research Institute) www.autism.com
미국 암치료센터(Cancer Treatment Centers of America) www.cancercenter.com
셀리악연구및치료센터(Center for Celiac Research and Treatment) www.celiaccenter.org

자폐증바로퇴치(Defeat Autism Now, DAN) www.defeatautismnow.net

도나 카란 어반 젠 재단(Donna Karan Urban Zen Foundation) www.urbanzen.org

하모니힐 암요양센터(Harmony Hill Cancer Retreat Center) www.harmonyhill.org

건강부대(HealthCorps) www.healthcorps.org

셀리악 인식 개선을 위한 전국 재단(National Foundation for Celiac Awareness) www.celiaccentral.org

나 같은 환자(Patients Like Me) www.patientslikeme.com

슬로푸드 미국(Slow Food USA) www.slowfoodusa.org

비타민 엔젤스 www.vitaminangels.org

전문기관 및 의료정책

미국영양대학(American College of Nutrition, CBNS) www.americancollegeofnutrition.org

미국식물학회(American Botanical Council, ABC) http://abc.herbalgram.org/site/PageServer

클린턴재단(Clinton Foundation) www.clintonfoundation.org

국립 보완대체의학센터(National Center for Complementary and Alternative Medicine) www.nccam.nih.gov

개인맞춤형의료연합(Personalized Medicine Coalition) www.personalizedmedicinecoalition.org

유나이티드 내추럴 프로덕트 얼라이언스(United Natural Products Alliance) www.unpa.com

영양 및 체중관리 자료

CDC 비만(CDC Obesity) www.cdc.gov/obesity

인간영양센터(Center for Human Nutrition (UCLA)) www.cellinteractive.com/ucla/

기능의학 임상연구센터(Functional Medicine Clinical Research Center, FMCRC) www.metagenics.com

HBO: 국가의 부담(HBO: The Weight of the Nation) theweightofthenation.hbo.com/

인터루킨 제네틱스 체중관리(Interleukin Genetics weight management) www.inherenthealth.com

유기농무역협회(Organic Trade Association) www.ota.com
자가건강네트워크(Self-Health Network) www.selfhealthnetwork.com
터프츠대학교 프리드먼 영양과학및정책대학원(Tufts University Friedman School of Nutrition Science and Policy) www.nutrition.tufts.edu
터프츠대학교 진메이어 USDA 인체노화영양 연구센터(Tufts University Jean Mayer USDA Human Nutrition Research Center on Aging) www.hnrca.tufts.edu
USDA 영양데이터베이스(USDA Nutrient Database) www.ndb.nal.usda.gov

실험실 서비스 및 생체지표 분석

23andMe www.23andme.com
클리블랜드 심장연구소(Cleveland Heart Lab) www.clevelandheartlab.com
제노바 진단(Genova Diagnostics) www.gdx.net
인터루킨 제네틱스(Interleukin Genetics) www.ilgenetics.com
패스웨이 지노믹스(Pathway Genomics) www.pathway.com
웰니스에프엑스(WellnessFx) www.wellnessfx.com

온라인 도구, 디바이스 및 앱

함께 치료하기(Cure Together) www.curetogether.com/
피트비트(Fit Bit) www.fitbit.com
턱뼈 피트니스(Jaw Bone Fitness) www.jawbone.com
인간: 30분 이상 운동(Human: Move 30 minutes or more) 애플 및 안드로이드 앱스토어
필어드바이즈드(Pill Advised) www.pilladvised.com

감사의 말

의료계에 놀라운 변화가 이루지는 시기 가운데 내가 살고 있다는 사실은 엄청난 행운이 아닐 수 없다. 이런 변화를 현실로 만들고 있는 수만 명의 의료 연구자와 임상의에게 나는 이 책의 첫 문장을 쓰는 순간부터 큰 빚을 지고 있다고 생각했다. 그들이 이룬 발견은 전 지구의 미래 건강을 만들어가고 있으며, 우리 후손들에게 전할 의료 제공 방식을 새롭게 정의하고 있다. 그들이 수행한 연구는 만성질환과 관련된 불필요한 조기 장애와 사망을 크게 줄일 수 있다는 점에서 나는 이 책을 쓰면서 그들의 연구를 정확히, 제대로 소개해야 한다는 엄중한 도전과 무거운 책임감을 느끼지 않을 수 없었다. 따라서 내가 가장 먼저 가장 크게 감사를 표해야 하는 분들은 지금의 건강관리 혁명을 주도하고 있는 주요 혁신자들(그들 중 많은 분을 이 책에 소개하였다)과 자신의 직업적 삶을 건강관리 혁명에 온전히 바치고 있는 수천 명의 이름 없는 공헌자들이다.

많은 면에서 이 책을 쓰는 과정은 나의 개인적 추억을 자극하는 '여행기'를 쓰는 것이나 마찬가지였다. 이 여행기는 내가 그간 다녔던 수많은 의료 및 과학 콘퍼런스, 연구 브리핑, 공식 토론과 비공식 대화, 동료들과 함께한 식사, 내가 했던 프레젠테이션, 내가 들었던 프레젠테이션, 건강관리의 미래에 관해 과학자 및 임상가들과 벌인 열띤 토론을 다시 떠올리게 하는 광경과 소리, 맛, 심지어 냄새로 가득한 여행기였다. 나는 지난 30여 년간 수많은 사람을 만나고 알게 되는 축복을 누렸다. 600만 마일 넘게 비행기를 타고 다니며 우리가 지금 목격하고 있는 건강 혁명에 관한 수많은 통찰의 순간을 그들과 함께했다. 내가 처음으로 떠올린 아이디어는 별로 없다. 다만 나는 내가 그간 수많은 연구자, 친구, 동료, 가족들과 나눈 생각들을 한데 '모자이크'처럼 모으는 역할을 했다고 여긴다. 그들이 이 책의 아이디어를 자극해준 데 감사하며 만약 그들의 생각을 해석하는 데 있어 오류가 있다면 그것은 전적으로 나의 책임이다.

그러한 자극을 나에게 처음으로 전해준 이는 나의 이머니 마저리 블랜드Marjorie Bland이다. 이 책을 인쇄하는 현재 88세의 나이에 건강에 여전히 관심이 많은 어머니는 나에게 까다로운 질문을 던지고 힘든 생각을 자극하며 65년 넘게 건강관리에 관해 나와 이야기를 나누었다. 그리고 지난 30년간 나와 함께 일한 여동생 크리스티 클라크Christie Clark는 생활 습관 건강관리 모형을 자신의 가정에 직접 적용하면서 그것이 얼마나 큰 힘을 갖는지 가르쳐주었다. 또 기능의학연구소Institute for Functional Medicine의 공동 창립자인 나의 아내 수잔은 나의 생각을 실험하는 공명판 역할을 했을 뿐 아니라 인생의 필수 파트너로서 지금도 내가 가는 발견의 길을 계속 비춰주고 있다. 나의 아들 켈리, 카일, 저스틴 역시 나의 생각이 발전하는 데 큰 도움을 주었다. 그들은 언제나 나에게 영감을 주는 존재들이다. 나의 며느리 멜리사 키핀 블랜드Melissa Kiffin Bland는 10년 넘게 우리와 함께 의료 음식 분야의 발전에 함께했다. 멜

리사와 또 한 명의 며느리 주디스 블랜드Judith Bland 모두 자신의 건강에 스스로 책임지는 훌륭한 모범들로서 건강에 관한 의식 있는 아이들을 키우는 어머니들이다. 그 아이들(나의 손자들)은 개인맞춤형 생활 습관 건강관리 개념을 자신들의 삶에 직접 실천하고 있다. 무엇보다 건강에 관해 나에게 가장 많은 것을 가르쳐준 교사는 막내아들 저스틴이다. 책의 서두에도 소개했지만 출생 시부터 건강에 큰 문제를 겪으면서도 그것을 극복하며 어엿한 어른으로 성장한 저스틴의 이야기는 지난 31년 동안 하루도 빠지 않고 나에게 진정한 가이드 역할을 해주었다.

내가 가족들에게 얻은 배움을 더 크게 확장할 수 있었던 것은 다음 세 사람의 훌륭한 의사들과 맺은 특별한 인연 덕분이다. 그레이엄 리디Graham Reedy, 데이비드 존스David Jones, 스콧 릭든Scott Rigden이 그들이다. 리디 박사는 나의 친구이자 가정의학과 의사, 의료 혁신가, 선지자, 영적 안내자로서 용기 있는 헌신을 통해 머릿속 생각을 현실로 만들 수 있다는 것을 가르쳐주었다. 존스 박사는 나와 기능의학의 개념을 함께 창안하고 1990년대에 아내 수잔과 나와 함께 기능의학연구소의 창립 과정을 함께하면서 2013년까지 기능의학연구소 회장직을 수행한 나의 전우나 다름없다. 한편 릭든 박사와 나는 1970년대 말 미국홀리스틱의학협회American Holistic Medical Association의 창립 미팅에서 처음 만난 이래 절친한 친구이자 동료로 지내오고 있다. 만성피로증후군과 비만 전문가인 스콧 릭든은 많은 임상 연구 프로젝트에서 나의 연구 그룹의 협력자로 함께했다. 좋은 의학good medicine과 좋은 의료good medical practice에 관한 나의 관점을 형성하게 해준 세 친구에게 감사를 표한다. 또 기능의학연구소의 창립 초기부터 아내 수잔과 친구 데이비드 존스와 내가 바랐던 조직, 즉 건강관리의 글로벌 혁명에 매일처럼 기여하는 조직으로 키워준 데 대해 연구소 CEO인 로리 호프만Laurie Hofmann에게도 깊은 감사의 마음을 빚지고 있다.

나의 생각에 큰 영향을 미친 수많은 연구자와 임상가, 선구적 사상가 중에서(개별적으로 거론하기에는 너무 많다) 이 책의 탄생에 인연이 되어준 분들에게 특별히 감사를 표하고 싶다. 가장 먼저, 과학의 두 거인인 라이너스 폴링Linus Pauling 박사와 아브람 호퍼Abram Hoffer 박사를 언급해야 한다. 두 분 모두 의학의 미래에 대한 '더 나은 아이디어'를 나의 뇌에 깊이 각인시켜주었다. 임상의학의 대가인 시드니 베이커Sidney Baker 박사와 레오 갤런드Leo Galland 박사 역시 나와 많은 사람에게 미래 의학의 지적 진화를 위한 훌륭한 멘토가 되어주었다. 1980년대 초에 만난 딘 오니시Dean Ornish 박사는 건강관리에 대한 새로운 접근법에 있어 훌륭한 임상 연구의 중요성에 대한 표준을 세웠고, 나의 친구 메멧 오즈Mehmet Oz 박사는 만성질환을 해결하는 새로운 의학의 힘에 관한 소식을 알리는 데 용기 있는 헌신의 표준을 세웠다. 나는 이 모든 분들에게 빚지고 있다.

조셉 피조르노Joseph Pizzorno 박사는 바스티어대학교의 창립자이자 전 총장으로 나는 1976년에 그를 우연히 만났다. 그는 이 책에 제시한 건강 모형의 개발에 반드시 필요한 지적 협력의 동반자였다. 과학적으로 탄탄한 근거를 갖춘 자연의학의 접근 방식이 탄생할 수 있었던 것도 피조르노 박사와 그의 자연의학 동료들의 노력 덕분이었다.

과학을 건강관리의 효율적 시스템으로 변환시키는 작업에는 관리 기술과 다학제간 전문지식이 필요하다. 나는 1994년에 그런 타고난 재능을 지닌 특별한 사람을 만났다. 나의 친한 동생이자 동료로서 이후 줄곧 함께해온 마크 하이먼Mark Hyman 박사가 바로 그다. 마크는 기능의학의 발전에 선구적 역할을 했으며 기능의학연구소 이사회 의장으로서 공로를 인정받고 있다.

그리고 대럴 메드칼프Darrell Medcalf 박사가 아니었다면 나의 연구 작업은 불가능했을 것이다. 퓨젯사운드대학교 화학과 학과장인 그는 1971년에 나를 처음 교수로 채용해주었고, 1990년에 나의 첫 회사 헬스컴 인터내셔널HealthComm International의 사장을 맡아줌으로써 자신의 우정뿐 아니라 비즈니스 리더십까지 전해주었다.

헬스컴 인터내셔널에서 나와 함께 일한 수천 명의 직원들, 기능의학연구소 설립 과정에서 알게 된 전 세계의 수천 명의 의료 종사자들, 그리고 2000년부터 2012년까지 내가 이끌었던 메타제네틱스Metagenics와 연구개발 부서인 메타프로테오믹스MetaProteomics의 동료들에게 깊은 감사를 표한다. 매튜 트립Matthew Tripp 박사가 이끌던 메타프로테오믹스 연구 팀은 내가 함께 일하고 싶었던 혁신적이고 숙련되고 생산적인 연구자와 임상의로 구성되어 있었다. 그들의 이름은 다음과 같다(한글 생략). Deanna Minich, Robert Lerman, Jack Kornberg, Joseph Lamb, Daniel Lukaczer, Lincoln Bouillon, DeAnn Liska, Gary Darland, Veera Konda, Anu Desai, Margaret King, Barb Schiltz, Pamela Darland, Tracey Irving, Lewis Chang, Dennis Emma, Kim Koch, Jeff Hu, Lyra Heller, Brian Carroll, Jan Urban, Clinton Dahlberg, Peter Nelson이다. 이 그룹이 지난 10년간 내놓은 80편의 상호심사 연구 논문과 200건의 특허 출원은 영양의학 분야의 기초를 놓는 데 큰 도움이 되었다.

마지막으로, 그저 아이디어에 머물던 미래 의학에 관한 나의 관점을 이 책을 통해 현실화하도록 도와준 동료와 협력자들에게 감사를 전할 수 있어 기쁘다. 1982년부터 매월 제작해온 오디오 뉴스레터인 「기능의학 업데이트Functional Medicine Update」와 내 출판물의 큐레이터로 15년 이상 함께 일해온 동료 트리시 유리Trish Eury에게도 감사를 표한다. 개인 맞춤형 생활 습관 의학연구소의 콘텐츠 디렉터인 트리시는 이 책의 집필과 편집 과정에서 나의 '제2의 두뇌' 역할을 해주었다. 또한 17년 동안 나의 복잡한 일정과 직업적 인맥, 출장, 가정생활의 균형을 관리해준 나의 비서 캐이시 소여Kathy Sawyer의 특별한 공헌도 언급해야 한다. 그녀의 도움이 없었다면 이 책을 쓸 시간적 여유를 내지 못했을 것이다.

그리고 이 책에 적합한 멋진 출판사를 찾아준 훌륭한 에이전트 로버트 레빈Robert Levine이 아니었다면 이 책은 나오지 못했을 것이다. 사람들이 나의 생각을 쉽게 이해하도록 풀어준 수잔나 마골리스Susanna Margolis, 그리고 책의 메시지를 지지해주고 개발 과정에서 나와 나의 아이디어를 관리해준 놀랍도록 재능 있고 헌신적인 하퍼콜린스 출판사의 편집자 카렌 리날디Karen Rinaldi에게도 감사를 표한다. 이 모든 훌륭한 사람들이 없었다면 지금 우리가 목격하고 있는 의료 서비스 혁명에 관한 이야기는 세상의 빛을 보지 못했을 것이다. 그들에게 정말 고맙다.

제프리 S. 블랜드

감수의 글

제프리 블랜드 박사의 지식과 경험은 나에게 보석과도 같았다. 이 책에 나오는 7가지의 핵심 생리 과정과 4R 프로그램은 대한민국 기능의학 진료 현장에서도 일상적으로 사용되고 있으며, 그 간의 경험과 연구를 통해 우리는 좀 더 진보를 이룰 수 있었다.

치료 방법이 없어 전국을 떠돌던 환자 중에 기능의학적 치료를 통해 기적과 같은 회복을 이룬 분들을 많이 보았다. 기존 의학의 접근 방식으로는 절대로 회복될 수 없는 환자들이었고, 남은 생을 장애와 함께 살 수밖에 없는 분들이었다. 기능의학 의사로서 나는 제프리 블랜드 박사에게 빚을 졌다고 말할 수밖에 없다.

10여년 전 기능의학에 대한 강의를 들었을 때 심장이 떨렸었다. 그 이후 나는 생화학부터 다시 공부하기 시작했다.

현재 나는 과민대장증후군, 중금속, 만성두드러기, 만성피로, 부신이나 갑성선 기능 저하, 통증 치료, 암 환자를 비롯한 여러 난치 환자를 통해 기능의학의 혁신을 맛보고 있다.

지금 내가 하는 검사와 치료 중 상당수는 지난 10년 전에는 알려지지 않은 것들이 많다. 하지만 이것들이 기능의학의 토대 위에 올려진 자산이라고 말하고 싶다. 기능의학은 학문적으로도 성장하고 있다.

더불어 대한민국에는 기능의학을 연구하는 다수의 학회와 연구 모임들이 있으며, 진실로 환자의 치유를 위해 공부하며 배우는 의사들이 있다고 말하고 싶다. 난치 환자를 관리할 수 있는 새로운 검사가 세팅되고 세부적인 치료 방침이 개발되면서 기능의학적 치료는 더 뾰족한 칼날처럼 다듬어지고 있다.

기능의학은 미병 상태에서 더 건강한 삶을 살기 원하는 분들부터 난치 환자에 이르기까지 영향을 끼치고 있으며, 앞으로도 미래가 기대되는 학문이다. 이 책을 통해 제프리 블랜드 박사의 통찰과 지혜를 한껏 얻어 가기 바란다.

더맑은클리닉 원장 박춘묵

주

1장

1 Today, almost half of all Americans: National Center for Chronic Disease Prevention and Health Promotion. *The Power of Prevention. Chronic Disease...The Public Health Challenge of the 21st Century*. Atlanta, GA. 2009.

2 Among Medicare beneficiaries: Thorpe KE, Howard DH. The rise in spending among Medicare beneficiaries: the role of chronic disease prevalence and changes in treatment intensity. *Health Aff (Millwood)*. 2006;25(5):w378-388. Epub 2006 Aug 22.

3 A 2011 study by the: Bloom DE, Cafiero ET, Jané-Llopis E, Abrahams-Gessel S, Bloom LR, et al. 2011. *The Global Economic Burden of Noncommunicable Diseases. Geneva: World Economic Forum*.

4 Actually, a study published: Murray CJ, Vos T, Lozano R, Naqhavi M, Flaxman AD, et al. Disability-adjusted life years (DALYs) for 291 diseases and injuries in 21 regions, 1990-2010: a systematic analysis for the Global Burden of Disease Study 2010. *Lancet*. 2012;380(9859):2197-2223.

5 Diabetes, meanwhile, has become a: Pradeepa R, Prabhakaran D, Mohan V. Emerging economies and diabetes and cardiovascular disease. *Diabetes Technol Ther*. 2012;14 Suppl 1:S59-67.

6 And Avandia, the anti-diabetic: Nissen SE, Wolski K. Effect of rosiglitazone on the risk of myocardial infarction and death from cardiovascular causes. *N Engl J Med*.

2007;356(24):2457-2471.

7 The study found that for many women: Rossouw JE, Anderson GL, Prentice RL, LaCroix AZ, Kooperberg C, et al. Risks and benefits of estrogen plus progestin in healthy postmenopausal women: principal results from the Women's Health Initiative randomized controlled trial. *JAMA*. 2002;288(3):321-333.

8 The study found that for many women: Shumaker SA, Legault C, Rapp SR, Thel L, Wallace RB, et al. Estrogen plus progestin and the incidence of dementia and mild cognitive impairment in postmenopausal women: the Women's Health Initiative Memory Study: a randomized controlled trial. *JAMA*. 2003;289(20):2651-2662.

9 In a watershed 1980 paper: Fries JF. Aging, natural death, and the compression of morbidity. *N Engl J Med*. 1980;303(3):130-135.

10 The results of the study confirmed: Vita AJ, Terry RB, Hubert HB, Fries JF. Aging, health risks, and cumulative disability. *N Engl J Med*. 1998;338(15):1035-1041.

11 Before 1940, the incidence of breast cancer: King MC, Marks JH, Mandell JB; New York Breast Cancer Study Group. Breast and ovarian cancer risks due to inherited mutations in BRCA1 and BRCA2. *Science*. 2003 Oct 24;302(5645):643-646.

12 Using the sophisticated diagnostic tool: Gould KL, Ornish D, Scherwitz L, Brown S, Edens RP, et al. Changes in myocardial perfusion abnormalities by positron emission tomography after long-term, intense risk factor modification. *JAMA*. 1995;275(11):894-901.

13 The Ornish group's conclusion: Ornish D, Scherwitz LW, Billings JH, Brown SE, Gould KL. Et al. Intensive lifestyle changes for reversal of coronary heart disease. *JAMA*. 1998;280(23):2001-2007.

14 No wonder one of the: Conner, Steve. "Glaxo Chief: Our Drugs Do Not Work on Most Patients." *The Independent* 8 Dec 2003. http://independent.uk.co. Web. 26 Apr. 2013.

15 Holman articulated and advocated: Holman H, Lorig K. Patient self-management: a key to effectiveness and efficiency in care of chronic disease. *Public Health Rep*. 2004;119(3):239-243.

2장

16 Florence Nightingale, dispatched to the Crimean War: Keith JM. Florence Nightingale: Statistician and consultant epidemiologist. *Int Nurs Rev*. 1988 Sept-Oct;35(5):147-150.

17 Half a century later, in the mid-1960s: Sagan L. On the origin of mitosing cells. *J*

Theor Biol. 1967 Mar;14(3):255-274.

18 In this view, evolution is: Lovelock JE, Margulis L. Homeostatic tendencies of the earth's atmosphere. *Orig Life*. 1974 Jan-Apr;5(1):93-103.

19 As the deciphering went on, we learned: Varki A, Altheide TK. Comparing the human and chimpanzee genomes: searching for needles in a haystack. *Genome Res*. 2005 Dec;15(12):1746-58.

20 People who carry the variant SNPs of the MTHFR gene: Trimmer EE. Methylenetetrahydrofolate reductase: biochemical characterization and medical significance. *Curr Pharm Des*. 2013;19(14):2574-2593.

21 People who carry the variant SNPs of the MTHFR gene: Klerk M, Verhoef P, Clarke R, Blom HJ, Kok FJ, et al. MTHFR 677C→T polymorphism and risk of coronary heart disease: a meta-analysis. *JAMA*. 2002 Oct 23-30;288(16):2023-2031.

22 People who carry the variant SNPs of the MTHFR gene: Gorgone G, Ursini F, Altamura C, Bressi F, Tombini M, et al. Hyperhomocysteinemia, intima-media thickness and C677T MTHFR gene polymorphism: a correlation study in patients with cognitive impairment. *Atherosclerosis*. 2009 Sep;206(1):309-313.

23 Back in 1950, renowned biochemist Dr. Roger Williams: Williams RJ, Beerstecher E Jr, Berry LJ. The concept of genetotrophic disease. *Lancet*. 1950 Feb 18;1(6599):287-289.

24 It was in this 1949 paper that Pauling first: Pauling L, Itano HA, et al. Sickle cell anemia, a molecular disease. *Science*. 1949 Apr 29;109(2835):443.

25 Pauling advanced this concept further in 1968: Pauling L. Orthomolecular psychiatry. Varying the concentrations of substances normally present in the human body may control mental disease. *Science*. 1968 Apr 19;160(3825):265-271.

26 Among people with the MTHR SNP: Morris DW, Trivedi MH, Rush AJ. Folate and unipolar depression. *J Altern Complement Med*. 2008 Apr;14(3):277-285.

27 Among people with the MTHR SNP: Taylor MJ, Camey S, Geddes J, Goodwin G. Folate for depressive disorders. *Cochrane Database Syst Rev*. 2003;(2):CD003390.

28 In the case of the sickle-cell trait: Perrine SP. Fetal globin stimulant therapies in the beta-hemoglobinopathies: principles and current potential. *Pediatric Ann*. 2008 May;37(5):339-346.

29 It is now known that both: Alexander D. The National Institute of Child Health and Human Development and phenylketonuria. *Pediatrics*. 2003 Dec;112(6 pt 2):1514-1515.

30 The CDC now reports: Blumberg SJ, Bramlett MD, Kogan MD, Schieve LA, Jones

JR, Lu MC. Changes in prevalence of parent-reported autism spectrum disorder in school-aged US children: 2007to 2011-2012. National Health Statistics Reports. 2013 Mar 20;65:1-12. Retrieved from: http://www.cdc.gov/nchs/data/nhsr/nhsr065.pdf

31 The CDC and the American Academy of Pediatrics: Centers for Disease Control. 2007. Autism A.L.A.R.M. Guidelines. http://www.cdc.gov/ncbddd/autism/hcp-recommendations.html. Accessed 15 Jul 2013.

32 Already, this extensive genetic screening: Baudoin SJ, Gaudias J, Gerharz S, Hatstatt L, Zhou K, et al. Shared synaptic pathophysiology in syndromic and nonsyndromic rodent models of autism. Science. *2012* Oct 5;338(6103):128-132.

33 He wrote the classic: Rimland, Bernard. *Infantile Autism: The Syndrome and Its Implications for a Neural Theory of Behavior*. New York: Appleton-Century-Crofts, 1964.

34 The paper, in the February 28 issue: Wakefield AJ, Murch SH, Anthony A, Linnell J, Casson DM, et al. Ileal-lymphoid-nodular hyperplasia, non-specific colitis, and pervasive developmental disorder in children. *Lancet*. 1998 Feb 28;351(9103):637-641.

35 The inquiry prompted a retraction: Horton R. A statement by the editors of The Lancet. *Lancet*. 2004 Mar 6;363(9411):820-821.

36 Among these are gluten-containing grains: Lau NM, Green PH, Taylor AK, Hellberg D, Ajamian M, et al. Markers of celiac disease and gluten sensitivity in children with autism. *PLoS One*. 2013 Jun 18;8(6):e66155. Print 2013.

37 Among these are gluten-containing grains: Kaminski S, Cielinska A, Kostyra E. Polymorphism of bovine beta-casein and its potential effect on human health. *J Appl Genet*. 2007;48(3):189-198.

38 It is also the conclusion articulated: Tuchman RF. Deconstructing autism spectrum disorders: clinical perspective. *Rev Neurol*. 2013 Feb 22; 56 Suppl 1;S3-12.

39 For example, her team has identified: Frye RE, Sequeira JM, Quadros EV, James SJ, Rossignol DA. Cerebral folate receptor autoantibodies in autism spectrum disorder. *Mol Psychiatry*. 2013 Mar;18(3):369-381.

40 It is historically noteworthy: Rimland B. Controversies in the treatment of autistic children: vitamin and drug therapy. *J Child Neurol*. 1988;3 Suppl:S68-72.

41 Herbert is a remarkably talented researcher: Herbert, Martha and Karen Weintraub. *The Autism Revolution: Whole-Body Strategies for Making Life All It Can Be*. New York: Ballantine Books, 2012.

42 People who have this gene: Kotze MJ, van Rensburg SJ. Pathology supported genetic testing and treatment of cardiovascular disease in middle age for prevention of Alzheimer's disease. *Metab Brain Dis*. 2012 Sep;27(3):255-266.

43 Simply put, a person with the apo E4 gene: Hanson AJ, Bayer-Carter JL, Green PS, Montine TJ, Wilkinson CW, et al. Effect of apolipoprotein E genotype and diet on apolipoprotein E lipidation and amyloid peptides: randomized clinical trial. *JAMA Neurol*. 2013 Jun 17:1-9.

44 Simply put, a person with the apo E4 gene: Head D, Bugg JM, Goate AM, Fagan AM, Mintun MA, et al. Exercise engagement as a moderator of the effects of APOE genotype on amyloid deposition. *Arch Neurol*. 2012 May;69(5):636-643.

45 Specifically, people whose diets encourage poor control: Cholerton B, Baker LD, Craft S. Insulin resistance and pathological brain ageing. *Diabet Med*. 2011 Dec;28(12):1463-1475.

46 "Our results suggest," Craft wrote: Bayer-Carter JL, Green PS, Montine TJ, VanFossen B, Baker LD, et al. Diet intervention and cerebrospinal fluid biomarkers in amnestic mild cognitive impairment. *Arch Neurol*. 2011 Jun;68(6):743-752.

47 In 1975, Holliday and Pugh had found: Holliday R, Pugh JE. DNA modification mechanisms and gene activity during development. *Science*. 1975 Jan 24;187(4173):226-232.

48 Jirtle and Waterland published their findings: Waterland RA, Jirtle RL. Transposable elements: targets for early nutritional effects on epigenetic gene regulation. *Mol Cell Biol*. 2003 Aug;23(15):5293-5300.

49 The first evidence of this alarming trend: Olshansky SJ, Passaro DJ, Hershow RC, Layden J, Carnes BA, et al. A potential decline in life expectancy in the United States in the 21st century. *N Engl J Med*. 2005 Mar 17;352(11):1138-1145.

50 Drs. Szyf and Meaney have taken our understanding: Szfy M, McGowan P, Meaney MJ. The social environment and the epigenome. *Environ Mol Mutagen*. 2008 Jan;49(1):46-60.

51 More and more, we are seeing that nutrition: Skinner MK, Manikkam M, Guerrero-Bosagna C. Epigenetic transgenerational actions of environmental factors in disease etiology. *Trends Endocrinol Metab*. 2010 Apr;21(4):214-222.

3장

52 That is because it is one of those pockets of healthy longevity: Buettner, Dan. *The Blue Zones: Lessons for Living Longer From the People Who've Lived the Longest*. Washington,

DC: National Geographic, 2008.

53 A once powerful Native American tribe: Knowler WC, Pettitt DJ, Saad MF, Bennett PH. Diabetes mellitus in the Pima Indians: incidence, risk factors and pathogenesis. *Diabetes Metab Rev*. 1990 Feb;6(1):1-27.

54 That's what I mean when I describe Pima genes: Knowler WC, Pettitt DJ, Bennett PH, Williams RC. Diabetes mellitus in the Pima Indians: genetic and evolutionary considerations. *Am J Phys Anthropol*. 1983 Sep;62(1):107-114.

4장

55 One antidote is probiotics: Behnsen J, Derihu E, Sassone-Corsi M, Raffatellu M. Probiotics: properties, examples, and specific applications. *Cold Spring Harb Perspect Med*. 2013 Mar 1;3(3):a010074.

56 Since adequate stomach acid secretion: Greene W. Drug interactions involving cimetidine—mechanisms, documentation, implications. *Q Rev Drug Metab Drug Interact*. 1984;5(1):25-51.

57 In fact, some of the toxic microflora: Kim KB, Kim JM, Cho SH, Oh HS, Choi NJ, Oh DH. Toxin gene profiles and toxin production ability of *Bacillus cereus* isolated from clinical and food samples. J Food Sci. 2011 Jan-Feb;76(1):T25-29.

58 In fact, some of the toxic microflora: Sun X, Savidge T, Feng H. The enterotoxicity of *Clostridium difficile toxins. Toxins (Basel)*. 2010 Jul;2(7):1848-1880.

59 Dubbed "the second brain,": Gershon, Michael. *The Second Brain: The Scientific Basis of Gut Instinct and a Groundbreaking New Understanding of Nervous Disorders of the Stomach and Intestines*. New York: Harper, 1998.

60 It may calm the brain: Manocha M, Khan WI. Serotonin and GI disorders: an update on clinical and experimental studies. *Clin Transl Gastroenterol*. 2012 Apr 26;3:e13.

61 The answer is yes: Rizzoli R, Cooper C, Reginster JY, Abrahamsen B, Adachi JD, et al. Antidepressant medications and osteoporosis. *Bone*. 2012;51(3):606-613.

62 At one point, he and his research team focused: Huque T, Brand JG, Rabinowitz JL, Metabolism of inositol-1,4,5-triphosphate in the taste organ of the channel catfish, *Ictalurus punctatus. Comp Biochem Physiol B*. 1992 Aug;102(4):833-9.

63 At one point, he and his research team focused: Nomura T, Kurihara K. Similarity of ion dependence of odorant responses between lipid bilayer and olfactory system. *Biochim Biophys Acta*. 1989 Oct 17;1005(3):260-4.

64 Later research went even further: Schiffman SS. Taste and smell losses in normal aging and disease. *JAMA*. 1997 Oct 22-29;278(16):1357-1362.

65 And indeed, certain foods that contain: Dotson CD, Zhang L, Xu H, Shin YK, Viques S, et al. Bitter taste receptors influence glucose homeostasis. *PLoS One*. 2008;3(12):e3974.

66 So as Andrew Scull relates: Scull, Andrew. *Madhouse: A Tragic Tale of Megalomania and Modern Medicine*. New Haven: Yale University Press, 2007.

67 We now see a cause-and-effect relationship: Hadjivassiliou M, Sanders DS, Grünewald RA, Woodroofe N, Boscolo S, et al. Gluten sensitivity: from gut to brain. *Lancet Neurol*. 2010 Mar;9(3):318-330.

68 A number of clinical studies: Rodrigo L, Hernández-Lahoz C, Fuentes D, Alvarez N, López-Vázquez A, González S. Prevalence of celiac disease in multiple sclerosis. *BMC Neurol*. 2011 Mar 7;11:31.

69 A number of clinical studies: Batur-Caglayan HZ, Irkec C, Yildirim-Capraz I, Atalay-Akyurek N, Dumlu S. A case of multiple sclerosis and celiac disease. *Case Rep Neurol Med*. 2013;2013:576921.

70 A good friend and colleague: Perlmutter, David and Kristin Loberg. *Grain Brain: The Surprising Truth about Wheat, Carbs, and Sugar — Your Brain's Silent Killers*. New York: Little, Brown and Company, 2013.

71 Research gastroenterologists call it: Pendyala S, Walker JM, Holt PR. A high-fat diet is associated with endotoxemia that originates from the gut. *Gastroenterology*. 2012 May;142(5):1100-1101.

72 Research gastroenterologists call it: Moreira Ap, Texeira TF, Ferreira AB, Peluzio Mdo C, Alfenas Rde C. Influence of a high-fat diet on gut microbiota, intestinal permeability and metabolic endotoxaemia. *Br J Nutr*. 2012 Sep;108(5):801-809.

5장

73 It's scary enough to contemplate: Lazarou J, Pomeranz BH, Corey PN. Incidence of adverse drug reactions in hospitalized patients: a meta-analysis of prospective studies. *JAMA*. 1998 Apr 15;279(15):1200-1205.

74 In the U.S., acetaminophen: Armstrong TM, Davies MS, Kitching G, Waring WS. Comparative drug dose and drug combinations in patients that present to hospital due to self-poisoning. *Basic Clin Pharmacol Toxicol*. 2012 Nov;111(5):356-360.

75 but while consuming alcohol: Hawton K, Simkin S, Gunnell D, Sutton L, Bennewith O, Turnbull P, Kapur N. A multicentre study of coproxamol poisoning suicides based on coroners' records in England. *Br J Clin Pharmacol*. 2005 Feb;59(2):207-212.

76 but while consuming alcohol : Schiødt FV, Rochling FA, Casey DL, Lee WM.

Acetaminophen toxicity in an urban county hospital. *N Engl J Med*. 1997 Oct 16;337(16):1112-1117.

77 Such a book for me was *Silent Spring*: Carson, Rachel. *Silent Spring*. Boston: Houghton Mifflin Company, The Riverside Press, 1962.

78 Their work demonstrated also Heafield MT, Fearn S, Steventon GB, Waring RH, Williams AC, Sturman SG. Plasma cysteine and sulphate levels in patients with motor neurone, Parkinson's and Alzheimer's disease. *Neurosci Lett*. 1990 Mar 2;110(1-2):216-220.

79 Paraquat, it was learned: Landrigan PJ, Powell KE, James LM, Taylor PR. Paraquat and marijuana: epidemiological risk assessment. *Am J Pub Health*. 1983 Jul;73(7):784-788.

80 Such a conclusion is in keeping: Todd G, Noyes C, Flavel SC, Della Vedova CB, Spyropoulos P, et al. Illicit stimulant use is associated with abnormal substania nigra morphology in humans. *PLoS One*. 2013;8(2):e56438.

81 In 2008, a paper in the prestigious: Lang IA, Galloway TS, Scarlett A, Henley WE, Depledge M, et al. Association of urinary bisphenol A concentration with medical disorders and laboratory abnormalities in adults. *JAMA*. 2008 Sep 17;300(11):1303-1310.

82 Four years later, a subsequent research paper: Melzer D, Osbourne NJ, Henley WE, Cipelli R, Young A, et al. Urinary bisphenol A concentration and risk of future coronary artery disease in apparently healthy men and women. *Circulation*. 2012 Mar 27;125(12):1482-1490.

83 If that weren't enough: Trasande L, Attina TM, Blustein J. Association between urinary bisphenol A concentration and obesity prevalence in children and adolescents. *JAMA*. 2012 Sep;308(11):1113-1121.

84 She knew about the Spanish cooking oil: Fournier E, Efthymiou ML, Lecoursier A. Spanish adulterated oil matter. An important discovery by Spanish toxicologists: the toxicity of anilides of unsaturated fatty acids. *Toxicol Eur Res*. 1982 Mar;4(2):107-112.

85 Specifically, these "cross-bearing" plants: Staack R, Kingston S, Walliq MA, Jeffery EH. A comparison of the individual and collective effects of four glucosinolate breakdown products from Brussels sprouts on induction of detoxification enzymes. *Toxicol Appl Pharmacol*. 1998 Mar;149(1):17-23.

86 A Rockefeller University professor: Talang NT, Katdare M, Bradlow HL, Osborne MP, Fishman J. Inhibition of proliferation and modulation of estradiol metabolism: novel mechanisms for breast cancer prevention by the phytochemical indole-3-carbinol. *Proc Soc Exp Biol Med*. 1997 Nov;216(2):246-252.

87 Talalay attributes the protective power: Zhang Y, Kensler TW, Cho CG, Posner GH, Talalay P. Anticarcinogenic activities of sulforaphane and structurally related synthetic norbornyl isothiocyanates. *Proc Natl Acad Sci U S A*. 1994 Apr 12;91(8):3147-3150.

88 Needleman had just published: Needleman HL, Gunnoe C, Leviton A, Reed R, Peresie H, et al. Deficits in psychologic and classroom performance of children with elevated dentine lead levels. *N Engl J Med*. 1979 Mar 29;300(13):689-695.

6장

89 Yes, says Dr. Fasano: Catassi C, Fasano A. Celiac disease. *Curr Opin Gastroenterol*. 2008 Nov;24(6):687-691.

90 Now that it has been reported: American Autoimmune Related Diseases Association and National Coalition of Autoimmune Patient Groups. (2011). *The Cost Burden of Autoimmune Disease: The Latest Front in the War on Healthcare Spending*. Eastpointe, MI. Retrieved August 5, 2013 from: http://www.aarda.org/pdf/cbad.pdf.

91 To begin with, I must confess: Pauling, Linus. *Vitamin C and the Common Cold*. New York: W. H. Freeman, 1970.

92 Stone proclaimed the vitamin C intake: Stone I. Homo sapiens ascorbicus, a biochemically corrected robust human mutant. *Med Hypotheses*. 1979 Jun;5(6):711-721.

93 If the person is ill, however: Levine M, Padayatt SJ, Espey MG. Vitamin C: a concentration-function approach yields pharmacology and therapeutic discoveries. *Adv Nutr*. 2011 Mar;2(2):78-88.

94 Yet as Dr. Robert Heaney: Heaney RP. Long-latency deficiency disease: insights from calcium and vitamin D. *Am J Clin Nutr*. 2003 Nov;78(5):912-919.

95 For example, although these illnesses: Heaney RP. Functional indices of vitamin D status and ramifications of vitamin D deficiency. *Am J Clin Nutr*. 2004 Dec;80(6 Suppl):1706S-1709S.

96 For example, although these illnesses: Ifergan I, Assaraf YG. Molecular mechanisms of adaptation to folate deficiency. *Vitam Horm*. 2008;79:99-143.

97 Dr. Meydani's group has demonstrated: Pae M, Meydani SN, Wu D. The role of nutrition in enhancing immunity in aging. *Aging Dis*. 2012 Feb;3(1):91-129.

98 A study of women: Mahalingam D, Radhakrishnan AK, Amom Z, Ibrahim N, Nesaretnam K. Effects of supplementation with tocotrienol-rish fraction on immune response to tetanus toxoid immunization in normal healthy volunteers. *Eur J Clin Nutr*. 2011 Jan;65(1):63-69.

99 Similar results were achieved: Han SN, Meydani SN. Vitamin E and infectious diseases in the aged. *Proc Nutr Soc*. 1999 Aug;58(3):697-705.

100 According to Holick: Grant WB, Holick MF. Benefits and requirements of vitamin D for optinal health: a review. *Altern Med Rev*. 2005 Jun;10(2):94-111.

101 Holick also points out: Hossein-nezhad A, Holick MF. Optimize dietary intake of vitamin D: an epigenetic perspective. *Curr Opin Clin Nutr Metab Care*. 2012 Nov;15(6):567-579.

102 His particular expertise in the field of: Stamets, Paul. *Mycelium Running: How Mushrooms Can Help Save the World*. Berkeley: Ten Speed Press, 2005.

103 The National Institutes of Health: Miller S, Stagl J, Wallerstedt DB, Ryan M, Mansky PJ. Botanicals used in complementary and alternative medicine treatment of cancer: clinical science and future perspectives. *Expert Opin Investig Drugs*. 2008 Sep;17(9):1353-1364.

104 The National Institutes of Health: Abrams DI, Couey P, Shade SB, Kelly ME, Kamanu-Elias N, Stamets P. Antihyperlipidemic effects of Pleurotus ostreatus (oyster mushrooms) in HIV-infected individuals taking antiretroviral therapy. *BMC Complement Altern Med*. 2011 Aug 10;11:60.

105 For good reason: Studies have shown: Grube BJ, Eng ET, Kao YC, Kwon A, Chen S. White button mushroom phytochemicals inhibit aromatase activity and breast cancer cell proliferation. *J Nutr*. 2001 Dec;131(12):3288-3293.

106 For good reason: Studies have shown: Jeong SC, Koyyalamudi SR, Jeong YT, Song CH, Pang G. Macrophage immunomodulating and antitumor activities of polysaccharides isolated from Agaricus bisporus white button mushrooms. *J Med Food*. 2012 Jan;15(1):58-65.

107 And Dr. Meydani's group at Tuft's: Wu D, Pae M, Ren Z, Guo Z, Smith D, Meydani SN. Dietary supplementation with white button mushroom enhances natural killer cell activity in C57BL/6 mice. *J Nutr*. 2007 Jun;137(6):1472-1477.

7장

108 It's pretty pervasive in daily speech: Selye, Hans. *The Stress of Life*. New York: McGraw-Hill, 1956.

109 The term refers to that process by which: McEwen BS, Stellar E. Stress and the individual. Mechanisms leading to disease. *Arch Intern Med*. 1993 Sep 27;153(18):2093-2101.

110 Women feel the loss of estrogen: Alexander JL, Dennerstein L, Woods NF, McEwen

BS, Halbreich U, et al. Role of stressful life events and menopausal stage in wellbeing and health. *Expert Rev Neurother*. 2007 Nov;7(11 Suppl):S93-113.

111 Women feel the loss of estrogen: Woods NF, Mitchell ES. Symptom interference with work and relationships during the menopausal transition and early menopause: observations from the Seattle Midlife Women's Health Study. *Menopause*. 2011 Jun;18(6):654-661.

112 Some scientists—notably physicians Paul Ridker: Danik JS, Paré G, Chasman DI, Zee RY, Kwiatkowski DJ, et al. Novel loci, including those related to Crohn disease, psoriasis, and inflammation, identified in a genome-wide association study of fibrinogen in 17 686 women: the Women's Genome Health Study. *Circ Cardiovasc Genet*. 2009 Apr;2(2):134-141.

113 Some scientists—notably physicians Paul Ridker: Libby P, Ridker PM, Maseri A. Inflammation and atherosclerosis. Circulation. 2002 Mar 5;105(9):1135-1143.

114 The level of hsCRP in the blood: Ridker PM. High-sensitivity C-reactive protein, inflammation, and cardiovascular risk: from concept to clinical practice to clinical benefit. *Am Heart J*. 2004 Jul;148(1 Suppl):S19-26.

115 Levels of this blood biomarker above: Onat A, Can G, Herqenc G. Serum C-reactive protein is an independent risk factor predicting cardiometabolic risk. *Metabolism*. 2008 Feb;57(2):207-214.

116 Once the cytokines are released: Libby P. Inflammation in atherosclerosis. *Arterioscler Thromb Vasc Biol*. 2012 Sep;32(9):2045-2051.

117 Since more than 100,000 people per year: Singh G. Recent considerations in nonsteroidal anti-inflammatory drug gastropathy. *Am J Med*. 1998 Jul 27;105(1B):31S-38S.

118 As scientists do, we of course gave a name: Desai A, Konda VR, Hall A, Bland J, Tripp M. Comparison of anti-inflammatory activity of two selective kinase response modulators (SKRMs), rho-iso-alpha acids (RIAA) and tetrahydro-iso-alpha acids (THIAA), in lipopolysaccharide (LPS) mediated inflammation in RAW 264.7 macrophages. *FASEB*. 2007;21:702.5.

119 And the many publications from scientists: Konda VR, Desai A, Darland G, Bland JS, Tripp ML. Rho iso-alpha acids from hops inhibit the GSK-3/NF-kappaB pathway and reduce inflammatory markers associated with bone and cartilage degradation. *J Inflamm (Lond)*. 2009 Aug 27;6:26.

120 And the many publications from scientists: Babish JG, Pacioretty LM, Bland JS, Minich DM, Hu J, Tripp ML. Antidiabetic screening of commercial botanical

products in 3T3-L1 adipocytes and db/db mice. *J Med Food*. 2010 Jun;13(3):535-547.

121 And the many publications from scientists: Desai A, Darland G, Bland JS, Trip ML, Konda VR. META060 attenuates TNF-α-activated inflammation, endothelial-monocyte interactions, and matrix metalloproteinase-9 expression, and inhibits NF-κB and AP-1 in THP-1 monocytes. *Atherosclerosis*. 2012 Jul;223(1):130-136.

122 From 2005 through 2012, a series: Desai A, Konda VR, Darland G, Austin M, Prabhu KS, et al. META060 inhibits multiple kinases in the NF-kappaB pathway and suppresses LPS-mediated inflammation in vivo and ex vivo. *Inflamm Res*. 2009 May;58(5):229-234.

123 From 2005 through 2012, a series: Holick MF, Lamb JJ, Lerman RH, Konda VR, Darland G, et al. Hop rho iso-alpha acids, berberine, vitamin D3 and vitamin K1 favorably impact biomarkers of bone turnover in postmenopausal women in a 14-week trial. *J Bone Miner Metab*. 2010 May;28(3):342-350.

124 In the study participants with osteoarthritis: Hall AJ, Babish JG, Darland GK, Carroll BJ, Konda VR, et al. Safety, efficacy and anti-inflammatory activity of rho iso-alpha-acids from hops. *Phytochemistry*. 2008 May;69(7):1534-1547.

125 Dr. Kenneth Kornman and his colleagues: Kornman K, Rogus J, Roh-Schmidt H, Krempin D, Davies AJ, et al. Interleukin-1 genotype-selective inhibition of inflammatory mediators by a botanical: a nutrigenetics proof of concept. *Nutrition*. 2007 Nov-Dec;23(11-12):844-852.

8장

126 Much has been learned, and among the results: Kannel WB, Dawber TR, Friedman GD, Glennon WE, McNamara PM. Risk factors in coronary heart disease. An evaluation of several serum lipids as predictors of coronary heart disease: the Framingham study. *Ann Intern Med*. 1964 Nov;61:888-899.

127 Studies show a correlation between: Huang TL, Wu SC, Chiang YS, Chen JF. Correlation between serum lipid, lipoprotein concentrations and anxious state or major depressive disorder. *Psychaitry Res*. 2003 May 30;118(2):147-153.

128 Studies show a correlation between: Olié E, Picot MC, Guillaume S, Abbar M, Courtet P. Measurement of total serum cholesterol in the evaluation of suicidal risk. *J Affect Disord*. 2011 Sep;133(1-2):234-238.

129 Studies on competitive athletes confirm: Sqouraki E, Tsopanakis A, Kioussis A, Tsopanakis C. Acute effects of short duration maximal endurance exercise on lipid,

phospholipid and lipoprotein levels. *J Sports Med Phys Fitness*. 2004 Dec;44(4):444-450.

130 From this unlikely discovery: Li, Jie Jack. *Triumph of the Heart. The Story of Statins*. New York: Oxford University Press USA, 2009.

131 Yes, medical studies confirm that people: Gutierrez J, Ramirez G, Rundek T, Sacco RL. Statin therapy in the prevention of recurrent cardiovascular events: a sex-based meta-analysis. *Arch Intern Med*. 2012 Jun 25;172(12):909-919.

132 In women, who suffer a different type: Mercuro G, Deidda M, Bina A, Manconi E, Rosano GM. Gender-specific aspects in primary and secondary prevention of cardiovascular disease. *Curr Pharm Des*. 2011;17(11):1082-1090.

133 Statins may also produce adverse side-effects: Parker BA, Gregory SM, Lorson L, Polk D, White CM, Thompson PD. A randomized trial of coenzyme Q10 in patients with statin myopathy: rationale and study design. *J Clin Lipidol*. 2013 May-Jun;7(3):187-193.

134 Trials at the Center for Human Nutrition: Heber D, Yip I, Ashley JM, Elashoff DA, Elashoff RM, Go VL. Cholesterol-lowering effects of a proprietary Chinese red-yeast-rice dietary supplement. *Am J Clin Nutr*. 1999 Feb;69(2):231-236.

135 Trials at the Center for Human Nutrition: Li P, Yang Y, Liu M. Xuezhikang, extract of red yeast rice, inhibited tissue factor and hypercoagulable state through suppressing nicotinamide adenine dinucleotide phosphate oxidase and extracellular signal-regulated kinase activation. *J Cardiovasc Pharmacol*. 2011 Sep;58(3):307-318.

136 The same Daniel Steinberg who tracked: Steinberg D. The LDL modification hypothesis of atherogenesis: an update. *J Lipid Res*. 2009 Apr;50 Suppl:S376-S381.

137 It is also recognized that vitamin B3: Hochholzer W, Berg DD, Giugliano RP. The facts behind niacin. *Ther Adv Cardiovasc Dis*. 2011 Oct;5(5):227-240.

138 It is also recognized that vitamin B3: Goldberg AC. Clinical trial experience with extended-release niacin (Niaspan): dose escalation study. *Am J Cardiol*. 1998 Dec 17;82(12A):35U-38U.

139 Elevated VLDL levels, found in people: Ooi EM, Ng TW, Watts GF, Barrett PH. Dietary fatty acids and lipoprotein metabolism: new insights and updates. *Curr Opin Lipidol*. 2013 Jun;24(3):192-197.

140 There is an interesting addendum to this: Reboul E, Borel P. Proteins involved in uptake, intracellular transport and basalateral secretion of fat-soluble vitamins and carotenoids by mammalian enterocytes. *Prog Lipid Res*. 2011 Oct;50(4):388-402.

141 What emerges from this added knowledge: Carrero JJ, Fonolla J, Marti JL, Jiménez J,

Boza JJ, López-Huertas E. Intake of fish oil, oleic acid, folic acid, and vitamins B-6 and E for 1 year decreases plasma C-reactive protein and reduces coronary heart disease risk factors in male patients in a cardiac rehabilitation program. *J Nutr*. 2007 Feb;137(2):384-390.

142 What emerges from this added knowledge: Houston MC, Fazio S, Chilton FH, Wise DE, Jones KB, et al. Nonpharmacologic treatment for dyslipidemia. *Prog Cardiovasc Dis*. 2009 Sep-Oct;52(2):61-94.

143 A body at rest is a body: Oz MC, Roberts CS, Lemole GM. Role of lymphostasis in accelerated atherosclerosis in transplanted hearts. *Am J Cardiol*. 1987 Aug 1;60(4):430.

144 In 1949, Dr. Harold Himsworth: Himsworth HP. The syndrome of diabetes mellitus and its causes. *Lancet*. 1949 Mar 19;1(6551):465-73.

145 In 1968, Drs. John Farquhar and Gerald Reaven: Reaven G, Miller R. Study of the relationship between glucose and insulin responses to an oral glucose load in man. *Diabetes*. 1968 Sep;17(9):560-569.

146 In 1968, Drs. John Farquhar and Gerald Reaven: Stern MP, Farquhar JW, Silvers A, Reaven GM. Insulin delivery rate into plasma in normal and diabetic subjects. *J Clin Invest*. 1968 Sep;47(9):1947-1957.

147 All of these characteristics: Reaven GM. Banting lecture 1988. Role of insulin resistance in human disease. *Diabetes*. 1988 Dec;37(12):1595-1607.

148 By 2011, a study reported: Mozumdar A, Liquori G. Persistent increase of prevalence of metabolic syndrome among U.S. adults: NHANES III to NHANES 1999-2006. *Diabetes Care*. 2011 Jan;34(1):216-219.

149 The Mediterranean-style diet, as you probably know: Esposito K, Ciotola M, Giugliano D. Mediterranean diet and the metabolic syndrome. *Mol Nutr Food Res*. 2007 Oct;51(10):1268-1274.

150 We believe this was the first clinical trial: Lerman RH, Minich DM, Darland G, Lamb JJ, Schiltz B, et al. Enhamcement of a modified Mediterranean-style, low glycemic load diet with specific phytochemicals improves cardiometabolic risk factors in subjects with metabolic syndrome and hypercholesterolemia in a randomized trial. *Nutr Metab (Lond)*. 2008 Nov 4;5:29.

151 Babish's tests confirmed: Babish JG, Pacioretty LM, Bland JS, Minich DM, Hu J, Tripp ML. Antidiabetic screening of commercial botanical products in 3T3-L1 adipocytes and db/db mice. *J Med Food*. 2010 Jun;13(3):535-547.

9장

152 Dr. Harman suggested that aging: Harman D. Aging: a theory based on free radical and radiation chemistry. *J Gerontol.* 1956 Jul;11(3):298-300.

153 What we have now learned is: Daussin FN, Zoll J, Dufour SP, Ponsot E, Lonsdorfer-Wolf E, et al. Effect of interval versus continuous training on cardiorespiratory and mitochondrial functions: relationship to aerobic performance improvements in sedentary subjects. *Am J Physiol Regul Integr Comp Physiol.* 2008 Jul;295(1):R264-272.

154 Did you know that a common form of headaches: D'Andrea G, Leon A. Pathogenesis of migraine: from neurotransmitters to neuromodulators and beyond. *Neurol Sci.* 2010 Jun;31 Suppl 1:S1-S7.

155 In a number of extreme adventure racing: Kim YJ, Kim CH, Shin KA, Kim AC, Lee YH, et al. Cardiac markers of EIH athletes in ultramarathon. *Int J Sports Med.* 2012 Mar;33(3):171-76.

156 We've also learned, through the extraordinary work: Ames BN. Dietary carcinogens and anticarcinogens. Oxygen radicals and degenerative diseases. *Science.* 1983 Sep 23;221 (4617):1256-1264.

157 What they found was that it was the brain cells: Lin MT, Beal MF. Mitochondrial dysfunction and oxidative stress in neurodegenerative diseases. *Nature.* 2006 Oct 19;443(7113):787-795.

158 Further exploration of the apo E4 gene: Miyata M, Smith JD. Apolipoprotein E allele-specific antioxidant activity and effects on cytotoxicity by oxidative insults and beta-amyloid peptides. *Nat Genet.* 1996 Sep;14(1):55-61.

159 Further exploration of the apo E4 gene: Jolivalt C, Leininger-Muller B, Bertrand P, Herber R, Christen Y, Siest G. Differential oxidation of apolipoprotein E isoforms and interaction with phospholipids. *Free Radic Biol Med.* 2000 Jan 1;28(1):129-140.

160 Ongoing research confirms these conclusions: Hanson AJ, Bayer-carter JL, Green PS, Montine TJ, Wilkinson CW, et al. Effect of apolipoprotein e genotype and diet on apolipoprotein e lipidation and amyloid peptides: randomized clinical trial. *JAMA Neurol.* 2013 Aug 1;70(8):972-980.

161 Remember the work directed by: Cholerton B, Baker LD, Craft S. Insulin, cognition, and dementia. *Eur J Pharmacol.* 2013 Nov 5;719(1-3):170-79.

162 Too potent by far: Additional research has found: Jansson ET. Alzheimer disease is substantially preventable in the United States—review of risk factors, therapy, and the prospects for an expert software system. *Med Hypotheses.* 2005;64(5):960-967.

163 At the end of the twelve weeks, the biomarkers: Rigden S, Barrager E, Bland J.

Evaluation of the effect of a modified entero-hepatic resuscitation program in chronic fatigue syndrome patients. *J Advancement Med*. 1998;11(4):247-262.

164 Pall culled all the research he could find: Pall ML. Chronic fatigue syndrome/myalgic encephalitis. *Br J Gen Pract*. 2002 Sep;52(482):763-764.

165 Instead of the effect of the treatment increasing: Calabrese EJ, Iavicoli I, Calabrese V. Hormesis: its impact on medicine and health. *Hum Exp Toxicol*. 2013 Feb;32(2):120-152.

166 Instead of the effect of the treatment increasing: Cornelius C, Perrotta R, Graziano A, Calabrese EJ, Calabrese V. Stress responses, vitagenes and hormesis as critical determinants in aging and longevity: mitochondria as "chi". *Immun Ageing*. 2013 Apr 25;10(1):15.

167 When it comes to mitochondrial protection: Mattson MP. Dietary factors, hormesis and health. *Ageing Res Rev*. 2008 Jan;7(1):43-48.

168 Although the dosage was minimal: Nicolson GL, Ellithorpe R. Lipid replacement and antioxidant nutritional therapy for restoring mitochondrial function and reducing fatigue in chronic fatigue syndrome and other fatiguing illnesses. *Journal of Chronic Fatigue Syndrome*. 2006;13(1):57-68.

169 That calorie restriction could be a way to preserve health: McCay CM. Effect of restricted feeding upon aging and chronic diseases in rats and dogs. *Am J Public Health Nations Health*. 1947 May;37(5):521-528.

170 The conclusion was again evident: Yamada Y, Colman RJ, Kemnitz JW, Baum ST, Anderson RM, et al. Long-term calorie restriction decreases metabolic cost of movement and prevents decrease of physical activity during aging in the rhesus monkeys. *Exp Gerontol*. 2013 Aug 13. [Epub ahead of print]

171 The genetic expression of the calorie-restricted group: Anderson RM, Weindruch R. Metabolic reprogramming, caloric restriction and aging. *Trends Endocrinol Metab*. 2010 Mar;21(3):134-141.

172 An added point of interest to the calorie restriction effect: Burzynski SR. Aging:gene silencing or gene activation? *Med Hypotheses*. 2005;64(1):201-208.

10장

173 In 1951, the Proceedings of the august National Academy of Sciences: Pauling L, Corey RB. Atomic coordinates and structure factors for two helical configurations of polypeptide chains. *Proc Natl Acad Sci U S A*. 1951 May;37(5):235-240.

174 In 1951, the Proceedings of the august National Academy of Sciences: Pauling L,

Corey RB. The structure of synthetic polypeptides. *Proc Natl Acad Sci U S A.* 1951 May;37(5):241-250.

175 In 1951, the Proceedings of the august National Academy of Sciences: Pauling L, Corey RB. The pleated sheet, a new layer configuration of polypeptide chains. *Proc Natl Acad Sci U S A.* 1951 May;37(5):251-256.

176 In 1951, the Proceedings of the august National Academy of Sciences: Pauling L, Corey RB. The structure of feather rachis keratin. *Proc Natl Acad Sci U S A.* 1951 May;37(5):256-261.

177 In 1951, the Proceedings of the august National Academy of Sciences: Pauling L, Corey RB. The structure of hair, muscle, and related problems. *Proc Natl Acad Sci U S A.* 1951 May;37(5):261-271.

178 In 1951, the Proceedings of the august National Academy of Sciences: Pauling L, Corey RB. The structure of fibrous proteins of the collagen-gelatin group. *Proc Natl Acad Sci U S A.* 1951 May;37(5):272-281.

179 In 1951, the Proceedings of the august National Academy of Sciences: Pauling L, Corey RB. The polypeptide-chain configuration in hemoglobin and other globular proteins. *Proc Natl Acad Sci U S A.* 1951 May;37(5):282-285.

180 It is regulating cell behavior: Langevin HM, Churchill DL, Wu J, Badger GJ, Yandow JA, et al. Evidence of connective tissue involvement in acupuncture. *FASEB J.* 2002 Jun;16(8):872-874.

181 It is regulating cell behavior: Ahn AC, Park M, Shaw JR, McManus CA, Kaptchuk TJ, Langevin HM. Electrical impedance of acupuncture meridians: the relevance of subcutaneous collagenous bands. *PLoS One.* 2010 Jul 30;5(7):e11907.

182 After all, as Becker pointed out in the book: Becker, Robert O. and Gary Selden. *The Body Electric.* CPA Books, Inc., 1985.

183 Dr. Davis is not the only expert on the subject: Gandhi OP, Morgan LL, de Salles AA, Han YY, Herberman RB, Davis DL. Exposure limits: the underestimation of absorbed cell phone radiation, especially in children. *Electromagn Biol Med.* 2012 Mar;31(1):34-51.

184 Dr. Davis is not the only expert on the subject: Davis DL, Kesari S, Soskolne CL, Miller AB, Stein Y. Swedish review strengthens grounds for concluding that radiation from cellular and cordless phones is a probable human carcinogen. *Pathophysiology.* 2013 Apr;20(2):123-129.

185 The World Health Organization has also issued a caution: Baan R, Grosse Y, Lauby-Secretan B, El Ghissassi F, Bouvard V, et al. Carcinogenicity of radiofrequency

electromagnetic fields. *Lancet Oncol.* 2011 Jul;12(7):624-646.

186 The two men showed that the sickle cell disease: Pauling L, Itano HA, et al. Sickle cell anemia, a molecular disease. *Science.* 1949 Apr 29;109(2835):443.

187 In humans, the evaluations note higher: Cai W, Ramdas M, Zhu L, Chen X, Striker GE, Vlassara H. Oral advanced glycation endproducts (AGEs) promote insulin resistance and diabetes by depleting the antioxidant defenses AGE receptor-1 and sirtuin 1. *Proc Natl Acad Sci U S A.* 2012 Sep 25;109(39):15888-15893.

188 In humans, the evaluations note higher: Münch G, Schinzel R, Loske C, Wong A, Durany N, et al. Alzheimer's disease—synergistic effects of glucose deficit, oxidative stress and advanced glycation endproducts. *J Neural Transm.* 1998;105(4-5):439-461.

189 As Prusiner demonstrated, the prions: Prusiner SB. Molecular biology of prion diseases. *Science.* 1991 Jun 14;252 (5012):1515-1522.

190 Gajdusek traced the origin: Gajdusek DC, Zigas V. Degenerative disease of the central nervous system in New Guinea; the endemic occurrence of kuru in the native population. *N Engl J Med.* 1957 Nov 14; 257(20):974-978.

191 Higher levels of the estrogen hormone: Williams GP. The role of oestrogen in the pathogenesis of obesity, type 2 diabetes, breast cancer and prostate disease. *Eur J Cancer Prev.* 2010 Jul;19(4):256-71.

192 This suggested that the POPs: Lee DH, Lee IK, Jin SH, Steffes M, Jacobs DR Jr. Association between serum concentrations of persistent organic pollutants and insulin resistance among nondiabetic adults: results from the National Health and Nutrition Examination Survey 1999-2002. *Diabetes Care.* 2007 Mar;30(3):622-628.

193 The two extended their studies to other countries: Park SK, Son HK, Lee Sk, Kang JH, Chang YS, et al. Relationship between serum concentrations of organochlorine pesticides and metabolic syndrome among non-diabetic adults. *J Prev Med. Public Health.* 2010 Jan;43(1):1-8.

194 The two extended their studies to other countries: Son HK, Kim SA, Kang JH, Chung YS, Park SK, et al. Strong associations between low-dose organochlorine pesticides and type 2 diabetes in Korea. *Environ Int.* 2010 Jul;36(5):410-414.

195 The connection between POPs and obesity: Kelishadi R, Poursafa P. Jamshidi F. Role of environmental chemicals in obesity: a systematic review of the current evidence. *J Environ Public Health.* 2013;2013:896789. Epub 2013 Jun 5.

196 In 2012, a landmark paper published in *JAMA*: Trasande L, Attina TM, Blustein J. Association between urinary bisphenol A concentration and obesity prevalence in children and adolescents. *JAMA*. 2012 Sep 19;308(11):1113-1121.

197 In the same year, a study in China: Wang HX, Zhou Y, Tang CX, Wu JG, Chen Y, Jiang QW. Association between bisphenol A exposure and body mass index in Chinese school children: a cross-sectional study. *Environ Health*. 2012 Oct 19;11:79.

198 One of the most fascinating perspectives: Price, Weston. *Nutrition and Physical Degeneration*. New Caanan: Keats Publishing, 2003.

199 Until recently it was thought: Giralt M, Villarroya F. White, brown, beige/brite: different adipose cells for different functions? *Endocrinology*. 2013 Jun 19. [Epub ahead of print]

200 In other words, activating beige adipocytes: Spiegelman BM. Banting Lecture 2012: Regulation of adipogenesis: toward new therapeutics for metabolic disease. *Diabetes*. 2013 Jun;62(6):1774-1782.

201 So you will not be surprised to learn: Rahman S, Lu Y, Czernik PJ, Rosen CJ, Enerback S, Lecka-Czernik B. Inducible brown adipose tissue, or beige fat, is anabolic for the skeleton. *Endocrinology*. 2013 Aug;154(8):2687-2701.

202 The results showed two things: Holick MF, Lamb JJ, Lerman RH, Konda VR, Darland G, et al. Hop rho-iso-alpha acids, berberine, vitamin D3 and vitamin K1 favorably impact biomarkers of bone turnover in postmenopausal women in a 14-week trial. *J Bone Miner Metab*. 2010 May;28(3):342-350.

11장

203 "Health," said the coordinating health authority: Preamble to the Constitution of the World Health Organization as adopted by the International Health Conference, New York, 19-22 June 1946; signed on 22 July 1946 by the representatives of the 61 States (Official Records of the World Health Organization, no. 2, p. 100) and entered into force on 7 April 1948.

204 The results, published in 2004: Knoops KT, de Groot LC, Kromhout D, Perrin AE, Moreiras-Varela O, et al. Mediterranean diet, lifestyle factors, and 10-year mortality in elderly European men and women: the HALE project. *JAMA*. 2004 Sep 22;292(12):1433-1439.

205 The best advice I've heard on the subject: Eliot, Robert S. *Is It Worth Dying For? How to Make Stress Work For You — Not Against You*. New York: Bantam, 1985.

206 There is no technical solution to this: Hardin G. The tragedy of the commons. The population problem has no technical solution; it requires a fundamental extension in morality. *Science*. 1968 Dec 13;162(3859):1243-1248.

12장

207 Our researchers were aware: Tannenbaum BM, Tannenbaum GS, Anisman H. Impact of life-long macronutrient choice on neuroendocrine and cognitive functioning in aged mice: differential effects in stressor-reactive and stressor-resilient mouse strains. *Brain Res*. 2003 Sep 26;985(2):187-197.

208 We now know that lifestyle, diet, and environment: Needham BL, Adler N, Gregorich S, Rehkopf D, Lin J, et al. Socioeconomic status, health behavior, and leukocyte telomere length in the National Health and Nutrition Examination Survey, 1999-2002. *Soc Sci Med*. 2013 May;85:1-8.

209 We now know that lifestyle, diet, and environment: Paul L. Diet, nutrition and telomere length. *J Nutr Biochem*. 2011 Oct;22(10):895-901.

210 Yet another study, this one tracking 5,862 women: Sun Q, Shi L, Prescott J, Chiuve SE, Hu FB, et al. Healthy lifestyle and leukocyte telomere length in U.S. Women. *PLoS One*. 2012;7(5):e38374.

211 Studies by Dean Ornish and Nobel Laureate Elizabeth Blackburn: Ornish D, Lin J, Daubenmier J, Weidner G, Epel E, Kemp C, et al. Increased telomerase activity and comprehensive lifestyle changes: a pilot study. *Lancet Oncol*. 2008 Nov;9(11):1048-1057.

212 The study also found that the greater the compliance : Ornish D, Lin J, Chan JM, Epel E, Kemp C, et al. Effect of comprehensive lifestyle changes on telomerase activity and telomere length in men with biopsy-proven low-risk prostate cancer: 5-year follow-up of a descriptive pilot study. *Lancet Oncol*. 2013 Oct;14(11):1112-1120.

213 We also know that vitamins B3 (niacin): Kirkland JB. Niacin requirements for genomic stability. Mutat Res. 2012 May 1;733(1-2):14-20.

214 Michael Fenech, a senior scientist in nutrition: Fenech M. Folate (vitamin B9) and vitamin B12 and their function in the maintenance of nuclear and mitochondrial genome integrity. *Mutat Res*. 2012 May 1;733(1-2):21-33.

215 Michael Fenech, a senior scientist in nutrition: Bull C, Fenech M. Genome-health nutrigenomics and nutrigenetics: nutritional requirements or nutriomes for chromosomal stability and telomere maintenance at the individual level. *Proc Nutr Soc*. 2008 May;67(2):146-156.

216 The telomeres were 5 percent longer: Xu Q, Parks CG, DeRoo LA, Cawthorn RM, Sandler DP, Chen H. Multivitamin use and telomere length in women. *Am J Clin Nutr*. 2009 Jun;89(6):1857-1863.

217 Longer telomeres were also noted in women: Cassidy A, De Vivo I, Liu Y, Han J,

Prescott J, et al. Associations between diet, lifestyle factors, and telomere length in women. *Am J Clin Nutr.* 2010 May;91(5):1273-1280.

218 Your goal is gradually to get to a point: Choi BC, Pak AW, Choi JC, Choi EC. Daily step goal of 10,000 steps: a literature review. *Clin Invest Med.* 2007;30(3):E146-151.

219 Studies on University students: Tully MA, Cupples ME. UNISTEP (university students exercise and physical activity) study: a pilot study of the effects of accumulating 10,000 steps on health and fitness among university students. *J Phys Act Health.* 2011 Jul;8(5):663-667.

220 achieving the target resulted in: Morgan AL, Tobar DA, Snyder L. Walking toward a new me: the impact of prescribed walking 10,000 steps/day on physical and psychological well-being. *J Phys Act Health.* 2010 May;7(3):299-307.

221 achieving the target resulted in: Soroush A, Der Ananian C, Ainsworth BE, Belyea M Poortvliet E, et al. Effects of a 6-month walking study on blood pressure and cardiorespiratory fitness in U.S. and Swedish adults: ASUKI step study. *Asian J Sports Med.* 2013 Jun;4(2):114-124.

222 achieving the target resulted in: Yates T, Haffner SM, Schulte PJ, Thomas L, Huffman KM, et al. Association between change in daily ambulatory activity and cardiovascular events in people with impaired glucose tolerance (NAVIGATOR trial): a cohort analysis. *Lancet.* 2013 Dec 19. pii: S0140-6736(13)62061-9.

223 achieving the target resulted in: Cocate PG, de Oliveira A, Hermsdorff H, Alfenas RD, Amorim PR et al. Benefits and relationship of steps walked per day to cardiometabolic risk factor in Brazilian middle-aged men. *J Sci Med Sport.* 2013 Jun 13. pii:S1440-2440(13)00104-7.

224 Here's even more proof: Knudsen SH, Hansen LS, Pedersen M, Dejgaard T, Hansen J, et al. Changes in insulin sensitivity precede changes in body composition during 14 days of step reduction combined with overfeeding in healthy young men. *J Appl Physiol.* 2012 Jul;113(1):7-15.

225 One study found that mindfulness-based cognitive therapy: White PD, Goldsmith KA, Johnson AL, Potts L, Walwyn R, et al. Comparison of adaptive pacing therapy, cognitive behaviour therapy, graded exercise therapy, and specialist medical care for chronic fatigue syndrome (PACE): a randomised trial. *Lancet.* 2011 March 5;377(9768):823-836.

226 Another showed that mindfulness-based cognitive: Donta ST, Clauw DJ, Engel CC Jr, Guarino P, Peduzzi P, et al. Cognitive behavioral therapy and aerobic exercise for Gulf War veterans' illnesses: a randomized controlled trial. *JAMA.* 2003 Mar

19;289(11):1396-1404.

227 A randomized controlled trial of mindfulness-based: Collip D, Geschwind N, Peeters F, Myin-Germeys I, van Os J, Wichers M. Putting a hold on the downward spiral of paranoia in the social world: a randomized controlled trial of mindfulness-based cognitive therapy in individuals with a history of depression. *PLoS One*. 2013 Jun 27;8(6):e66747.

228 The therapy increased the expression of FKBP5: Levy-Gigi E, Szabó C, Kelemen O, Kéri S. Association among clinical response, hippocampal volume, and FKBP5 gene expression in individuals with posttraumatice stress disorder receiving cognitive behavioral therapy. *Biol Psychiatry*. 2013 Jul 12. [Epub ahead of print]

229 It also demonstrates how mindfulness-based: Bothelius K, Kyhle K, Espie CA, Broman JE. Manual-guided cognitive-behavioural therapy for insomnia delivered by ordinary primary care personnel in general medical practice: a randomized controlled effectiveness trial. *J Sleep Res*. 2013 Jul 16. [Epub ahead of print]

230 It also demonstrates how mindfulness-based: Schlögelhofer M, Willinger U, Wiesegger G, Eder H, Priesch M, et al. Clinical study results from a randomized controlled trial of cognitive behavioural guided self-help in patients with partially remitted depressive disorder. *Psychol Psychother*. 2013 May 17. [Epub ahead of print]

231 Studies analyzing the composition of proteins: Herman RA, Price WD. Unintended compositional changes in genetically modified (GM) crops: 20 years of research. *J Agric Food Chem*. 2013 Feb 25. [Epub ahead of print]

232 Studies analyzing the composition of proteins: Gong CY, Wang T. Proteomic evaluation of genetically modified crops: current status and challenges. *Front Plant Sci*. 2013;4:41.

233 Another question is whether GMO varieties: Ramesh SV. Non-coding RNAs in crop genetic modification: considerations and predictable environmental risk assessments (ERA). *Mol Biotechnol*. 2013 Feb 5. [Epub ahead of print]

234 Another question is whether GMO varieties: Lupi R, Denery-Papini S, Rogniaux H, Lafiandra D, Rizzi C, et al. How much does transgenesis affect wheat allergenicity? Assessment in two GM lines over-expressing endogenous genes. *J Proteomics*. 2013 Mar 27;80:281-291.

235 The duration of their exposure to GMO products: Arjó G, Capell T, Matias-Guiu X, Zhu C, Christou P, Piñol C. Mice fed on a diet enriched with genetically engineered multivitamin corn show no sub-acute toxic effects and no sub-chronic toxicity. *Plant Biotechnol J*. 2012 Dec;10(9):1026-1034.

236 The duration of their exposure to GMO products: Zhu Y, He X, Luo Y, Zou S, Zhou X, et al. A 90-day feeding study of glyphosate-tolerant maize with the G2-aroA gene in Sprague-Dawley rats. *Food Chem Toxicol.* 2013 Jan;51:280-287.

237 A number of animal studies by prominent researchers: Tang X, Han F, Zhao K, Xu Y, Wu X. A 90-day dietary toxicity study of genetically modified rice T1C-1 expressing Cry1C protein in Sprague Dawley rats. *PLoS One.* 2012;7(12). Epub 2012 Dec 27.

238 A number of animal studies by prominent researchers: Yuan Y, Xu W, He X, Liu H, Cao S, et al. Effects of genetically modified T2A-1 rice on the GI health of rats after 90-day supplement. *Sci Rep.* 2013;3:1962.

239 And allergy testing of the GMO potato: Tu HM, Godfrey LW, Sun SS. Expression of the Brazil nut methionine-rich protein and mutants with increased methionine in transgenic potato. *Plant Mol Biol.* 1998 Jul;37(5):829-838.

240 And allergy testing of the GMO potato: Lehrer SB, Reese G. Recombinant proteins in newly developed foods: identification of allergenic activity. *Int Arch Allergy Immunol.* 1997 May-Jul;113(1-3):122-124.

241 And allergy testing of the GMO potato: Devos Y, Aguilera J, Diveki Z, Gomes A, Liu Y, et al. EFSA's scientific activities and achievements on the risk assessment of genetically modified organisms (GMOs) during its first decade of existence: looking back and ahead. *Transgenic Res.* 2013 Aug 21.

13장

242 The diet focused on lean protein: Hasper I, Ventskovskiy BM, Rettenberger R, Heger PW, Riley DS, Kaszkin-Bettag M. Long-term efficacy and safety of the special extract ERr 731 of *Rheum rhaponticum* in perimenopausal women with menopausal symptoms. *Menopause.* 2009 Jan-Feb;16(1):117-31.

243 The outcomes for the women in the study: Lukaczer D, Liska DJ, lerman RH, Darland G, Schiltz B, et al. Effect of low glycemic index diet with soy protein and phytosterols on CVD risk factors in postmenopausal women. *Nutrition.* 2006 Feb;22(2):104-113.

244 The phytonutrient beta-sitosterol proved effective: Klippel KF, Hiltl DM, Schipp B. A multicentric, placebo-controlled, double-blind clinical trial of beta-sitosterol (phytosterol) for the treatment of benign prostatic hyperplasia. German BPH-Phyto Study group. *Br J Urol.* 1997 Sep;80(3):427-432.

245 But then along came Frances Moore Lappe: Lappe, Frances Moore. *Diet for a Small Planet.* New York: Ballantine Books, 1971.

246 I met Joe in 1983 shortly after he had published: Piscatella, Joseph. *Don't Eat Your Heart Out Cookbook*. New York: Workman Publishing Company, 1983.

247 One at the George Washington School of Medicine: Dipietro L, Gribok A, Stevens MS, Hamm LF, Rumpler W. Three 15-min bouts of moderate postmeal walking significantly improves 24-h glycemic control in older people at risk for impaired glucose tolerance. *Diabetes Care*. 2013 Jun 11. [Epub ahead of print]

248 Even what Dr. Levine calls NEAT: Levine JA. Nonexercise activity thermogenesis—liberating the life-force. *J Intern Med*. 2007 Sep;262(3):273-287.

249 Age-related macular degeneration (AMD) is the main cause: *National Eye Institute Statistics and Data*. http://www.nei.nih.gov/eyedata/pbd_tables.asp. Accessed 15 December 2013.

250 Moreover, studies have shown how and why: Yan H, Tang L, Chen T, Kral JG, Jiang L, et al. Defining and predicting complete remission of type 2 diabetes: a short-term efficacy study of open gastric bypass. *Obes Facts*. 2013;6(2):176-184.

251 Moreover, studies have shown how and why: Cohen RV, Pinheiro JC, Schiavon CA, Salles JE, Wajchenberg BL, Cummings DE. Effects of gastric bypass surgery in patients with type 2 diabetes and only mild obesity. *Diabetes Care*. 2012 Jul;35(7):1420-1428.

252 Moreover, studies have shown how and why: Ghiassi S, Morton J, Bellatorre N, Eisenberg D. Short-term medication cost savings for treating hypertension and diabetes after gastric bypass. *Surg Obes Relat Dis*. 2012 May-Jun;8(3):269-274.

14장

253 Again, not a moment too soon: The World Health Organization 2011 Summit: Bloom DE, Cafiero ET, Jané-Llopis E, Abrahams-Gessel S, Bloom LR, et al. 2011. *The Global Economic Burden of Noncommunicable Diseases. Geneva: World Economic Forum*.

254 In the U.S. as of 2012: Hurd MD, Martorell P, Delavande A, Mullen KJ, Langa KM. Monetary costs of dementia in the United States. *N Engl J Med*. 2013 Apr 4;368(14):1326-1334.

255 In the U.S. as of 2012: Thies W, Bleiler L; Alzheimer's Association. *Alzheimers Dement*. 2013 Mar;9(2):208-245.

256 At the famous Karolinska Institute in Sweden: Lövdén M, Xu W, Wang HX. Lifestyle change and the prevention of cognitive decline and dementia: what is the evidence? *Curr Opin Psychiatry*. 2013 May;26(3):239-243.

257 A study at the Mayo clinic concluded: Vemuri P, Lesnick TG, Przybelski SA, Knopman DS, Roberts RO, et al. Effect of lifestyle activities on Alzheimer disease biomarkers and cognition. *Ann Neurol*. 2012 Nov;72(5):730-738.

258 But numerous studies have indicated: Féart C, Samieri C, Allès B, Barberger-Gateau P. Potential benefits of adherence to the Mediterranean diet on cognitive health. *Proc Nutr Soc*. 2013 Feb;72(1):140-152.

259 But numerous studies have indicated: Vassallo N, Scerri C. Mediterranean diet and dementia of the Alzheimer type. *Curr Aging Soc*. 2012 Sep 27. [Epub ahead of print]

260 But numerous studies have indicated: Allès B, Samieri C, Féart C, Jutland MA, Laurin D, Barberger-Gateau P. Dietary patterns: a novel approach to examine the link between nutrition and cognitive function in older individuals. *Nutr Res Rev*. 2012 Dec;25(2):207-222.

261 But numerous studies have indicated: Scarmeas N, Luchsinger JA, Stern Y, Gu Y, He J, et al. Mediterranean diet and magnetic resonance imaging-assessed cerebrovascular disease. *Ann Neurol*. 2011 Feb;69(2):257-268.

262 A 2013 study in the *New England Journal of Medicine*: Estruch R, Ros E, Salas-Salvadó J, Covas MI, Corella D, et al. Primary prevention of cardiovascular disease with a Mediterranean diet. *N Engl J Med*. 2013 Apr 4;368(14):1279-1290.

263 Some of my own research: Minich DM, Bland JS. Dietary management of the metabolic syndrome beyond macronutrients. *Nutr Rev*. 2008 Aug;66(8):429-444.

찾아보기

질병은 없다

1판 1쇄 발행 2024년 2월 28일
1판 3쇄 발행 2024년 3월 20일

지은이. 제프리 블랜드
감수자. 박춘묵
옮긴이. 이재석
펴낸이. 최태선

펴낸곳. (주)솜씨컴퍼니
브랜드. 정말중요한
등록. 제2015-000025호
주소. 14057 경기도 안양시 동안구 벌말로 123, A동 2106호
전화. 070-8633-1268
팩스. 02-6442-4364
이메일. love@somssi.me

제작. 타라티피에스
용지. 표지 : 아르떼 190g + 본문 : 미색모조 80g

ISBN 979-11-86745-64-9 03510

정말중요한은 (주)솜씨컴퍼니의 건강 출판 브랜드입니다.